U0397091

Minzcuz Sawcih Okbanj Cienhangh Swhginh Bangfuz Hanghmoeg

民族文字出版专项资金资助项目

Vwnzva Ywcuengh

壮医药文化

(Sawcuengh Caeuq Sawgun)

（壮汉双语）

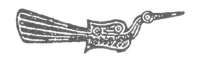

Bangz Yijcouh	Cawjbien	庞宇舟	主编
Fangh Gangh		方 刚	

Dwngz Mingzsinh		滕明新	
Lanz Yilanz		蓝玉兰	
Cau Fungh	Hoiz	赵 锋	译
Cinz Haijlen		覃海恋	
Dwngz Yuzswnh		滕昱森	
Lij Binz		李 贫	

Gvangjsih Gohyoz Gisuz Cuzbanjse

广西科学技术出版社

图书在版编目（CIP）数据

壮医药文化：壮、汉 / 庞宇舟，方刚主编；滕明新等译．
—南宁：广西科学技术出版社，2019.12
ISBN 978-7-5551-1271-6

Ⅰ.①壮… Ⅱ.①庞… ②方… ③滕… Ⅲ.①壮族—民族医
学—壮、汉 Ⅳ.①R291.8

中国版本图书馆CIP数据核字（2019）第259247号

壮医药文化（壮汉双语）
ZHUANGYIYAO WENHUA（ZHUANG HAN SHUANGYU）

庞宇舟　方刚　主编
滕明新　蓝玉兰　赵锋　覃海恋　滕昱森　李贫 译

策　　划：罗煜涛	责任编辑：罗煜涛
特约编辑：覃祥周　韦运益	责任校对：陈剑平
封面设计：韦娇林	责任印制：韦文印

出版人：卢培钊　　　　　　　　　出版发行：广西科学技术出版社
社　址：广西南宁市东葛路66号　　邮政编码：530023
网　址：http://www.gxkjs.com

经　销：全国各地新华书店
印　刷：广西壮族自治区地质印刷厂
地　址：南宁市建政东路88号　　　邮政编码：530023
开　本：787 mm×1092 mm　1/16
字　数：450千字　　　　　　　　印　张：27.5
版　次：2019年12月第1版　　　　印　次：2019年12月第1次印刷
书　号：ISBN 978-7-5551-1271-6
定　价：39.00元

Gvangjsih aen cungdenj yozgoh（Yihyoz Bouxcuengh）ndei youh miz daegsaek okngaenz oksaw

广西优势特色重点学科（壮医学）资助出版

Gij yenzgiu hanghmoeg doxgven：

相关研究项目：

1. Gvangjsih aen genzsez hanghmoeg yozgoh ceiq ndei "Cunghyihyoz（aen fuengyiengq Yihyoz Bouxcuengh）"（bienhauh：Gveigyau gohyenz〔2018〕12 hauh）

广西一流学科建设项目"中医学（壮医学方向）"（编号：桂教科研〔2018〕12 号）

2. Gozgyah Cunghyihyoz Gvanjlijgiz buek daihroek daengxguek aen hanghmoeg ciepswnj gij yozsuz ginghniemh Cunghyihyoz boux lauxhangz bouxgeq（goz Cunghyihyoz yinzgyau fat〔2017〕29 hauh）

国家中医药管理局第六批全国老中医药专家学术经验继承项目（国中医药人教发〔2017〕29 号）

Cawjbien Genjgai

主编简介

Bangz Yijcouh , ngeih gaep gyausou , bozsw yenzgiuswngh daujswh , boux conhgyah yiengjsouh gozvuyen daegbied cinhdez, daengx guek buek daihroek cunghyihyoz conhgyah laux

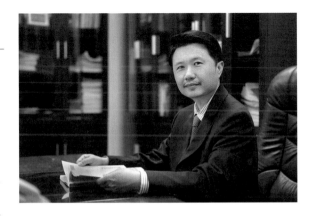

yozsuz gingniemh ciepswnj gunghcoz dazyinx lauxsae, Gvangjsih youhsiu conhgyah, Gvangjsih Bouxcuengh Yauzcuz yihyoz caeuq yw ciengx giethab vunzcaiz giz diegsang bouxdaeuz conhgyah, Gvangjsih boux Cunghyih mizmingz. Seizneix dang Gvangjsih Cunghyihyoz Dayoz dangjveij fusuhgi, Gozgyah Cunghyihyoz Gvanjlij Giz cungdenj yozgoh (Bouxcuengh Yihyoz) yozgoh bouxdaiqdaeuz, Gvangjsih gij cungdenj yozgoh miz youhsi miz daegsaek haenx (Bouxcuengh Yihyoz) boux yozgoh bouxdaiqdaeuz, Gvangjsih Ywcuengh Ywyauzcuz Gunghcwngz Gisuz Yenzgiu Cunghsinh cujyin, Gvangjsih Gauhyau (Gij Gihcuj Caeuq Wngqyungh Dan Yw Ywcuengh) Cungdenj Sizyensiz cujyin.

1

Giemnyaemh Cunghyangh Minzcuz Dayoz rogcingj gyausou, Seiqgyaiq Ywdoj Lenzhozvei Yozsan Sizliuz Conhyez Veijyenzvei fuvcicangj, Cungguek Minzcuz Yihyoz Yozvei fuveicangj, Gvangjsih Minzcuz Yihyoz Hezvei caephengz veicangj, Gvangjsih Cunghyihyoz Yozvei fuveicangj, Gvangjsih Cunghyihyoz Yozvei Cunghyih Neigoh Conhyez Veijyenzvei fucujyin veijyenz, Gvangjsih Veiswngh Byauhcunjva Gisuz Veijyenzvei Cunghyih Cuengh Yauz Yihyoz conhyez fucujyin veijyenz, Gvangjsih Minzcuz Yihyoz Hezvei Ywcuengh Funghsizbingyoz conhyez veijyenzvei cujyin veijyenz. Dwg Guekgya Swyenz Gohyoz Gihginh Hanghmoeg bingzsaemj conhgyah、Cunghvaz Cunghyihyoz Yozvei Gohyoz Gisuz Ciengjli bingzsaemj conhgyah、Gvangjsih Gohgi Hanghmoeg Bingzgya Swhsinz Conhgyah、Yw Gvangjsih saemjbingz conhgyah、Ywminzcuz Gvangjsih saemjbingz conhgyah、Gvangjsih Ywcuengh Ywyauzcuz Doxcaeuq Cauhmoq Cungsim Conhgyah、Gvangjsih Gveiyoz Yenzgiuvei boux yenzgiuyenz daegcingj、minzcuz yihyoz bozswhou doxgap daujswh.

Ciengzgeiz guh cunghyih neigoh binghcab, funghsizbing fuengzceih caeuq Ywcuengh lijlun caeuq linzcangz, Ywcuengh gihcuj caeuq wngqyungh、vwnzva Ywcuengh、Ywcuengh gauhdwngj gyauyuz yenzgiu. 2005 nienz 10 nyied cauxlaeb Gvangjsih Cunghyih Yozyen (seizneix dwg Gvangjsih Cunghyihyoz Dayoz) Ywcuengh Yozyen caemhcaiq dang daih'it nyaemh yencangj, giemnyaemh Ywcuengh yenzgiusoj sojcangj、minzcuz yihyoz yenzgiu caeuq fazcanj cungsim

2

fucujyin. Bouxhaidaeuz lwnhgangj le aen haedsim lijlun lwnhgangj gij doeg Ywcuengh caeuq lwnhgangj gij doeg Ywcuengh hix couh dwg "daj doeg bae ra yienzaen, aeu doeg lwnh bingh, rox doeg siengj banhfap, gaijdoeg ywbingh" cungj wngqyungh lijlun seiq yiengh baenz aen cingjdaej ndeu, cungcuk, fazcanj le baenz dauq yawjfap Ywcuengh baenz bingh yienzaen baenzbingh gihlij "doeg haw baenz gak yiengh bingh", cauxlaeb le cungj yozsuz swhsiengj dijhi Ywcuengh "gangj doeg—binghdoeg—fap gaijdoeg—ywgaijdoeg", yienh'ok le gij daegsaek caeuq youhsi Ywcuengh. Youq seiz yw bingh haemq rox yungh gij ywbingh swhveiz Ywdoj caeuq gij daegsaek lijlun Ywcuengh duenqyw bingh fungheiq caeuq neigoh binghngeiznanz, binghciengzraen, bingh-laifat.

Gaenh haj bi daeuj, gungh cujciz baudaengz guekgya swyenz gohyoz gihginh goqdaez, Guekgya Cunghyihyoz Gvanjlijgiz hangznieb cienhangh daengj guekgya caeuq swngj bu gaep gohyenz hanghmoeg 10 hangh, goenghai fatbiuj lunvwnz 60 lai bien, okbanj gyaucaiz, conhcu 2 bouh. Aeu ndaej Gvangjsih gohyoz gisuz cinbuciengj itdaengj ciengj, ngeihdaengj ciengj, samdaengj ciengj gak miz hangh ndeu, Cunghvaz Cunghyihyoz Yozvei gohyoz gisuz ciengj samdaengj ciengj hangh ndeu, Gvangjsih veiswngh hab'wngq gisuz itdaengjciengj, ngeihdaengjciengj gak miz hangh ndeu, Gvangjsih gauhdwngj gyauyuz gaep swcigih itdaengj ciengj hangh ndeu, ngeihdaengj ciengj song hangh, Gvangjsih gauhyau youhsiu gyaucaiz itdaengj ciengj hangh ndeu. 2007 nienz 6 nyied ndaej daengz Gozgyah Cunghyihyoz Gvanjlijgiz、Gozgyah Minz-cuz Swvu Veijyenzvei soengqhawj aen Cohheuh buekdaihdaeuz "Daengx Guek Minzcuz Yihyoz Gunghcoz Boux Senhcin". 2017 nienz 11 nyied ndaej daengz Gozgyah Cunghyihyoz Gvanjlijgiz、Gozgyah Minzcuz Swvu Veijyenzvei hawj aen cwngheuh "Bouxvunz Guh Hong Yihyoz Daengx-guek Siujsoq Minzcuz Biujyienh Doedok".

庞宇舟，二级教授，博士研究生导师，享受国务院特殊津贴专家，第六批全国老中医药专家学术经验继承工作指导老师，广西优秀专家，广西壮瑶医药与医养结合人才小高地首席专家，广西名中医。现任广西中医药大学党委副书记、国家中医药管理局重点学科（壮医学）学科带头人、广西优势特色重点学科（壮医学）学科带头人、广西壮瑶药工程技术研究中心主任、广西高校（壮医方药基础与应用）重点实验室主任。兼任中央民族大学客座教授、世界中医药联合会药膳食疗专业委员会副会长、中国民族医药学会副会长、广西民族医药协会执行会长、广西中医药学会副会长、广西中医药学会中医内科专业委员会副主任委员、广西卫生标准化技术委员会中医壮瑶医专业副主任委员、广西民族医药协会壮医风湿病学专业委员会主任委员。是国家自然科学基金项目评审专家、中华中医药学会科学技术奖励评审专家、广西科技项目评估咨询专家、广西药品审评专家、广西民族药审评专家、广西壮瑶药协同创新中心专家、广西桂学研究会特聘研究员、民族医药博士后合作导师。

长期从事中医内科杂病、风湿病防治以及壮医理论与临床、壮药基础与应用、壮医药文化、壮医高等教育研究。2005 年 10 月创办广西中医学院（今广西中医药大学）壮医药学院并任首任院长，兼任壮医药研究所所长、民族医药研究与发展中心副主任。率先阐述了壮医毒论核心理论和壮医毒论即"从毒求因、以毒论病、辨毒设法、解毒施治"四位一体应用理论，充实、发展了"毒虚致百病"的壮医病因病机学说，构建了"毒论—毒病—解毒法—解毒药"的壮医学术思想体系，突出了壮医学的特色和优势。临床上善于运用中医临床思维和壮医特色理论诊治风湿病和内科疑难病、常见病、多发病。

近五年来，共主持包括国家自然科学基金课题、国家中医药管理局行业专项等国家和省部级科研项目 10 项，公开发表论文 60 多篇，出版教材、专著 2 部。获广西科学技术进步奖一等奖、二等奖、三等奖各 1 项，中华中医药学会科学技术奖三等奖 1 项，广西卫生适宜技术一等奖、二等奖各 1 项，广西高等教育自治区级优秀教学成果一等奖 1 项、二等奖 2 项，广西高校优秀教材一等奖 1 项。2007 年 6 月被国家中医药管理局、国家民族事务委员会授予首批"全国民族医药工作先进个人"称号。2017 年 11 月获国家中医药管理局、国家民族事务委员会授予"全国少数民族医药工作表现突出个人"称号。

Si

序

Bouxcuengh dwg aen minzcuz guek raeuz saujsu minzcuz ndawde yinz-gouj ceiq lai haenx, cujyau comz youq benq dieg gvangqlangh baihdoeng daj Gvangjdungh Swngj Lenzsanh Bouxcuengh Yauzcuz Swciyen, baihsae daengz Yinznanz Swngj Vwnzsanh Bouxcuengh Myauzcuz Swcicouh, baih-namz daengz Bwzbuvanh, baihbaek daengz Gveicouh Swngj Cungzgyangh Yen、saenamz daengz henzguek Cungguek Yeznanz.

Bouxcuengh lizsij gyaeraez, goek gyae rag raez. Gaujguj yenzgiu biujmingz, liz ngoenzneix 50000～10000 bi gij "Vunz Liujgyangh" "Vunz Gizlinzsanh" "Vunz Goujdouzsanh" "Vunz Duhloz" "Vunz Ganhcenz" "Vunz Libuj" "Vunz Lingzsanh" "Vunz Ganhyenh" "Vunz Goujlwngsanh" "Vunz Lungzlinz" couh dwg gij cojcoeng Bouxcuengh. Senq youq seizdaih Ya、Sangh、Couh, cojcoeng Bou-cuengh couh miz le gij coh cienmonz haenx——"Lozyez" caeuq "Sih'ouh". Bouxcuengh dwg gij lwglan ciuhgeq Lozyez caeuq Sih'ouh, dwg Bwzyez minzcuz Lingjnanz nga ndeu. Daj ciuhgeq doxdaeuj, Bouxcuengh caeuq gij vunz cojcoeng de couh youq Vaznanz Cuhgyangh liuzyiz ndaej sengmaj sengsanj mbouj dingz. Aenvih diegyouq giz doxgap Cunghyenz caeuq Vaznanz digih、saenamz digih baedauq haenx, ciengzgeiz dwg lai aen minzcuz cabyouq, gyauhliuz caeuq dox yungzhab, hawj gij vwnzva daiq miz gij saekdiuh lai cungj lai yiengh bae.

Aen minzcuz Lozyez lauxgeq, aenvih de soj youq gij swyenz vanzging caeuq swnghcanj fuengsik daegdingh haenx, mboujdan cauh ok le gij vwnzva ndaemhaeux、vwnzva aennyenz、vwnzva ganlanz、vwnzva guhfwen、vwnzva dozveh bangxdat miz deihfueng daegsaek naekna haenx, caemhcaiq cauh ok le gij yihyoz vwnzva miznaj haenx, de dwg gij goekgaen youqgaenj Ywcuengh ciuhneix.

Ywcuengh dwg lwgminz Bouxcuengh youq ndaw diuz dah lizsij raezrangrang de，youq ndaw aen gocwngz ngoenznaengz swnghhoz nem caeuq gij bingh dingjhoenx ndawde mboujduenh damqra caeuq cungjgez ok gij yihyoz ginghyen daeuj. Gij vwnzva Ywcuengh dangguh cungj vwnzva hingzdai ndaw vwnzva dijhi Bouxcuengh ndeu，yiennaeuz baengh gij minzcuz hingzsik daegbied caeuq gij daegsaek deihfueng naekna senq gaenq mizyouq，hoeng gyoengq vunz roxnaj de lij dwg aen cangdai mumjgyumq. Ywcuengh yiennaeuz youq bonjcaet fuengmienh gvihaeuj gvaengh yihyoz，hoeng aenvih de miz yinzvwnz yinhsu haemq lai，ndigah，wngdang daj mbiengj vwnzvayoz doengh gij fuengmienh neix，doiq gij vwnzva Ywcuengh guh haeujlaeg vataeu caeuq faensik，biengj ok gij gainen、fazcanj ginggvaq、vwnzva daegcwng、biujyienh hingzdai caeuq vwnzva Bouxcuengh doiq Ywcuengh cauxbaenz caeuq fazcanj miz maz yingjyangj.

Bouxsij youq gwnz giekdaej ciengzgeiz yenzgiu，doenggvaq daihliengh diucaz caeuq cungjgez，biensij le《Vwnzva Ywcuengh》bonj conhcu neix. Bonj conhcu neix haemq hidungj daeuj lwnhgangj le gij gainen、fazcanj gocwngz、dwzcwngh caeuq vwnzva hingzdai gij vwnzva Ywcuengh nem gij vwnzva cezyoz cunghgyau saenqyiengj Bouxcuengh, vwnzva ndaemhaeux Bouxcuengh，gij vwnzva fungsug sibgvenq Bouxcuengh，gij vwnzva guhfwen Bouxcuengh，gij vwnzva angqhoh ngoenzciet Bouxcuengh，gij vwnzva loenghgwn Bouxcuengh，gij vwnzva guh ranz youq Bouxcuengh、gij vwnzva diuqfoux dijyuz Bouxcuengh caeuq Ywcuengh miz maedcaed gvanhaeh haenx，faensik le gij vwnzva Bouxcuengh neix caeuq gij gvanhaeh Ywcuengh，daegbied dwg gij yingjyangj Ywcuengh guh baenz caeuq fazcanj. Bonj conhcu neix dwg daengz seizneix veizcij bonj conhcu daihdaeuz daeuj hidungj yenzgiu gij vwnzva Ywcuengh，doiq hawj vunzlai haeujlaeg bae roxnyinh

Ywcuengh, cienzswnj caeuq fazcanj Ywcuengh miz yiyi youqgaenj.

Gij vwnzva Ywcuengh dwg gapbaenz conzdungj vwnzva Bouxcuengh dingz youqgaenj ndeu, conzdungj vwnzva Bouxcuengh youh fanjyingj le gij lizsij fazcanj suijbingz aen minzcuz neix. Bouxcuengh dangguh aen minzcuz vunz bonjdieg Lingjnanz digih, swyenz swnghdai vanzging caeuq sevei vanzging daegbied caeuq daj neix gietdingh gij swnghcanj fuengsik haenx, laegdaeuq dwk yingjyangj daengz conzdungj vwnzva Bouxcuengh cauxbaenz caeuq fazcanj, caemhcaiq youq gig daih cingzdoh gwnzde gietdingh Bouxcuengh conzdungj vwnzva bonjndang sojmiz gij daegdiemj de. Cingq dwg aenvih conzdungj vwnzva Bouxcuengh miz gij lizsij cwkrom laegna caeuq gij minzcuz nem biengzdieg daegdiemj yienhda, ndigah hawj de bienqbaenz gij "saedlig unq" minzcuz digih fazcanj, ndaej youq minzcuz digih ginghci gensez caeuq sevei fazcanj ndaw de fazveih gij cozyung daegbied bonjfaenh. Yiennaeuz daj 20 sigij doxdaeuj, guek raeuz fatseng le gij lizsij yienjbienq hungnaek vwnzva cienjhingz, gij minzcuz vwnzva conzdungj de deng diujcan yiemzhaenq, gaenq sawj minzcuz vwnzva swsinsinh caeuq vwnzva yindungzganj deng doenghngauz haemq haenq, hoeng ginggvaq aen lizsij gaihdon ndeu fubfab haenqrem caeuq seizgan raengcawz le, dingzlai vunz vanzlij singjsak nyinhnaeuz, gij minzcuz vwnzva conzdungj caeuq gij minzcuz cingsaenz de soj bauhamz haenx, mboujdan gietbaenz le gij doenghbaez de, hix ndaej rangj ok daengzcog moq. Youq ndaw lizsij fazcanj diuz dahraez neix, minzcuz vwnzva mboujdan dwg gij heiqcaet aen minzcuz ndeu, caemhcaiq dwg gij goekrag minzcuz sengfat caeuq fazcanj. Conzdungj vwnzva Bouxcuengh youq ndaw cincwngz fazcanj Bouxcuengh dwg rag、dwg hoenz, engq dwg gij haeuxgwn cingsaenz daengxaen minzcuz, ndigah raeuz bietdingh aeu cungfaen rox cingcuj gij youqgaenj cienzciep caeuq fazcanj vwnzva. Gaenh geij bi daeuj, riengz ginghci sevei mboujduenh fazcanj cinbu, gij

vuzciz vwnzva swnghhoz yinzminz ginzcung gig fungfouq，gij vwnzva
Bouxcuengh hix cingqcaih yienh ok cungj gizmen hawj vunz sim'angq
doenghbaez caengz miz gvaq haenx. Doiq gij vwnzva Ywcuengh guh
yenzgiu，mboujdan doiq coicaenh fazcanj aen saehnieb Ywcuengh miz
bangcoh，caemhcaiq doiq hungzyangz Cunghvaz vwnzva miz bangcoh，
gungganq gij vwnzva sw'gyoz caeuq vwnzva gagsaenq cingzdoh gig sang
haenx，demgiengz minzcuz vwnzva swcunhsinh、swsinsinh、swhauz-
ganj，cietsaed mizyauq bae demgiengz gij rengzcomzsim、ningzciliz
Bouxcuengh，baenzneix hawj gyoengqvunz engqgya gagrox bae caeuq
aen sim guekcoj doxlienz，caez diemheiq，caemh minghyinh，doengz-
caez doidoengh aen loqsiengj Cungguek minzcuz fukhwng hungmbwk
neix vaiq di saedyienh.

　　Swnh aen gihvei《Vwnzva Ywcuengh》ndaej ok saw，ang'wt
gaem bit sij si.

黄汉儒

Bi 2019 ndwen 6

（Vangz Hanyuz，Bouxcuengh，boux yozcej Ywcuengh mizmingz ndeu，aen
yozgoh Ywcuengh caeuq lijlun Ywcuengh bouxroengzgiek，boux cujyin yihswh、
gyausou、bozswswngh daujswh，Cungguek Minzcuz Yihyoz Yozvei、Cungguek
Minzcuz Yihyoz Hezvei boux fuveicangj gonq，baenzciuh cungj dwg Gvangjsih
Minzcuz Yihyoz Hezvei boux mingzyi veicangj，Daihbet Gaiq Daengx Guek
Yinzda daibyauj，dwg boux conhgyah yiengjsouh Gozvuyen daegbied cinhdez.）

壮族是我国少数民族中人口最多的一个民族，主要聚居在东起广东省连山壮族瑶族自治县，西至云南省文山壮族苗族自治州，南至北部湾，北达贵州省从江县，西南至中越边境的广大区域。

壮族历史悠久，源远流长。考古研究表明，距今 50000～10000 年的"柳江人""麒麟山人""白莲洞人""九头山人""都乐人""甘前人""荔浦人""灵山人""干淹人""九楞山人""隆林人"便是壮族的祖先。早在夏、商、周时代，壮族的先祖就有了专属于他们的称谓——"骆越"和"西瓯"。壮族是古代骆越和西瓯的后裔，系岭南百越民族的一个支系。自古以来，壮族及其先民就在华南-珠江流域生息繁衍。由于地处中原与华南地区、西南地区往来的交会处，长期的多民族杂居、交流与融合，使得其文化具有多元色彩。

古老的骆越民族，因其所处的自然环境和特定的生产方式，不仅创造了具有浓厚地域特色的稻作文化、铜鼓文化、干栏文化、山歌文化、崖壁画文化，而且创造了引以为豪的医药文化，它是现代壮医药的重要源头。

壮医药是壮族人民在漫长的历史长河中，在日常生活及与疾病做斗争的过程中不断摸索出来的医药经验的总结。壮医药文化作为壮族文化体系中的一种文化形态，虽然以其独特的民族形式和浓厚的地方特色早已客观存在，但是人们对其认识还处于模糊状态。壮医药虽然在本质上属于医学范畴，但是由于其具有较多的人文因素，因此应从文化学的角度，对壮医药文化进行深入的挖掘和剖析，揭示其概念、发展历程、文化特征、表现形态以及壮族文化对壮医药形成和发展的影响。

作者在长期研究的基础上，通过大量的调查和总结，编写了《壮医药文化》这本专著。该专著系统地阐述了壮医药文化的概念、壮医药文化的发展历程、壮医药文化的特征与表现形态以及与壮医药密切相关的壮族哲学宗教信仰文化、壮族稻作文化、壮族习俗文化、壮族歌谣文化、壮族节庆文化、壮族饮食文化、壮族人居文化、壮族舞蹈体育文化，分析了这些壮族文化与壮医药的关系，特别是对壮医药形成与发展的影响。该著作是迄今为止系统研究壮医药文化的第一部专著，对加深人们对壮医药的认识，传承和发展壮医药具有重要意义。

壮医药文化是壮族传统文化的重要组成部分，而壮族传统文化又反映了该民族历史发展的水平。壮族作为岭南地区的土著民族，特殊的自然生态环境和社会环境以及由此决定的生产方式，深刻地影响着壮族传统文化的形成和发展，并在很大程度上决定着壮族传统文化本身所具有的特点。正是因为壮族传统文化具有深厚的历史积淀和明显的民族及地域特征，所以使它成为民族地区发展的"软实力"，能够在民族地区经济建设和社会发展中发挥自己独特的作用。虽然从20世纪以来，我国发生了文化转型的重大历史演进，传统的民族文化受到了严峻的挑战，曾经严重动摇了民族的文化自信心和文化认同感，但是经过一个历史阶段的剧烈动荡和时间淘汰之后，多数人还是清醒地认为，传统的民族文化及其所包含的民族精神，不仅凝结成了它的过去，也可以孕育出新的未来。在历史发展的长河中，民族文化不仅是一个民族的气质所在，而且也是一个民族繁衍与发展的根系所在。壮族传统文化在壮族的发展进程中是根、是魂，更是民族的精神食粮，因此我们必须充分认清文化传承与发展的重要性。近年来，随着经济社会的不断发展进步，人民群众的物质文化生活得到极大丰富，壮族文化也正在呈现前所未有的喜人发展局面。对壮医药文化的研究，不仅有助于促进壮医药事业的发展，而且有助于弘扬中华文化，培养高度的文化自觉和文化自信，增强民族文化自尊心、自信心、自豪感，切实有效地增强壮族的向心力、凝聚力，从而使人们更加自觉地同祖国心连心，同呼吸，共命运，共同推动民族伟大复兴的中国梦早日实现。

　　值《壮医药文化》出版之际，欣然命笔，是为序。

黄汉儒

2019 年 6 月

　　（黄汉儒，壮族，著名壮医药学者，壮医学科和壮医理论奠基人，主任医师、教授、博士生导师，中国民族医药学会、中国民族医药协会原副会长，广西民族医药协会终身名誉会长，第八届全国人大代表，享受国务院特殊津贴专家）

Vahbaihnaj

前言

Boux minzsuz yozcej mizmingz Cungh Gingvwnz gangj gvaq: "Gij vwnzva aen minzcuz ndeu, dwg gij geiqhauh aen minzcuz haenx mizyouq." Caeuq gwnz seiqgyaiq sojmiz gij minzcuz coengmingz haenx ityiengh, Bouxcuengh miz lizsij gyaeraez caeuq vwnzva ronghsagsag. Vwnzva Bouxcuengh daj ciuhgeq gyae byaij daeuj, daengz ciuhneix lij miz gij ronghlwenq coengmingz bonjfaenh de. Youq mwh raeuz raen daengz gij ndangdaenj Bouxcuengh gyaeundei, dingqnyi gij Vahcuengh ndeidingq、gij fwen rwenzrub、gij sing aennyenz goksasa, yawj daengz gij fouxfaexcuk angqfwngfwng、gij man hajsaek, cimz daengz gij haeuxnaengj nyumx saek feihgwn……ndawsim couh roxnyinh miznaj dangqmaz, ndaw ukgyaeuj couh rox veh ok fuk saw vwnzva Bouxcuengh gyaeundei ndeu.

Vwnzva Bouxcuengh bauhamz le cingsaenz swnghhoz、vuzciz swnghhoz lwgminz Bouxcuengh gak fuengmienh, lumjbaenz cunghgyau sinyangj、cezyoz swhsiengj、fungsug sibgvenq、yihyoz veiswngh daengj. Yozgoh Ywcuengh fazcanj hwnjdaeuj, caeuq conzdungj vwnzva Bouxcuengh hix miz lienzhaeh haemq gaenjmaed. Lumjbaenz, gij cunghgyau vwnzva Bouxcuengh souh Daugyau yingjyangj gig laeg, ndigah gij cezyoz swhsiengj "dauhfap swhyienz" "mbwn vunz doxhab" "mbwn、deih、vunz" "sam heiq doengzbouh" aen yozsoz neix miz goekgaen; gij yozsoz "yienghyiengh cungj dwg bohmeh seng" caeuq "yaemyiengz guh goek" Bouxcuengh doxlumj liux bae; daj ndaw cienzdoengj swhsiengj vwnzva ndaem haeux、"lungzvuengz ceih raemx" Bouxcuengh, ndaej ra raen gij ngumhngaeuz aen yozsoz "sam roen song loh" Ywcuengh; daj hawfwen "sam nyied sam" gij gwnndoet cietheiq、dijyuz hozdung daengj fungsug ndawbiengz Bouxcuengh

1

ndawde，engq ndaej yawj raen gij coengmingz Bouxcuengh youq yihliuz baujgen caeuq ciengxndang fuengmienh.

Dou nyinhnaeuz，vwnzva Ywcuengh dwg aen gapbaenz bouhfaenh youqgaenj conzdungj vwnzva Bouxcuengh，Ywcuengh haemq laeg doekmaj youq ndaw diegnamh conzdungj vwnzva Bouxcuengh. Cingq lumj bouxsij youq ndaw bien faenzcieng《Loq Damqcaz Gij Gainen Caeuq Neihanz Yihyoz Vwnzva Bouxcuengh》gangj daengz：“Vwnzva Ywcuengh dwg gij doxgaiq Ywcuengh caeuq gak cungj vwnzva Bouxcuengh yungzhab、giethab、iemqhaeuj cauxbaenz.” Youq gwnz lizsij Bouxcuengh mbouj miz gij cihsaw gveihfan doenghengz haenx，yienghneix gij vwnzva Ywcuengh couh baenz le gij caidij youqgaenj cienzciep Ywcuengh ndawde cungj ndeu.

Gaengawq gij yinsiz gwnzneix，raeuz biensij le bonj saw《Vwnzva Ywcuengh 》. Bonj saw neix gungh miz 12 cieng，cujyau dwg gij vwnzva cunghgyau sinyangj、vwnzva ndaemhaeux、vwnzva minzsuz、vwnzva fwen、vwnzva ngoenzciet、vwnzva gijgwn、vwnzva ranzyouq、vwnzva diuqfoux dijyuz daengj fuengmienh，lwnhgangj conzdungj vwnzva Bouxcuengh doiq Ywcuengh miz maz yingjyangj，damqra gij gvanhaeh conzdungj vwnzva Bouxcuengh caeuq Ywcuengh. Bonj saw neix biensij faengoeng youq lajneix：Bangz Yijcouh fucwz cieng daih it、cieng daihngeih，Lanz Yuzyingz fucwz cieng daihsam，Sez Lifeih fucwz cieng daihseiq，Cwngh Cindungh、Fangh Gangh fucwz cieng daihhaj、daihcaet，Moz Cinghlenz fucwz cieng daihroek，Dangz Cinyij fucwz cieng daihbet，Lij Cinghcingh fucwz cieng daihgouj，Sung Ningz fucwz cieng daihcib，Vangz Cunhlingz fucwz cieng daih cib'it、daih cibngeih. Daengx bonj saw doeklaeng youz Bangz Yijcouh dungjgauj caeuq saemjdingh.

Bonj saw neix ok saw cujyau dwg hawj doengh boux gyaez Ywcuengh caeuq doengh boux hagseng yihyoz yenyau. Maqmuengh bouxdoeg youq mwh hag gij vwnzva cienzdoengj Bouxcuengh，doengzseiz lij gikfat ok gij yinxdaeuz caeuq gyaezmaij yiengh vwnzva Ywcuengh，yawhbienh daezsang gij yinzvwnz suyangj bonjfaenh，caemhcaiq vih caenh itbouh yenzgiu gij laizloh、fazcanj Ywcuengh，fungfouq gij neiyungz Ywcuengh daezhawj swhliu.

Vwnzva Bouxcuengh baugvat haemq lai，vwnzva Ywcuengh cij dwg goengq byanae hung ndawde gok ndeu. Aenvih bonj saw neix bienfuk miz hanhdingh，mbouj ndaej yienghyiengh cungj gangj daengz，caiq gangj bouxbien suijbingz caemh mbouj suenq sang，nanzmienx miz giz gangj mbouj daengz sij mbouj ndei，maqmuengh bouxdoeg youq mwh doeg saw，daezok yigen dijbauj，yawhbienh baezlaeng caenh'it-bouh boujcung coihgaij caezcienz.

Bi 2019 Ndwen 6 youq Namzningz

著名的民俗学者钟敬文说过："一个民族的文化，是那个民族存在的标志。"与世界上所有智慧民族一样，壮族有着悠久的历史和灿烂的文化。壮族文化从远古走来，到现代仍然闪耀着智慧的光芒。当我们看到鲜艳的壮族服饰，听到动听的壮话、悠扬的山歌、激昂的铜鼓声，欣赏到欢快的竹杠舞、五彩的壮锦，品尝到美味的五色糯米饭……心中就会涌起一种强烈的自豪感，脑海中就会勾勒出一幅美丽的壮族文化画卷。

壮族文化包含了壮族人民精神生活、物质生活的方方面面，诸如宗教信仰、哲学思想、风俗习惯、医药卫生等。壮医药学的发展，与壮族传统文化也有着千丝万缕的联系。譬如，壮族宗教文化深受道教的影响，因此道教的"道法自然""天人合一"的哲学思想与壮医天、地、人"三气同步"学说有渊源；壮族的"万物波乜观"与壮医"阴阳为本"学说有异曲同工之妙；从壮族稻作文化、"龙王制水"的传统思想当中可以找到壮医"三道两路"学说的影子；从壮族药市、"三月三"歌圩、节日饮食、体育活动等民俗中，更是可以看到壮民族在医疗保健和养生方面的智慧。

我们认为，壮医药文化是壮族传统文化的重要组成部分，壮医药深深根植于壮族传统文化的土壤当中。正如笔者在《壮医药文化概念和内涵初探》一文中指出的："壮医药文化是壮医药与壮族各种文化交融、结合、渗透形成的产物。"壮族历史上没有规范通行的文字，于是壮医药文化就成了壮医药传承的重要载体之一。

基于以上认识，我们编撰了《壮医药文化》一书。本书共有十二章，主要从宗教信仰文化、稻作文化、民俗文化、歌谣文化、节庆文化、饮食文化、人居文化、舞蹈体育文化等方面，阐述壮族传统文化对壮医药的影响，探究壮族传统文化与壮医药的关系。本书编写分工如下：庞宇舟负责第一章、第二章，蓝毓营负责第三章，薛丽飞负责第四章，曾振东、方刚负责第五章、第七章，莫清莲负责第六章，唐振宇负责第八章，李晶晶负责第九章，宋宁负责第十章，王春玲负责第十一章、第十二章。全书最后由庞宇舟统稿和审定。

本书的出版主要面向壮医药爱好者和医学院校的学生。希望读者在学习壮族传统文化的同时，激发对壮医药文化的兴趣和爱好，以提高自己的人文素养，并为进一步研究壮医药的起源、发展，丰富壮医药内容提供资料。

　　壮族文化包罗万象，壮医药文化只是其冰山一角。由于本书篇幅有限，不能面面俱到，加上编者水平有限，难免有不足之处，希望读者在阅读过程中，提出宝贵意见，以便今后进一步补充修改完善。

2019 年 6 月于南宁

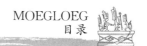
MOEGLOEG
目录

Cieng Daih'it　Vahbaihnaj

Ciet Daih'it　Cekgej Gij Vwnzva Ywcuengh

It、Gij hamzeiq vwnzva

"Vwnzva" aen swz neix，seizneix gwnz seiqgyaiq gij swz yungh ceiq lai，wnggai gangj aen swz neix dwg aen ndeu.

"Vwnzva" aen swz neix daj Vahlahdingh "colere" daeuj，haidaeuz dwg ceij guh reihnaz caeuq gung biz reihnaz，doeklaeng cugbouh gyagvangq，lij ceij beijlumj gyagoeng、siuhyangj、gyauyuz caeuq rox leixsoq. 17 sigij，Dwzgoz fazyozgyah Bujfwnhdohfuh daezok："Vwnzva dwg cungj cungjhab ndeu，youz gij doxgaiq hozdung bouxvunz soj caux haenx caeuq gij doxgaiq sevei swnghhoz bouxvunz deng miz cix youq ndaej haenx habbaenz." 19 sigij gyang dwg aen seizdaih baez daih'it hwng hwnj vwnzva ndeu，Dailwz boux yinzlei yozgyah Yinghgoz neix deng vunzlai gangj dwg boux daih'it hai ok yendai vwnzvayoz，de sij miz bonj saw《Yenzsij Vwnzva》，ndawde yienghneix gangj vwnzva："Gijmaz dwg vwnzva roxnaeuz vwnzmingz，cixdwg cungj cunghhozdij ndeu，baudaengz cihsiz、sinyangj、daudwz、fazliz、sizsuz caeuq gij sojmiz naengzlig、sibgvenq gizyawz duh bouxvunz ndawbiengz."

20 sigij，gak guek roengz gij ding'yi vwnzva cix lai yiengh hwnjdaeuj. 《Fazgoz Dabwzgoh Cenzsuh》naeuz，"vwnzva dwg gij vwnzmingz yienghneix yienghde sevei ginzdij gag miz haenx baenz" "vwnzva dwg cungj fuhozdij ndeu，de baudaengz cihsiz、sinyangj、daudwz、fazliz、sizsuz，caeuq baudaengz doengh gij gveihfan caeuq sizgvan gizyawz bouxvunz ndawbiengz caez miz haenx". Dwzgoz 1971 nienz okbanj《Mwzwj Bwzgoh Swzdenj》nyinh-naeuz，vwnzva dwg "gij vuzciz caeuq swhsiengj caizfouq mwh vunzloih sevei

hoenx diendeih caeuq gag hwngfat caux ndaej". 1973 nienz okbanj 《Suhlenz Dabwzgoh Cenzsuh》 nyinhnaeuz, daj gvangq daeuj gangj, vwnzva "dwg sevei caeuq bouxvunz youq gwnz lizsij hwngfat daengz cungj suijbingz ndeu, de biujyienh okdaeuj dwg gyoengqvunz yungh loih neix loih de caeuq yiengh neix yiengh de gvaq saedceij caeuq guhsaeh, caeuq gyoengqvunz soj caux doengh gij vuzciz caeuq cingsaenz caizfouq de", daj giz gaeb daeuj gangj, vwnzva "dan ceij cingsaenz saedceij gyoengqvunz".

Guek raeuz Liengz Sumingz sienseng boux yozcej miz mingz neix, youq ndaw saw 《Cunghgoz Vwnzva Yauyi》 gangj: "Gij eiqsei bonjlaiz vwnzva, wnggai miz ginghci、cwngci, vanzlij gijmaz cungj bau liux." Youz neix raen daengz, hamzeiq vwnzva daj bonjcaet daeuj gangj haemq lai gvangq di. Dangqnaj, doiq gij ding'yi vwnzva, guek raeuz lai gangj laj neix song cungj: It dwg gij cekgej ndaw 《Swzhaij》, daj gvangq daeuj gangj mwh yinzlei sevei daj ciuhgonq daengz seizneix aeundaej gij naengzlig swnghcanj vuzciz、cingsaenz caeuq cauh'ok gij caizfouq vuzciz、gij caizfouq cingsaenz, daj gaeb dwg gangj gij naengzlig swnghcanj cingsaenz caeuq gij canjbinj cingsaenz, baudaengz sojmiz gij eiqsik hingzsik ndawbiengz: Swyenz gohyoz、gisuz gohyoz、sevei yisiz hingzdai. Ngeih dwg 《Yendai Hanyij Swzdenj》 gangj, vwnzva dwg "vunzloih mwh sevei lizsij hwngfat soj caux ndaej gij caizfouq vuzciz caeuq gij caizfouq cingsaenz, daegbied ceij gij caizfouq cingsaenz, beijlumj vwnzyoz、yisuz、gyauyuz、gohyoz".

Ngeih、Gij gainen vwnzva Ywcuengh

Bahfujlozfuh boux canghyihyoz hungmbwk neix gangj gvaq: "Miz bouxvunz le, couh miz yiengh saeh ywbingh." Daj miz bouxvunz, cix deng aeu miz yiengh saeh gwn yw dem yw vunz, lizsij moix aen minzcuz cungj gag rom ndaej yiengh lawz fuengzbingh ywbingh caeuq ywgwn ywcat ywbouj. Bouxcuengh aen minzcuz neix lizsij de raezrangh、vwnzva angjda, de daj Sih'ouh、Lozyez daeuj, song neix youq Baihnamz guek raeuz gvi aen Bwzyezcuz geq neix. Gaujguj cix raen, caeux couh youq mboengq seiz giusizgi, biendieg Bouxcuengh couh miz vunzciuhgonq guh saeh neix saeh de. Mboengq ciuhgonqgonq de，diegyouq biendieg Bouxcuengh rwixrangrang. Dangzdai Liuz Sinz sij 《Lingjbyauj Luz Yi》，geiq miz："Dieg ndoeng dieg bya，doenghgo mwncup，heiq doeng mbouj swnh，yienghneix mokbya lai lai cix ok heiqdoeg. Bouxvunz sup heiq neix le，deng dungxraeng dungxbongz." Vihliux yw ndei doengh gij bingh neix，doengh boux vunzgonq Bouxcuengh cugbouh rom ndaej le haujlai yw saw caeuq baenzlawz yw bingh，guhbaenz le aen dijhi vwnzva Ywcuengh gag miz ndeu.

　　Aen vwnzva Ywcuengh dwg cungj cungjhab ndeu，youz conzdungj vwnzva Bouxcuengh，caeuq gij vwnzva cingsaenz、gij vwnzva cujciz cidu caeuq gij vwnzva vuzciz dem yihyoz doxgven haenx sam neix doxhab baenz，dwg gij yiengh biujyienh baenz vuzciz roxnaeuz mbouj dwg vuzciz beijlumj vunzgonq Bouxcuengh baenzlawz gangj swnghlij binglij、vihmaz baenzbingh caeuq yienghlawz cauxbaenz、baenzlawz ywbingh caeuq doengh gij sinhlij ceijyiengq、fuzhau biugeiq、fungheiq ndawbiengz fungsug ndawbiengz dem doxgaiq cang yw nem neix mizgven de，dwg gij doxgaiq Ywcuengh caeuq gak cungj vwnzva Bouxcuengh doxgyau、doxhab、doxciemq cix cauxbaenz.

　　Aen vwnzva Ywcuengh fuengmienh ndeu dwg cungj yihyoz vwnzva minzcuz Bouxcuengh ginggvaq daih dem daih caux ndaej，aen neix cazyawj caeuq gyaepyawj le gij bienqvaq ndangvunz，ngeixnaemj caeuq cungjgez le gij gvanhaeh bouxvunz caeuq diendeih，daj bonjcaet daeuj gangj gvi yihyoz，neix doiq aen minzcuz neix ndaej daih dem daih cienz roengzdaeuj guh ok gij gunghawj mied mbouj ndaej；lingh fuengmienh，neiyungz Ywcuengh youh hamz miz le beijlumj gij coengmingz minzcuz、gij gyaciz cingsaenz caeuq gij fuengsik swhveiz，yienghneix youh miz gij yinhsu yinzvwnz haemq fungfouq. Cungj daeuj gangj，aen vwnzva Ywcuengh geiq miz gij vwnzva swyenz，youh miz gij vwnzva yinzvwnz；geiq miz gij vwnzva vuzciz，youh miz gij vwnzva feihvuzciz，lij miz gij gij yiengh aen vwnzva feihvuzciz vwnzva hamz youq ndaw aen vwnzva vuzciz nanz doxfaen ndaej.

　　Gij caizfouq vuzciz caeuq gij caizfouq cingsaenz minzcuz Bouxcuengh caux ndaej，aen vwnzva Ywcuengh couh dwg aen ndeu，yienghneix mbouj yungh ngeiz neix hix dwg aen bouhfaenh youqgaenj gapbaenz vwnzva Bouxcuengh

3

youq ndaw vwnzva vunzloih.

Sam、Gij vwnzva Ywcuengh miz geij cungj

1. Gij vwnzva cingsaenz

Gij vwnzva cingsaenz Ywcuengh fanjyingj aen giekdaej cezyoz Ywcuengh、 aen yawjfap swnghlij binglij、aen leixniemh ywbingh, ndaw neix ceiq haenq dwg aen dijhi lijlun Ywcuengh.

Aen vwnzva cingsaenz Ywcuengh cungj daeuj gangj dwg veizvuz bencwng.

Daih'it, doiq canghyw Bouxcuengh baenzlawz yawj swyenz caeuq bouxvunz daeuj gangj, vunzgonq Bouxcuengh nyinhnaeuz, gyangdien youz dieg mbwn、dieg deih caeuq dieg raemx cujbaenz, dwg gij doxgaiq caen miz, cix mbouj dwg cungj yiengh hoengqhaw. Ndangvunz doxwngq faenbaenz sam aen, bouxvunz caeuq diendeih doxgven lailai, "bouxvunz mbouj ndaej caeuq diendeih doxfanj", bouxvunz daj seng daengz gvaq cungj deng miz diendeih ciengx mingh caeuq hanhhaed, diendeih cungj bienq, bouxvunz youq gyangdien, doiq diendeih bienq neix bienq de gag miz di naengzlig hab ndaej.

Daihngeih, canghyw Bouxcuengh baenzlawz gangj swnghlij binglij bouxvunz, canghyw Bouxcuengh nyinhnaeuz, ndaw dungx、heiq、lwed、ndok、 noh dwg aen doxgaiq cujyau gapbaenz ndangvunz. Gij doxgaiq youq ndaw uk caeuq ndaw aek、ndaw dungx gag youq haenx cungj heuhguh dungxsaej, "cang" caeuq "fuj" mbouj faen cing lai. Doxgaiq ndaw gyaeuj vahcuengh heuh guh "uk", miz gij eiqsei dungjcouz、ngeixnaemj caeuq cawjcaij guhsaeh. Beijlumj binghcingsaenz fatbingh, Ywcuengh gyonq heuhguh "uk luenh" roxnaeuz "gyaeuj uk luenh", couh dwg gangj gij goengnaengz cijveihbu luenh le. Vahcuengh heuh simdaeuz "mehsimdaeuz", dwg gangj youq ndaw dungxsaej baiz daih'it. Vahcuengh heuh bwt guh "mehbwt", heuh daep guh "mehdaep", heuh mbei guh "mehmbei", heuh mak guh "meh'iu", heuh mamx guh "mehmamx", heuh biz guh "mehlumj", heuh dungx guh "mehdungx", heuh saej guh "mehsaej", rongznyouh heuhguh "mehdungxsaeq", heuh rongzva guh "mehsaejva". Doengh gij dungxndaw neix gag miz gag yungh, doengzcaez hawj ndangvunz ndei youq. Mwh dungxndaw miz saek aen vih deng sieng roxnaeuz aenvih yienzaen wnq cix cienj mbouj ndei, couh deng baenzbingh. Ndok caeuq noh gapbaenz gyaq caeuq yiengh bouxvunz, caemhcaiq hawj dungxndaw bouxvunz youq gij cingzgvang bingzciengz mbouj deng baihrog sieng daengz. Ndok noh lij dwg aen yindung gigvanh ndangvunz. Canghyw Bouxcuengh nyinhnaeuz, lwed dwg aen doxgaiq youqgaenj dangqmaz, de ciengx daengx ndang ndok noh dungxndaw、din ga, miz gij heiq diendeih cix maj ndaej, baengh gij heiq diendeih cix cienj ndaej. Ywcuengh yawjnaek heiq raixcaix. Heiq dwg doenghlig, dwg goengnaengz, dwg dingh bouxvunz ak mbouj ak. Yiennaeuz lwgda yawj mbouj raen heiq, hoeng ndaej roxdingh daengz.

Youq guek raeuz ceiqcaeux ndaem gohaeux, Bouxcuengh couh dwg aen ndeu, rox doenghgo haeuxgwn deng miz gij heiq diendeih cix maj ndaej, deng baengh gij heiq diendeih cix sou ndaej, ndaej gij heiq diendeih daeuj ciengx ndangvunz. Gijgwn doenggvaq diuzloh haeuj ndang, ndangvunz cix gwn ndaej siu ndaej, diuzloh neix heuhguh "diuz gwn ngaiz", cujyau dwg ceij diuz saihoz caeuq dungxsaej. Mbouj miz raemx, cix mbouj miz mingh, ndangvunz daj lohraemx gwn raemx baiz raemx, caeuq swyenz doxlienz ceiq cigsoh、ceiq maedciet. Lohraemx caeuq lohngaiz giz haeuj doengz giz ok mbouj doengz, mwh gwn gij doxgaiq saeqset lumj raemx ngaiz miz yingzyangj le, lohngaiz baiz haex okdaeuj, lohraemx cujyau baiz hanh、nyouh. Lohheiq dwg diuz loh ndangvunz caeuq gij heiq ndaw swyenz caez doxvuenh ndeu, haeuj ok bak、ndaeng. Sam diuz loh neix doengswnh, diuz ndaej habdangq, gij heiq bouxvunz couh ndaej caeuq gij diendeih cix ndaej doengzyamq doxha doxdaengh, couh dwg ndangcangq. Danghnaeuz sam diuz loh neix deng saek roxnaeuz diuz mbouj habdangq, sam heiq mbouj ndaej doengzyamq cix deng bingh neix bingh de.

Canghyw Bouxcuengh gangj, lohlungz caeuq lohfiz youq ndaw ndang, yiennaeuz mbouj cigsoh caeuq swyenz doxdoeng, hoeng youq ndaw ndang song neix dwg song diuz loh youqgaenj dangqmaz ndeu, song de hawj ndangvunz cungj ak caeuq hawj vunz rox bingh daengz yienghlawz. Gij conzdungj Bouxcuengh nyinhnaeuz lungz dwg caux raemx, lohlungz youq ndaw ndang dwg diuz loh lwed byaij（yienghneix miz di canghyw Bouxcuengh youh heuh neix guh lwedmeg、lungzmeg），cujyau yungh de soengq yingzyangj hawj dungxndaw、ndok、noh. Lohlungz miz gansen caeuq vangjloz, sienq daz doh daengx ndang, cungj youq ndaw ndang doxcienj, cunghsuh youq simdaeuz. Feiz dwg gij doxgaiq baez bungq cix fat, singq de vaiqdangq（gangj "gig vaiq"），rox remj. Canghyw Bouxcuengh nyinhnaeuz, lohfiz youq ndaw ndang dwg diuz loh conzganj ndeu, yungh vah seizneix gangj couh dwg "diuz loh saenqsik". Cunghsuh de youq "gyaeujuk". Lohfiz lumj lohlungz, miz gansen caeuq vangjloz, sienq daz doh daengx ndang, hawj bouxvunz cwngcangz ndeu ndaej youq seiz dinjdet ndeu couh rox gak cungj saenqsik caeuq yiengh neix yiengh de baihrog, caemhcaiq ginggvaq "gyaeujuk" cawqleix, sikhaek guh ok fanjying, yienghneix bae hab gak cungj bienqvaq baihrog, hawj ndangdaej guh daengz "sam heiq doengzyamq".

Rangh dieg Bouxcuengh youq yayezdai, gofaex rim bya, dienheiq cumx ndat, doenghgo doenghduz naeuh le cix ok heiqdoeg, daegbied dwg doenghgo cwx doenghduz cwx miz doeg de caeuq gij doxgaiq miz doeg gizyawz de ceiq lai, beijlumj nywjdoeg、faexdoeg、nondoeg、ngwzdoeg、raemxdoeg、gvangqdoeg. Daihbaj gij saeh caeuq gij hit deng doeg cix baenzbingh vanzlij deng daimingh haenx, hawj vunzgonq Bouxcuengh doiq doeg roxnyinh dangqmaz. Doegyak、huqdoeg haeuj ndaw ndang le, seih mbouj seih fatbingh deng yawj boux vunz neix dingj ndaej mbouj ndaej doeg caeuq ndangdaej swhgeij ak mbouj ak gej doeg, couh youz gij heiqcingq ndangvunz ak roxnaeuz naiq daeuj dingh. Linghvaih, miz song aen yinhsu laux sawj vunz lai deng bingh, naiq dwg aen ndeu, naiq couh dwg heiq mbouj gaeuq roxnaeuz lwed siuj, naiq geiq sawj vunz deng bingh, doengzseiz hix daj neix yawj ok baenz bingh lo. Doeg caeuq naiq sawj bouxvunz bienq mbouj cwngcangz baenz yiengh deng bingh.

Doeklaeng, ciuq gij gvanhnen ywbingh canghyw Bouxcuengh daeuj gangj, youq mboengq aen sevei yenzsij daengz aen sevei funghgen, vunzgonq Bouxcuengh doiq di bingh ndeu gangj mbouj hableix, nyinhnaeuz neix dwg deng saenz deng fangz guh roxnaeuz deng mieng doeg cix baenz bingh, doenggvaq guhyaz cix ndaej gyaep fangz gyaep doeg deuz, neix fanjyingj le gwzgvanh veizsinh cujyi. Caeuq canghyw Bouxcuengh ngoenz dem ngoenz haeujlaeg bae rox gij swnghlij binglij vunzndang caeuq yienghlawz cauxbaenz, canghyw Bouxcuengh cugbouh guhbaenz le aen yenzcwz ndeu: Ywbingh cix "diuz heiq、gej doeg、bouj ndang", caemhcaiq mizyauq cijdauj le linzcangz yw bingh.

2. Gij vwnzva cidu

Gij vwnzva cidu Ywcuengh cujyau baudaengz canghyw Bouxcuengh yienghlawz yawjbingh、yienghlawz yungh yw hai yw caeuq di sibgvenq yihyoz veiswngh ndeu.

Fuengfap yawjbingh ywbingh canghyw Bouxcuengh lai yiengh caemhcaiq cibfaen miz daegsaek. Canghyw Bouxcuengh nyinhnaeuz, ndangvunz dwg aen swnghmingdij gauhdu hezdiuz ndeu, cawz bae giz bingh mbouj bingzciengz, ndaw ndang dieg lawz miz bingh, cungj youq baihrog miz fanjyingj okdaeuj, doenggvaq yawj vunz caeuq guh di cwzsi genjdanh ndeu couh duenh ndaej ok bingh. Gij fuengfap duenh bingh canghyw Bouxcuengh ndaej faen baenz haj loih: Yawj vunz duenh、dingq sing duenh、cam bingh duenh、fwngz naenx duenh、damq duenh, caeuq cib lai cungj gidij duenh fap, beijlumj yawj lwgda、dawzmaeg、yawj gyipfwngz gyipdin、yawj fwngz、yawj dungx、biekbya sawq duenh、raemx hoi sawq duenh. Gij fuengfap ywbingh Bouxcuengh ndaej faen baenz geij cib cungj, beijlumj gwn ywdoj、yw swiq、oep yw、daiq yw、gvat sa、bengq guenq、cim caengq、diu sa.

Rangh dieg Bouxcuengh youq yayezdai, mbwnheiq hab youq, doekfwn cukgaeuq, go nywj go faex hwnj mwn, bi daengz byai cungj heuswd, go yw lai raixcaix. Canghyw Bouxcuengh maij youq dangdieg aeu yw, cugciemh guhbaenz gvenq yungh gij yw singjsien, beijlumj golinxvaiz、golinzgaeq、gij rummong singjsien、gij ragngox singjsien、gij signienj singjsien、gij gozyangh singjsien, doengh gij yw neix gwn ndaej, youh cat ndaej. Canghyw Bouxcuengh mwh ndaw ciengzgeiz guh linzcangz, rom rox gij yw miz maz yungh, caemhcaiq bien baenz go cienz hawj vunzlai: "Sin ndei heiq lwed yw rogsieng, deng laemx hoh in youh sanq nit. Soemj bauj yingzyangj noix deng saet, dingz siq rom ieng yw hanhheu. Haemz nit yw ndaej binghfunghsiz, yw gij ndaw remj nanz okhaex. Maz roengz noix in sanq gij cang, linx sieng myaizlauz cungj yw ndaej. Saep guenj noix saet dingj sigin, dingz lwed deng byaeu siuhyenz ndaej. Hamz vaq gaiq ndongj siu baeznou, haexgaz haexgyaeng sawj ndongj wnq. Gam diuz mamx dungx hix bouj ndang, diuzhuz gyoengq yw gaij feihdauh. Cit cawz dumz le youh leih raemx, vunz dingh mbouj you ninz ndaek lai." Canghyw Bouxcuengh lij doiq gij yiengh caeuq gij yungh go yw song aen gvanhaeh neix bien baenz go: "Miz bwn ndaej cawz rumz, raemxcieng ndaej yw nong. Ndaw gyoeng leih miz raemx, ganj fueng ndei sanq ndat. Oen lai siu ndaej foeg, gogaeu ndei gvanhcez. Doiq nga youh doiq mbaw, yw sieng yw ga get. Mbaw ganj cungj miz bwn, lwed dingz deng byaeu yungh. Gij va ndaej sanq remj, gij ceh sanq ceiq vaiq. Ganj fueng hai va hau, singq de cungj doxdoengz. Va hoengz ganj youh nduen, feihdauh lai dwg manh." Canghyw Bouxcuengh lij faen yw baenz ywgoeng、ywmeh caeuq ywcawj、ywbang、ywyinx, ciuq yw gijmaz cix boiq yw, yienghneix yungh yw lai ok yaugoj.

Gij sibgvenq fungsug veiswngh Ywcuengh lai cungj lai yiengh. Saedceij veiswngh fuengmienh, beksingq Bouxcuengh maij raed byoem, maij daenj buh ndaemheu, youq ranzcanx. Gij sibgvenq fungsug fuengzbingh, raek yw、ganj haw yw, hoij dah'enj. Gij sibgvenq fungsug gijgwn, seiqgeiq gyangjgiu guh gwn, beijlumj liggaeuq ndwencieng byai aeu gogyaeujhau、mbaw ngaih caeuq haeux daeuj guh faengx; liggaeuq sam nyied cosam aeu vagimngaenz、ngaih heu daengj daeuj guh ceiznah; liggaeuq seiq nyied cobet dwg cietyuzfoz, cawj ngaiz ndaem, gwn neix gyaep gij rwix de deuz; liggaeuq ngux nyied congux, bouxgeq bouxiq gwn laeuj yiengfuz、laeuj yungzvuengz, yienghneix cawz binghraq. Beksingq Bouxcuengh lai rox guh laeujyw, beijlumj gij laeuj lungz guk（ngwz、meuz）、gij laeuj lungz funghvuengz（ngwz、gaeq）、gij laeuj sam ngwz（ngwzgangzdanq、ngwzgapndoengj、ngwzhoemj）.

3. Gij vwnzva vuzciz

Gij vuzciz vwnzva ywcuengh hix ndaej heuhguh vwnzva miz yiengh, dwg ceij gij doxgaiq miz yiengh caeuq yihyoz mizgven de, cujyau baudaengz gij gaiqdawz ywbingh、yw caeuq gangbat dajcawx gyagoeng de daengj.

Aenvih Bouxcuengh raeuz seizgonq mboujmiz gij vahgangj caeuq cihsaw dungjyiz bonjfaenh, yihyoz cihsiz cujyau baengh beksingq boux cienz boux, hoeng gij cihsiz boux cienz boux de, aenvih seizdaih roxnaeuz godij mbouj doengz, gyoengqde lijgaij caeuq gaijsiz cungj mbouj doxlumj, daj doenghgij goj saenzvah, fungsug yinzcingz ndawbiengz seizneix riuzcienz de daeuj yawj, raeuz yaek bae cinjgoz miuzsij gij riz lizsij hwngfat vwnzva Ywcuengh gig mbouj ngaih. Hoeng, gij vuzciz vwnzva ywcuengh dauqfanj caiq hawj raeuz cingcuj yawjraen le gij yihyoz veiswngh cingzgvangq dieg Bouxcuengh ciuhgeq, gij cimcinghdungz youq Gvangjsih Nanzningz Si Vujmingz Gih Majdouz Yangh ndaw moh mwh Sihcouh daengz Cunhciuh vatok haenx, doenghgij dezdunghcingh caeuq cimngaenz youq Gveigangj ndaw moh mwh Sihhan vatok haenx, cungj cungfaen gangjmingz le youq gizdieg Bouxcuengh raeuz gaenq miz gvaq gij yizliuz veiswngh siujbingz senhcin. Canghyw Bouxcuengh yungh gak cungj gaiqdawz ywbingh lai, lumjbaenz cim, yozsen, duixsaeq, ndokgung, cuizyw caeuq loemz naengj, aeu yw oepdiep, daehyw, sieggvetyw, gaeucwz, guenqcuk daengj, miz lai yiengh seizneix lij cingqcaih yungh. Youq yozvuz fuengmienh, lumj dienzcaet (youh heuh samcaet), go gviq, batgak veizyangh, haeuxlidlu, maklozhan, naedcaw, gaekgez daengj, cungjdwg ywdij cujyau youq gizdieg Bouxcuengh miz, senq deng vunz Bouxcuengh liujgaij caeuq wngqyungh lai. Lumj ndaw bonjsaw 《Bwnjcauj Ganghmuz》 Mingzdai Lij Sizcinh sij de geiq miz: "Dienzcaet, youq gamj ndaw lueg Gvangjsih Nanzdanh gak aen couh raen miz, dwg cungj yw youqgaenj ndaw ywginhcangh ndeu." Gyoengqde cungj miz gij sugsingq huqsaed, dwg gij vuzciz vwnzva Ywcuengh cujyau hingzsik. Daj Cungguek moq laebbaenz daeuj, bujgiz caeuq hwngfat gohyoz gisuz, hawj gij vuzciz vwnzva Ywcuengh ndaej fungfouq, gij gihgai cauhyw yendaiva caeuq gij gigai ywbingh cauhhingz gyaqciq, gezgou gohyoz de, cingqcaih menhmenh bae gaijbienq gij neihanz vuzciz vwnzva Ywcuengh.

Ciet Daihngeih Gij Fazcanj Lizcwngz Vwnzva Ywcuengh

Gij vwnzva ywcuengh youq ndaw lizsij cauhbaenz, dwg aen gocwngz mboujduenh hwngfat caeuq bienqvaq ndeu. Bienqvaq miz neiyinh caeuq vaiyinh, neiyinh bienqvaq dwg aenvih swnghcanjliz Bouxcuengh hwngfat、 ndawbiengz cinbu caeuq gij suijbingz ywcuengh ndaej daezsang, yienghneix couh doinyoengx gij vwnzva ywcuengh mboujduenh fungfouq caeuq hwngfat, dwg cungj gocwngz daj genjdanh daengz fukcab ndeu, cungj bienqvaq neix dwg ciuq gij gvilwd vwnzva ywcuengh bonjfaenh bae hwngfat ne, dwg onjdingh vanzlij lienzdaemh ne; vaiyinh bienqvaq dwg aen gocwngz aenvih gij yihyoz vwnzva minzcuz wnq hingzdai mbouj doengz, bae cungdongj caeuq iemqhaeuj gij vwnzva ywcuengh cij miz ok, cungj bienqvaq neix miz hanhhaed, youq ndaw gij vwnzva ywcuengh vuzciz gisuz caengzmienh roxnaeuz aen caengzmienh lijlun mboujdwg haedsim de ciengeiz raen miz, neix dwg goekgaen gij vwnzva ywcuengh ndaej baujciz daegsaek bonjndang mizyouq. Daj lizsij seizgonq hwngfat daengz seizneix yawj, gij vwnzva ywcuengh ndaej faen baenz aen gaihdon didnyez dwg daj ciuhgeq daengz Senhcinz、 aen gaihdon cogaep dwg daj Cinzcauz daengz Suizdai、 aen gaihdon fungfouq hwngfat dwg Dangzdai daengz Minzgoz、 aen gaihdon cingjhab hwngfat dwg daj Cungguek moq laebbaenz daengz neix.

It、Aen gaihdon didnyez（mwh ciuhgeq daengz senhcinz）

Yihyoz vwnzva caeuq vunzloih swnghcanj vwnzva caez miz dox riengz. Liz seizneix miz $50000 \sim 20000$ bi, youq gizdieg Bouxcuengh gaenq raen lai dieg miz vunzloih hozdung. Gaujguj fatyienh, youq gizdieg Bouxcuengh comzyouq de gaenq raen 100 lai giz miz sizgi gaeuq, dandan youq Baksaek、 Denzyangz、 Denzdungh、 Bingzgoj daengj 4 aen si（yen）, song hamq haenzdah diuz Dahyougyangh couh raen miz 75 giz, caemhcaiq raraen 1100 lai gienh gak cungj gak loih sizgi gag guh. Neix couh gangjmingz gaenq youq ciuh sizgi gaeuq, gyoengq cojcoeng Bouxcuengh gaenq rox bae senjaeu ndaek rinsa lauxiq habngamj de bae ndaek，cauh'ok bakcax byaisoem caeuq cocat youh hab-yungh，fuengbienh youq ndaw swnghcanj caeuq ndaw swnghhoz aeu bae raemj dub、haivat. Youq mwh swjyungh，gyoengqde fatyienh aeu cungj rinsa neix bae saegbungq daengz ndang vunz，danghnaeuz gizdieg deng bungqdaengz de yienzbonj miz indot，indot couh ndaej gemjmbaeu roxnaeuz siusaet；gyoengqde youq mwh guhhong、caeuq duznyaen buekhoenx seiz ciengzgeiz deng ndaek rin、rinsoiq dub sieng，hoeng deng saegbungq roxnaeuz oklwed le，hix ndaej hawj saek giz indot yienzbonj miz de gemjmbaeu roxnaeuz siusaet. Cungj gingniemh gwndaenj dingjlingz miz de，aenvih gyoengq cojcoeng Bouxcuengh youq doeklaeng geij bi bungzdaengz cungj yienhsiengq doxlumj lai，gyoengqde couh geiqhaeuj sim bae，mboujduenh bae sizcenj caemhcaiq cungjgez riuzcienz roengzdaeuj，bienqbaenz cungj fuengfap aeu cim coeg bae ywbingh seizneix.

Daengz le aen seizdaih sizgi moq，aenvih swnghcanjliz suijbingz mbouj-duenh daezsang，gij bonjlingx gyoengq cojcoeng Bouxcuengh caeuq swyenz、duznyaen doucwngh ndaej demgiengz，goekgaen gwndaenj miz baujcang，ginghci gwndaenj hix habdangq miz bienqvaq. Gij vwnzva aen seizdaih sizgi moq caeuq aen seizdaih sizgi gaeuq geizgonq doxbeij，miz cinbu yienhda，doengzseiz hix ndaej coicaenh le yihyoz veiswngh hwngfat. Mboengqneix，gyoengq cojcoeng Bouxcuengh fazmingz le cungj ranzcanx hawj vunz caeuq doihduz faen youq，neix dwg cungj soujduenh bae baujgen gij veiswngh youqgaenj hawj gyoengq cojcoeng Bouxcuengh ndaej youq ndaw vanzging yakrwix gvaq saedceij. Doengzseiz，hawj vunz caeuq doihduz faengek hix daejyienh le gyoengq cojcoeng Bouxcuengh miz gij eiqsik veiswngh baujgen. Gyoengq cojcoeng Bouxcuengh fazmingz le gij gisuz muhlwenq sizgi caeuq gangvax. Youq Gveilinz Cwngbiznganz、Liujcouh Lijyizcuij、Nanzningz Bauswjdouz daengj dieggeq vatok le lai cungj lai yiengh sizgi muhlwenq. Gij（gep）gangvax youq doenghgiz dieggeq vatok neix，dwg gij（gep）gangvax nienzdaih ceiq geq dangqnaj guekraeuz fatyienh haenx. Miz gangvax le，gyoengqvunz couh ndaej aeu de daeuj cawj gijgwn，bangcoengh siuvaq gijgwn，demcaenh ndangvunz cangqheiq，doengzseiz aenvih gij vwnzva gangvax dieg

Bouxcuengh doed okdaeuj, hix menhmenh miz le cungj fuengfap canghyw Bouxcuengh aeu cimmeng ywbingh, aenvih yaugoj yienhda, genjdanh fuengbienh guh, daengz seizneix vanzlij youq mbanjcuengh riuzcienz.

Mboengq geizsat Couhcauz daengz Cunhciuh, gij sevei fazcanj dieg Bouxcuengh haidaeuz yamqhaeuj aen seizdaih gimsug, gimsug yejlen, mboujdan hawj gij vwnzva swnghhhoz gyoengq cojcoeng Bouxcuengh yamq coh baihgonq, caiqlix hawj fagcamx ywbingh ndaej daengz gaijcin. Youq Gvangjsih Nanzningz Si Vujmingz Gih Majdouz Yangh ndaw moh mwh Sihcouh daengz Cunhciuh, vatok le song fag cimcinghdungz gyiqciq, gaengawq gaujcingq dwg gaiqdawz camx gyoengq cojcoeng Bouxcuengh, neix fanjyingj le gij cwngzciu gyoengq cojcoeng Bouxcuengh ciuhgeq youq yihyoz fuengmiemh aeundaej de, caeuq ndawbiengz hwngfat dwg maedcaed doxgven ne.

Senhcinz seizgeiz, ndawbiengz Bouxcuengh vanzlij dwg aen seizdaih buloz lenzmungz, swnghcanjliz suijbingz gig daemq, gyoengq cojcoeng Bouxcuengh doiq gak cungj yienghsiengq ndaw swyenz, lumj deihdoengh、raemxrongz fwtfat、hojsanh bauqfat daengj, couhlienz okndit、daengngoenz doekroengz、bongj rumz、doekfwn、byajraez、byaj myig daengj yienhsieng ciengzseiz raen nei, cungj mboujmiz banhfap bae gaijsiz cungj yienghsiengq bienqvaq neix, daegbied dwg gyoengqvunz youq gyanghaemh baenzhwnz caeuq seng laux bingh dai engqgya gamjdaengz saenzmaed cai mbouj daeuq. Yienghneix, gyoengqde couh haidaeuz vansiengj mboujmiz henzhamq, doeklaeng anduenh itdingh miz cungj ligliengh ak gvaq swyenz caeuq aen dieggyaiq saenzmaed ndeu youq baihrog seiqgyaiq, gyoengqde dungjci swyenz caeuq ndawbiengz, yienghneix couh miz le mogimq. Vwnzva mogimq doiq canghyw Bouxcuengh miz yingjyangj hungnaek, lumjbaenz Vehbangxdat Byaraiz Dahcojgyangh yienh ok le gyoengq cojcoeng Bouxcuengh coengzbaiq daengngoenz、ronghndwen、ndaundeiq. Miz conhgyah nyinhnaeuz, cawzliux dungcoz diuqfoux, lij miz mbangj di aiqdwg mbaw doz ywbingh, mboujdan miz bouxywbingh caeuq boux gaem doxgaiq（gi）, youh miz bouxdengyw, giethab aen ciengzmienh guhcaeq ndaw Vehbangxdat, lienzhaeh gij daegdiemj mogimq gyoengq cojcoeng Bouxcuengh, wngdang naeuz ndaw Vehbangxdat miz gij neiyungz canghgimq ywbinngh. Gij yingjyangj mogimq doiq Ywcuengh daeuj gangj, sien miz "mo" "yw" giethab, daengz "yw" "mo" caez youq, doeklaeng dwg "yw" hoengh gvaq "mo".

Ngeih、Aen gaihdon cogaep（cinzdai daengz suizdai）

Aenvih miz lizsij caeuq dilij diuzgen daengj fuengmienh yienzaen, gizdieg Bouxcuengh hwngfat haemq menh, youq mboengq Sangh Couh, gizdieg Cunghyenz gaenq dwg aenbiengz ciengx hoiqnoz, hoeng gizdieg Bouxcuengh youq Lingjnanz de vanzlij dwg dieg fwzlaet, youq aen gaihdon buloz lenzmungz roxnaeuz ginhsw minzcuj geizsat aenbiengz codaeuz. Cigdaengz gunghyenzcenz 221 nienz Cinzsijvangz dungjyiz le Cungguek, gizdieg Bouxcuengh cij haidaeuz deng cunghyangh funghgen vangzcauz cigciep dungjyiz guenjyaz, daj seizhaenx hwnj ginghci sevei couh ndaej daengz hwngfat riengjvaiq.

Daj Cinzdai daengz Suizdai, aenvih swnghcanjliz hwngfat caeuq cinbu, gyoengq cojcoeng Bouxcuengh haidaeuz miz le gij eiqsik veiswngh baujgen caeuq vanzbauj ndeimaenh, daj youq Gvangjsih Hozbuj Vangniuzlingj ndaw moh Sihhan geizlaeng vatok gij daengdoengzfung miz gij cozyung siuien, daengz youq Gvangjsih Cunghsanh ndaw moh Dunghhan vatok aen mozhingz aeu meng guh diengzhaex de, cungj fanjyingj le gyoengq cojcoeng Bouxcuengh miz gij veiswngh sibgvenq ndeimaenh. Cawzvaih, mbangj di gijyungh veiswngh deng vatok, daj aen fungmienh wnq fanjyingj le gyoengq cojcoeng Bouxcuengh gaenq youq 2000 lai bi gonq, couh miz saekdi veiswngh sibgvenq ndeimaenh, lumjbaenz youq Gvangjsih Gveigangj Si Sinhcunh ndaw moh Dunghhan 11 hauh vatok Dauzhujswj（nigi, couhdwg huznyouh seizneix yungh de）、youq Gvangjsih Gveigangj Si Lozbwzvanh ndaw moh Sihhan vatok aen vat rwz doh miz gimdoengz ndeu、youq Gvangjsih Libuj Yen Hinghbingz ndaw moh Handai vatok aen huzmyaiz aeu meng guhbaenz daengj. Doengjgij nyinhrox doiq veiswngh baujgen neix, youq ndawbiengz hwngfat numqmenh、swnghcanjliz doeklaeng、yihliuz veiswngh diuzgen yaezrwix seizhaenx, dwg nanzndaej dangqmaz.

Aen seizgeiz neix, gyoengq cojcoeng Bouxcuengh gaenq rox daengz bingh haih ndangvunz.

Bonj saw 《Houhan Suh. Majyenzcon》 gangj naeuz: "Okciengq Gyauh-cij, gyoengq bing lai baenz mokraq" "cib lai boux ginhgvanh deng gij mokraq daibae". Bonj saw 《Cuh Bing Yenz Hou Lwn》 Cauz Yenzfangh Suizcauz cei-jok, gij mokraq dwg youz "laicungj heiqdoeg aenvih vanzging bienq raeuj cix miz ok" "cungj dwg youz raemxrij ndaw bya miz mokraq heiqdoeg cauxbaenz". Hoeng seizneix gyoengqvunz doiq gij bingh rox ndaej haenq loengxdoengj, hix faen mbouj cingcuj gij loihbied de, dawz gij yienzaen baenz bingh haenx cungj heuhguh "mokraq", gij bingh cungj heuh guh "bingh mokraq". Goz Hungz Gincauz youq ndaw 《Couj Hou Fangh》 geiq miz gij gingniemh banlaux Bouxcuengh yw gij bingh fungheiq、fuengzre doeg sahswh (yangcungzbing), hix lai baez gangjdaengz gij fuengfap yw doeg、gej doeg.

Doengz aen seizgeiz, gij yw binjcungj moq giz dieg Bouxcuengh mboujduenh demgya, gij yw gaeuq hix miz le yunghcawq moq. Youq ndaw saw 《Sanhhaijgingh》《Sinznungz Bwnjcauj Gingh》 geiq miz haujlai gij yw giz dieg Bouxcuengh caeuq gij gingniemh yungh yw gyoengq cojcoeng Bouxcuengh mwh gaxgonq Cinzcauz. Youq Cinz、Han、Vei、Cin、Nanzbwzcauz, gij geiqsij gvendaengz gij yw Bouxcuengh couh engqgya lai raeuh lo. Bonj saw 《Nanzfangh Caujmuz Cang》 goeng Gihhanz Gincauz raiz haenx, geiqsij le gizlicauj、ungq、vadougou daengj haujlai gij yw boux canghyw Bouxcuengh yungh haenx. Goz Hungz Gincauz youq ndaw saw 《Cuh Bing Yenz Hou Lwn》 geiqsij le gij gingniemh yungh yw fuengzceih cieng、guj、doeg cojcoeng Bouxcuengh. 1976 nienz, youq ndaw gumzmoh Hancauz it hauh Gvangjsih Gveigangj Si Lozbwzvanh vatok le daihbuek cehfaen caeuq mak doenghgo, ginggvaq gamqdingh miz haujlai dwg gij doenghgo yw, youz neix yawj daeuj dangseiz youq giz dieg Bouxcuengh gaenq bujben yungh doenghgo yw daeuj fuengz bingh yw bingh, yungh yw ywbingh gaenq miz le di giekdaej.

Daj Cinzcauz daengz Suizcauz, giz dieg Bouxcuengh souh gij vwnzva Bouxgun yingjyangj hungnaek, aenvih ndalaeb Couhyoz、Yenyoz、Yuzgyah swhsiengj ndaej senhconz gvangqlangh. Gaenriengz gij gyaulouz Bouxcuengh caeuq Bouxgun Cunghyenz mboujduenh haeujlaeg, giz dieg Bouxcuengh gij cingzgvang sevei、cwngci、vwnzvaz、fungsug caeuq yihyoz daengj de, doenggvaq gij saw Bouxgun，ndaej cienzboq caeuq baujlouz roengzdaeuj, daj 《Sanhhaijgingh》《Sinznungz Bwnjcauj Gingh》gvaqlaeng, gij yihyoz Bouxcuengh raen youq vwnzyen geiqsij haenx yied daeuj yied lai.

Sam、Duenh hwngfat fungfouq（Dangzcauz daengz Minzgoz seizgeiz）

Mwh Dangzcauz daengz Minzgoz，riengz gij ginghci、cwngci、vwnzva giz dieg Bouxcuengh ndaej hwngfat, yihyoz Bouxcuengh daj cauxnduj byaij coh cauxbaenz, yihyoz vwnzva Bouxcuengh mboujduenh fungfouq mwnhoengh, dabdaengz le seiz ceiq hoengh.

Dangz、Sung seizdaih dwg aen seizgeiz funghgen ginghci hwng'vuengh guek raeuz, gij ginghci giz dieg Bouxcuengh hix miz le hwngfat haemq daih, yihyoz cihsiz Bouxcuengh hix youz lingzding cwkrom cugciemh bienq hidungj bae, aen lijlun canghyw Bouxcuengh gaenq did nyez lo, canghyw Bouxcuengh fuengzceih gij cieng、doeg、sa、fungh、siz daengj bingh youq giz dieg Bouxcuengh ciengzseiz raen caeuq lai miz haenx ndaej maqhuz ndei. Boux vwnzyozgyah、boux cwngci'gyah Dangzcauz——Liuj Cunghyenz, deng gyangqcik daengz Liujcouh dang swqsij le, gaenq gag soucomz gij niemhfueng ndawbiengz Bouxcuengh, caemhcaiq yungh youq gwnz ndang swhgeij, louz roengz le bonj saw 《Liujcouh Gouqhoenx Sanhswjfangh》 ndeu, ndaw saw geiqgangj le baenzlawz yw baez、fungheiq caeuq binghsiqrueg. Bonj saw 《Gvei Haij Yi Hwngz Ci》 Fan Cwngzda Sungcauz ceijok: "Giz dieg song Gvangj cijmiz Gveilinz mbouj miz mokraq. Baihnamz Gveilinz, cungj dwg gij mbanj miz mokraq lo." Youh gangj "song Dah（ciuq: Ceij Dahcojgyangh、Dahyougyangh）namhraemx daegbied yakrwix, daengxbi seizseiz cungj miz mokraq" "mokraq, dwg aenvih gij mok doeg raemx doeg ndaw bya dumhcimq gij nyahnywj mizok gij heiq, gij heiq comzrom mbouj sanq youh deng oemq cix cauxbaenz, gij vunz youq ndawde couh baenz binghfatnit", mingzbeg ceijok le gij yiengh binghmokraq lumj binghfatnit. Bonj saw 《Lingj Vai Dai Daz》 Couh

Gifeih Sungcauz, mboujdan haemq ciengzsaeq bae geiqsij canghyw Boux-cuengh gij fuengfap yw bingh mokraq, caemhcaiq ceijok le aen bingyinh binggih de: "Mbwn oem, ndit dak, seizdoeng mbouj ndoj, gij raemxmboq faexrum cungj deng heiqhaeu oenq, vunz youq ndaw de, ngoenz souh doeg de, yienzheiq mbouj giet, fat bingh mokraq." Doengh gij vwnzyen geiqloeg neix yiennaeuz mbouj dwg cigsoh youz canghyw Bouxcuengh raiz, hoeng bouxsij de youq giz dieg Bouxcuengh dang guen lai bi, doiq gij funghduj yinzcingz dangdieg miz di liujgaij, ndigah dwg miz gij gyaciz guh canhgauj, fanjyingj le canghyw Bouxcuengh dangseiz doiq binghmokraq rox baenzlawz yiengh. Caeuq neix doengzseiz, Ywcuengh fanghyozyoz hainduj mizok gij yiengh de, 《Sinsiuh Bwnjcauj》dwg bouh yozdenj Dangz Yenjging song bi (657 nienz) youz Suh Ging daengj 22 vunz biensij, ginggvaq 2 bi guhbaenz, youz cauzdingz fat haenx. De dwg bouh guekgya yozdenj gwnz seiqgyaiq ceiq caeux ndeu, gungh geiq miz yw 850 cungj, ndawde sou ndaej mbangj di yw giz dieg Bouxcuengh, lumjbaenz aen mbei duznuem, vazsiz, gij naeng rag faexcueng, fuzlingz, gvei, ho, binhlangz, gaeu vahau, gaeu sahcaujgoh, suhfanghmuz, langzbozswj daengj. 《Bwnjcauj Sizyiz》hix sou le gij ywbieg mizmingz ranz Cinz caeuq ranz Ganh giz dieg Bouxcuengh.

Yenz, Mingz, Cingh seizgeiz, giz dieg Bouxcuengh haeuj daengz cien bi dujswh cidu seizdaih. Duenh lizsij raezrangrang neix, hix cingq dwg aen seizgeiz yihyoz Bouxcuengh hwngfat haemq vaiq ndeu. Youq laj cidu dujswh, guenfueng laeb miz yihyoz gihgou, guenfueng caeuq ndawbiengz miz itdingh soqliengh conhciz yihyoz yinzyenz, Mingzcauz gvaqlaeng Gvangjsih gak dieg gij couh, fuj, yen ci de cungj mingzbeg geiq miz. Gaengawq mbouj caezcienz gyoepsuenq, Mingzcauz Gyahcing cib bi (1531 nienz), 40 lai aen couh (fuj, yen) dujswh Gvangjsih Bouxcuengh comzyouq haenx cungj laeb miz yihyoz suj, lumjbaenz Gingyenj Fuj, Swh'wnh Yen, Denhhoz Yen, Vujyenz Yen, Yungjcunz Yen, Nanzningz Fuj daengj (cungj dwg giz dieg Bouxcuengh comzyouq). Daegbied cigndaej daez baez ndeu dwg, gij yihgvanh doenghgij yozsuj neix "bonjlaiz couh dwg vunz bonjdieg", couh dwg youz boux canghyw bonj minzcuz bae dang, neix dwg aen yinhsu coicaenh yihyoz Bouxcuengh ndaej hwngfat ndeu，neix hix gangjmingz gij dujswh dox doiq daeuj gangj lij haemq yawjnaek bonj minzcuz conzdungj yihyoz.

Mingz、Cingh seizgeiz，canghyw Bouxcuengh doiq gij swnghlij binglij ndangdaej boux vunz caeuq gij bingh ciengzseiz raen、fat bingh lai bonjdieg gaenq rox ndaej gig laeg，gaengawq bingcwng caeuq bingyinh binggih dawz gyoengqde faen baenz sa、cieng、guj、doeg、fungh、siz daengj，caemhcaiq cungjgez ok doengh gij fuengfap cazbingh vangcinj、mozcinj、mwzcinj、gyazcinj、cijcinj、fucinj daengj caeuq gij fuengfap ywbingh ywdoj gwn、swiq、oenqdiep、boiq yw、gvet ndok、gozliuz、cimgiuj、deuqcim daengj，cauh'ok le haujlai niemhfueng、maedfueng. Yihyoz Bouxcuengh ginggvaq gij fazcanj lizsij raezrangh haenx，daengz mwh Cinghcauz geizlaeng caeuq Minzgoz，gaenq cobouh cauxbaenz le aen dijhi haemq caezcingj，yihyoz cucoz caeuq gij canghyw mizmingz riengzlaeng couh miz okdaeuj，vih yihyoz Bouxcuengh cobouh cauxbaenz dwk roengz le giekdaej.

Youq ndaw gocwngz lizsij hwngfat raezrangh mwh Dangzcauz daengz Minzgoz seizgeiz，buenxriengz cwkrom caeuq wngqyungh yihyoz cihsiz，gyoengqvunz ngoenz beij ngoenz yawjnaek yihyoz Bouxcuengh，gij vwnzva caeuq yihyoz Bouxcuengh doxgven haenx hix ngoenz beij ngoenz mwnhoengh，gij biujyienh doed'ok de dwg gij vahriuz caeuq yihyoz Bouxcuengh goekgaen mizgven haenx，lumjbaenz "goeng sinzyih sam gyaiq" "goengsaenz daeuq fangzraq"，hainduj youq giz dieg Bouxcuengh riuzcienz，hainduj baiqfug caeuq geiqniemh boux canghyw mizmingz、sienyw、boux vuengzyw. Bonj saw Cinghcauz《Ningzmingz Couh Ci • Sanggenj • Swzmiuh》ndawde geiq miz："Miuh Yihlingz youq rog dou baihdoeng henz singz." Bonj saw Cinghcauz《Yunghningz Yen Ci • Genj Seiqcibsam • Swzsw Ci》ndawde naeuz："Miuh Yozvangz，youq haw dou baihbaek，miuh Dunghyoz baihswix." Bonj saw Cinghcauz《Liujcouh Yen Ci Gienj Sam》gangj："Miuh Yozvangz，youq baihndaw dou baihsae." Mwh Cinghcauz gaxgonq，giz dieg Bouxcuengh daihdaej mbouj miz Sihyih，Cunghyih hix mbouj lai. Doengh boux sienyw、boux vuengzyw ndaej laeb miuh geiqniemh neix，caenhguenj mij biu ok mingzcoh，hoeng youq gig daih cingzdoh daeuj gangj dwg gij canghyw

mizmingz ndawbiengz, youq giz dieg Bouxcuengh couh dwg canghyw Boux-
cuengh. Gyoengqde bonjsaeh yawjbingh cinglingz、yihdwz gauhsang, ndaej
vih bouxbingh gejcawz gij inget baenzbingh cix ndaej daengz beksingq
gingqgyaez. Youh lumjbaenz youq henzgyawj yaxmonz dujswh Hinhcwngz,
seizneix lij louz miz aen miuh Sanh Gai Cinghcauz hwnq haenx, Sanh Gai dwg
boux sienyw ak yw neigoh、vaigoh、vujgvanhgoh daengj bingh ndeu, gig miz
mingz, ndigah ndaej laeb miuh yiengjsouh beksingq saxcaeq. Aen miuh Sanh
Gai ndaej coih daengz bangxhenz yaxmonz dujswh, hix ndaej daj baihhenz
fanjyingj ok aen yienghsiengq sangndei boux sienyw neix youq ndaw sim
beksingq Bouxcuengh. Duenh neix, aen fungsug ganj hawyw hainduj
cauxbaenz.

Ndaw henzgyaiq giz dieg Bouxcuengh bya lai ndoeng mwn, bak nya lai
maj, swhyenz yw gig fungfouq. Moix bi liggaeuq ngux nyied cohaj, beksingq
Mbanjcuengh gak aen mbanj cungj bae ganj hawyw, dawz gak cungj ywcaiz
gag ra haenx daeh bae hawyw gai, roxnaeuz bae cawx yw、yawj yw、nyouq
yw. Gij fungsug ndawbiengz Mbanjcuengh cungj nyinhnaeuz, gij ywdoj
liggaeuq ngux nyied congux rag biz mbaw mwn, yw rengz dangqmaz, ceiq
mizyauq, ngoenz neix bae hawyw, gwn gij heiq yw neix, couh ndaej
yawhfuengz baenz bingh, ndaw bi ndeu ndaej noix baenz bingh roxnaeuz
mbouj baenz bingh. Gvaq haujlai nanz le, ganj hawyw couh baenz gij fungsug
ndawbiengz Mbanjcuengh, moix daengz liggaeuq ngux nyied congux ngoenz
neix, couhcinj beksingq Bouxcuengh mbouj miz yw gai, cungj fuz laux aemq
lwg bae hawyw gwn gij heiq yw, cungj fungsug ndei vunzlai fuengz vunzlai yw
neix, daengz seizneix Bouxcuengh vanzlij baujlouz roengzdaeuj.

Seiq、Duenh hwngfat cingjhab（Cungguek moq laebbaenz doxdaeuj）

Gij yihyoz vwnzva Bouxcuengh yiennaeuz miz lizsij gyaeraez、neihanz
fungfouq, hoeng youq mwh Cungguek moq caengz laebbaenz, aenvih
yawjmbieng caeuq yawjcuij siujsoq minzcuz, itcig cungj mbouj ndaej daengz
cwngfuj gij yawjnaek wnggai miz de. Cungguek moq laebbaenz gvaqlaeng, miz

gij minzcuz cwngcwz caeuq cunghyih cwngcwz aen Dangj ceijyinx, gij hong
haivat cingjleix caeuq yenzgiu yihyoz vwnzva Bouxcuengh ndaej daengz le
mizgven bumwnz cwngfuj yawjnaek caeuq haeujcoengh. Daegbied dwg daj
1984 nienz Daengx Guek Minzcuz Yihyoz Gunghcoz Veiyi gvaqlaeng, haivat
cingjleix gij yihyoz vwnzva Bouxcuengh youq aen giekdaej 20 sigij 50 daengz 70
nienzdaih ndawbiengz ywdoj diucaz caeuq gij faenzcieng lingzding youz goyinz
raiz haenx, haeuj daengz duenh miz cujciz, daih gveihmoz diucaz yenzgiu
caeuq cienzmienh hidungj cingjleix ndeu.

Cungguek moq laebbaenz gaxgonq, yienznaeuz youq ndaw difangh ci raen
youq ndaw yazsuj dujswh miz yihyoz sezsih geiqloeg, hoeng daengz mwh
Cungguek moq laebbaenz gaxgonq, doengh gij gihgou neix caux couh mbouj
miz lo. Vihliux ciepswnj caeuq daihlig fazyangz yihyoz Bouxcuengh, 1984
nienz Gvangjsih Cunghyih Yozyen laebbaenz le Yihyoz Bouxcuengh
Yenzgiusiz, buek daih'it gozyih daswh Banh Siuvwnz gyausou ndaej
nyaemhmingh guh yenzgiusiz cujyin. 1985 nienz, aen yenzgiusiz neix baeznduj
ciu buek cang'yihsij sozsw yenzgiuswngh youq yihsij guek raeuz. 1985 nienz 4
nyied, ndaej Gvangjsih Bouxcuengh Swcigih Veiswnghdingh baecinj, aen
cang'yih mwnzcinjbu nduj guek raeuz youq Gvangjsih Cunghyih Yozyen
bwnjbu hainduj yawjbingh ywbingh. Cangh rox sienqdiemjgiuj ywbingh
Cang'yihyoz mizmingz Lungz Yuzgenz, cangh rox deuqcim ywbingh cang'yih
mizmingz Loz Gyah'anh, cangh rox yw binghcab cang'yih mizmingz Goh
Dingzcangh daengj deng binq daengz mwnzcinjbu guhhong. 1985 nienz, ndaej
Gvangjsih Bouxcuengh Swcigih Yinzminz Cwngfuj caeuq Gozgyah Gohveij
baecinj, minzcuz yihyoz gohyenz gihgou nduj guek raeuz——Gvangjsih
Minzcuz Yihyoz Yenzgiusoj youq Namzningz Si laebbaenz. 1993 nienz 2 nyied,
Cunghgoz Cunghyih Yenzgiuyen gietdingh aeu aen yenzgiusoj neix dangguh aen
minzcuz yihyoz yenzgiu gihdi yenzgiuyen de, lingh an aen baiz "Cunghgoz
Cunghyih Yenzgiuyen Gvangjsih Minzcuz Yihyoz Yenzgiusoj".

1986 nienz lajbyonghbi, Gvangjsih Bouxcuengh Swcigih Veiswnghdingh
laebbaenz le Saujsu Minzcuz Yihyoz Gujciz Bujcaz Cingjleix Lingjdauj Siujcuj,
daengx gih itgungh coudiuh 200 lai vunz gapbaenz conhyez diucaz duivuj,

yungh 6 bi seizgan，soucomz cingjleix le daihbuek cang'yih vwnzyen Ywcuengh sanq youq ndaw difanghci、bozvuzci、cwngsij、yejsij、cunghyihyoz cucoz caeuq gij swhliu mizgven minzcuz、minzsuz、gaujguj daengj，daenghgeiq geij cien boux cangh cang'yih ndawbiengz haeuj ceksaw bae，doiq daihbuek niemhfueng、maedfueng ndawbiengz caeuq yozvuz byauhbwnj guh veibenh caeuq yocangz. Ginggvaq saeqsim dwgrengz liebsou vwnzyen caeuq gvangqlangh haeujlaeg bae yienhciengz diuyenz gaujcaz, gohyenz yinzyenz youq geij bak cungj difanghci caeuq gij swhliu Sawgun mizgven wnq ndawde，gyoebcomz le daihbuek vwnzsw swhliu geiq miz cang'yihyoz de，soucomz diuz niemhfueng、maedfueng cang'yihyoz hwnj fanh，vatok cingjleix le lai cungj fuengfap ywbingh daegbied cang'yih，aeundaej le buek vwnzvuz caeuq bonjfwngzsij cang'yihyoz，daenghgeiq 3000 lai boux cang'yih boux yihswngh mizmingz haemq miz bonjsaeh ak de haeuj ceksaw bae. Miz aen giekdaej neix doeklaeng，fatbiuj le 《Faenh Baugau Gaujcaz Gij Cingzgvang Yihyoz Ndawbiengz Bouxcuengh Cingsih Yen》《Cobouh Damqlwnh Aen Lizsij Yihyoz Bouxcuengh》《Cobouh Damqlwnh Gij Goekgaen Caeuq Fazcanj Cang'yoz》 《Yenzgiu Cojcoeng Bouxcuengh Yungh Veihcinh》《Swyenz Deihleix Gvangjsih Caeuq Cang'yoz Bouxcuengh》《Yiengh Gvangjsih Minzcuz Yihyoz Youq Laj Dujswh Cidu Haenx》《Gailun Aen Lijlun Dijhi Cang'yih》《Genjdanh Damqlwnh Gidij Yinhyungh Aen Yozsoz Sam Roen Song Loh Cang'yih》 daengj lunvwnz，okbanj le 《Gij Cang'yih Cingq Deng Vatok Cingjleix》 《Veibenh Gij Niemhfueng Gvangjsih Minzcuz Yihyoz》《Genjbien Cang'yoz》 《Gij Swhyenz Moq Cang'yoz Gvangjsih》《Aen Lizsij Yihyoz Bouxcuengh》 《Cunghgoz Cang'yihyoz》 daengj cang'yihyoz conhcu. Gyoengq gohyenz yinzyenz Gvangjsih Cunghyih Yozyen caeuq Gvangjsih Minzcuz Yihyoz Yenzgiusoj，yinhyungh gij fuengfap soujduenh cienzdoengj caeuq yienhdaih de，haeujlaeg vatok、cingjleix、yenzgiu gij fuengfap yozsienq diemjgiuj ywbingh cang'yih caeuq gij fuengfap guenqyw ywbingh cang'yih，aeundaej le cwngzgoj laidaih，caemhcaiq baenz bouh youq linzcangz bae doigvangq wngqyungh. Ndaej Gozgyah Cunghyihyoz Gvanjlijgiz baecinj doeklaeng，1995 nienz 5 nyied，Namzningz Daengx Guek Minzcuz Yihyoz Yozsuz Gyauhliuzvei ciuhai，youq gwnz hoih，gyoengq gohyenz yinzyenz Gvangjsih Minzcuz Yihyoz Yenzgiusoj guh le faenh baugau《Cobouh Damqlwnh Gij Gihcuj Lijlun Cang'yih》. Faenh baugau neix dwg ginggvaq haujlai bi diucaz yenzgiu doeklaeng cij sij baenz de，haemq cienzmienh hidungj gangjlwnh caeuq lwnhcingq le gij lijlun dijhi cang'yih——"Sam Heiq Doengz Bouh""Sam Roen Song Loh""Doeg Haw Baenz Bingh" daengj lijlun. Neix biujmingz gij suijbingz vatok cingjleix yenzgiu cang'yihyoz，cingjdaej dabdaengz aen suijbingz moq ndeu.

Roengzrengz le 30 lai bi，cang'yihyoz youq vatok cingjleix gujciz、gougen lijlun dijhi、yenzgiu fuengfap yawjbingh ywbingh、yenzgiu yozvuz、linzcangz doiqgvangq wngqyungh daengj lai aen fuengmienh aeundaej cwngzgoj hungnaek. Doengzseiz gaenriengz yiengh gvanhaeh gij vwnzva Bouxcuengh caeuq cang'yihyoz、gij vwnzva gyaciz cang'yihyoz caeuq haifat leihyungh daengj fuengmienh yenzgiu ndaej mboujduenh mbeguh caeuq haeujlaeg，hawj yiengh cang'yihyoz vwnzva geqlaux de youq mwh cingjhab yiengh hingzveiz mboujduenh vatok lizsij caemmiz caeuq supsou gijndei senhcin vwnzva ndawde ndaej lairaeuh caeuq hwngfat bae.

Camgauj vwnzyen：

［1］Liengz Dingzvang. Gailun Vwnzva Bouxcuengh［M］. Namzningz：Gvangjsih Gyauyuz Cuzbanjse，2000.

［2］Goz Genging. Gaisuz Vwnzva Cunghgoz［M］. 2 banj. Sanghaij：Sanghhaij Gyauhdungh Dayoz Cuzbanjse，2005.

［3］Vangz Han'yuz，Vangz Gingjyenz，Yinh Cauhhungz. Aen Lizsij Yihyoz Bouxcuengh［M］. Namzningz：Gvangjsih Gohyoz Gisuz Cuzbanjse，1998.

［4］Bangz Yijcouh. Cobouh Damqlwnh Aen Vwnzva Gainen Cang'yihyoz Caeuq Gij Neihanz［J］. Cunghgoz Minzcuz Minzgenhyoz，2007（6）：322－324.

［5］Bangz Yijcouh，Vangz Cunhlingz. Gaisuz Yiengh Vwnzva Cang'yihyoz［J］. Cunghgoz Cunghyih Gihcuj Yihyoz Cazci，2009，15 (10)：800－802.

Cieng Daihngeih　Gij Vwnzva Ywcuengh Miz Maz Daegdiemj Caeuq Baenzlawz Biujyienh

Ciet Daih'it　Gij Vwnzva Ywcuengh Miz Maz Daegdiemj

It、Lizsij gyaenanz ronghsag

Gij lizsij Ywcuengh gyaenanz ronghsag. Dangguh aen minzcuz bonjdeih, Bouxcuengh daj mwh ciuhgeq couh youq giz dieg neix, cojgoeng Bouxcuengh youq giz dieg bya sang lueg laeg de, doengh giz haenx raemxdah vangvang vetvet、nywj faex mwncupcup、raemxfwn lai youh dieg cumx, mokraq ciengzseiz miz、duzdoeg duzyak yapyap okdaeuj, vanzging swhyienz caeuq diuzgienh lixyouq yakrwix, biksawj cojgoeng Bouxcuengh cauh ok le gij banhfap ywbingh hainduj. Ndaej gangj, couh goekgaen daeuj gangj, Ywcuengh caeuq gij yw gizyawz minzcuz Vazya dwg doengzseiz roxnaeuz lienzdaemh miz ok.

Daj mwh ciuhgeq hainduj, ginggvaq mwh gaxgonq Cinzcauz nda'ndieng hainduj, Cinz Han daengz Suizcauz cwkrom gingniemh saedguh, Dangz Sung daengz Minzgoz cauhbaenz caeuq hwngfat, Cungguek moq laebbaenz le riebsou cingjleix caeuq daezsang, gij vwnzva Ywcuengh daj mbouj miz daengz miz, daj genjdan daengz laiyiengh, daj saek di saek rawz daengz baenz dauq, byaij gvaq le diuz roen hwngfat raezrangrang youh ronghsadsad de.

Youq moix mboengq lizsij mbouj doengz, gij vwnzva Ywcuengh mboujlwnh youq vuzciz roxnaeuz cingsaenz fuengmienh, cungj miz giz caeuq bouxwnq mbouj doengz de, gawq gyalai le gij neiyungz vwnzva Bouxcuengh, youh yaenq le gij geiqhauh cienzdoengj vwnzva Bouxcuengh.

Ngeih、Miz haujlai daegsaek giz dieg swhgeij

Bouxcuengh dwg Cunghvaz Minzcuz faenh gapbaenz youqgaenj ndeu，gij lizsij ndawbiengz hwngfat de caeuq Bouxgun Cunghyenz mbouj miz maz cengca，hoeng aenvih vanzging deihleix daegbied caeuq gij cingzgvang cwngci、 ginghci、vwnzva daengj yinhsu，gij lizsij ndawbiengz hwngfat Bouxcuengh miz di daegdiemj yienhda ndeu，doengh gij daegdiemj neix doiq guhbaenz caeuq hwngfat gij vwnzva Bouxcuengh miz yingjyangj hungloet.

Bouxcuengh miz gij vwnzva daegbied swhgeij，aeu vwnzva guhnaz daeuj gangj，Bouxcuengh dwg gwnz seiqgyaiq aen minzcuz ceiqcaeux rox ndaem haeux ndeu，hix dwg guek raeuz aen minzcuz ceiqcaeux cauhguh gij vwnz-mingz guhnaz ndeu，seiqdaih cungj aeu gohaeux guh haeuxgwn. Gaenh geijbi daeuj，bouxyozcej ndawguek rogguek gaengawq swhliu gaujguj caeuq gij geiqloeg gvendaengz gohaeux cwx faenbouh ndaw swhliu lizsij nem gaujcaz yenzgiu，nyinhnaeuz giz goek gohaeux bouxvunz ganqndaem Yacouh dwg youq Hangzcouhvanh Cungguek daengz aen bangh Ahsazmuj Yindu rangh dieg buenq luenz gvangqyubyub neix. Giz Lingjnanz Bouxcuengh youq de，dienheiq raeujrubrub，raemxfwn lai，dieg biz，raemx gaeuq，habngamj ndaem gohaeux. Cojgoeng Bouxcuengh senqsi youq 4000 bi gaxgonq couh rox gengndaem guhnaz，youq ngozbya Yavanghsanh、Majlanzcuijsanh、Beihciu-yausanh Fangzcwngz giz dieggeq Beigiuh raen aen buenz muh、you rin， couhdwg gij baengzgawq cwngmingz cojgoeng Bouxcuengh ndaem gohaeux. Ndaem naz nanz le，Bouxcuengh miz le baenz roix vwndiz gvendaengz swnghcanj hwngfat haeuxgok daj ndaem gohaeux miz ok daeuj haenx，caeuq gij vwnzva guhnaz lumjbaenz gij fuengsik gvaq saedceij ndawbiengz caeuq gak cungj sibgvenq dajlaeng guhnaz daeuj haenx. Gij vwnzva guhnaz doiq swnghcanj、swnghhoz、lijyiz、singqheiq minzcuz caeuq ndaw sim Bouxcuengh，cungj miz yingjyangj youh laeg youh nanz.

Gij vwnzva guhnaz dwg gij geiqhauh youqgaenj vwnzva Bouxcuengh，dwg gij giekdaej guhbaenz vwnzva Bouxcuengh，mboujdan doiq vwnzva Bouxcuengh miz yingjyangj laeggyae，doengzseiz lij hawj gij vwnzva Ywcuengh miz haujlai gij daegsaek giz dieg swhgeij de. Gohaeux, gij rag de youq ndaw doem, youz mbwn ciengx, ik bouxvunz. Vwnzva guhnaz hawj cojgoeng Bouxcuengh haemq caeux roxnyiuj le yaem yiengz, guhbaenz le aen gainen yaem yiengz. Mingzcauz《Gvangjsih Dunghci Gienj Cibcaet》geiqloeg ndawbiengz Bouxcuengh "saenq yaem yiengz". Bouxcuengh heuh nazraemx guh "naz", vwnzva guhnaz couhdwg vwnzva "naz". "Naz" miz "sam vang song daengj" gij sienq vang daengj ceiq gaenbonj haenx, vwnzva "naz" dwg daj aen lijlun "sam roen song loh" Ywcuengh dinghmaenh roengzdaeuj. Cojgoeng Bouxcuengh youq ngoenznaengz gvaq saedceij raen daengz, gohaeux supaeu gij heiq gwnzmbwn lajdeih le cix hungmaj, souyo gij heiq gwnzmbwn lajdeih, aeu gij heiq gwnzmbwn lajdeih daeuj ciengx vunz, doengzseiz aen ndang vunz cix baengh "haeuxgok" daeuj ciengx, ngoenznaengz sam donq haeux, mbouj ndaej noix saek donq, yienghneix couh dawz diuz roen ndaej hawj haeuxgok haeuj ndaw ndangvunz caemhcaiq siuvaq supaeu de heuhguh "roen haeux" (Vahcuengh cwng "diuz gwn ngaiz"). Gohaeux noix mbouj ndaej gij heiq ndei gwnzmbwn lajdeih ciengx caeuq raemx nyinh, ndangvunz hix miz diuzroen caeuq gwnzmbwn lajdeih vuenh heiq caeuq raemx de, cwng "roen heiq" (Vahcuengh cwng "diuz hozgaj") caeuq "roen raemx" (Vahcuengh cwng "diuz mieng raemx"). Vwnzva guhnaz noix mbouj ndaej raemx caeuq feiz, cojgoeng Bouxcuengh coengzbaiq duzlungz, nyinhnaeuz duzlungz ndaej cauh raemx, doengzseiz ndangvunz miz diuz roen hawj lwed byaij de, Ywcuengh cwng "loh lungz" (Vahcuengh cwng "diuz meg loh"). Feiz dwg cungj doxgaiq baez diemj couh dawz de, riengjvaiq, ndangvunz miz diuzroen cienz saenqsik de, singqcaet de caeuq feiz doxlumj, Ywcuengh cwng "loh feiz" (Vahcuengh cwng "diuz yinh loh"). Aen lijlun "sam roen song loh" yw Cuengh couh daj laeng cojgoeng Bouxcuengh doiq bouxvunz caeuq swhyienz miz gij nyinhrox genjdanh caeuq cungjgez gij gingniemh saedguh daeuj.

Mboujdan vwnzva guhnaz hawj lijlun Ywcuengh miz le daegsaek bonjdeih lailai, caemhcaiq ndaw vwnzva Bouxcuengh lumjbaenz vwnzva sibgvenq、vwnzva gofwen、vwnzva gvaqciet、vwnzva dajgwn、vwnzva ranzyouq、vwnzva dijyuz ndawde miz haujlai gaiq doxgaiq gvendaengz ywbingh veiswngh, doenghgij neix hix caemh gag miz haujlai daegsaek minzcuz bonjdeih. Lumjbaenz youq ndaw vwnzva dajgwn Bouxcuengh, Bouxcuengh giz saebaek Gvangjsih gwn raemxdang saej yiengz、gwn lwed yiengz ndip gvenq, youq vunz rog yawj daeuj, caen hoj ndaej ndwnj roengzbae, hoeng doiq gij vunz Bouxcuengh dangdieg daeuj gangj, raemxdang saej yiengz seq huj bouj dungx, lwed yiengz ndip bouj haw hawj ndang cangq, dwg gij doxgaiq bouj ndang ndei raixcaix de.

Sam、Yihyoz neihanz lailai

1. Aen siengjfap genjdan gvendaengz mbwn vunz swhyienz

Cojgoeng Bouxcuengh youq lai bi yw bingh ndawde guhbaenz le aen siengjfap daegbied gvendaengz mbwn vunz swhyienz. Ywcuengh nyinhnaeuz, hoenggan swhyienzgyaiq faen gwnz、gyang、laj sam bouh, cwng guh "mbwn、deih、vunz" sam bouh, gij heiq sam bouh neix doengzcaez byaij. Doengzseiz ndangvunz hix faenbaenz gwnz、gyang、laj sam bouh, gwnz dwg mbwn （Vahcuengh cwng "gyaeuj"）, laj dwg deih （Vahcuengh cwng "dungx"）, gyang dwg vunz （Vahcuengh cwng "ndang"）, ndangvunz gij heiq mbwn、deih、vunz sam bouh hix dwg doengzcaez byaij. Youq sengleix fuengmienh, ndangvunz mbwn、deih、vunz sam bouh cij miz caeuq swhyienz-gyaiq （gwnz、gyang、laj）doengzbouh byaij, miz hanhhaed cij ndaej lix, mbouj dingz mbouj duenh fat roengzbae, ndangvunz cij ndaej cangq; youq binghleix fuengmienh, danghnaeuz mbwn、deih、vunz sam heiq mbouj ndaej doengzbouh byaij, gak cungj bingh couh daeuj lo. Gij siengjfap mbwn vunz swhyienz Ywcuengh saedceiq caeuq gij gangjfap mbwn nem vunz doxgap yw Gun cungj dwg gvihaeuj ndaw gvaengh "gvanhnen cingjdaej", hoeng Ywcuengh engqgya doed ok yiengh gvanhaeh vunz caeuq swhyienz nem gak aen bouhvih ndangvunz doxdaengh, caemhcaiq dawz "aen gangjfap mbwn deih vunz mbouj doengzbouh byaij" danghguh gij goek fat bingh fuengmienh youqgaenj de.

2. Aen lijlun sengleix binghleix daegbied

（1）Aen lijlun aeu yaem yiengz guh goek. Ywcuengh nyinhnaeuz, gaiq maz cungj faen yaem yiengz, gaiq maz miz bienq cungj dwg aenvih yaem yiengz, gij neix couhdwg aen lijlun aeu yaem yiengz guh goek. Cojgoeng Bouxcuengh youq ndaw swnghcanj swnghhoz gvangqlangh yungh yaem yiengz cekgej gij gvanhaeh mbwn caeuq vunz, gangjmingz gij sengleix binghleix ndangvunz. Lumjbaenz swhyienzgyaiq, mbwn dwg yiengz, deih dwg yaem; ngoenz dwg yiengz, haemh dwg yaem; feiz dwg yiengz, raemx dwg yaem. Baihndaw ndangvunz, boih dwg yiengz, dungx dwg yaem; rog dwg yiengz, ndaw dwg yaem. Youq bingh fuengmienh, faen bingh yiengz、bingh yaem. Sojlaiz, Ywcuengh nyinhnaeuz sojmiz gij bienqvaq daihswhyienz cungj dwg daj yaem yiengz bienqvaq daeuj, ndangvunz sojmiz sengleix binghleix bienqvaq、 bingh cienjbienq cungj dwg yaem yiengz bienqvaq daeuj. Boux canghyw mizmingz Bouxcuengh Loz Gyah'anh youq bonjsaw 《Doz Cek Gij Fueng Cim Yw Binghfatsa》 de sij haenx, mingzbeg aeu yaem lai yiengz noix、yiengz lai yaem noix、yaem lai yiengz lai daeuj hawj gak cungj binghfatsa faenloih, danghguh diuz sienqmeh buqcek gangjmingz.

（2）Aen lijlun sam heiq doengzbouh. Sam heiq doengzbouh dwg ceij cijmiz "mbwn、deih、vunz" sam heiq hezdiuz bingzonj byaij, cijndaej baujcwng ndangvunz ceiq cangq. "Mbwn" ceij dienheiq, "deih" ceij heiq deih, song gaiq neix doxgap cwng gij heiq swhyienz gwnzmbwn lajdeih. "Sam heiq" ceij mbwn、deih、vunz sam heiq, doengzbouh ceij baujciz hezdiuz doxdaengh. Sam heiq doengzbouh, hix couhdwg mbwn、deih、vunz sam gaiq neix hezdiuz doxdaengh youq. Gij neihanz aen lijlun sam heiq doengzbouh baudaengz: Vunz swngzsouh gij heiq gwnzmbwn lajdeih cix lix, dwg ndaw fanhfaed boux ceiq maenh; aen cougeiz diuzmingh bouxvunz souh gij hanzyangj heiq gwnzmbwn lajdeih doengzseiz deng de hanhhaed, heiq vunz caeuq heiq gwnzmbwn lajdeih doxdoeng; heiq gwnzmbwn lajdeih vih ndangvunz cauh le gij "cangzdu（itdingh gveihcwz）" gvendaengz lixyouq caeuq ndangcangq; vunz bonjndang caemh dwg aen diendeih iq ndeu, dwg aen yijcou danhyenz iq mizhanh ndeu; gezgou caeuq goengnaengz ndangvunz ndaej doengjit, gij heiq sengbaenz caeuq gij heiq gvaqlaeng baenz ndaej hezdiuz, hawj ndangvunz miz itdingh naengzlig bae hab'wngq caeuq fuengzre, yienghneix couh ndaej

dabbaenz cungj ndangcangq dwg mbwn、 deih、 vunz sam heiq doengzbouh.
Sam heiq doengzbouh guhbaenz le gij gvanhdenj sengleix binghleix Ywcuengh,
bienqbaenz Ywcuengh yawj bingh yw bingh gaiq lijlun baengzgawq youqgaenj
ndeu.

(3) Aen lijlun "sam roen song loh". Sam roen, dwg gij roen doengh gij
doxgaiq yingzyangj veizciz ndangvunz sengmingh ndaej lix de vaqseng、 cwkyo、
yinhhengz nem baizok doxgaiq nyapnyaj haenx, hix couhdwg roen haeux、
roen heiq、 roen raemx. Song loh, ceij loh lungz caeuq loh feiz, dwg song diuz
loh fungsaek baihndaw ndangvunz, song diuz loh neix youqgaenj dangqmaz,
yiennaeuz mbouj cigciep caeuq daihswhyienz doxdoeng, hoeng cix ndaej
veizciz senggei ndangvunz caeuq fanjyingj bingh baenz yienghlawz. "Sam roen
song loh" ndawde, roen haeux dwg diuz roen siuvaq supaeu doxgaiq nem
cingsaeq baiz byaij, hix caemhdwg diuz roen baiz nyapnyaj; diuz roen heiq dwg
giz diegyouq hawj gij heiq gwnz ndang vunz vaqseng、 baiz byaij、 cwkyo
haenx; roen raemx cix dwg giz dieg hawj gij raemx ndangvunz vaqseng、
cwkyo、 baiz byaij、 yinhhengz de; loh lungz dwg giz dieg hawj lwed ndangvunz
byaij de, hix dwg diuz loh hanhhaed lwed byaij de, cungqsim de youq aen
simdaeuz, goengnaengz de cujyau dwg soengq doxgaiq yingzyangj hawj
dungxsaej、 goetyiet、 gi'gvanh baihrog; loh feiz dwg diuz loh ndaw ndang
cienzgamj gak cungj saenqsik, daeuj hawj vanzging baihndaw baihrog
ndangvunz ndaej doxdaengh, nem diuzcez hawj sengleix ndaw ndang
doxdaengh. "Sam roen song loh" gag guenj ndei swhgeij, faengoeng doxgap,
youq sengleix fuengmienh dox boiqhab, lienzhaeh gaenjmaed; binghleix
fuengmienh ciengzseiz ndaej dox yingjyangj, dox cienzbienq.

(4) Doiq daep bwt yaxsij、 heiq lwed、 ndok noh caeuq uk miz maz
nyinhrox. Ywcuengh nyinhnaeuz, daep bwt yaxsij、 heiq lwed、 ndok noh dwg
gij doxgaiq giekdaej gapbaenz ndangvunz. Ndawde, doengh gaiq youq ndaw
gyaeuj、 ndaw aek、 ndaw dungx siengdoiq gag doglaeb de cwng daep bwt
yaxsij. Daep bwt yaxsij gak miz sengleix goengnaengz mboujdoengz, youq
ndaw gocwngz sengmingh, gag guh gij hong swhgeij, gag miz bouxcawj.
Heiq dwg goengnaengz, dwg doenghlig, biujyienh ok sengmingh miz mbouj

miz vuedlig; lwed dwg gij doxgaiq youqgaenj hawj yingzyangj hawj daep bwt yaxsij ndok noh、ga fwngz ndokndang. Ndok noh gapbaenz aen gvaengxgyaq caeuq yienghceij baihrog ndangvunz, dwg gij yinhdoengh gi'gvanh ndangvunz, henhoh gi'gvanh dungxsaej mbouj deng sieng, roen haeux、roen heiq、roen raemx、loh lungz、loh feiz ndangvunz yinhhengz youq ndawde. Ndok noh sonjsieng, ndaej hawj roen loh youqgaenj ndangvunz deng sieng le cix yinx ok gizyawz bingh. Gyaeujuk, Ywcuengh dawz gij naengzlig guh cingsaenz vueddoengh、gangjvah caeuq ngeixnaemj bouxvunz, gvigiet dwg gij goengnaengz "gyaeujuk". "Gyaeujuk" dwg giz dieg uk comzyouq de, cujyau dwg cingsaenz ngeixnaemj, dwg giz uk caeuq saenzmingz comzyouq ceiqlai de, danghnaeuz miz maz binghcingsaenz, Ywcuengh cwng "gyaeuj uk luenh".

3. Gij yozsoz gvendaengz yienzaen gihleix gag caeuq vunz mboujdoengz haenx

Ywcuengh nyinhnaeuz, doeg caeuq haw vihaih ndangdaej, dwg gij yienzaen caeuq gihleix youqgaenj fatbingh. "Doeg haw yinx bak bingh" dwg Ywcuengh aen lijlun cujyau gvendaengz yienzaen gihleix fatbingh. Doeg faen baenz eiqsei gvangq caeuq eiqsei geb, doeg gij eiqsei gvangq de dwg ceij sojmiz gij ndaej hawj fatbingh de; eiqsei geb dwg ceij sojmiz gij doxgaiq hawj fatbingh doiq ndangdaej miz doeg de. Cungjloih doeg lai dangqmaz, hoeng gij gihleix fatbingh ca mbouj geij doxlumj, miz mbangj sieng naengnoh; miz mbangj sieng goengnaengz daep bwt yaxsij caeuq "sam roen song loh"; miz mbangj doegsingq rem, deng doeg le sikhaek fatbingh, engqlij deng dai bae; miz mbangj doegsingq haemq rwnh, doegsingq menhmenh fat okdaeuj. Doeg ndaej fat bingh, cujyau dwg aenvih de sonjhaih heiq ndei ndangvunz, sieng daengz gij goengnaengz daep bwt yaxsij roxnaeuz sieng yienghceij baihrog. Aenvih singqcaet gak cungj doeg mboujdoengz, youq mwh fatbingh biujyienh ok gak cungj yiengh denjhingz caeuq daegdiemj bingh mboujdoengz.

Haw gawq dwg gij yienzaen fatbingh, hix dwg gij gezgoj binghleix caeuq gij biujyienh baenzbingh. Ywcuengh daegbied louzsim "haw" youq ndaw yienzaen caeuq gihleix fatbingh miz maz cozyung youqgaenj. Dangguh yienzaen fatbingh, haw ndaej hawj goengnaengz daep bwt yaxsij gemjdoiq, hix ndaej hawj gij naengzlig fuengzre heiq sieb doekdaemq, yienghneix hawj ndangvunz engqgya yungzheih banhdawz gij heiq sieb caeuq doeg, yienghneix couh guhbaenz haw, doeg cungj miz, binghleix biujyienh baenz song gaiq neix dox yingjyangj le haeuj laeg bae. Heiq ndei mbouj gaeuq, naenglig hab'wngq caeuq naengzlig diuzcez mbouj ak, ndangvunz yungzheih deng baihrog miz maz vuenheij siengsim daengjdaengj cix fanjyingj haenqrem le yinxfat bingh simcingz. Dangguh gij gezgiz binghleix, haw gawq ndaej yinxhwnj fat bingh, hix ndaej yinxhwnj dai. Lumjbaenz heiq ndei vei haw, "heiq sieb" daj baihndaw fat le cix fat bingh. Aenvih heiq ndei mbouj gaeuq, gij naengzlig diuzcez goengnaengz daep bwt yaxsij gi'gvanh doekdaemq, gij goengnaengz daep bwt yaxsij gi'gvanh mbouj cingqciengz, couh yaek miz gak cungj doxgaiq binghleix okdaeuj le cix fat bingh. Daengz heiq ndei vei haw gaeuq le, daengz mwh mbouj miz naengzlig diuzcez ndangvunz, couh aiq ngaiz dai.

Ywcuengh nyinhnaeuz, doeg caeuq haw dwg gij yienzaen cujyau yinxhwnj fat bingh, doeg caeuq haw hawj ndangvunz mbouj cingqciengz le cix biujyienh baenz bingh, danghnaeuz cungj yienghceij baenzbingh neix ndaej yw deng lo, roxnaeuz gij naengzlig gag fuengzre, gag coihfuk bouxvunz ndaej dwk hingz heiq sieb caeuq doeg, yienghneix ndangvunz couh cugbouh dauq ndei, bingh couh cugdi bienq ndei, mboujne, doeklaeng couh aenvih sam heiq mbouj ndaej doengzbouh, hawj ndangvunz heiq noix, heiq gat cix dai.

4. Gij fuengfap caz bingh caeuq duenh bingh daegsaek sienmingz haenx

Ywcuengh yawjnaek lwgda dangqmaz, nyinhnaeuz lwgda dwg aen cueng diendeih soengqhawj ndangvunz de, daiq ronghcingx hawj vunz, dwg gij ceiqndei dien, deih, vunz sam heiq. Gij ceiqndei daep bwt yaxsij ndangvunz cungj swng hwnj daeuj youq gwnz lwgda, sojlaiz lwgda bauhamz sojmiz, yawjcaez sojmiz, hix ndaej fanjyingj gak cungj bingh. Doengzseiz, lwgda youq gwnz gyaeuj, cigciep souh aen gyaeuj cijveih, sojlaiz youq caz bingh fuengmienh, Ywcuengh yaeknaek caz lwgda raixcaix. Ywcuengh caz lwgda doenggvaq yawj diuzmeg faenbouh, byaij, hung iq, saek, utvan, banq daengj bienqvaq iqet daeuj duenh gij bingh daengx ndang, ndaej gangj dwg "baez yawj lwgda couh rox liux". Caz lwgda ndaej doekdingh baenz maz bingh, ndaej nanq le cix yawhfuengz, hix ndaej duenhdingh dai rox lix. Gij daep bwt yaxsij heiq lwed ndangdaej、gij goengnaengz "sam roen song loh" "gyaeujuk" daengj, cungj ndaej doenggvaq caz lwgda cix rox ndaej haemq cinj. Ywcuengh yawjnaek caz lwgda, hoeng bingq mbouj dwg couh mbouj yungh gizyawz fuengfap daeuj caz bingh, lumjbaenz doenggvaq cam、nyouq、dawzmeg、yawj gyaepfwngz、yawj lwgfwngz、yawj dungx daengj daeuj caz bingh cungj miz daegsaek swhgeij.

Ywcuengh giengzdiuh aeu duen bingh guh goek, vwnzyen geiqloeg caeuq saeddeih diucaz soucomz ndaej gij coh bingh Ywcuengh miz daengz geij bak cungj baenz lai, ndawde haujlai coh bingh miz haujlai gij daegsaek aen minzcuz giz Lingjnanz. Couh dawz bingh neigoh daeuj gangj, gyonjhwnjdaeuj gangj cujyau miz sa、mokraq、guj、doeg、fung、caep roek loih hung neix. Ywcuengh duen bingh caeuq yw Sihfangh duen bingh doxlumj, baenz maz bingh couh yungh maz yw, sojlaiz Ywcuengh yw bingh ciengzseiz dwg aeu fung cienmonz caeuq yw cienmonz yw cungj bingh cienmonz, ciuq duen bingh daeuj gietdingh baenzlawz yw caeuq baenzlawz genj fung yungh yw.

5. Gij yenzcwz ywbingh mizyauq dazyinx baenzlawz guh

Ywcuengh ciuq de rox gij sengleix binghleix ndangvunz caeuq rox gij yienzaen nem gihleix bingh de, daezok le aen yenzcwz ywbingh dwg diuz heiq、gej doeg、bouj haw, caemhcaiq mizyauq dwk cijdauj yw bingh.

Diuz heiq, couhdwg doenggvaq gak cungj fuengfap yw bingh（dingzlai dwg yungh cimgiuj、camz lwed、gvat sa、diuqfoux gigungh daengj gij fuengfap mbouj yungh yw de）, diuzcez、gikfat roxnaeuz doeng gij heiq ndangvunz, hawj de byaij cingqciengz, caeuq gij heiq dien deih baujciz sam heiq doengzbouh. Bingh heiq youq mwh fat bingh cujyau biujyienh dwg indot caeuq gizyawz mbangjdi bingh dwg goengnaengz mbouj ndaej guh ndei de, itbuen doenggvaq cimgiuj、camz lwed、gvat sa caeuq yw daeuj diuz couh ndaej dauqfuk cingqciengz.

Gej doeg, couhdwg doenggvaq gwn yw roxnaeuz daj baihrog bae yw, gemjnoix doeg caeuq heiq sieb haeuj ndawndang, roxnaeuz gyavaiq baiz doeg, roxnaeuz vaqgej gij doeg ndaw ndang，yienghneix daeuj hawj sam heiq ndaej dauqfuk doengzbouh byaij，bingh couh ndaej ndei liux. Bingh doeg youq mwh fat bingh cujyau biujyienh dwg in gawh dot ndat、noh naeuh、baenz foeg、baenz baez、vuengzbiu、bingh lwed daengj bingh gaenj caeuq gij binghbienq gi'gvanh nem doengzseiz raen goengnaengz de gaijbienq. Doenggvaq yw roxnaeuz gizyawz fuengfap gej doeg mbouj dwg gwn yw de daeuj yw，miz mbangjdi doeg youq ndaw ndang vunz ndaej vaqgej，miz mbangjdi doeg cix aeu doenggvaq "sam roen" daeuj cawz seuq，doeg cawz liux le heiq ndei couh onj，yienghneix ndangdaej couh bienq ndei lo.

Bouj haw，couhdwg doenggvaq gwn yw roxnaeuz gwn doxgaiq，bouj gij heiq lwed vei haw ndaw ndang，diuzcingj gij sam heiq mbouj doxdaengh ndangvunz，yienghneix hawj sam heiq ndaej yinhhengz cingqciengz，caeuq dien deih baujciz sam heiq doengzbouh. Gij bingh aenvih haw cix baenz de，lai raen youq gij bingh menh、bingh vunzlaux caeuq mwh cawz heiq sieb caeuq doeg le mboengq dauqfuk，mwh yw de cujyau dwg bouj haw. Ywcuengh yawjnaek daj gijgwn daeuj yw caeuq yungh doenghduz daeuj guh yw，nyinhnaeuz bouxvunz wngdang swnh'wngq swhyienz，doenggvaq gijgwn daeuj bouj haw yungh ndaej ceiq lai，gijneix youq bouj haw fuengmienh daegbied habyungh. Aenvih bouxvunz dwg doxgaiq miz lingz，caeuq heiq dox gouz，Ywcuengh nyinhnaeuz yungh doenghduz miz lwed miz noh miz cingz daeuj guh yw bouj haw ceiq mizyauq.

6. Gij cihsiz gijyw、sibgvenq yungh yw lailai caeuq gij yungh yw boiq yw gag cauh haenx

Ywcuengh nyinhnaeuz，gij cozyung ywbingh Ywcuengh dwg doenggvaq singqcaet gijyw，diuzcingj yaem yiengz ndangvunz mbouj doxdaengh caeuq sam heiq mbouj doengzbouh、"sam roen song loh" mbouj doengrat daengj gij cangdai binghleix daeuj guhbaenz. Gijyw miz aeu doenghduz daeuj guh、aeu doenghgo daeuj guh caeuq aeu doxgaiq gvangq daeuj guh，ciuq goengnaengz faen baenz gijyw miz doeg、gijyw gej doeg、gijyw yw mokraq、gijyw yw in sieng、gijyw seq hoj、gijyw bouj ik、gijyw yw sa、gijyw yw fungheiq、gijyw dwk nong daengj. Gij binjcungj yw giz Bouxcuengh lai dangqmaz，doenghduz doenghgo miz doeg de caemh lai dangqmaz, vunz Bouxcuengh youq saedguh haujlai nanz ndawde mbeilaux dwk wngqyungh gij yw mizdoeg bonjdeih ok de daeuj yw bingh, caemhcaiq cwkrom le haujlai gingniemh, guhbaenz le aen lijlun wngqyungh ywdoeg daegbied haenx. Ywcuengh lij ak yungh yw gejdoeg, nyinhnaeuz miz yiengh doeg lawz, couh bietdingh miz gij yw gejdoeg doxwngq daeuj yw, couhdwg gangj "gaiq ndeu dwkroengz lingh gaiq".

Giz Bouxcuengh nywj lai faex lai, daengx bi heusausau, hawj Ywcuengh sibgvenq yungh yw saensien. Ywcuengh saedceiq yungh yw haujlai bi daeuj, fatyienh moux cungj yw boiq lingh cungj yw roxnaeuz geij cungj yw daeuj yungh, yauqgoj engqgya ndei, doenggvaq haujlai daih mboujduenh cungjgez, cugciemh guhbaenz gij fuengfap caeuq gij ywfueng boiqyw daegbied swhgeij. Ywcuengh nyinhnaeuz, vunz cijmiz song cungj bingh——bingh yaem caeuq bingh yiengz. Sojlaiz ywfueng ndawde nda miz yw boux、yw meh, yungh daeuq caeuq bingh yaem、bingh yiengz dox doiqwngq. Ywcuengh boiqyw gyaepgouz youh genjbienh youh cienh youh mizyungh, itbuen youz yw meh、yw boiq、yw yinx caeuq yw gejdoeg gapbaenz aen fueng ndeu, gij cozyung gak loih yw youq ndaw fueng mingzbeg doekdingh, naek mbaeu faenmingz, dox giemgoq. Itbuen seiq haj cungj yw couh baenz diuz fueng ndeu, gig noix mauhgvaq cib cungj yw.

7. Doiq cimgiuj guhbaenz hwngfat miz gunghawj daegbied

Haeujdaengz mwh Sinhsizgi le, buenxriengz gij vwnzva gang'vax giz Bouxcuengh ndaej hwngfat, cojgoeng Bouxcuengh yungh cim gang'vax daeuj yw bingh hainduj miz, daengz mwh Can'goz gaenq riuzhengz haemq lai, caemhcaiq doiq guhbaenz "gouj cim (九针)" Ywgun miz yingjyangj ndei. Gaengawq gaujcwng gij cim gang'vax Ywcuengh seizneix louz roengzdaeuj de, gij yienghceij diuz cim de caeuq gij cim gouj cim ——canz cim (镵针) doxlumj dangqmaz. Cim gang'vax Ywcuengh seizneix youq ndawbiengz lij miz vunz yungh. Nanzningz Si Vujmingz Gih Majdouz Yangh aen moh mwh Sihcouh oknamh le 2 diuz cim saeq cinghdungz, gaengawq gaujcwng dwg diuz cim cojgoeng Bouxcuengh yungh daeuj camz lwed, giethab ndaw《 Vangzdi Neigingh》gangj "gouj cim, hix dwg daj baihnamz daeuj", gangjmingz giz

Bouxcuengh dwg giz dieg goek gouj cim、yungh cim camz daeuj yw bingh ndeu. 2000 lai bi daeuj, cojgoeng Bouxcuengh mboujdan miz cungj gisuz guh cim haemq ak de, doengzseiz daj cungjdaej daeuj yawj, gij fuengfap aeu cim camz daeuj yw bingh de engqlij gij yw de cingjdaej suijbingz youq mwhhaenx baiz youq giz gonq.

Seiq、Gij sibgvenq lai cungj lai yiengh gvendaengz yw

1. Gij sibgvenq swnghhoz veiswngh

(1) Daet byoem.《Canghswj Neibenh Siuhyauzyouz》geiqloeg，"gij vunz aen guek Sung guh mauh bae giz Yez gai, gij vunz dieg Yez daet byoem, youq gwnz ndang raiz doz, mbouj miz vunz cawx gij mauh gyoengqde", soj gangj boux "daet byoem" de, "daet byoem dinj bae, ……cix mbouj cug byoem le daenj mauh". Gaengawq《Hansuh Dilij Ci》geiqloeg，daj Vuzyez daengz gouj aen gin Lingjnanz, vunz Yez cungj gvenq "daet byoem". Daj gij vunz ndaw doz giz rin Gvangjsih Ningzmingz Byaraiz daeuj yawj, cojgoeng Bouxcuengh——gij yiengh cang byoem vunz Lozyez caen dwg "daet byoem", mboujguenj cojgoeng Bouxcuengh ceiq hainduj dwg gijmaz yienzaen cix "daet byoem", aenvih "daet byoem" le byoemgyaeuj yungzheih hawq doengzseiz haemq liengz, caeuq giz dieg Lozyez hwngq ndat mbaeqcumx dox hab, sojlaiz gij sibgvenq "daet byoem" hab gij iugouz veiswngh.

(2) Buhvaq maij saek heu ndaem. Bouxcuengh ndaem faiq daemj sa gvenq, gij baengz aeu gij faiqgeu swhgeij gag ndaem gag daemj guh okdaeuj de heuhguh "gyahgih", vunz Bouxcuengh ciuhgeq ciuhgyawj daih dingzlai aeu dienh guh yw nyumx, nyumx baenz saek ndaem roxnaeuz saek o, buhvaq Bouxcuengh yungh saek ndaem ceiq lai. Daengz seizneix, cungj saek neix vanzlij baujlouz youq gyoengq Bouxcuengh giz Naboh Yen caeuq Lungzcouh Yen daengj dieg, lumjbaenz Bouxcuengh daenj buhndaem giz Bwzswz Si Naboh Yen、Bouxcuengh giz Cungzcoj Si Lungzcouh Yen rangh Ginhlungz gag cwng swhgeij dwg "Bouxdaez" de. Gaengawq geiqloeg，dienh dwg gij mbaw go sunghlanz（菘蓝）、byaekmen、gocamz、goromj roxnaeuz gofeqmanh daengj guh baenz, ndaej seq hoj gej doeg. Sojlaiz, gij buhvaq saek heu ndaem

Bouxcuengh ndaej gej doeg, ndaej fuengz duznengz duznyungz, caeuq gij dienheiq giz Bouxcuengh doxhab.

（3） Youq ranz ganlanz. Cojgoeng Bouxcuengh gaengawq gij vanzging deihleix caeuq dienheiq giz Bouxcuengh, senqsi couh fatmingz le aen ranz ganlanz, cungj ranz neix daegdiemj dwg faen gwnz、laj song caengz, caengz- gwnz dwg vunz youq, caengzlaj cuengq hongdawz guhhong roxnaeuz ciengx doihduz.《Veisuh Bien Bouxraeuz》geiqloeg："Bouxraeuz, couhdwg Nanz- manz nga ndeu……ing faex dwk daeb faex, vunz youq gwnzde youq, heuhguh ganlanz." Ranz ganlanz mboujdan ndaej ndoj duzguk duzlangz duzngwz duznon, doengzseiz liz lajdoem gyae, lij ndaej fuengz doeg、heiq sieb、 mokraq, doengzseiz hawj vunz caeuq doenghduz faenliz, yienghneix youh seuq youh ndaej hawj ndangcangq, haujlai giz dieg Bouxcuengh daengz seizneix lij baujlouz cungj sibgvenq youq neix.

2. Gij sibgvenq cungzbaiq sien dauh gingqbaiq cojgoeng

（1） Maij guh dauh. Guh dauh dwg cunghgyau hainduj hangh hozdung neiyungz youqgaenj ndeu, mwh Senhcinz, vunz Lozyez hwng guh dauh, saenq duzfangz duzsaenz. Cojgoeng Bouxcuengh aenvih saenq duzfangz duzsaenz cix miz le gij vwnzva sien dauh, ciuhgeq Bouxcuengh faen mehsien caeuq goengdauh, ranzcawj miz in dot roxnaeuz cainanh, cingj mehsien caeuq duzsaenz daeuj doiqvah, cam cingcuj dwg maz yienzaen cix deng bingh deng nanh, caiq genj ngoenzndei cingj goengdauh guh fap, gaj doihduz daeuj gingq buiz, gienq duzsaenz deuzbae, yienghneix daeuj gej cainanh, foux cax foux giemq, ndat gu youz ndeu, dwk iu boenq fangz. Cigdaengz ciuhgyawj, gij sibgvenq saenq sien dauh giz Bouxcuengh lij miz di ndeu. Vwnzva sien dauh doiq Ywcuengh miz yingjyangj, soujsien dwg "guh dauh" "yw bingh" doxgap baenz gaiq ndeu, caiq dwg "yw bingh" "guh dauh" caezyouq, doeklaeng dwg "yw bingh" ak gvaq "guh dauh".

（2） Raiz ndang. Cojgoeng Bouxcuengh youq mwh caengz miz lizsij couh miz gij sibgvenq raiz ndang, Sungdai《Daibingz Vanzyij Gi》geiqloeg, Yunghcouh Cojgyangh、Yougyangh gak aen couh "beksingq de cungj dwg youq najbyak deu va、ciemz heuj、veh naj、raiz ndang". Miz gij sibgvenq raiz ndang ceiqcaeux dwg daj aen geiqhauh duzdwngz roxnaeuz aen veihhau duzdwngz sicuz、buloz daeuj，muzdiz dwg vihliux gouz ndaej duzsaenz de saenq haenx baujyouh，soj gangj "ndoj gij bikhaih duzlungz" couhdwg yiengh eiqsei neix lo；doengzseiz youh fuengbienh gyoengqvunz youq mwh baedauq caeuq aeuhaq dox nyinh caeuq dox faenbied. Aenvih raiz ndang yaek yungh fagcim camz feuz daeuj guh，gij engq youqgaenj de dwg raiz ndang daiq miz singqcaet cunghgyau，youq mbangj lizsij seizgei gikleih vunz Bouxcuengh bae ciuq guh，sojlaiz raiz ndang doiq guhbaenz caeuq hwngfat Ywcuengh gij fuengfap aeu cim camz feuz daeuj yw bingh miz di gikcoi cozyung ndeu.

（3）Nyaeb ndok dauq cangq. Giz Bouxcuengh daengz seizneix lij hwng "cangq baez ngeih" （nyaeb ndok dauq cangq）. Couhdwg vunz dai 3 bi le, lwglan de dawz gij ndok de nyaeb hwnj，cang haeuj ndaw guenqvax （Vahcuengh heuhguh "suengj"），genj giz diegmoh ndei dauqcungz cangq. Nyaeb ndok dauqcungz cangq daejyienh le vunz Bouxcuengh gingq cojgoeng caeuq yawjnaek diegmoh gvenq lo，aen sibgvenq neix daj gwzgvanh daeuj gangj coicaenh le Ywcuengh ndaej cingqdeng bae rox gij ndok aen ndang bouxvunz.

3. Gij sibgvenq fuengz bingh baujgen

（1）Yawjnaek yawhfuengz. Giz Bouxcuengh bya sang ndoengfaex lai, fwn lai dienheiq hwngqdigdig，vunz Bouxcuengh youq mwh gyanghaet mokraq raemxraiz geujnangnang couh ok bae ganjroen ne，ndaw bak itdingh gamz vengq hing ndeu daeuj fuengz doengh gij heiq sieb neix；youq rogndoi gengndaem，vihliux fuengzre deng fwnhung duh mbaeq le deng liengz, ciengzseiz aeu raemx hing caeuq coeng daeuj swiq ndang roxnaeuz gwn roengzbae，yienghneix daeuj cawz nit caep；seizhwngq，youh hwngq fwn youh lai，doiq gij raemx gwn，vunz Bouxcuengh bietdingh sien aeu begfanz daih gvaq，caemhcaiq lai gwn gyaeujsuengj ndip，daeuj fuengz duznon caeuq doeg；mwh binghraq riuzhengz，bae mbanj ma ranz le，ciengzseiz aeu raemx ywdoj swiq ndang，swiq seuq gij doeg gwnz ndang；boux miznienz boux nyieg, ciengzseiz aeu gij doxgaiq ndaej gej doeg roxnaeuz ndaej yiet ndokndang daeuj demh ninz；gij lwgnyez cingqcaih hungmaj，cix youq giz aek giz dungx venj gij

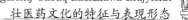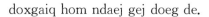
doxgaiq hom ndaej gej doeg de.

（2）Bae aen haw yw. Giz Bouxcuengh nywj faex mwncumcum，ciengzseiz raen heusausau，miz yw doj lai dangqmaz. Moix bi liggaeuq ngoenz ngux nyied co ngux，giz Bouxcuengh gij vunz mbanj gak mwnq cungj bae ganj haw yw，dawz gak cungj yw doj swhgeij nyaeb de yinh bae gwnz haw gai，roxnaeuz bae cawx yw、yawj yw、nyouq yw. Sibgvenq dangdeih nyinhnaeuz，mwh ngux nyied co ngux yw doj rag bi mbaw na le，guh yw ceiq ak，yauqgoj ceiq ndei. Ngoenzzhaenx bae haw yw，sup gij heiq gak cungj yw lai le，couh ndaej yawhfuengz bingh，baenz bi cungj noix baenz bingh roxnaeuz mbouj baenz bingh. Nanz le，ganj haw yw couh bienqbaenz le gij sibgvenq ndawbiengz Bouxcuengh，ndawde aen haw yw ngux nyied co ngux giz Cingsih Si ceiq mizmingz. Moix baez daengz ngoenz ngux nyied co ngux，couhcinj gij vunz Bouxcuengh boux mbouj miz yw gai de，cungj daiq bouxlaux lwgnyez bae ganj haw yw sup gij heiq yw. Ganj haw yw gawq dwg baez gihvei ndei ndaej gyaulouz gij cihsiz goyw caeuq gij gingniemh fuengzyw，hix daejyienh le vunz Bouxcuengh saenq goyw.

（3）Venj go'ngaih. Venj go'ngaih caeuq gwn laeuj yiengbuz dwg ngoenz ngux nyied co ngux Bouxcuengh hangh vueddoengh youqgaenj raixcaix ndeu. 《Cingsih Yenci》geiqloeg：“Ngux nyied co ngux，ranz ranz venj go'ngaih，dawz yiengbuz，gwn laeuj yungzvangz，daeuj fuengz binghraq.” Haet ngux nyied co ngux，vunz Bouxcuengh youq mwh duzgaeq caengz han couh bae nyaeb go'ngaih ma lo，yungh mbaw go'ngaih、rag go'ngaih cug lumj bouxvunz roxnaeuz lumj duzguk le，venj youq cungqgyang bakdou；dawz yiengbuz san baenz lumj faggiemq venj youq laj yiemhranz. Ngoenzzhaenx lij aeu mbaw go'ngaih、yiengbuz、gyaeujsueng daeuj aeuq raemx le swiq ndang，caemhcaiq aeu gij raemx haenx saj youq dangqnaj baihlaeng ranz. Gizsaed，yienghneix guh youq seizhah habngamj dangqmaz. Ngux nyied co ngux gvaq le，dienheiq bienq hwngq，cingq dwg mwh gak cungj nengz fat sanj，yungh ywdoj aeuq raemx le daeuj saj，ndaej mizyauq hanhhaed duznengz fat sanj engqlij ndaej cawz duznengz，hawj vanzging bienq seuq. Gij neix caeuq youq ngoenz ngux nyied co ngux gwn laeuj yiengbuz dauhleix doxdoengz. Yiengbuz singqcaet rwnh，ndaej sauq myaiz、cawz caep、nyinh bwt、cawz nit，doiq yawhfuengz bingh ganjmau seizhah miz di cozyung ndeu.

4. Gij sibgvenq fuengz binghraq fuengz doeg

（1）Raek yw. Giz dieg Bouxcuengh comzyouq de youq giz Lingjnanz, gvihaeuj yayezdai, dauqcawq miz ngozbya, diuz dah diuz rij dauqcawq miz, faex lai faex mwn，caiq gya dienheiq fwn lai ciengzseiz cumxcatcat, ndaw hoengheiq miz raemx miz ndat, cwk baenz mokdoeg. Deng gij mokdoeg cix baenz bingh ne, heuhguh "mokraq", gij bingh neix youq giz Bouxcuengh ciengzseiz raen ciengzseiz baenz.《Houhansuh Maj Yenz Con》geiqloeg, "bae Gyauhcij hoenxciengq, bouxbing dingzlai deng mokraq" "gij guen ndaw bingdoih deng mokraq dai de miz cib seiq haj boux", ndaej raen mokraq miz haih dangqmaz. Cojgoeng Bouxcuengh cungjgez ok gij fuengfap cawz mokraq miz daegsaek minzcuz haenx. Moix bi seizcin、seizhah aeu gij ywdoj gag bae nyaeb ndaej de cug baenz gaiq le venj youq bakdou roxnaeuz ndaw ranz, daeuj cawz mokraq. Gij yw ciengzseiz yungh daengz de miz mbaw yiengbuz、mbaw beilanz（佩兰）、mbaw go'ngaih、mbaw goheiqvaiz daengj. Ndaw ranz danghnaeuz miz lwgnyez, couh dawz gak cungj yw hom cuengq haeuj ndaw daeh bae, venj youq gwnz ndang lwgnyez, yienghneix daeuj gya gij heiq ndei cawz gij heiq sieb. Gij yw ciengzseiz yungh daengz de miz faexrang、canghsuz （苍术）、muzyangh （木香）daengj. Youq mwh mokraq riuzhengz, ndaw mbanj mboujlwnh mehmbwk bouxsai bouxlaux lwgnyez, cungj daiq aen daeh yw, daeuj fuengz mokdoeg, yawhfuengz roxnaeuz gemjnoix mokraq fatseng. Doenghgij sibgvenq fuengzre mokraq neix itcig yungh daengz seizneix.

（2）Daj ndaeng sup yw. Youq giz Bouxcuengh, riuzcienz cungj fuengfap ndeu, swiq ndaeng caeuq nyouq heiq fwi daeuj fuengz bingh, couhdwg cienq di ywdoj ndeu, hawj bouxbingh sup gij raemxyw daeuj swiq ndaeng, roxnaeuz naengj ywdoj le, hawj bouxbingh sup heiqfwi, daeuj yawhfuengz mbangj di binghraq. Cungj fuengfap neix youq ciuhgeq cwng "daj ndaeng sup yw". Daj ndaeng sup yw youq ndaw minzcuz Yez ciuhgeq riuzcienz, saw lizsij, saw geiqloeg cungj geiq miz lai lo, ceiqcaeux raen youq Handai bonj saw《Yivuz Ci》, "Vuhhuj, lingh gaiq coh Nanzmanz, youq gwnz faex youq, daj ndaeng sup yw". Sungdai Couh Gifeih bonjsaw 《Lingj Vai Dai Daz》 doiq gij fuengfap daj ndaeng sup yw gangj dwk haemq ciengzsaeq: "Youhcouh Hihdungz caeuq gij mbanj Ginhcouh, sibgvenq daj ndaeng sup yw. Gij fuengfap daj ndaeng sup yw, dwg aeu beuz daek di raemx ndeu, cuengq di gyu caeuq geij ndak raemx hing youq ndaw raemx. Aen beuz miz congh, cuengq diuz guenj iq ndeu lumj bak bingz ityiengh, naep haeuj ndaw ndaeng bae, hawj raemx haeuj daengz gwnz gyaeuj, daj gwnz gyaeuj roengz ndaw hoz ……mwh daj ndaeng sup yw itdingh nyaij gaiq bya iep ndeu, yienzhaeuh cij hawj fwi haeuj ndaeng, mbouj caeuq fei doxcung. Couhdwg mwh sup itdingh ngaiz saekiek, yienghneix daeuj hawj gyaeujuk singj le cix mbouj saekiek lo, couhdwg yienghneix." Cungj sibgvenq ndawbiengz geizheih neix bauhamz le gij gohyoz cihsiz vuzlij gyangq vwnh caeuq dwk yw hawj biux daengj, doiq yw gij bingh aen ndaeng、 conghhoz、 huhgiz hidungj miz di yungh ndeu.

（3） Nyaij binhlangz. Youq Gvangjsih Lungzcouh、 Fangzcwngz、 Sangswh caeuq Ningzmingz daengj dieg, aen mbanj Bouxcuengh hwng gij sibgvenq "hek daeuj mbouj hawj caz, caenh aeu binhlangz guh laex". 《Bingzloz Yen Ci》 naeuz: "Heiq sieb lai ne, nyaij binhlangz, feih lumj gwn haeux." Daj yungh yw daeuj yawj, binhlangz ndaej cawz heiq sieb, hawj heiq doeng le ik raemx byaij, dwk non siu dungxraeng. Ndaej gangj, vunz Bouxcuengh nyaij gwn binhlangz aen yienzaen youqgaenj ndeu dwg yungh binhlang daeuj cawz heiq sieb.

5. Gij sibgvenq dajgwn ciengxndang

（1） Gij dajgwn binaengz. Giz Bouxcuengh daj ciuhgeq daengz seizneix cungj yawjnaek gij dajgwn ciengxndang binaengz gvenq lo, lumjbaenz liggaeuq ndwencieng nyaeb mbaw ngaihvaj、 mbaw go'ngaih caeuq haeux guh haeuxfaengx, ngaihvaj mbaw go'ngaih cungj dwg gij yw ciengzseiz yungh Bouxcuengh; liggaeuq sam nyied co sam, dingzlai vunz nyaeb vagimngaenz、 go'ngaih oiq daengj daeuj guh ceiz, cienznaeuz gwn gij ceiz neix ndaej cawz bingh cix hawj ndang cangq; liggaeuq seiqnyied co bet dwg ciet yuzfuzcez, gij sibgvenq Bouxcuengh dwg cawj haeux ndaem, gwn le fuengz binghraq; liggaeuq nguxnyied co ngux, bouxlaux lwgnyez gwn laeuj yiengbuz、 laeuj yungzvangz daeuj fuengz binghraq. Gij sibgvenq dajgwn ciengxndang binaengz Bouxcuengh, gawq yawjnaek diuz gijgwn, youh yawjnaek hawj yw miz yungh, hab gij cingsaenz ciengxndang baujgen yw Bouxcuengh, vunz ndawbiengz angqcoux dangqmaz.

（2）Gij fueng aeu gijgwn guh yw Bouxcuengh. Vunz Bouxcuengh haujlai bi daeuj youq mwh gvaq saedceij cungjgez le hauj lai aen fueng youz gijgwn、gijyw caeuq lingh gaiq liuh gapbaenz ndaej fuengz bingh yw bingh、hawj ndangcangq ndaej souhyienz de, lumjbaenz lungz guk（duzngwz、duzmeuz） douq、lungz fungh（duzngwz、duzgaeq）roeb、laeuj sam ngwz（ngwzhab、ngwzgapdan、ngwzfaenzrenh），youh lumj youq rangh Yougyangh hwng "ceizmak"（maknguh、haeuxcid）、"vahdonz"（花团）（haeuxcid、va dungx-gva、duhdoem、lwgraz、ndoksej mou）. Aenvih giz Bouxcuengh goyw ndip caeuq doenghduz ndaej guh yw de lailai daihdaih, sojlaiz ciengzseiz aeu goyw ndip caeuq doengh duz miz lwed miz noh miz cingz de itheij yw bingh. Lumjbaenz, aeu noh yiengz、noh roeglaej、go samvengqlueg ndip、duhndaem dox boiq gwn le yw bingh, ndaej fuengzre mehmbwk mbouj miz lwg; gak cungj noh ngwz cawj raemx roxnaeuz laeuj duzgaeng, ndaej fuengzre binghgvanhcez, yw gij binghgvanhcez yw lai bi mbouj ndei haenx; noh mou roxnaeuz bitmeh geq、bitraemx、roegfek aeuq ngaeux, ndaej fuengzre yaem sieng le ae nyangq.

Haj、Vwnzva Cuengh Gun gyaulouz miz riz yienhda

Bouxcuengh dangguh aen gyahdingz hung Cunghvaz Minzcuz ndawde boux ndeu, vwnzva de souh gij vwnzva Gun Cunghva yingjyangj lai dangqmaz. Daj gij vwnzvuz oknamh daeuj yawj, vwnzva Gun Senhcinz senqsi gaenq iemqhaeuj Lingjnanz. Gvangjsih Vujmingz Menjsuh oknamh le gij doxgaiq doengz heu miz funggek Sanghdai giz Cunghyenz, Hingh'anh oknamh le Sanghdai aen cenjlaeuj doengz bak geb dungx hung gwnz de raiz miz doenghduz haenx, Ginhcouh Dasw Cin oknamh le Sanghdai aen roq yinhloz rin dwg funggek Cunghyenz haenx, gangjmingz mwh Sanghdai gij vwnzva Cunghyenz gaenq yingjyangj daengz baihnamz Gvangjsih, biujmingz gij vwnzva Cuengh Gun dox gyaulouz daj mwh Senhcinz hainduj. Buenxriengz cienzhaeuj Sawgun、laeb hagdangz、cienzboq gij swhsiengj Yuzgyah caeuq Daugyah daengj，vwnzva Bouxcuengh supsou le vwnzva Gun ndawde gij habyungh de，ginggvaq lizsij ndawbiengz hwngfat nanz le，cauxbaenz le vwnzva Bouxcuengh youq biujmienh caeuq vwnzva Gun mbouj miz maz cabied，hoeng youq swhsiengj gvanhnen daengj gezgou caengzlaeg fuengmienh vanzlij baujciz gij daegdiemj vwnzva Bouxcuengh.

Vwnzva Cuengh Gun gyaulouz doiq guhbaenz caeuq hwngfat vwnzva Ywcuengh miz gij yingjyangj mbouj ndaej yawjlawq de. Mbangjdi sawgaeuq mwh Senhcinz geiqloeg le cojgoeng Bouxcuengh youq ciuhgeq baenzlawz ywbingh. Daj gij swhliu seizneix rox de daeuj yawj，gij geiqloeg Ywcuengh daj Handai hainduj，yienzhaeuh daihdaih cungj lai gya di. Gaengawq vwnzyen geiqloeg，Cindai boux Goz Hungz daengj canghyw、Dangzdai boux Liuj Cunghyenz daengj vwnzyinz bouxguen，cungj dawz Ywgun cienz bae giz Bouxcuengh gvaq. Sungdai mwh Hanzbingz co，Gvangjnanz Sihlu Conjyinsij Cinz Yauzsouj "ribsou fuengyw le deugaek youq aen yizcan Gveicouh"，Yunghcouh cihfuj Fan Minz "roengz lingh gimq gij buizcaeq mbouj hableix de" "gai yw daeuj ywbingh" "doengzseiz deugaek gij fuengyw ywbingh，youq gwnz ciengz gak aen ding". Mingzdai Lij Sizcinh《Bwnjcauj Ganghmuz》dwg bonj saw yw ndeimaenh neiyungz lai、sou geiq lai haenx，sou geiq le haujlai ywdoj Bouxcuengh Lingjnanz，gij ceiq ndei de dwg vunz Bouxcuengh haifat caeuq wngqyungh le gaiq Ywcuengh youh bengz youh mizmingz de —— dienzcaet. Youq mwh caeuq Bouxgun ciengzseiz baedauq caeuq vwnzva Cuengh Gun gyaulouz，miz haujlai swhliu caensaed gvendaengz Ywcuengh de yungh Sawgun geiq youq ndaw gak cungj vwnzyen，miz mbangj cix aeu cungj hingzsik vwnzvuz yienh okdaeuj.

Aenvih giz dieg Bouxcuengh comzyouq caeuq faenbouh de youq giz yayezdai，yienznaeuz vwnhdu bingzyaenx haemq sang，hoeng seiq aen geiqciet vanzlij haemq faenmingz. Ndwen ngoenz gvaq fwdfwd，hwnzngoenz vuenh bae vuenh dauq，seiznit seizhwngq doxlawh，seizdoeng gvaq le seizcin daeuj，hawj cojgoeng Bouxuengh senqsi couh miz le aen gainen yaem yiengz，caiqgya caeuq vwnzva Bouxgun Cunghyenz gyaulouz nem souh de yingjyangj，gainen yaem yiengz youq ndaw swnghcanj、swnghhoz couh engqgya gvangqlangh dwk wngqyungh lo. Gij gainen yaem yiengz hix deng yungh youq Ywcuengh，guhbaenz le gij gihbwnj leixniemh "aeu yaem yiengz guh goek"，aen leixniemh neix dangguh gaiq hongdawz ndeu daeuj gangj gij dauhleix cekgej cungjcungj gvanhhaeh fukcab ndawgyang daihswhyienz caeuq sengleix binghleix ndang-vunz.

Ciet Daihngeih　Gij vwnzva Ywcuengh Baenzlawz Biujyienh

　　Vwnzva Ywcuengh dangguh gij doxgaiq youz Ywcuengh caeuq cienz-doengj vwnzva Bouxcuengh gyauyungz、giethab、dox iemqhaeuj guhbaenz de，de miz lai cungj lai yiengh daeuj biujyienh. Miz mbangj dwg yungh gij vuzciz siengdoiq doglaeb roxnaeuz gij hingzsik mbouj dwg vuzciz de biujyienh okdaeuj，lumjbaenz mbangjdi hongdawz ywbingh lumjbaenz mae yw、aen gung ndok、fagcuiz yw daengj；daihdingzlai cix hamzyouq ndaw biujyienh hingzsik gizyawz vwnzva，yungh gojgaeqfangz、sibgvenq、fwen、haw yw daengj hingzsik biujyienh okdaeuj. Gangj saeq bae，vwnzva Ywcuengh ndaej faen baenz vwnzva vuzdai、vwnzva gojgaeqfangz、vwnzva yw sien dauh、vwnzva fouzhauh、vwnzva bakhaenh、vwnzva sizsuz vwnzva gofwen、vwnzva gijyw gijgwn、vwnzva fatsanj、vwnzva dijyuz daengj.

It、Vwnzva vuzdai

　　Vwnzva vuzdai dwg vunzloih youq mwh guh gij hong ciengzgeiz gaijcauh seiqgyaiq gwzgvanh ndawde soj guhbaenz sojmiz swnghcanj hozdung vuzciz nem gij canjbinj de，dwg vwnzva ndawde gij doxgaiq ndaej rox、ndaej lumh、ndaej yawj raen de，dwg gij vwnzva saehfaed miz vuzciz hingzdai de. Ywcuengh youq ndaw hwngfat gyaenanz，cugbouh guhbaenz le gak cungj hongdawz ywbingh caeuq fuengfap ywbingh，daj vengq rin、doxgaiq ndok、cim ndok、doxgaiq vax mwh aen biengz hainduj，daengz gij cim doengzheu、 cim ngaenz mwh Senhcinz song Han，engqlij daengz seizneix gak cungj cim、mae yw、gaeuvaiz、guenq cuk、fagcuiz yw daengj hongdawz ywbingh Ywcuengh ciengzseiz yungh de nem oenq naengj yw、oenq suiq yw、oep yw、raek yw、gvat yw、ringx gyaeq daengj fuengfap ywbingh ciengzseiz yungh de，cungj dwg gij vwnzva saehfaed miz vuzciz saeddaej de. Mwh Bwzsung《Ouh Hihfan Vujcang Duz》soj veh cujyau dwg gij doz dungxsaej bouxvunz，gijneix dwg daih'it mbaw doz saed veh gejbuq ndangvunz youq lizsij yihyoz guek raeuz miz geiqloeg，hix dwg gij lizsij hwngfat Ywcuengh ndawde mbaw doz saed miz geiqhauh yiyi haenx. Giz Bouxcuengh youq Yayezdai Lingjnanz，ywdoj lai dangqmaz，haujlai Ywcuengh haemqcaeux couh ndaej haifat leihyungh，miz mbangj lij bienqbaenz ywdoj mizmingz，youq《Sinznungz Bwnjcauj Gingh》souloeg 365 cungj yw ndawde，giz Bouxcuengh miz haujlai go'gviq、gveiqbeiz、haeuxrou、rinsa、rinyagngwx daengj ndaej souloeg. Dienzcaet、gviqbeiz、batgak、veizyangh、yiyinz、maklozhan、naedcaw、gaekgez daengj cungj dwg gij yw bengz mizmingz cujyau youq giz Bouxcuengh miz. Gij daegbied aeu gangj de dwg dienzcaet，de cujyau youq Gvangjsih Bwzswz Si rangh Denzyangz、Denzdungh、Naboh、Dwzbauj、Cingsih，dwg cungj Ywcuengh mizmingz ndeu，dwg Bouxcuengh doiq yw cienzdoengj guek raeuz engqlij yw cienzdoengj seiqgyaiq gij gunghawj youqgaenj. Doengh gij fuengfap yw bingh、yw gwnzneix cungj miz gij sugsingq doxgaiq saedceiq，dwg gij hingzsik cujyau vuzciz vwnzva Ywcuengh.

Ngeih、Vwnzva gojgaeqfangz

Gojgaeqfangz dwg gyoengqvunz ciuhgeq swhgeij ngeixnaemj seiqgyaiq daj gizlawz daeuj、yienhsiengq swhyienz caeuq canggvang ndawbiengz，dwg gij doxgaiq dijbauj ndaw vwnzva gak minzcuz. Gojgaeqfangz laegdaeuq daejyienh le gij vwnzva mwhcaeux aen minzcuz ndeu，caemhcaiq youq ndaw cincwngz lizsij gvaqlaeng caemdingh youq caengzdaej minzcuz cingsaenz，cienjbienq baenz cungj yisiz caezgya cungj nyinhdoengz ndeu，laegdaeuq yingjyangj vwnzva cingjdaej hwngfat. Youq giz Bouxcuengh riuzhengz gij cienzgangj gvendaengz bouxcanghyw ak Goengsamgyaiq，gijneix daibyauj le gij vwnzva gojgaeqfangz gvendaengz Bouxcuengh caeuq yw doxgven haenx. Ndaw cienzgangj naeuz Goengsamgyaiq dwg lwgsien roengzdaeuj lajbiengz guh vunz, youq ndaw bya roeb sien gvaq, bouxsien soengq diuzsai haj saek、diuz faex sien、makdauz sien caeuq cihsaw gim dijbauj haenx, Goengsamgyaiq gwn le makdauz sien bienqbaenz canghyw ak, cienmonz bang gij vunzgungz ndawmbanj ywbingh. Mwh ywbingh youq gwnz ndang bouxbingh giz baenz bingh de geuj diuzsai haj saek, aeu diuzfaex sien menhmenh roq sam mbat, yienghneix gij vunz deng ndok raek gavej de couh ndaej buet lo, bouxbingh ndanggawh de couh ndaej dauqfuk ndangcangq lo, bouxdafangz lai bi de couh ndaej dauq raen lo. Youq mwh hwng binghraq, Goengsamgyaiq dauqcawq fat "boenq binghraq lingz", bouxbingh aeu ndaej le couh ndaej ndei lo, dai ndaej dauq lix, doengzseiz de mbouj sou saek faen ngaenz, vunz ndawmbanj cungj gingqmaij de dangqmaz. Vihliux geiqniemh bouxcanghyw ak neix, gouz aeu baujyouh, siu cai cawz bingh, giz Bouxcuengh lai giz cungj laeb aen miuh "Miuh Samgyaiq", seizneix Yinhcwngz Yen giz gaenh mwnq dieggaeuq yazmonz dujswh vanzlij baujlouz miz aen "Miuh Samgyaiq" mwh Cinghdai hwnq de, binaengz feiz yieng mboujdingz mboujduenh. Gij cienzgangj bouxcanghyw ak Goengsamgyaiq sengdoengh dwk fanjyingj le vunz Bouxcuengh gyaepgouz caen、sienh、ndei, bienqbaenz gij biujdab fuengsik caeuq gaiq dakdoz youqgaenj dakdoz gij swhsiengj fuengzbingh ywbingh vunz Bouxcuengh.

Sam、Vwnzva yw sien dauh

Ndaw vwnzva vunzloih, gij soujduenh ceiqcaeux yaek dajsuenq dwkroengz swhyienzgyaiq de dwg gij fuengfap sien dauh. Yw sien dauh daj mwh ciuhgeq couh miz, dwg vwnzva vunzloih bouhfaenh gapbaenz ndeu, de doiq rangj-ciengx coiseng guhbaenz cienzdoengj yihyoz miz mbangj cozyung. Yw sien dauh caeuq canghyw sinzciz dwg gij cizyez gwnz seiqgyaiq ca mbouj geij sojmiz minzcuz mwhcaeux cungj miz gvaq. Giz Bouxcuengh vwnzva yw sien dauh ciuhgeq gaenq miz, cojgoeng Bouxcuengh doiq gak cungj yienhsiengq swhyienzgyaiq mbouj miz banhfap lijgaij, yienghneix gyoengqde couh siengjsiengq youq baihlaeng doengh gij swhyienz yienhsiengq neix, itdingh miz moux cungj saenzlingz saenzbaed rengzlig ak foubzeij haenx guh cozyung, daj cungj nyinhrox "fanhfaed miz lingz" neix, doisiengj ndawgyang bouxvunz bonjndang nem hingzveiz de caeuq swhyienzgyaiq miz gak cungj gvanhaeh saenzbaed. Cojgoeng Bouxcuengh yawjnaek sien dauh, vwnzyen hix miz geiqloeg lai. Handai giz Yez hwng sien dauh, hix gingdoengh daengz gingsingz gvaq. Mingzcauz Gvang Lu bonjsaw 《Ciz Yaj》 geiqloeg: "Hancauz Yenz-fungh ngeih bi (gaxgonq gunghyenz 109 nienz) bingzdingh Yez, ndaej bouxdauh Yez, cingqngamj miz gij saeh yaek caeq miuh, hawj buiz bouxvuengz gwnzmbwn, caeq bak fangz, yungh gaeq daeuj cam. Mwhhaenx gij vunz rox sien dauh de lai dangqmaz, bouxhak dwg vunzdoegsaw de hix lai raixcaix, vuengzdaeq miz saeh, mbouj ciuq doenghbaez yungh duzfw hung daeuj cam, cix gyangqdaemq le ciuq gij laex boux Yez daeuj guh, bouxhak ndaw caeuzdingz mbouj miz vunz gienq, liuhsiengj gij fuengfap sien dauh de caen miz gij ndaej hawj vunz fug de." Ndaej raen gij vwnzva sien dauh Bouxcuengh yingjyangj gvangq laeg dangqmaz. Cinghdai, baihnamz giz Bouxcuengh vanzlij hwng sien dauh. Cigdaengz yienhdaih, giz Bouxcuengh vanzlij raen miz sien dauh. Seizneix, ndawsingz lajmbanj Gvangjsih lij ndaej raen cungj fap guh fouz daeuj yw lwgyez gyanghwnz daej, dawz mbawfouz sij le "dien vangzvangz, deih vangzvangz, ranz gou miz lwg ak daej ndeu, bouxlawz byaij gvaq baez doeg ndeu, baezneix couh ndaej baez ninz daengz ranzrongh" gveng youq bak roen roxnaeuz nem youq gwnz faex、gwnz ganj dienhsienq、gwnz ciengz henz roen, vunz byaij gvaq le baez doeg ndeu, gij bingh lwgnyez gyanghwnz daej couh ndei lo, gijneix dwg aen laeh vwnzva sien dauh ndeu. Liuz Sizfanz youq 《Lingj Byauj Gi Manz Cazsuz》 ndawde doiq gij gocwngz sien dauh baenzlawz ywbingh geiqloeg dwk haemq ciengzsaeq: "Vunz manz aeu ywdoj yw in sieng caeuq baenz nong baenz baez vaigoh sojmiz bingh labcab, moix baez cungj miz yauq dangqmaz, hong hix caemh yungh maezsaenq daeuj yw." Caemhcaiq caen da raen le cix guh cingq: "Gou raen boux baenz nong, hawj canghdauh daeuj yw bingh. Bouxdauh daengz le, vunz ndaw ranz bouxbingh aeu gaeqboux、ngaenz、raemx、haeux、gak cungj doxgaiq baij youq rogding. Bouxdauh sien aeu ngaenz cuengq youq ndaw daeh. Duet haizcauj le, aeu raemx daeuj dauh mwd. Byoq haeuj giz baenz nong bae, aeu cax daeuj gvej bae, lwednong lae ok, hoeng bouxbingh mbouj rox indot saek di. Nong lae liux le, aep yw haeuj bae couh ndei lo." Gij gvanhaeh yw Cuengh caeuq gij fuengfap sien dauh maedcaed dangqmaz, Ywcuengh caeuq yw sien dauh caemh goek、caez youq dwg yihyoz Bouxcuengh youq mwh hwngfat aen daegdiemj hungloek ndeu. Aeu gij fuengfap sien dauh daeuj cawz heiq sieb roxnaeuz yw bingh, dwg gwnz lizsij aen biengz Bouxcuengh cungj yienhsiengq raen lai ndeu. Daj aen gvanhdenj yihyoz hwngfat daeuj yawj, yw sien dauh mizyouq caen gazngaih le yihyoz Bouxcuengh hwngfat, hoeng danghnaeuz yungh aen gvanhdenj lizsij veizvuz cujyi caeuq bencwng veizvuz cujyi bae yawj vwndiz, yw sien dauh ndaej mizok caeuq hwngfat youh dwg ndaw gocwngz mizok caeuq hwngfat yihyoz Bouxcuengh gij lizsij mbouj ndaej dingjlawh de.

Seiq、Vwnzva fouzhauh

Fuzhau dwg ceij yiengh geiqhauh miz moux cungj daibyauj yiyi roxnaeuz singqcaet de. Dwzgoz cezyozgyah Gajsih'wj youq《Yinzlun》ndawde gangj: "Boux vunz dwg cungj doenghduz fuzhau de". Fuzhau dwg aen doiqsiengq cijcwngh vunzloih youq mwh hwngfat swyenz mizok de, hix dwg yiengh hongdawz vunzloih yungh daeuj byaujdaz swhsiengj de. Fuzhau ndaej cauh'ok cungj dwg caeuq mbangjdi vwnzva yiyi dox lienzhaeh de, vunzlai youq mwh swnghhoz ndaej doenggvaq dox gyaulouz, bae nyinhdoengz roxnaeuz cienzboq gij saenqsik、gamjcingz roxnaeuz daidu ndaw fuzhau hamzmiz de. Hix ndaej baenzneix gangj, fuzhau ndaej fanjyingj moux aen cuzginz sevei gij swhveiz fuengsik、gyaciz cohyiengq caeuq gamjcingz gangjgouz youq moux duenh seizgan caeuq moux aen hoenggan ndawde haenx. Cungj fuzhau dangguh yiengh hongdawz mizyouq de, moix cungj fuzhau dijhi cungj miz yiyi daegbied, fuzhau dajcauh youq moux cungj cingzdoh daeuj gangj, biujmingz le moix cungj vwnzva dajcauh. Youq rangh dieg Dahcojgyangh Gvangjsih, itgungh fatyienh le 180 giz veh genjdanh sekda hungdaih veh youq naj dat de, ndawde，aen gveihmoz gij veh youq naj dat Byaraiz Ningzmingz Yen，caeuq loih veh neix ndaw guek doxbeij hix dwg baiz youq vih daih'it，youq rog guek hix gig noix raen. Ginggvaq gaujcwng，doengh gij veh youq naj dat neix dwg gyoengq cojcoeng Ouh Loz youq mwh Senhcinz veh de. Doiq yiengh vwnzva neihanz gij veh youq naj dat de，ndawde，miz aen gvanhdenj ndeu nyinhnaeuz de dwg gij doz dungcoz goengfou Ywcuengh vihliux fuengzbingh lienh ndang cix veh ok de. Leihyungh vujdauj daujyinx gigungh daengj fuengfap bae fuengzbingh ywbingh，dwg aen daegsaek hung Ywcuengh ciuhgeq. Miz yozcej aeu de caeuq gij nyawhraek geiq miz cihsaw gigungh mwh Cunhciuh Can'goz nem gij veh yungh baengz geiq doz daujyinx daj gij moh Handai youq Majvangzduih Cangzsah oknamh de itheij yawjbaenz sam yiengh gigungh vwnzvuz mizmingz ndaw guek. Gij veh youq naj dat Byaraiz de sengdoengh gangjlwnh le gij fuengsik fuengfap beksingq Bouxcuengh ciuhgeq caeuq binghvanh dox doucwngh de，yienh'ok le gij yienghsiengq caeuq neihanz daegbied yiengh vwnzva yw Cuengh.

Haj、Vwnzva bakhaenh

Aen cih "goujbeih"，《Gujhanyij Daswzdenj》《Swzyenz》《Hanyij Daswzdenj》daengj gunghgisuh cungj cekgej miz. Itbuen dwg beijlumj ginzcung bakgangj bae haenh. Linghvaih，"goujbeih" lij gvangqlangh ceij gij lwnhgangj vunzlai、gij cienznaeuz bakgangj ginzcung、gij swz louzhengz bakgangj ndawbiengz. Sez Aicwz，boux youq Gvangjsih Cang'yih Yihyen guhhong de，de nyinhnaeuz "goujbeih" dwg ceij "bak rwz doxcienz （baudaengz fuengzcug cienzciep、lauxsae lwgsae cienzciep），mboujcaengz geiq miz cihsaw，cix baengh seiqdaih doxcienz"，gij swhliu bakgangj Ywcuengh dwg gij cihsiz Ywcuengh aeu gij vah minzcuz dangguh gaiqdak cix doenggvaq bak rwz doxcienz riuzcienz roengzdaeuj de. Gij gingniemh yihyoz ndawbiengz Bouxcuengh ginggvaq cien bi riuzcienz daengz seizneix，aen yienzaen ceiq youqgaenj de dwg ndawbiengz miz gij swhliu bakgangj lairaeuh. Ndaw gij swhliu bakgangj，mbangjdi dwg bouxyw aeu caenndang ginglig bae geiqloeg，mbangjdi dandan dwg doenggvaq bakgangj cienj naeuz bouxwnq rox.

Lumjbaenz, lozlwz、fuzsouj、giujlijyangh yw dungx in dungx gvaeng; siujveizyangh caeuq suijdenhciz, dungx in gwn le caen mizyauq; vaceu caeuq hinghawq, dungxgyoet gwn le mizyauq; gij rag vamaedleih caeuq cidmou, mwh eujsieng daz le mizyauq. Mbangjdi swhliu bakgangj cang'yih de mbouj dandan youq bang cang'yih riuzcienz, caiqlix bujdungh beksingq ndawbiengz hix gaenq dangguh cungj swnghhoz cangzsiz cix seiqdaih doxcienz. Lumjbaenz, yungh cungj yw "banhgiuhcan" bae yw binghfatnit youq dieg Bouxcuengh bujdungh ginzcung gihbwnj cungj rox, yinzminz Mbanjcuengh roxnaj denzgihvangz、gihguzcauj、vangzvahdausuijlenz、vuzniengzdwngz、bucuzlinz daengj yozvuz dwg gij yw youqgaenj yw binghganhyenz. Ginggvaq cien bak bi hwngfat, yinzminz Bouxcuengh doenggvaq bakgangj daeuj cienzciep Ywcuengh gaenq gag baenz cungj vwnzva fwnveiz ndeu lo, aen fanveiz nangqdaengz de gig gvangqlangh, haeujlaeg daengz ndawbiengz, hingzsik lai cungj lai yiengh, gig mizyauq cungsaed caemhcaiq lienzdaemh le aen cihsizgu cang'yihyoz, caemhcaiq vih cang'yihyoz lijlun ndaejbaenz cauh'ok le diuzgen.

Roek、Vwnzva sizsuz

Sizsuz, yawj cihsaw naemj hamzngeih, couh ceij sibgvenq fungsug. Sizsuz vwnzva dwg yiengh vwnzva yienhsiengq caeuq swnghhoz doxlienz gaenjmaed de, dwg gij gyaezmaij、funghsang、sizgi、gimqgaiq caeuq saenqyiengj aen minzcuz ndeu ginggvaq ciengzgeiz cwkrom、supyinx caeuq gaijcauh doeklaeng, youq vuzciz swnghhoz caeuq vwnzva swnghhoz fuengmienh gvangqlangh louzhengz de. Yihyoz sizsuz vwnzva dwg gyoeb gij cihsiz vwnzva caeuq ywbingh、fuengzbingh、baujgen doxgven de daeuj heuh de, de dwg gyoengq yinzminz gak aen minzcuz youq ciengzgeiz swnghcanj、swnghhoz ndawde guhbaenz de, deng bonj minzcuz roxnaeuz sevei nyinhdoengz caemhcaiq seiqdaih doxcienz de. Bouxcuengh youq aen lizsij fazcanj gocwngz raezrang ndawde, guhbaenz le yiengh yihyoz sizsuz vwnzva lairaeuh lai yiengh baudaengz swnghhoz veiswngh、coengzbaiq goengsien aeueiq cojcoeng、fuengzbingh baujgen、fuengzraq fuengzdoeg daengj de (gidij neiyungz raen ciengz daihngeih ciet daih'it). Ywcuengh sizsuz vwnzva dwg gij ndei coengmingz gvendaengz ywbingh、fuengzbingh、baujgen yinzminz Bouxcuengh，dwg gyoengqde youq laj gij swyenz vanzging、deihleix vanzging、sevei vanzging caeuq minzcuz vwnzva beigingj dieg Bouxcuengh gagmiz haenx，ginggvaq ciengzgeiz swnghcanj swnghhoz，ciuq cingzgvang dingh geiq，yungh fuengsik mbouj doengz cwkrom hwnjdaeuj de，miz gij vwnzva gaiqdak caeuq vwnzva biujyienh hingzsik lai yiengh，neihanz lairaeuh，gawq miz gij denjhingz daegcwng cienzdoengj yihyoz vwnzva guek raeuz，hix miz yiengh vwnzva daegcwng mingzyienj caeuq gij vanzging deihfueng gagmiz de gaenjmaed doxlienz haenx.

Caet、Vwnzva gofwen

Gofwen dwg ceij fwen、minzyauz. Bouxcuengh dwg aen minzcuz cangh guhfwen cangh diuqfoux ndeu，gofwen Bouxcuengh dizcaiz lai，neiyungz fungfouq，saedceij cungqvunz Bouxcuengh yiengh yiengh cungj bauhamz youq ndaw liux. Cawzliux sai mbwk dox gyaulouz gamjcingz，Bouxcuengh gij gwndaenj sibgvenq、cangh doq hongdawz、minzcingz seiqsug、sevei hingzdai lienzdaengz gij yihyoz gijyw daengj hix daihliengh okyienh youq ndaw gofwen. Ndaw gofwen Bouxcuengh hamzmiz daihliengh gij neiyungz gvendaengz yihyoz lumjbaenz ywsaeh baujgen（lumj geiqciet dienheiq caeuq bingh、baenzranz senglwg、vanzging giz youq、hwnq ranz、cingzci）yihyoz lijlun、gij yiengh bingh、baenzlawz yw、danyw caeuq gij yw miz gijmaz goeng'yauq daengj，youq mwh gij yihyoz，Ywcuengh cienzciep de miz cozyung youqgaenj. "Cinfaen miz fwn bouxbingh noix，coit boqrumz youh doekfwn，lueng mbanj haengjdingh bingh yak lei；laebhah rumzdoeng boq fwtfwt，lueng mbanj mbouj miz vunz baenzbingh；seizcou coit gaej doeknae，cungqvunz baenzbingh noix fuengzre；cungzyangz mbouj doekfwn seizdoeng rengx，gyang ndwen dingj rengx bouxbingh muengz；cingqngamj bungzdaengz ngoenz duznou，cai sieng bingh daeuj vunz saet lai；coit rumzsae bouxcaeg lai，engq doeg naehung miz cainanh"，diuz fwen neix lwnhgangj le dienheiq bienqvaq caeuq baenzbingh mizmaz gvanhaeh，son vunz youq mwh dienheiq bienqvaq aeu louzsim fuengzbingh. "Ndang nit coeg fwngz ndang ndat coeg baihlaeng ndang foeg coeg henz baenz yiengh vamoiz, noh reuq ndang in coeg gyang giz maz, ndang humz coeg giz baenz naed gonq, gak cungj bingh baenzneix yw couh mbouj yungh bae gizwnq ra canghyw lo", diuz fwen neix cungjgez le cungj gvilwd canghyw Bouxcuengh ra giz coeg cim ywbingh de. Ndaw fwen gij neiyungz geiqsij goeng'yauq gijyw daihgaiq ndaej faen baenz song cungj: Cungj ndeu dwg gaigoz giz gijyw doxlumj, lumjbaenz "moix go cungj baenz yw, miz haemz hix miz manh, gij manh yw ndaej sa, gij haemz roengz ndaej ndat; miz soemj hix miz van, gi soemj sup ndaej hanh, gij van bouj ndaej heiq"; lingh cungj ndeu dwg lwnhgangj yiengh yw ndeu mizmaz goeng'yauq, lumjbaenz: "Fatsa ciengz yungh gaeunanzsez, yw ndaej laemx sieng caeuq ndok raek, oem rag youq bak mbok bya ok, doiq bingh lojli goeng'yauq ndei". Ndaej naeuz gofwen Bouxcuengh dwg bouh bwzgoh cenzsuh yenzswnghdai Bouxcuengh ciuhgeq ndeu.

Bet、Vwnzva gijyw gijgwn

Yiengh vwnzva gijyw gijgwn doengzgeiz dwg aen gaihdon yiengh yihyoz vwnzva vunzloih bujben ginglig gvaq de caeuq gij daegcwng youqgaenj de. Guek raeuz daj ciuhgeq couh miz gij cienzgangj "Sinznungz cimz haujlai cungj nywj, ngoenz ndeu couh cimz bungz caetcib cungj doeg" cix rox yozvuz. Youq geizcaeux gwnzbiengz vunzloih, aenvih noix gij gingniemh ywbingh, cojcoeng Bouxcuengh cungj dwg mboujdan aeu roxnyinh gij huq gwn ndaej, lij aeu roxnyinh de miz maz yauqgoj ywbingh, ndigah cugbouh cwkrom le di genjdanh gingniemh gvendaengz gijyw gijgwn doengz goek. Ndigah, gwn baiz youq yw gaxgonq, nyinhrox miz gij yauqgoj ywbingh dwg doenggvaq doiq gijgwn nyinhrox bienq laeg cij ndaej ok de, gijyw caeuq gijgwn youh doxbouj, dajneix guhbaenz yiengh vwnzva gijyw gijgwn doengz goek bwhmiz minzcuz daegsaek de. Bouxcuengh dwg aen minzcuz haeuxnaz ceiqcaeux de. Haeux mboujdan dwg lwgminz Bouxcuengh ciuhgeq gij huq yungh daeuj gwn ien, lij dangguh Ywcuengh ndaej hawj beizheiq ndei、hawj heiqiu ndei、hawj vunz gyaeu de, gyagoeng baenz cukyw、laeujyw、haeuxyw、gauyw daengj gij haeuxdonqyw daeuj gwn. Lumjbaenz youq Hocouh Si yungh haeuxniu ndaem oemqlaeuj caemhcaiq "gai youq haw ok mingz lai"，youq Gveibingz miz cungj laeujvan yungh haeuxniu ndaem oemq baenz de miz gij goeng'yauq "ciengx beizheiq ndei daengz iu". Cawzliux haeux deng cojcoeng Bouxcuengh fatyienh miz gij baujgen cozyung ndei yungh gwn dingj yw，dingzlai gijgwn lumjbaenz gijmak、byaekheu、doenghduz、boiqliuh daengj ndaej hawj vunz boujcung yingzyangj de cungj miz gij goeng'yauq daegdingh yungh gwn dingj yw de. Makcwngz ndaej gaij gij doeg duzbya duzbaeu；makhwzdauz nienz baenz mba caeuq laeuj gwn，ndaej yw hwet sieng in；goswjsuh "gwn le mbouj iek，ndaej hoizrwnh baegnaiq"；byaekgoujgij "feihdauh haemz，gwn de ndaej sim sangj da rongh" ……Gwnzbiengz Bouxcuengh ligmaz riuzcienz gwn lwedngwz ndip ndaej yw fungheiq，duzgaekgez、duzroeglaej、gyaeqgaeqboux bouj heiqiu daengj gij gingniemh yungh yw. Aenvih gihou caeuq deihleix vanzging daegbied，youq dieg Bouxcuengh doenghduz doenghgo ndaej dang gijyw gijgwn de binjcungj gig lai、swhyienz lairaeuh，vih guhbaenz caeuq hwngfat yiengh vwnzva gijyw gijgwn doengz goek daezgung le gij diuzgienh youh ndei youh daegmiz de.

Gouj、Vwnzva fatsanj

Vunzloih senglix daengz seizneix，fatsanj dwg aen vahdaez geqlaux youh ciengxlwenx ndeu. Ndaej baenzneix gangj，vunzloih youq gwnz deihgiuz senglix le geijlai nanz，fatsanj couh miz geijlai nanz. Wnhgwzswh youq 《Gij Goekgaen Gyadingz、Swhyoujci Caeuq Guekgya》 banj daih'it youq vahhai-daeuz vixok，swnghcanj bonjndang miz song cungj："It fuengmienh dwg swnghcanj swnghhoz swhliu hix couh dwg gijgwn、gijdaenj、ranzyouq caeuq gij hongdawz yungh daeuj guh gijneix de；lingh fuengmienh ndeu dwg swnghcanj vunzloih bonjndang，hix couh dwg lai sanj ceh." Youq aen seizdaih ciuhgeq vunzloih，vunzloih bonjfaenh sanj dwg aen yinhsu gietdingh sevei hwngfat de，beij swnghcanj vuzciz swhliu youqgaenj daiqlai，"senglwg dwg gij cezdui yivu cungjcuz gyauhawj de，couh lumj bietdingh aeu dai dwg goyinz dingjdangj mbouj ndaej de ityiengh". Coengzbaiq fatsanj hix couh bienqbaenz cungj lizsij yienhsiengq dohdaengz daengx seiqgyaiq de.

Bouxcuengh dwg aen minzcuz geqlaux lizsij gig nanz ndeu，gwnzbiengz Bouxcuengh doiq vunzloih sengfat lai sanj hix miz gij lijgaij bonjfaenh. Gwnzbiengz Bouxcuengh saenq saenzmbauhoengz，de dwg mehsacnz cienmonz guenjleix senglwg de，youh heuhguh "vavuengz swngmuj". Gwnzbiengz Bouxcuengh nyinhnaeuz lwgnyez dwg dujva youq gyanghongh mbauhoengz de，reuqhenj roxnaeuz ronghsien vanzcienz youz mbauhoengz gangj ndaej suenq. Lwgnding doekseng，couh youq gwnz gyaeujcongz bu vaceij，mbat bungzdaengz ngoenzciet couh youz daxmeh lingx lwgnyez linghvaih bae caeq mbauhoengz. Lwgnyez baenzbingh，hix aeu caeq mbauhoengz baujyouh. Cojcoeng Bouxcuengh coengzbaiq sanqfat，youq mbangj doenghduz hix miz daejyienh. Youq dieg Bouxcuengh，itcig riuzcienz miz haujlai cienzgangj gvendaengz duzgoep de，it fuengmienh，duzgoep aenvih aen ndang swhgeij caeuq naengzlig sanqfat ak lai，deng cojcoeng Bouxcuengh yawjbaenz yiengh vaqndang mehmbwk roxnaeuz bouxsai；lingh fuengmienh ndeu，vunzlai youh aeu de caeuq boux saenzsenglwg youq dieg Bouxcuengh——duzsaenzbyaj lienzhaeh youq doxcaez，baengh neix dem'ak duzgoep cungj naengzlig sanqfat，duzgoep youq yiengh vwnzva Bouxcuengh coengzbaiq sanqfat ndawde miz gij diegvih daegbied de. Youq hong gaujcaz gaujguj yiengh vwnzva Lozyez ndawde，conhgyah youq mbangj dieg heux Byacwx fatyienh ndaek sizcuj hung lumj yiengh ceuq de itcig deng vunzmbanj dangdieg baiq. Linghvaih，youq gwnz gij veh veh youq gwnz dat Byaraiz Ningzmingz de，song fuk veh vunz doxej geijcien bi gaxgonq cojcoeng Bouxcuengh veh hwnj bae de cingcuj ndaej raen，neix daejyienh le lwgminz Bouxcuengh ligmaz gig coengzbaiq vunzloih sanqfat.

Cib、Vwnzva dijyuz

Cojcoeng Bouxcuengh gig caeux couh roxnyinh doenggvaq dijyuz donlen ndaej dem'ak daejcaet，yawhfuengz binghvanh. Gij siengqvunz veh youq gwnz dat Byaraiz Ningzmingz Gvangjsih de，gij cingqnaj de dingzlai dwg doiq fwngz yaengx hwnj bae，gencueg gungj $90° \sim 110°$，doiq gyaeujhoq gungj baenz $90° \sim 110°$，baenz yiengh buenq maeuq youq；gij siengqvunz nyeng ndang de dingzlai baiz baenz baiz, song ga yiengq laeng gungj, doiq fwngz yiengq gwnz iet. Conhgyah yenzgiu nyinhnaeuz, mboujguenj dwg gij siengqvunz cingqnaj de roxnaeuz dwg gij nyeng ndang de, cungj dwg cungj vujdauq dungcoz roxnaeuz goengfou dungcoz hingzsiengq denjhingz ndeu. Vujdauq aen diegvih youq geizcaeux ywbingh de, youq mbaw doz dazyinx daj aen moh Handai youq Majvangzduih yangh oknamh de, dauq vujginzhi Vazdoz ndawde deng cingqsaed le. Dieg Bouxcuengh aenvih swyenz deihleix vanzging daegbied, youh bumz fwn youh lai, bingh fungheiq, aen ndang naekcaem daengj cungj bingh ciengzseiz raen youh lai fat de, yienzcung yingjyangj daengz vunzlai swnghcanj swnghhoz. Ndigah, cojcoeng Bouxcuengh dajcauh le doenghgij vujdauq dungcoz hawj heiq doengrat、yinxdoeng gvanhcez de, caemhcaiq dangguh cungj fuengfap fuengzbingh ywbingh veh roengzdaeuj caiqlij daihdaih riuzcienz. Daengz seizneix, lwgminz Bouxcuengh lij haengj dijyuz hozdung caeuq diuqfoux, ciengzseiz youq mwh gvaqciet mbeguh gij hozdung bau siugiuz、vad ruz doxdax、caij gauhgyauh、vuj lungz、vuj foux、gip denhdwngh daengj conzdungj cangqndang hozdung, neix caeuq yihyoz Bouxcuengh gig giengzdiuh cungj yawhfuengz baujgen gvanhnen "caengz bingh sien fuengz" gvanhaeh gig maedcaed.

Camgauj Vwnzyen:

[1] Vangz Hanyuz. Ywcuengh Cungguek [M]. Nanzningz: Gvangjsih Minzcuz Cuzbanjse, 2000.

[2] Lanz Yizcunh, Liuz Ciswngh, Cinz Vwnzboh. Gangjgangj Gij Gvanhaeh Vwnzva Lozyez Caeuq Vwnzva Ywcuengh [J]. Cunghgoz Minzcuz Yihyoz Cazci, 2008 (12): 1 - 6.

[3]Bangz Yijcouh. Genjdanh Gangjgangj Gij Sibgvenq Yihyoz Veiswngh Bouxcuengh [J]. Cunghgoz Minzcuz Minzgenh Yihyoz, 2008 (3): 3 - 5.

[4]Hoz Sinh. Gij Fouzhauh Yisuz Yienhsiengq——Cekgangj Vwnzvayoz [M]. 1 banj. Bwzgingh: Yinzminz Vwnzyoz Cuzbanjse, 1987.

[5]Linz Cinz. Genjdanh Cekgangj Vwnzva Sien Dauh Doiq Hwngfat Yw-
cuengh Miz Maz Yingjyangj [C]. Gij Lunvwn Ciz Gaiq Daih 'it Aen
Yozsuz Yenzdaujvei Gvendaengz Cungh Dai Cienzdoengj Yihyoz Caeuq
Yenzgiu Yw Dienyienz, 2006.

[6]Liuz Gohgoh, Cangh Meiz. Vunz Fouzhauh Vwnzva [J]. Gyanghsuh
Sevei Gohyoz, 2012 (5): 28 - 31.

[7]Se Aicwz. Yenzgiu Gij Swhliu Bakhaenh Yw Bouxcuengh [C]. 2005
Gij Lunvwn Gyoebbien Daengx Guek Gaiq Daih'it Aen hoih
Gvendaengz Yozsuz Yw Cuengh Hix Daengx Guek Aen Hoih Gyaulouz
Gij Gingniemh Yw Minzcuz, 2005.

[8]Moz Cinghlenz, Vangz Bingz, Vangz Haijboh. Genjdanh Lwnhgangj
Fewn Bouxcuengh Youq Mwh Ciepswnj Yw Cuengh Miz Maz Cozyung
[J]. Cunghgoz Minzcuz Minzgenh Yihyoz, 2019 (21): 25 - 27.

[9]Majgwzswh, Wnhgwzswh. Majgwzswh Wnhgwzswh Senjciz: Gienj
Daih 4 [M]. Bwzgingh: Yinzminz Cuzbanjse, 1972.

[10]O. A Veilwz. Cungzbaiq Fatsanj [M]. Sij Binz fanhoiz. Bwzgingh:
Cunghgoz Vwnzlenz Cuzbanj Gunghswh, 1988.

[11]Liu Mingzginh. Cungzbaiq Doenghduz Caeuq Cungzbaiq Fatsanj [J].
Gvangjsih Minzcuz Yozyen Yozbau: Banj Cezyoz Sevei Gohyoz,
1995 (3): 23 - 28.

[12]Bangz Yijcouh. Damqcaz Gij Doz Gwnz Byaraiz Miz Maz Neihanz
Ywcuengh [J]. Gvanghmingz Cunghyih, 2008, 23 (12): 1871 -
1873.

Cieng Daihsam Ywcuengh Caeuq Cezyoz、Cunghgyau Sinyangj Vwnzva Bouxcuengh

Ciet Daih'it Ywcuengh Caeuq Cezyoz Bouxcuengh

Dieg Gvangjsih ciuhgeq, mbwn raeuj raemxfwn lai, dah doxgeuj lumj muengx, ndoengfaex mwncupcup, doenghduz youq gwnz dieg buet bae buet dauq, conghgamj giz giz cungj miz, dwg dieg ceiq hab vunz ciuhgeq youq de. Lwgminz Bouxcuengh daj ciuhgeq daeuj couh youq Lingjnanz fueng dieg youh gvangq youh biz neix hwnq ranz guh gwn、seng lwg ciengx lan, gyoengqde youq diegfwz hai reih hai naz, gaenxmaenx guhhong, hwnq aen suenranz gyaeundei swhgeij. Ciuh gyawj, Vunloih vat namh guh gaujguj yenzgiu, gij yenzgiu cwngzgoj de caeuq gij saenzvah ciennaeuz ndawbiengz Bouxcuengh gvendaengz ciuhgeq haenx, daj mbouj doengz fuengmienh dawz gij ginglig ganhoj cojcoeng Bouxcuengh damqra、dwk fug daswyenz de mbe youq dangqnaj raeuz. Cojcoeng Bouxcuengh youq ndaw ciengz cieng hungmbwk dwk fug daswyenz de, gawq cauxok vuzciz vwnzva, hix caemh mizok le mbangjdi gvanhnen genjdanh cinghseuq, swyenz haenx, gyoengqde doiq gwnzmbwn lajdeih daj seizlawz hainduj miz、vunzloih caeuq doxgaiq daj gizlawz daeuj miz le gij yawjfap genjdanh. Doeklaeng, sevei Bouxcuengh ndaej daengz fazcanj, sizcenj yied daeuj yied haeujlaeg, cojcoeng Bouxcuengh yawj ndaej engq gyaeraez, gij nyinhrox gyoengqde hix menhmenh gyalaeg, doiq gak cungj yienhsiengq ndaw swyenz caeuq sevei miz gij yawjfap swhgeij, couh dwg miz le gij sigaigvanh swhgeij. Dangyienz, cungj lwgda yawj seiqgyaiq neix, lij dwg gij yawjfap ceiq genjdanh de, raen gijmaz couh dwg gijmaz. Gij cezyoz swhsiengj Bouxcuengh, hix dwg gij cezyoz swhsiengj Cunghvaz Minzcuz ndawde dingz gapbaenz youqgaenj ndeu.

Ywcuengh baenzlawz mizok caeuq fazcanj, ginglig gvaq mboengq lizsij raezrangh ndeu. Ywcuengh ndaej daengz mizok, dwg cojcoeng Bouxcuengh cien bak bi daeuj guhhong gwn daenj、yawjbingh yw bingh cij guh daengz. Cojcoeng Bouxcuengh vihliux swnh'wngq swyenz, hab'wngq swyenz, couh mbouj ndaej mbouj bae damqra baexmaed daswyenz, yienzhaeuh nyinhrox gij vanzging baihrog yawj ndaej raen、gamjsouh ndaej daengz haenx, mizok gak cungj yisiz hingzdai caeuq guhhong gwn daenj seng lwg seng lan maedcaed doxgven de, ndawde baudaengz cungj gvanhnen gvendaengz gij gvanhaeh bonjndang caeuq swyenzgai, roxnaeuz gvendaengz gij gvanhaeh vunz caeuq vunz、roxnaeuz gvendaengz gij nohndang cujciz bonjfaenh haenx.

It、Gij cezyoz swhsiengj Bouxcuengh

Hwzgwzwj naeuz: "Aen minzcuz ndeu haeujdaengz aen seizdaih ndeu, youq seizneix cingsaenz vih coh aen doiqsiengq bujben, aeu gij lijci gainen bujben bae cekgej gij saehfaed swyenz, beijlumj naeuz, iugouz bae nyinhrox gij yienzaen baenzmaz miz yiengh saehfaed neix. Yienghneix raeuz ndaej naeuz, aen minzcuj neix hainduj bae ngeixnaemj cezyoz lo." Youq mwh damqra baexmaed daswyenz, cojcoeng Bouxcuengh baeznduj ceiq mbouj rox ceiq yaek cam de dwg gwnzmbwn lajdeih baenzlawz mizok caeuq vunzloih bonjndang daj gizlawz daeuj, hix dwg youq mwh ngeixnaemj mbwn caeuq vunz de mizok le gij cezyoz swhsiengj ceiq nduj genjdanh miz gij daegsaek bonj minzcuz haenx. Cungj cezyoz swhsiengj ceiq nduj neix aeu gij saenzvah cienznaeuz ndawbiengz guh gaiqdak, cienz daengz seizneix.

1. Gij cienznaeuz gvendaengz gwnzmbwn lajdeih daj gizlawz daeuj

Gij saenzvah cienznaeuz ndawbiengz Bouxcuengh riuzcienz de gig lai, dingzlai dwg doenggvaq gij fwen raez lwnh saeh de cienz roengzdaeuj, gij cienz ndaej haemq gvangqlangh de dwg 《Diuz Fwen Hai Mbwn Mbek Deih》《Vunz Caeuq Saenz Baenranz》《Mehroxgyap》《Bouxroxdoh》《Mehlwg Liuh Henzmbwn》《Daeggang Nyingz Daengngoenz》《Gij Gojgaeq Bubwz》《Gij

Cienznaeuz Aen Nyienz》 daengj.

《Bouxroxdoh》 aen saenzvah gojgaeq lauxgeq neix daihgaiq dwg yienghneix: Doenghbaez gig caeux gig caeux, gwnzmbwn lajdeih lij doxrangh, baeznduj miz bongj daihheiq ndeu youq gwnzmbwn baenqcienq, bongj daihheiq de menhmenh yied baenq yied riuz, baenq bae baenq dauq, baenq baenz aen gyaeq hung ndeu. Aen gyaeq hung neix miz sam aen hakgyaeq, doeklaeng aen gyaeq hung dek lo, sam aen hakgyaeq baen baenz sam mbangq, mbangq mbin hwnj gwnz de, baenz mbwn; mbangq doek daengz baihlaj de, baenz haij; mbangq youq cungqgyang de, baenz diegdeih. Gwnzmbwn lajdeih baen baenz sam gyaiq, mbwn dwg gyaiqgwnz, lajdeih dwg gyaiqgyang, lajnamh dwg gyaiqlaj. Gyaiqgwnz youz bouxbyaj guenjleix, gyaiqgyang youz Bouxroxdoh guenjleix, gyaiqlaj youz lungzvangz guenjleix. Seizhaenx, mbwn daemq namh mbang, cungqvunz raemjfwnz fag'van gingciengz bungzdaengz mbwn, dwk doengh daemjrok hix gingciengz dwk byoengq lajnamh, gauj ndaej vunz gyaiqgwnz、gyaiqlaj mbouj ndaej andingh, ngoenz ienq hwnz ienq. Vihneix, Bouxroxdoh couh heuh vunz gyaiqgwnz yiuj sang mbwn, sang daengz "samcib sam go faexraet doxdab yiu mbouj daengz, samcib sam nyumq bwngyaeuj doxswnj duengh mbouj ndaej"; heuh vunz gyaiqlaj gya na lap namh, na daengz "samcib sam aen byarin doxdab yienghde, samcib sam diuz gaeuhenj ndonj mbouj byoengq" …… Neix couh dwg gij cienznaeuz seng baenz gwnzmbwn lajdeih cojcoeng Bouxcuengh ciuhgeq, de miz haujlai cwngzfwn dwg saenzvah, hoeng raeuz baizcawz saenzvah mbouj gangj, dauqhix loh'ok gij rongh veizvuz cujyi、did'ok gij ngaz cezyoz swhsiengj. Cungj rongh veizvuz cujyi neix, biujyienh baenz cojcoeng Bouxcuengh gaenq nyinhrox daengz daihheiq youq caengz miz mbwn namh couh mizyouq, daihheiq baenqcienq cix baenz aen doxgaiq luenz lumj gyaeq, de dek le bienqbaenz sam mbangq, sam mbangq baen baenz mbwn、namh、haij, baenz sojmiz doxgaiq, gijneix mbouj ndaej mbouj naeuz dwg yungh veizvuz swhsiengj daeuj cekgej gwnzmbwn lajdeih daj gizlawz daeuj, ndawde hamzmiz gij gvanhnen veizvuz swyenz cinghseuq genjdanh haenx. "Gij yozsoz heiq dwg goekgaen" Bouxcuengh mboujdan did'ok gij ngaz yiengh swhsiengj veizvuzlun cinghseuq genjdan de, caemhcaiq lij did'ok gij ngaz yiengh swhsiengj bencwngfaz cinghseuq genjdan de dem. Cojcoeng Bouxcuengh nyinhnaeuz, gij "daihheiq" dangguh goekgaen gwnzmbwn lajdeih de mbouj dwg gyaengjgyat mbouj doengh, cix dwg doxgot baenqcienq (yinhdoengh bienqvaq) caiqlij yied baenq yied riuz (gij mauzdun baihndaw saehfaed yinhdoengh yied daeuj yied haenq), yienghneix baenq baenz aen gyaeq luenz hung ndeu (iq、naek). Aen gyaeq luenz hung dek (cizben) baenz mbwn、namh、haij. Cojcoeng Bouxcuengh daj gij de cigsoh yawjraen de bae naemj, aeu baenqcienq、dek hai daeuj lwnhgangj doxgaiq yinhdoengh、fazcanj caeuq bienqvaq, caemhcaiq nyinhnaeuz aenvih dwg gij mauzdun yinhdoengh baihndaw saehfaed cij mizok seiqgyaiq. Cungj yawjfap baenqcienq、dekhai mizok gwnzmbwn lajdeih neix, miz di lumj ciuhneix gij lijlun gyajsez "singhyinz yozsoz" caeuq dabauca gvendaengz gwnzmbwn lajdeih daj gizlawz daeuj de. Miz cungj doxlumj neix, dwg aenvih cungqvunz ngeixnaemj gwnzmbwn lajdeih daj gizlawz daeuj, ndawde cungj hamzmiz veizvuz bencwngfaz yinhsu, cij mbouj gvaq gij bencwngfaz swhsiengj cojcoeng Bouxcuengh dwg yiengh bencwngfaz cinghseuq genjdanh sengbaenz le gag loh okdaeuj.

2. Gij cienznaeuz gvendaengz vunzloih daj gizlawz daeuj

Cojcoeng Bouxcuengh youq cungj cingzgvang swnghcanj fuengsik gig yaez de, yungh cungj swhveiz cizgvanh、cinghseuq genjdanh bae "beijciuq doxgaiq yawj yienhsiengq", doiq "aen maez gwnzmbwn lajdeih" neix guh gak cungj gak yiengh ngeixnaemj gvaqmauh yienhsaed de, youq laj rongh saenzvah hix myig ok gij rongh cwzyouz swhsiengj. Cojcoeng Bouxcuengh lwnhgangj vunzloih daj gizlawz daeuj ndaej baen baenz gij vunzloih yienzmiz caeuq caiq seng vunzloih.

It dwg yahsaenz Mehroxgyap "caenj namh caux vunz", cauxok le vunzloih yienzmiz. Ndaw bien saenzvah Bouxcuengh 《Bouxroxdoh Caeuq Mehroxgyap》 naeuz: Ciuhgeq, ndaw gwnzmbwn lajdeih miz aen gyaeq cingq baenqcienq ndeu, doeklaeng dek baenz sam mbangq, gwnzmbwn lajdeih couh bienqbaenz sam gyaiq. Gwnz dieg gyaiqgyang majok duj va ndeu, ndaw va seng ok mehyah ndeu, mehyah neix couh dwg gwnz seiqgyaiq boux vunz nduj.

De bwngyaeuj sanqsaksak，daengx ndang rim bwn，youh coengmingz raixcaix. De oknyouh dwk dumz diegdeih，yienzhaeuh caenj namhcumx guh vunz，caemhcaiq aeu lwgmanh caeuq makfiengz faen ok saimbwk.

Ngeih dwg "daeggo dahnuengx doxaeu，caiq seng vunzloih". Bouxbyaj cawjguenj gyaiqgwnz de aenvih hozndat cix cuengq raemxrongz dumh biengz vunz liux，danmiz song beixnuengx ndoj ndaw hozloz cij mbouj dai. Vihliux caiq seng ok vunzloih，daeggo caeuq dahnuengx swnh'wngq gij eiqsei gwnzmbwn，gietbaenz gvanbaz，doeklaeng seng ok ndaek noh ndeu，gyoengqde ronq de baenz gaiq iq，vanq daengz gyangdoengh，doeklaeng gij doek daengz gyangdah de bienqbaenz bya gungq，gij doek daengz biengzdeih de bienqbaenz vunz. Cungqvunz doxaeu baenzranz，vunzloih couh ndaej fatsanj roengzdaeuj lo.

Song cungj cienznaeuz vunz daj gizlawz daeuj neix dwg dox lienzhaeh de，cungj dwg gij doxgaiq mboujdoengz lizsij fazcanj gaihdon miz okdaeuj. Aen cienznaeuz Mehroxgyap "caenj namh caux vunz" dwg cojcoeng Bouxcuengh lijcaenz roxndeq saimbwk baenzranz miz gijmaz cozyung，gaengawq cungj gingniemh va hai baenz mak couh mbit neix nyinhnaeuz va dwg goekgaen vunzloih，seizneix Bouxcuengh vanzlij miz gij fungsug coengzbaiq va de. Cungj cienznaeuz "daeggo dahnuengx doxaeu，caiq seng vunzloih" dwg fanjyingj ok gij yienghsiengq aen gaihgon cungqvunz ginzvwnh yenzsij de. Yienghneix，youq ndaw aen dijhi gij saenzvah cienznaeuz Bouxcuengh couh mai ok le gij lizsij vunzloih yenjva：Heiq—mbwn、namh、haij sam gyaiq—yahsaenz Mehroxgyap — vunzloih yienzmiz—caiq seng vunzloih.

3. Gvendaengz gij gvanhaeh vunz caeuq swyenz

Ciengzgeiz guhhong caeuq gvaq ndwenngoenz，cojcoeng Bouxcuengh nyinhrox daengz le vunz caeuq gwzgvanh seiqgyaiq dwg bencwng dungjyiz de. Vunz aeu hab'wngq swyenz vanzging，aeu'eiq gwzgvanh gvilwd gonq，cungj aeu'eiq neix biujyienh baenz doiq saenz youh gingq youh lau cix mizok baenzroix gij yizsiz baiq fangz，cujyau dwg gouz fuk ndoj cai，gijneix couh dwg gij biujyienh veizsinh cujyi. Hoeng daj mbiengj wnq daeuj yawj，vunzloih hix miz le gij eiqsik gag singjsag，mboujduenh bae gaijcauh gwzgvanh seiqgyaiq，hawj vunzloih hab'wngq swyenz vanzging cix fazcanj. Youq ndaw gij saenzvah cienznaeuz Bouxcuengh nyoenx ok haujlai gij vunzak caeuq mbwn caeuq daihdeih doxhoenx、daiqlingx cungqvunz caeuq swyenz doiqdingj haenx. Beijlumj boux vunzak Bouxroxdoh youq mizok gwnzmbwn lajdeih le，vihliux gaijndei gij vanzging yaez vunz youq haenx，daiqlingx cungqvunz ceihleix daswyenz、guenjleix ndaw biengz，ra go faexdiet daeuj dingj mbwn at deih，yungh geiqmaeuz laeh bouxbyaj hwnjmbwn，laeh duzngieg haeuj haij，laeh duzguk bae ndoeng，son cungqvunz sanbuh、dajndaem、cauxfeiz，hawj cungqvunz youq gwnz dieg anonj gvaqngoenz.《Gij Gojgaeq Bubwz》cingzcez dwg yienghneix：Bouxbyaj mbouj hawj fwndoek，Bubwz hwnjmbwn bae ra bouxbyaj gangj dauhleix，de gaemh mbaq bouxbyaj，aeu faggiemq dingj aenndaeng de. Youq ndaw《Gij Cienznaeuz Aen Nyienz》lwnhgangj de dwg gij gojgaeq cungqvunz mbeilaux dingjdangj raemxrongz de. Daeg'yih sam beixnuengx caux nyienz daeuj daeuq bouxbyaj："Gij vifung bouxbyaj cienzbouh dwg baengh gyong，raeuz caemh caux geij aen nyienz，hawj gij sing'yaem nyienz raeuz hung gvaq gij sing'yaem gyong bouxbyaj，de swyenz couh saw lo，mbouj gamj caiq saj vifung." Daeggang ndaw《Daeggang Nyingz Daeng-ngoenz》de dwg boux vunzak lumj boux Houyi Bouxgun neix. Gij saehcingz doenghboux vunzak lumjbaenz Bouxroxdoh、Bubwz、Daeg'yih sam beix-nuengx、Daeggang daengj de，saedceiq dwg gij sukingj guengjdaih beksingq caeuq daswyenz doiqdingj de，yienznaeuz yawj daeuj miz di geizgvaiq hozoiq，hoeng cungj ganciep bae fanjyingj ok gij cingsaenz vunzloih mboujduenh buekguh baenaj haenx，doengzseiz hix haenh le gij mbei cungqvunz ndij daswyenz doiqdingj de. Cungqvunz doiq daswyenz daj gig saenqyiengj daengz yawjsiuj boux saenz（daibyauj rengz swyenz）caemhcaiq caeuq de doiqdingj，hix dwg aen gocwngz gij veizvuz cujyi swhsiengj cinghseuq genjdanh swnghwnj bienqndei de.

Ngeih、Gij gihbwnj daegdiemj cezyoz vwnzva Bouxcuengh

1. Gij swyenz gvanhnen cinghseuq genjdanh caeuq coengzbaiq swyenz

Ciuhgeq, aenvih swnghcanjlig suijbingz ndawbiengz gig nyieg, cungqvunz mbouj rox saekdi gohyoz cihsiz, ndigah cojcoeng Bouxcuengh doiq gak cungj swyenz yienhsiengq, lumj byajraez、byaj myig、rumzboq、raemxrongz、mbwnrengx、bya lak、namh loemq caeuq daengngoenz、ronghndwen baenqcienq daengj mbouj miz banhfap cekgej, yienghneix gyoengqde couh gag naemj youq baihlaeng doenghgij rengzswyenz neix, itdingh miz cungj doxgaiq gawq saenzmaed youq ak raixcaix ndeu cijveih. Gyoengqde nyinhnaeuz byajraez miz bouxbyaj, byaj myig miz mehbyaj, rumzboq miz bajrumz, doekfwn miz bouxbyaj, ndaw haij miz lungzvangz, gwnz bya miz saenzbya, benq dieg miz saenzdieg, daengngoenz ronghndwen hix miz saenz, daengjdaengj. Cojcoeng Bouxcuengh vanzlij nyinhnaeuz go faex yonya、duz mbin duz byaij hix miz saenzlingz, aeu doenghgij swyenzgai lienzdaengz swyenz yienhsiengq dang vunz yawj、dang saenz yawj, yienghneix couh mizok le gij gvanhnen coengzbaiq swyenz haenx.

2. Cungj swhsiengj vunz hingz ndaej mbwn namh de

Cungj swhsiengj vunz hingz ndaej mbwn namh, dwg cojcoeng Bouxcuengh youq mwh ciengzgeiz caeuq swyenzgai doxdaeuq de, mboujduenh cungjgez gingniemh cix mizok. Gaenriengz gij swnghcanjlig suijbingz ndawbiengz Bouxcuengh mboujduenh daezsang, cungqvunz doiq swyenzgai nyinhrox gyalaeg, cojcoeng Bouxcuengh youq mwh daeuq mbwn daeuq namh menhmenh nyinhrox daengz gij ligliengh swhgeij, hainduj mizok cungj swhsiengj vunzloih dwk ndaej hingz mbwn namh de. Cungj swhsiengh cojcoeng Bouxcuengh neix, mbouj dwg daj ndaw gij swnghcanj、swnghhoz gyoengqde cigsoh fanjyingj okdaeuj, cix dwg doenggvaq haujlai gojgaeq cienznaeuz ganciep biujyienh okdaeuj de. Dwg doenggvaq dawz gij vunz、saehfaed ndaw yienhsaed sevei naemj ndaej ak naemj ndaej ndei, cauxok mbangj vunzak caeuq dawz mbangj vunz yawj baenz saenz, caeuq mbwnj doxdaeuq、caeuq daihdeih doxdaeuq, ndaejhingz cix biujyienh okdaeuj de, fanjyingj ok cojcoeng Bouxcuengh cungj swhsiengj vunz hingz ndaej mbwn namh cinghseuq genjdanh haenx.

Cojcoeng Bouxcuengh youq mwh caeuq daswyenz doxdaeuq de mboujdan mizok cungj swhsiengj vunz hingz ndaej mbwn namh de, caemhcaiq lij nyinhrox daengz vunz gaijbienq ndaej vanzging, hoenx ndaej hingz raemzrongz duzyak. Ndaw diuz fwen lwnh saeh 《Cinz Sin Vangz》 couh geiqsij le gij gojgaeq cojcoeng Bouxcuengh hingz raemxrongz duzyak. Gojgaeq naeuz, ciuhgeq Gyanghnganz (Gvangjsih Denzyangz Yen Denzcouh Cin Seizneix) miz boux vunz ndeu heuhguh Cinz Sin, de raen seizseiz miz raemxrongz caihaih, dumx dai fouzsoq vunzloih caeuq doihduz, cungqvunz mbouj ndaej mbouj buen daengz gwnzbya youq, hoeng youh deng duzdoeg duzyak gyangbya haep. Yienghneix, de roengz gietsim aeu ceihfug raemxrongz, gajdai duzdoeg duzyak liux. Vihliux ceihleix raemxrongz caihaih, de bin gvaq geij bya geij ndoi, vaij dah hamj rij, cunz liux mbanj cuengh, riengz rijmboq, yawj bya hung, vanzlij naeuz hawj cungqvunz rox raemxrongz caeuq duzdoeg duzyak mizmaz caihcawq, haekfug cien nanh fanh nanh, byaij le 720 ngoenz, caeuq duzdoeg duzyak doxhoenx 1044 baez, doeklaeng ndaej hingz, dauq daengz ranzmbanj. Dauqdaengz ranz le, de hainduj vat bya hai sok, gyagvangq sok raemx, ceihfug le raemxrongz, hix gajdai duzdoeg duzyak liux. Dajneix gvaqlaeng, cungqvunz guh gwn gvaq ngoenz, saedceij onjdingh. Aen gojgaeq neix naeuz ok cungqvunz yaek dwkhingz raemxrongz、siumied duzyak, couh ndaej liujgaij seiq bya roen raemx、roxndeq doihduz seizlawz ninz seizlawz okdaeuj ra gwn gonq. Aeu liujgaij doenghgij cingzgvang neix, couh ndaej bin bya gvaq dah, yawj bya yawj raemx, yawj rox raemxrongz yaek lae bae gizlawz. Daj diemj neix daeuj yawj, seizhaenx cungqvunz gaenq rox didi gij dauhleix yaek liujgaij cingzgvang, couh aeu haeuj daengz saedceiq bae, hainduj roxdaengz yaek ceihfug raemxrongz, aeu rox gij singqcaet caeuq daegdiemj raemx gonq. Yiennaeuz cungj nyinhrox neix lij dwg baengh gingnienh aeundaej, hoeng cojcoeng Bouxcuengh geij cien bi gaxgonq couh miz cungj nyinhrox swhsiengj neix, haengjdingh dwg dijbauj raixcaix. Dangyienz cungj nyinhrox neix mbouj dwg baez ndeu yaepyet couh rox daengz, cix dwg gyoengq lwgminz Bouxcuengh ciuhciuh daihdaih youq mwh guhhong caeuq ndij daswyenz doxdaeuq de cwkrom gingniemh cij ndaej daeuj. Gyonj daeuj gangj, aen gojgaeq neix yiennaeuz miz haujlai saenzvah cwngzfwn, hong hix fanjyingj le cojcoeng Bouxcuengh gaenq nyinhrox daengz gij rengzlig swhgeij, gaenq did'ok gij ngaz cungj swhsiengj vunz dwk hingz ndaej mbwn namh haenx.

3. Gij vwnzva gimq youq ndaw cezyoz vwnzva Bouxcuengh ciemq miz diegvih youqgaenj

Cojcoeng Bouxcuengh ciuhgeq, gij swnghcanjlig suijbingz gyoengqde gig daemq, gyoengqde doiq gak cungj yienhsiengq ndaw swyenzgai, lumjbaenz deihdoengh、fat raemxrongz、hojsanh bauqfat daengj, lienzdaengz ngoenznaengz daengngoenz ok、daengngoenz doek、rumzboq、fwndoek、byajraez、byajmig daengj gij baexmaed daswyenz bienqvaq mbouj daengx neix, naeuz mbouj ok dwg gijmaz yinxhwnj doenghgij neix, daegbied dwg vunz youq gyanghwnz baenz fangzhwnzloq caeuq vunz rox seng geq bingh dai, engqgya roxnyinh saenzmaed raixcaix. Ndigah, gyoengqde hainduj doeng naemj sae naemj, doeklaeng gag duenhdingh youq baihrog seiqgyaiq, itdingh miz moux cungj ligliengh yawj mbouj raen bumx mbouj dwk caeuq gij ginggai saenzmaed gaemguenj swyenz caeuq ndawbiengz. Gyoengqde nyinhnaeuz, rumz swnh fwn swnh hawj doenghgo doenghduz sengmaj ndaej ndei daengj gij saeh doiq gyoengqde ra gwn、gvaq saedceij mizleih haenx, dwg gij ligliengh saenzmaed gaemguenj swyen de simndei soengq hawj; gij raemxrongz、deihdoengh daengj hawj vunzloih daiqdaeuj caihaih haenx, dwg gij ligliengh saenzmaed gaemguenj swyenz de hozndat、guhyak cauhbaenz. Yienghneix, gyoengqde couh naemjsiengj bae ra cungj saenzlig yawj mbouj raen bumh mbouj dwk de, caemhcaiq doenggvaq de daeuj siucawz caihaih, laeh fangzyak ok ranz, baengh de ywbingh, gwn imq dungx raeng, caemhcaiq ndaej hawj dienheiq、doenghduz、gohaeux、ndangcangq、souhmingh daengj ciuq gij eiqnyienh gyoengqde, hawj ndaw sim cungqvunz ndeiyouq, hawj cingsaenz miz gizdak, yienghneix couh mizok gij vwnzva gimq.

Gij cunghgyau gvanhnen sojmiz doxgaiq cungj miz lingzhoenz ndaw swyenz coengzbaiq de, dwg youq gij diuzgienh swnghcanjlig fazcanj suijbingz dangseiz gig daemq cij mizok, caemhcaiq dwg fanjyingj youq ndaw yisiz hingzdai. Gij vwnzva gimq ndaej daengz mizok, caeuq gij cunghgyau gvanhnen neix caengz deng cawzseuq miz gvanhaeh. Cojcoeng Bouxcuengh aeu yiengh yiengh swyenz yienhsiengq dang vunz yawj, dang saenz yawj, nyinhnaeuz sojmiz doxgaiq cungj miz lingzhoenz, dajsuenq doenggvaq buizcaeq, bae hawj rengzswyenz sim'angq, vuenh ndaej swyenz soengq doxgaiq hawj gwn hawj daenj, daegbied dwg gij rengzswyenz caeuq swnghcanj doxgven de, lumj bya、dah、daengngoenz、ronghndwen、byaj、rumz、fwn、raemx、feiz、namh daengj, cungj nyinhnaeuz miz "saenzlingz". Bya miz saenzbya, raemx miz fangzraemx, dieg miz mehnamh, cungj aeu buizcaeq. Doenghgij yenzsij sinyangj neix, gingciengz faen mbouj cingcuj gijmaz dwg guhgimq gijmaz dwg cunghgyau, boekgvaq、buizcaeq、soengq fangz hwnjmbwn cungj cab miz cangh gimq.

Gij vwnzva gimq couh dwg vwnzva cangh gimq. Cungj cehsim gij vwnzva gimq dwg saenq fangz saenq saenz, de youq ndaw cezyoz vwnzva Bouxcuengh ciemqmiz diegvih youqgaenj, de mboujdan yingjyangj gij cunghgyau vwnzva、vwnzyoz vwnzva ndaw biengz Bouxcuengh, caiqlij yingjyangj minzsug、yihyoz、gijgwn、gaiqdawz、ginghci swnghhoz、denhvwnz lizfaz、gyauyuz、yinhyoz、vujdauj、meijsuz、gij vwnzyi、gunghyi、gunghfaz ndawbiengz daengj gak aen fuengmienh.

Sam、Cezyoz Bouxcuengh doiq Ywcuengh mizmaz yingjyangj

Bouxcuengh dwg dingz gapbaenz youqgaenj Cunghvaz Minzcuz de. Aenvih dieg Bouxcuengh comzyouq gij deihleix vanzging de gig daegbied, gyahwnj cwngci、ginghci、vwnzva canggvang daengj yinhsu, gij sevei lizsij fazcanj Bouxcuengh miz mbangj daegdiemj yienhda, doenghgij daegdiemj neix doiq Ywcuengh mizyouq caeuq fazcanj yingjyangj gig hung. Ywcuengh miz minzcuz daegsingq caueq gihyiz daegsingq yienhda, de ndaej mizok caeuq fazcanj cawzliux gij sevei lizsij daegdingh dieg Bouxcungh gvanhaeh maedcaed，vanzlij caeuq gij swyenz deihleix vanzging、dienheiq daegdiemj、ginghci、vwnzva、minzsug daengj gvanhaeh maedcaed dem.

Mboujdoengz cezyoz vwnzva cungj aiq fazcanj ok gij cwzyoz swhveiz fuengsik daegbied de，cezyoz Bouxcuengh baenzlawz nyinhrox swyenz、baezlawz nyinhrox ndangvunz cungj yingjyangj caeuq iemqhaeuj daengz ndaw Ywcuengh laeglaeg bae，beijlumj ndaw cezyoz Bouxcuengh baenzneix bae nyinhrox gij gvanhaeh vunz caeuq swyenz——mbwn、deih、vunz sam heiq doengzbouh，gij yawjfap vunz swnh gij heiq mbwn heiq deih cix seng，dwg gij lingzhoenz sojmiz doxgaiq，gij nyinhrox "vunz dwk ndaej hingz mbwn namh"——vunzloih youq gwnz giekdaej gaemguenj swyenz gvilwd ndaej gaijbienq swyenz，doenghgij neiyungz neix gawq dwg gij vwndiz cezyoz lingjyiz yenzgiu de，hix dwg gij neiyungz Ywcuengh damqdauj haenx，youq ndaw haujlai gij fwensei lwnhsaeh bakgangj Bouxcuengh cungj miz fanjyingj.

Ciet Daihngeih　Ywcuengh Caeuq Gij Cunghgyau Sinyangj Vwnzva Bouxcuengh

It、Daugyau、Fuzgyau caeuq cunghgyau vwnzva Bouxcuengh

Cinz Han gvaqlaeng，gaenriengz funghgen cunghyangh vangzcauz gyarengz dungjci dieg Bouxcuengh caueq Bouxcuengh ndij Bouxgun youq cwngci、ginghci、vwnzva fuengmienh gyaulouz yied daeuj yied lai，Daugyau Bouxgun caeuq mbangj gij cunghgyau daj diegrog daeuj de mboujduenh cienzhaeuj dieg Bouxcuengh，caeuq gij vwnzva dieg Bouxcuengh yienzmiz dox giethab，vwnzva Bouxcuengh caeuq cunghgyau dox yingjyangj，gimq、sae、dau、fuz doxcab doxgyaux，hawj cunghgyau vwnzva ndawbiengz Bouxcuengh bienqndaej fukcab、lai yiengh.

1. Daugyau caeuq cunghgyau vwnzva Bouxcuengh

Daugyau dwg gij cunghgyau daj diegrog cienzhaeuj dieg Bouxcuengh ceiq caeux de. Daugyau youq Cunghyenz digih mizok，Dunghhan seizgeiz hainduj

cienzhaeuj Gvangjsih. Gaengawq boux yenzgiu cunghgyau Gvangjsih gauj-
cwngq, seiz Dunghhan de, Liuz Gwnh、Vaz Swjgiz、Liu Bingz、Liu Cungh、
Liu Fuz、Denh Cej、Doz Gouh daengj vunz cungj caengzging youq giz Byaduh-
gyauzsanh Yungzyen seizneix de siuhdau. Bouhsaw 《Gvangjsih Dunghci》
youq Cinghcauz Gyahging nienzgan sijbaenz haenx, ndawde gienj ngeih bak
seiqcib 《Geiq Gij Saeh Bozbwz Yen》 naeuz: "Cwjyangzgvanh, youq
baihsaenamz hawsingz roekcib leix. Youq baihnamz ndaekrin Swjyangz,
Hancauz Liuz Cunghyenj hwnqguh." Daj neix ndaej rox, Handai Gvangjsih
gaenq miz Daugyau cienzboq. Dunghcin seizgeiz, Goz Hungz dingqnaeuz
Gyauhcij (Yeznanz seizneix) miz sa'nding, couh cingjgouz dang goulouling,
haeuj bae dieg Lingjnanz raizsaw cienz dauq, coicaenh le Daugyau youq dieg
Lingjnanz cienzboq. Suizcauz Dangzcauz seizgeiz, Daugyau cujyau youq benq
dieg baihdoengnamz Gvangjsih cienzboq; daengz Sungdai, Daugyau menh-
menh daj doengnamz cienz coh Cojgyangh、Yougyangh liuzyiz caeuq saebaek,
caemhcaiq cugciemh caeuq gij yenzsij cunghgyau vwnzva Bouxcuengh dox
yungzhab. Daugyau cienzhaeuj dieg Bouxcuengh le, gig riuz couh caeuq gij
yenzsij sinyangj fungsug ndawbiengz Bouxcuengh saenq fangz、gyaez luenh
cauh miuh, baenzbingh mbouj ra canghyw, cienmonz fugsaeh gimq de
lienzhaeh hwnjdaeuj, muenxcuk le gij aeuyungh ndawbiengz Bouxcuengh,
coicaenh le gij yenzsij fungsug、vwnzva Bouxcuengh caeuq Daugyau dox
yingjyangj、dox iemqhaeuj, coicaenh le Daugyau youq dieg Bouxcuengh
cienzboq lienzdaengz cezyoz vwnzva Bouxcuengh fazcanj.

Daugyau cienzhaeuj dieg Bouxcuengh le, bienqvaq gig daih. Daugyau
vihliux muenxcuk vunzbiengz Bouxcuengh gij simleix aeuyungh saenq fangz
saenq saenz de, gonqlaeng supaeu le mbangj di yenzsij sinyangj Bouxcuengh
caeuq Fuzgyau, nyinhyouz fazcanj neiyungz Daugyau, swyouz bae gaijbienq
gij hingzsik Daugyau, gawq aeu'eiq Daisang Laujginh, doengzseiz youh
yungzhaeuj mbangj gij neiyungz yenzsij cunghgyau Bouxcuengh caeuq
Fuzgyau, dawz dau、sae、fuz daengj neiyungz doxgyaux hwnjdaeuj, hawj
Daugyau engq ndaej funghgen dungjci gaihgiz caeuq ndawbiengz Bouxcuengh
ciepsouh. Bouxsae Daugyau, Bouxcuengh heuh de guh "goeng dauq", boux

hag dauq mbouj dang hozsiengh, ndaej aeu yah baenzranz, mbouj gwncai, dandan mbouj gwn nohvaiz、nohma, mbouj ndaej gaj doihduz; cujyau dwg bang bouxwnq gwncai guh fapsaeh、gawjbanh sangsaeh、soengq fangz hwnj mbwn、doeg sawging、ra ngoenz ndei、mienxcawz caihux daengj. Gij sawging de yungh Sawgun daeuj raiz, hix yungh Vahgun bae doeg. Aenvih gyoengqde cienmonz dwg doeg sawging roengz fuz cix noix bae gejhoiz sawging, gyahwnj doeg ndaej mbouj cinj, mwh doeg de namnam momo, guhyiengh guhyez, ndigah ndawbiengz youh henh de guh "nammo".

2. Fuzgyau caeuq cunghgyau vwnzva Bouxcuengh

Fuzgyau dwg gij cunghgyau daj diegrog daeuj. Yozsuzgai nyinhnaeuz, Fuzgyau daj Yindu cienzhaeuj Cungguek: It dwg daj baih saebaek Yindu ginggvaq Bohswh hamj gvaq Byacunghlingj cienzhaeuj Sinhgyangh, haeujdaengz Ganhsuz、Sanjsih、Hoznanz、Hozbwz daengj dieg; ngeih dwg daj baihdoengbaek Yindu ginggvaq Menjden haeuj Yinznanz、Swconh, caiq si Dahcangzgyangh、Dahhansuij roengzlaj, youq Cangzgyangh liuzyiz cienzboq; sam dwg daj Dahhwngzhoz Yindu hamj gvaq Yinduhaij haeujdaengz Cungguek Gvangjcouh roxnaeuz Yeznanz caiq haeujdaengz Cungguek benq dieg Gvangj-dungh Gvangjsih; seiq dwd youz henzhaij Yindu ginggvaq Majlaiz Bandauj、Nanzhaij Ginzdauj haeujdaengz Cungguek baih doengnamz henzhaij gak swngj. Boux yenzgiu cunghgyau Gvangjsih bae gaujcwngq daihliengh gij vwnzvuz oknamh de le nyinhnaeuz, byai Handai, Fuzgyau couh youz gwnz haij ginggvaq Fuznanz（Genjbujcai seizneix）cienzhaeuj Gyauhcij Gin Hozbuj Gangj, caiq daj Hozbuj Gangj si diuz loh Gyauhcij daengz Gvangjdungh Gvangjsih de youq dieg Gvangjsih cienzboq. Fuzgyau cienzhaeuj dieg Bouxcuengh le, deng gij yenzsij sinyangj caeuq vwnzva Bouxcuengh yingj-yangj, riengjvaiq fazcanj coh vunzlai, caeuq gimq dox giethab. Sungdai gvaqlaeng, dieg Bouxcuengh gij Fuzgyau ceiq hwng de dwg Canzcungh caeuq Cingdujcungh, Canzcungh nyinhnaeuz yawj cingcuj gij bonjcaet swhgeij couh ndaej baenz baed, Cingdujcungh heuh mingz baed doeg hauh baed, aeu Fuzgyau daj ndaw gij sawging saepsoiq de gejduet okdaeuj, iemq daengz gyang biengz caeuq seiqsug bae. Mingzdai gvaqlaeng, Fuzgyau youh caiq gyonjgyoeb

Canzcungh、Cingdujcungh，gyonjgyoeb Yuzgyau、Daugyau、Sizgyau，sawging genjva baenz gij saw gienq vunz guh ndei doengsug rox ngaih de，gij siengbaed cungj cauh sieng boux Gvanhyinh、Mizlwz ciepgaenh beksingq neix lai，gwncai siulienh genjva baenz guh saehndei siuhyangj daudwz，hawj cungqvunz boux boux ndaej ndei. Ndigah，dieg Bouxcuengh hozsiengh Fuzgyau mbouj itdingh dwg "hozsiengh"，cix dwg "vahswngh"，couh dwg aeu yah baenzranz，ndaej gwnnoh，ndwen ndeu dandan leh geij ngoenz gwncai. Ndigah ndaw 《Geiq Gij Fungsug Bwzyez》naeuz，dieg Gvangjsih "Swngh ce bwngyaeuj，aeu yah seng lwg，heuhguh boux swngh youq ranz". Ndaw 《Gij Geiqloeg Bae Dieg Manz》 hix geiq miz："Vunz baihnamz mbouj saenq Sizgyahmozniz，yiennaeuz miz saek aen song aen miuh，hoeng bouxguen goenggya heuh de guh swngh，hawj de gamduk guenjleix gij reihnaz caeuq gij ngaenzcienz beksingq lok hawj hozsiengh Fuzgyau haenx. Ndawde miz saek boux song boux swngh，gyoengqde gyaez aeu yah gwn noh，gag youq ndaw ranz swhgeij，gig siuj rox guh saehbaed. Vunz dangdieg aeu lwgmbwk haq hawj de guh yah，heuh de guh lwggwiz bouxsae. Danghnaeuz miz vunz baenzbingh，couh aeu ceij raed guh cienzluenz，cuengq youq henz siengbaed，roxnaeuz cingj bouxswngh daeuj nda daiz baij doxgaiq. Ngoenz laeng，gaj yiengz gaj mou gwn，mingzdaeuz de heuhguh haicai." Gij hozdung de cujyau dwg bang vunz dang cai、soengq fangz hwnj mbwn、boekgvaq suenqmingh、guh cai laeh fangz、ra dieg haem moh. Miz mbangj dieg Bouxcuengh youq mwh guhdauh，hozsiengh、dauhgoeng、bouxgimq caemh doxcab，aen miuh vwnzcangh、aen miuh gvanhyinh、aen miuh cinhvuj、aen miuh gvanhgungh、aen miuh diegdeih bingzbaiz roxnaeuz caemh cuengq youq aen daiz ndeu，caeuq gij Fuzgyau cingqdoengj dieg Bouxgun mbouj doxdoengz geij lai.

Daj Fuzgyau caeuq Daugyau youq dieg Bouxcuengh cienzboq daeuj yawj，Fuzgyau yingjyangj hung mbouj daengz Daugyau. Daugyau dwg gij cunghgyau Cungguek gag miz，gij lijlun de caeuq gij saenzmaed swhsiengj ndaw yenzsij sinyangj ciuhgeq Cungguek，lienzdaengz guhgimq dwg doxswnj doxciep，ndaw yenzsij cunghgyau gij doiqsiengq swyenz coengzbaiq de gihbwnj deng

Daugyau bauyungz liux, gyahwnj Daugyau cienzhaeuj dieg Bouxcuengh le ndaej cienzmienh ciemqhaeuj ngoenznaengz guhhong gwndaenj ndawbiengz Bouxcuengh，dawz gij saenzlingz caeuq sinyangj ndaw yenzsij cunghgyau geqlaux Bouxcuengh lienzdaengz gij saenzlingz caeuq sinyangj doeklaeng ngamq mizok haenx cienzbouh yungzhaeuj ndaw Daugyau sinyangj，ndigah Daugyau cienzhaeuj dieg Bouxcuengh le ndaej haemq vaiq bae caeuq yenzsij sinyangj Bouxcuengh dox yungzhab——Daugyau supaeu gak cungj saenzlingz ndaw yenzsij sinyangj Bouxcuengh daeuj guh gij doiqsiengq coengzbaiq swhgeij，yenzsij cunghgyau Bouxcuengh cix ciq gij cunghgyau yizsiz Daugyau daeuj guhbaed. Fuzgyau youq dieg Bouxcuengh yingjyangj mbouj hung miz haujlai yienzaen.《Gvangjsih Dunghci Cunghgyau Ci》nyinhnaeuz：“Fuzgyau Gvangjsih yienznaeuz daj lohhaij cienzhaeuj haemq caeux，hoeng dieg henz loh cienzhaeuj de ginghci mbouj fatdad，vwnzva mbouj doengrat，haujlai dieg lij dwg gij seiqlig vunzdoj dangdieg. Gij gimq yenzsij de seiqlig hungdaih，gij Fuzgyau daj diegrog daeuj de yingjyangj gig iq.” Fuzgyau guh cungj cunghgyau daj diegrog daeuj ndeu，de caeuq gij gvanhnen Bouxcuengh coengzbaiq lai cungj saenz de mizdi cabied. Yienznaeuz Fuzgyau youq mwh cienzhaeuj dieg Bouxcuengh hix caenhliengh supaeu gij saenzlingz ndawbiengz Bouxcuengh，louzsim daj ndaw sinyangj vwnzva dijhi ndawbiengz Bouxcuengh supaeu yangjliu，hoeng Fuzgyau caeuq cienzdoengj vwnzva Bouxcuengh dox gyaulouz、dox yungzhab lijdwg mbouj gaeuq. Yienznaeuz Fuzgyau caeux youq Handai couh cienzhaeuj Gvangjsih，hoeng gij miuh de lai faenbouh youq baih doengnamz caeuq baihbaek Gvangjsih giz dieg Bouxgun comzyouq de，dieg Bouxcuengh comzyouq miuh Fuzgyau haemq noix. Ndigah，Fuzgyau youq dieg Bouxcuengh cienzboq ndaej mbouj gvangq geijlai，boux saenqgyauq hix mbouj lai. Neix mbouj dwg naeuz Fuzgyau youq dieg Bouxcuengh haeuj biengz mbouj baenzgoeng，cix dwg naeuz Fuzgyau caeuq cienzdoengj vwnzva Bouxcuengh yungzhab ndaej mbouj gaeuq，cienzmienh yingjyangj ngoenznaengz guhhong gwndaenj Bouxcuengh mbouj ndaej. De baenzlawz yawj yienhsaed caeuq gij seiqgyaiq daengzcog、baenzlawz gaijgez vwndiz，cungj muenxcuk mbouj ndaej vunzbiengz Bouxcuengh gij cingsaenz aeuyungh de.

Cojcoeng Bouxcuengh doiq ciuhvunz gig cizgiz, gyoengqde gyaezmaij saedceij, youq mwh guh swnghcanj doucwngh bungzdaengz gak cungj hojnanz gaijgez mbouj ndaej, hix rox gouz saenz bangcoh, lumjbaenz bac ndoeng dwknyaen maqmuengh dwk ndaej doenghduz caemhcaiq mbouj deng sienghaih, seizcin mbouj miz raemx maqmuengh bouxbyaj doekfwn. Gij moegdik cungqvunz coengzbaiq saenzlingz dwg vihliux gaijgez gij hojnanz saedceiq ngoenznaengz bungzdaengz de, danghnaeuz duzsaenz gyoengde coengzbaiq haenx mbouj lingz, cungqvunz couh bae fad de, bik de vih gij aeuyungh yienhsaed swhgeij fugsaeh. Lumjbaenz mbwnrengx lai bae iugouz bouxbyaj doekfwn, danghnaeuz baenzlawz cungj mbouj doekfwn, cungqvunz couh aeu cag cug aen siengq duzsaenz ndaw miuh venj dauqgyaeuj, ram bae youz mbanj, hawj vunzlai aeu bien fad、aeu raemx rwed, minghlingh de hwnjmbwn bae doengbauq bouxbyaj, dingh ndei seizgan doekfwn. Cungj sinyangj gvanhnen aeu saedyungh guhcawj neix caeuq gij yinhgoj bauqwngq gvanhnen Fuzgyau cienzbouh doxfanj. Fanj gvaqdaeuj, gij yenzsij sinyangj Bouxcuengh youq mwh caeuq Daugyau、Fuzgyau dox gyaulouz de, gvangqlangh bae supsou gij sinyangj swhyenz Daugyau、Fuzgyau, baenz gij cunghgyau sinyangj ndaw biengz yienghmoq. Bouxcuengh youq mwh caeuqfaenh cunghgyau buizcaeq hozdung, bingq mbouj yawjnaek de dwg aen cunghgyau lawz, cix dwg yawjnaek de dwg mbouj dwg caeuq gij cienzdoengj vwnzva deihfueng nem minzcuz doxgven. Bouxcuengh caencingq coengzbaiq de dwg cungj cunghgyau ndawbiengz youz gij sinyangj caeuq yizsiz goekrag mbouj doengz gyauxcab baenz de.

Ndigah, Fuzgyau cienzhaeuj dieg Bouxcuengh le, gij cunghgyau lijlun yienzmiz mbouj ndaej haemq ndei fazcanj, youh hab'wngq mbouj ndaej ngoenznaengz guhhong gwndaenj ndawbiengz Bouxcuengh aeuyungh, Fuzgyau yingjyangj mbouj hung hix mbouj mizmaz geizheih lo.

Ngeih、Daugyau、Fuzgyau doiq、Ywcuengh mizmaz yingjyangj

1. Daugyau doiq Ywcuengh miz maz yingjyangj

Gaenriengz Daugyau cienzhaeuj dieg Bouxcuengh，gij swhsiengj Laujswj、Canghswj daengj doenghboux daibyauj Daugyau de hix menhmenh deng cungqvunz ndawbiengz Bouxcuengh sugrox，Ywcuengh doekrag youq ndaw gij cienzdoengj vwnzva ndawbiengz Bouxcuengh，raeuz ndaej daj mbangj lijlun Ywcuengh yawjdaengz swhsiengj Daugyau doiq Ywcuengh mizmaz yingjyangj.

（1）Gij yijcou'gvanh caeuq cingjdaejgvanh Daugyau doiq Ywcuengh mizmaz yingjyangj

Gij gyaulij gyauyi Daugyau cungj dwg hopheux sengmingh bae gangj，aen vwndiz sengmingh dwg gij cotsim swhsiengj Daugyau. Daugyau nyinhnaeuz，vunzloih cijmiz swnh'wngq swyenzgai bienqvaq，cij dab ndaej daengz gyaeugeq aen moegbiu ceiq gaenbonj neix. Gijneix caeuq ndaw lijlun Ywcuengh "aen yozsoz mbwn、deih、vunz sam heiq caemh yamq" neix haemq doxlumj，"mbwn、deih、vunz sam heiq caemh yamq" dwg gaengawq coenz Vahcuengh "vunz mbouj ndaej nyig mbwn deih" roxnaeuz "vunz itdingh aeu swnh mbwn deih" fanhoiz daeuj，gij neihanz de cujyau dwg yienghneix：①Vunz swnh gij heiq mbwn deih cix seng，dwg gij lingzhoenz sojmiz doxgaiq. ②Aen hopgeiz sengmingz vunzloih seng、maj、cangq、geq、dai，dwg ndaejdaengz gij heiq mbwn deih ganqciengx caeuq deng de hanhhaed，heiqvunz caeuq gij heiq mbwn deih doxdoeng doxlienz. ③Gij heiq mbwn deih vih ndangvunz senglix caeuq cangqheiq cauxok itdingh "ciengzdoh"，hoeng gij heiq mbwn deih cingq mboujduenh bienqvaq. Ngoenz hwnz baez bienqvaq iq，seiq geiq baez bienqvaq hung，dwg gij bienqvaq cingqciengz；hoeng deihdoengh、hojsanh、daizfungh、raemxrongz、rin doek gwnz mbwn daeuj daengj dwg gij bienqvaq mbouj cingqciengz，dwg caihaih bienqvaq. Vunz guh gij lingzhoenz sojmiz doxgaiq，doiq gij heiq mbwn deih bienqvaq miz itdingh naengzlig bae cawjdoengh hab'wngq，lumjbaenz mbwnlaep le rox citfeiz rongh，mbwn ndat le rox okhanh，mbwn nit le rox dem buh daenj，raemxrongz daeuj le rox hwnj giz sang ndoj, daengjdaengj. Couhlienz mehmbwk dawzsaeg cix caeuq gij hopgeiz ronghndwen vauq luenz de mizgven. Doiq mbwn、deih、heiq doenghgij bienqvaq neix, vunz danghnaeuz cawjdoengh hab'wngq ndaej, couh veizciz ndaej gij "ciengzdoh" senglix caeuq cangqheiq; danghnaeuz hab'wngq mbouj ndaej, couh yaek deng sienghaih caemhcaiq yinxhwnj baenzbingh. ④ Ndangvunz hix dwg aen mbwn deih iq ndeu, dwg aen yijcou danhyenz iq mizhanh ndeu. Ywcuengh nyinhnaeuz, daengx aen ndangdaej bouxvunz ndaej baen baenz sam dingz: Dingz gwnz dwg mbwn (Vahcuengh heuhguh "gyaeuj"), baudaengz gij iet daengz baihrog de; dingz laj dwg deih (Vahcuengh heuhguh "dungx"), baudaengz gij baihndaw de; dingz gyang dwg vunz (Vahcuengh heuhguh "ndang"). Gij heiq sam dingz ndaw ndangvunz cijmiz caemh yamq yinhhengz, dox hanhhaed mizok sengheiq, cij ndaej ciengxlwenx mbouj daengx. Yiengh ndang caeuq goengnaengz doxdoengz, daihdaej dwg gij heiq mbwn guenj gyangqdaemq, gij heiq deih guenj swnghwnj, gij heiq vunz guenj huzndei. Swng gyangq dox hab, huzndei ganqciengx, cix heiq lwed swnhhuz, yinhyangz doxdaengh, ndangdungx gag ndei, caemhcaiq hab'wngq ndaej aen yijcou hung bienqvaq. ⑤Gij gezgou caeuq goengnaengz ndangvunz, gij heiq seng daeuj couh miz caeuq gij heiq duenh lienh ndaej daeuj, caemh gapbaenz gij hab'wngq naengzlig caeuq fuengzre naengzlig ndangvunz, yienzhaeuh dabdaengz mbwn、deih、vunz sam heiq caemh yamq aen ndangcangq ginggai neix.

Daj neix ndaej yawjok, gij cezyoz swhsiengj "gvilwd gag miz" "mbwn caeuq vunz doxdoeng" Daugyau caeuq "aen yozsoz mbwn、deih、vunz sam heiq caemh yamq" Ywcuengh neix, dauhleix doxdoengz, gangj fap mbouj doengz.

（2）Daugyau "gij fouz caeuq mwd cuyouz" doiq Ywcuengh mizmaz yingjyangj

Cawzliux lijlun fuengmienh, Daugyau "gij fouz caeuq mwd cuyouz" neix doiq Ywcuengh hix miz itdingh yingjyangj. "Gij fouz caeuq mwd cuyouz" dwg gij fazsuz Daugyau ciuhgeq yungjdaeuj gouzbaed、buizcaeq, yunghdaeuj gouz cojcoeng baujyouh、duzfangz yienzliengh de, hix deng bouxgimq caeuq bouxdauh yungh guh cungj soujsuenh ywbingh ndeu，gyoengqde nyinhnaeuz doenggvaq "gij fouz caeuq mwd cuyouz" couh laeh duzfangz duzdoeg ok ndangvunz ndaej. Daugyau "gij fouz caeuq mwd cuyouz" cawzliux yungh daeuj gouz baed laeh gij yak，cujyau dwg aeu daeuj bang vunz ywbingh. Cungj banhfap neix ndaej hawj vunz baizcawz cungj naemhsiengj mbouj ndei lumjbaenz youheiq、gaenjcieng、simnyap daengj，hawj vunz heiq swnh ndeiyouq.

Gij gvanhnen cienzdoengj sinyangj Bouxcuengh nyinhnaeuz，lingzhoenz ceiboiq ndaej cingsaenz vunz，caemhcaiq baujhoh ndaej sengmingh doenghduz doenghgo，dwg cungj ligliengh ak gvaq riengz swyenz ndeu. Danghnaeuz bouxvunz ndeu saetbae le lingzhoenz，ndangdaej de couh doengh mbouj ndaej maj mbouj ndaej，diemheiq hix yaek daengx yienzhaeuh daibae，ndigah hoenz bauj ndaej mingh caeuq bauj ndaej ndangdaej cangqheiq. "Hoenz saet" couh yaek baenzmiemh，guh ciuqhoenz yizsiz couh yw ndaej bingh. Ndawbiengz Bouxcuengh daengz seizneix lij liuzhingz guhgimq，gij hingzsik gyoengqde lai yiengh，aeu "laeh fangz" guh cujyau neiyungz，aeu gouz "saenz" baujyouh、 "bingh ndei vunz an" guh moegdik.

（3）Daugyau "suprumz dazyinx" doiq Ywcuengh mizmaz yingjyangj

"Suprumz" dwg cungj gisuz yangjswngh aeu suprumz boqrumz guhcawj， aeu dazyinx、anqmoz bangbouj ndeu； "dazyinx" dwg doenggvaq naemjsiengj yungh rengzcingsaenz yinxdoengh ndangdaej yinhdoengh，hawj heiq lwed bingzhuz. Ywcuengh hix naeuz "caengz baenzbingh couh fuengzre gonq" youq ndaw yangjswngh baujgen miz cozyung youqgaenj. Canghyw Bouxcuengh doenggvaq diuq mbangj gij cienzdoengj vujdauj daeuj gejrungq caeuq yw mbangj cungj bingh. Gaengawq gij yienghceij diuqfoux、gij doz lienh gigungh geiq youq gwnz Byaraiz Ningzmingz caeuq gwnz aennyienz mbanj Bouxcuengh de，lienzdaengz seizneix mbangj gij cienzdoengj lienhndang hozdung youq seizvangq、ngoenzciet guh，daj ciuhgeq cienz roengzdaeuj haenx，ndaej yawjok Bouxcuengh gyaez lienh gigungh，gijneix caeuq Daugyau gij "suprumz dazyinx" dwg faen mbouj hai de.

2. Fuzgyau doiq Ywcuengh mizmaz yingjyangj

Fuzgyau yienznaeuz caeux youq Handai couh gaenq cienzhaeuj Gvangjsih, hoeng dieg Bouxcuengh comzyouq de aenmiuh Fuzgyau bingq mbouj lai. Youq gwnz lizsij, Fuzgyau youq dieg Bouxcuengh cienzboq ndaej mbouj gvangq, boux saenq de hix mbouj lai, de doiq vwnzva Bouxcuengh yingjyangj beij mbouj gvaq Daugyau. Fuzgyau baenzlawz yawj yienhsaed caeuq gij seiqgyaiq daengzcog、baenzlawz gaijgez vwndiz, cungj muenxcuk mbouj ndaej vunzbiengz Bouxcuengh gij cingsaenz aeuyungh de. Gijneix bingq mbouj ndaej naeuz Fuzgyau doiq Ywcuengh mbouj miz yingjyangj, youq mwh Fuzgyau cienzboq, Fuzgyau mbangj gyauyi caeuq swhsiengj caeuq gij swhsiengj Ywcuengh hix miz giz doxlumj.

"Seiq daih" dwg gij vah Fuzgyau, ceij namh、raemx、feiz、rumz seiq cungj doxgaiq neix, Fuzgyau yinhnaeuz seiq cungj doxgaiq neix dwg gij gihbwnj yenzsu gapbaenz seiqgyaiq de, gijmaz doxgaiq cungj baengh "seiq daih" seng ok, ndangvunz hix dwg youz "seiq daih" gapbaenz, "seiq daih" doxdaengh cix ndangvunz cangqheiq, "seiq daih" mbouj doxdaengh vunz couh baenzbingh. Cungj lijlun "seiq daih" neix caeuq gij lijlun "sam heiq" caemh yamq Ywcuengh miz giz doxlumj. Gij "sam heiq" caemh yamq Ywcuengh cujyau dwg doenggvaq ndaw ndangvunz congh haeux、congh raemx、congh heiq caeuq gij cotsim bwt daep ndaw dungx ndij de doxgven haenx dox hanhhaed dox hezdiuz daeuj saedyienh. Congh haeux (Vahcuengh heuhguh "diuz gwnngaiz") cujyau dwg ceij congh gwnzhaeux caeuq dungx saej, gij cotsim cienjvaq de dwg daep、damj、mamx. Raemx dwg goekgaen sengmingh, ndangvunz miz congh raemx gwn raemx ok raemx, caeuq daswyenz miz lienzhaeh ceiq cigsoh、ceiq maedcaed. Congh raemx caeuq congh haeux caemh congh faenriuz, gwn haeux gwn raemx supsou yingzyangj le, youz congh haeux okhaex, congh raemx cujyau okhanh caeuq oknyouh. Gij cotsim diuzcez congh raemx dwg mak caeuq rongznyouh. Congh rumz dwg diuz doengdauh gij heiq ndangvunz caeuq heiq daswyenz doxvuenh de, doenggvaq conghbak haeuj ok, giz doxvuenh de dwg bwt. "Sam congh" doengrat, diuzcez ndaej ndei, heiq ndangvunz couh ndaej caeuq heiq mbwn deih baujciz caemh yamq hezdiuz doxdaengh，couh dwg ndangcangq；"sam congh" deng saek roxnaeuz diuzcez luenh le，"sam heiq" caemh yamq mbouj ndaej cix baenzbingh lai.

Daj neix yawj ok，Fuzgyau "seiq daih" yinxhwnj baenzbingh cungj yozsoz neix，caeuq Ywcuengh "sam heiq" caemh yamq lijlun dwg doxlumj de，cij mbouj gvaq gangjfap mbouj doengz，cawzliux gijneix，Fuzgyau gij swhsiengj inmaij bujdu cungqvunz caeuq gij yihyoz daudwzgvanh gouq dai bang sieng de doiq gij yihdwz yihfungh canghyw Bouxcuengh hix yingjyangj gig ndei.

Sam、Gij gimq vwnzva Bouxcuengh caeuq Ywcuengh

1. Gij gimq vwnzva Bouxcuengh

Fuengmienh ndeu，cojcoeng Bouxcuengh youz saenq fangz saenq baed mizok le gimq vwnzva，youq gwnz giekdaej duzdwngz coengzbaiq yenzsij sevei，cojcoeng Bouxcuengh gij swhsiengj gvanhnen gvendaengz gimq de rag raez goek maenh，daengz seizneix lij miz gij fungsug guhgimq. Lingh fuengmienh ndeu，daj ndaw gij vwnzyoz bakgangj riuzcienz daengz seizneix beij lumj gij seifaen lwnhsaeh、gij cienznaeuz caeuq gij gojgaeq ndawbiengz Bouxcuengh daengj，ndaej yawj ok cojcoeng Bouxcuengh baenzlawz bae cawqleix gij gvanhaeh swyenz、ndawbiengz、ndangvunz lienzdaengz gij gvanhaeh ndaw gyang gyoengqde haenx.

Gaengawq yenzgiu，Byaraiz Cojgyangh biujyienh le cojcoeng Bouxcuengh coengzbaiq daengngoenz、ronghndwen、ndaundeiq，haujlai saw ciuhgeq cungj geiq miz gijneix，cigdaengz ciuhgyawj，dieg Bouxcuengh lij miz gij fungsug guhgimq. Gimq vwnzva yingjyangj Ywcuengh，sien dwg "gimq" "yw" dox giethab，caiq dwg "yw" "gimq" caemh mizyouq，doeklaeng dwg "yw" hoengh gvaq "gimq". Ciuhgeq gimq Bouxcuengh faen yahgimq caeuq mogoeng，mwh cawjranz baenzin roxnaeuz miz cainanh，couh cingj yahgimq caeuq saenz doxgangj，cam cingcuj vihmaz cawjranz baenzin miz cai，caiq ra ngoenzndei cingj mogoeng daeuj guhmo，gaj doihduz caeq fangz，cingj fangz okranz，gej caihaih，loengh cax loengh giemq，cit cauqyouz，gaemh iu laeh fangz. Ndawbiengz Bouxcuengh cienznaeuz samgyaiqgoeng laeh ndaej fangz cawz ndaej yak，baujhoh biengzmbanj an'onj，deng beksingq gingq guh saenzyw，yienzhaeuh hwnq miuh buizcaeq，ciuhgeq dieg Bouxcuengh aenmbanj haemq hung de cungj hwnq miz aen Miuh Ywvuengz，bi bi dinghgeiz bae buizcaeq，gijneix couh dwg gij fanjyingj gimq vwnzva. Daj gij swhliu gaujguj daeuj yawj，Cunhciuh Cangoz gvaqlaeng，Gvangjsih dieg Bouxcuengh gaenq miz gimq. Gaengawq canghgaujguj guek raeuz yenzgiu，gij dozsiengq cungqvunz diuqfoux gwnz byaraiz Gvangjsih Cojgyangh liuzyiz de wngdang dwg gij dozsiengq cunghgyau buizcaeq，ndaw dozveh，boux vunz youh maenh youh sang youh baenzmbauq、daenj buh daegbied haenx wngdang dwg boux guhdaeuz buizcaeq，dwg bouxgimq caeuq boux lingxfoux guhdaeuz buizcaeq de. Gaengawq gaujcwngq，gij doz gwnz byaraiz dwg cojcoeng Bouxcuengh youq mboengq Cangoz daengz Dunghhan Sihhan veh baenz，daengz seizneix gaenq miz 2000 lai bi lizsij. Cojcoeng Bouxcuengh yawjnaek gimq，ndaw vwnzyen miz haujlai geiqsij naeuz，Handai gij fungsug guhgimq dieg Yez caengzging youq dieg Cunghyenz cienzboq gig gvangq. Ndaw《Sijgi》gienj cibngeih《Yauvuj Bwnjgi》geiqsij："Seizhaenx siumied Nanzyez le，miz boux vunz Nanzyez ndeu heuhguh Yungjcih，de naeuz 'Vunz Nanzyez miz gij fungsug saenq fangz，mwh buizcaeq cungj yawjraen fangz，gingciengz mizyauq……yienghneix couh minghlingh gimq Nanzyez cauh aenmiuh Yezcu，miz daiz mbouj miz danz，doengzyiengh dwg buizcaeq saenzsien sangdi fangziq，yienzhaeuh aeu ndokgaeq daeuj boekgvaq." Daj neix yawj ndaej ok gij gimq vwnzva Bouxcuengh yingjyangj miz geijlai hung. Cinghcauz，dieg Bouxcuengh vanzlij hwnghengz gij fungsug guhgimq. Cigdaengz seizneix，dieg Bouxcuengh lij miz gij fungsug guhgimq de riuzcienz roengzdaeuj.

2. Cungj gvanhaeh Ywcuengh caeuq gij gimq vwnzva Bouxcuengh

Yw caeuq gimq caemh goekrag、yw caeuq gimq caemh mizyouq dwg gij daegdiemj vwnzva dieg Bouxcuengh fazcanj，doiq Ywcuengh miz yingjyangj hungnaek. Ndaw Ywcuengh ciengzgeiz miz cungj cingzgvang yw caeuq gimq caemh mizyouq，Ywcuengh doiq mbangj yiengh bingh haemq miz yungh dahraix，de gingciengz dwg gimq caeuq yw caemh yungh，gijneix youq

Cungguek moq laebbaenz gaxgonq, daegbied youq dwg dieg bien dieg gyae, ndawbiengz Bouxcuengh engq dwg yienghneix. Gij siengq vunz ndaw veh gwnz byaraiz Ningzmingz de, cawzliux diuqfoux, lij miz mbangj aiq dwg gij doz yawjbingh, gawq miz boux cangh ywbingh caeuq boux gaem gaiqdawz, youh miz bouxbingh. Giethab gij ciengzmienh buizcaeq gwnz veh, lienzhaeh cungj daegdiemj gimq vwnzva cojcoeng Bouxcuengh, wngdang naeuz ndaw veh miz gij neiyungz bouxgimq ywbingh. Liuz Sizfanz youq ndaw bouhsaw 《Lingjbiuj Geiq Manz · Lwnh Gij Saeh Cab》doiq gijneix mingzbeg geiq naeuz: "Bouxmanz aeu ywheu yw sojmiz gij sieng vaigoh lumjbaenz laemx sieng hoenx sieng caeuq baenzbaez daengj, gingciengz yaugoj gig ndei, hoeng hix dwg aenvih maezsaenq cij guh gijneix." Caemhcaiq caenndang ndaej raen gvaq: "Gou caengzging raen miz boux ndeu baenzbaez, bae ra goeng Bouxcuengh geq ndeu daeuj yw baez, bouxgeq daengz lo, ranz bouxbingh aeu gaeqboh、ngaenz、raemx、haeux doengh gij neix baij youq ndaw dangz. Bouxgeq aeu ngaenz gyaeng ndaw daeh gonq, duet haiz dieb gwnz namh, aeu raemx guhmieng, byoq giz in, aeu cax gvej bakbaez, nong caeuq lwed lae okdaeuj, bouxbingh mbouj in saekdi. Nong lae liux, aeu ywheu cumh couh ndei lo." Gij neix cingqcaen dwg gwnz lizsij gij geiqloeg canghyw Bouxcuengh ywbingh haemq gwzgvanh de, cigdaengz seizneix, Ywcuengh vanzlij youq moux cungj cingzdoh baujlouz cungj ywbingh hingzsik daegbied neix, mbouj doengz de dwg, youz vunzranz bouxbingh daeuj guhmieng. Danghnaeuz aeu cungj ywbingh hingzsik neix yawjbaenz maezsaenq cix vut bae, mbouj yungh hozngeiz yaek lienzdaengz ndawde gij yihyoz neiyungz hableix de hix caemh vut bae. Guhmieng、byoq raemxfouz bingq mbouj fuengzngaih canghyw Bouxcuengh guhfap caeuq yunghyw, hix foujdingh mbouj ndaej Ywcuengh yw ndaej ndei bingh, miz mbangj lizsij geiqsij naeuz Bouxcuengh "baenzbingh mbouj gwn yw, yiengh yiengh saeh cungj caeq mbanj", cungj gangjfap neix dwg benmen de, ceiqsiuj dwg mauhgangj le gij cozyung gimq.

Canhgauj Vwnzyen:

[1] Vangz Gingyin. Lwnh Gij Daegdiemj Cezyoz Swhsiengj Bouxcuengh Caeuq Gij Yenzgiu Yiyi De [J]. Gvangjsih Minzcuz Yozyen Yozbau: Cezyoz Sevei Gohyoz Banj, 1995 (1): 36 – 39.

[2] Majgwzswh, Wnhgwzswh. Majgwzswh Wnhgwzswh Senjciz • Dwzyici Yisiz Hingzdai Cezsenj: Gienj daih'it [M]. Baekging: Yinzminz Cuzbanjse, 1995.

[3] Hwzgwzwj. Gij Geiqloeg Yenjgyangi Lizsij Cezyoz: Gienj daih'it [M]. Baekging: Sanghvu Yinsuhgvanj, 1983.

[4] Minzcuz Yenyau Gunggung Cezyozgo Gyaucaiz Biensijcuj. Cungguek Siujsoq Minzcuz Cezyoz Caeuq Sevei Swhsiengj Swhliu Senjbenh [M]. Denhcinh: Denhcinh Gyauyuz Cuzbanjse, 1988.

[5] Lij Fu'gyangz. Gij Cienzdoengj Vwnzva Bouxcuengh Ndaw Siyej Yinzleiyoz [M]. Nanzningz: Gvangjsih Yinzminz Cuzbanjse, 1999.

[6] Cuh Mingzsuiz, Se Cunhmingz. Gvangjsih Dunghci • Cunghgyau Ci [M]. Nanzningz: Gvangjsih Yinzminz Cuzbanjse, 1995.

Cieng Daihseiq   Ywcuengh Caeuq Yiengh Vwnzva Haeuxnaz Bouxcuengh

Cunghyangh Minzcuz Dayoz Liengz Dingzvang gyausou youq bien faenzcieng《Fazmingz Yiengh Gisuz Vunzhong Ganqfat Haeuxnaz Caeuq Yiengh Vwnzva Haeuxnaz》gangj gvaq："Cungguek dwg aen guekgya youq seiqseiq gwnzde ceiqcaeux fazmingz yiengh gisuz vunzhong ganqfat haeuxnaz ndeu；ceiqcaeux fazmingz yiengh gisuz ganqfat haeuxnaz de dwg gyoengq cojcoeng gij vunz Bwzyez dieg baihnamz Dahcangzgyangh（dieg baihnamz Dahcangzgyangh youq baihlaj genjdanh heuhguh Gyanghnanz），gij vunz Bwzyez Gyanghnanz dwg gyoengq cojcoeng Bouxgun Gyanghnanz caeuq doengh gij minzcuz Cangdungyij youq vaznamz saenamz（Bouxcuengh、Dungcuz、Buyihcuz、Daijcuz、Lizcuz、Gwhlaujcuz、Suijcuz、Mulaujcuz、Mauznanzcuz）de，gyoengq cojcoeng mbangj minzcuz gangj vah Bouxcuengh vah Dungcuz doiq Cungguek ceiqcaeux fazmingz yiengh gisuz vunzhong ganqfat haeuxnaz gunghawj hungnaek." Cungguek dwg aen guekgya youq seiqgyaiq gwnzde ceiqcaeux fazmingz yiengh gisuz vunzhong ganqfat haeuxnaz ndeu，yiengh vwnzva haeuxnaz dwg yiengh vwnzva yizcanj youqgaenj Cunghvaz vwnzmingz caeuq seiqgyaiq vwnzmingz. Yiengh vwnzva haeuxnaz dwg aen geiqhauh youqgaenj Lozyez vwnzva，doiq gij vwnzvuz oknamh guh yenzgiu doeklaeng，ndaej cwngmingz youq mbangj dieg Lozyez ciuhgeq haujlai deihfueng cungj ndaem miz haeuxnaz cwx，vunz Lozyez roxnyinh haeuxnaz cwx maqhuz caeux，caeuq vunz Canghvuz、vunz Sih'ouh doxcaez，ceiqcaeux fazmingz le aen fuengfap vunzhung ganqfat haeuxnaz，vih Cunghvaz Minzcuz caeuq daengx seiqgyaiq gunghawj hungloet.

Ciet Daih'it   Vwnzva Haeuxnaz Bouxcuengh
Caeuq Gij Daegdiemj De

Cojcoeng Bouxcuengh ganqfat haeuxnaz cwx baenz haeuxnaz, dwg aen minzcuz guek raeuz ceiqcaeux dajcauh vwnzmingz haeuxnaz de ndeu. Swnghcanj fuengsik gietdingh aen loihhingz vwnzmingz. Bouxcuengh dwg aen minzcuz haeuxnaz ndeu, gyoengqde heuh nazraemx baenz "naz", gij dieg aeu "naz" guh mingz de mbe doh rangh dieg Dahcuhgyangh caeuq daengx aen Dunghnanzya digih. Vwnzva Bouxcuengh, yungh vwnzva swnghdaiyoz daeuj yawj, mboujdanh yienh'ok baenz yiengh loihhingz vwnzmingz haeuxnaz, caiqlij cingjdaej yienh'ok cungj daegdiemj gagmiz gihyiz vwnzva de, gij deihmingz aeu aen cih "naz" anmingz de, miz gij neihanz vwnzva haeuxnaz caeuq vwnzva minzcuz lairaeuh, bienqbaenz aen geiqhauh mingzyienj caeuq aen geizhauh lizsij duh gyoengqvunz senglix youq mbangj dieg neix de, ndigah, raeuz heuh de guh "yiengh vwnzva naz".

Rangh dieg Dahcuhgyangh gyoengq cojcoeng Bouxcuengh youq de duh yayezdai, deihleix gihou vanzging hab dajndaem haeuxnaz. Mbangj dieg neix daj ciuhgeq doxdaeuj couh dwg mbangj dieg yiengh vwnzva haeuxnaz denjhingz guek raeuz, haeuxnaz cwx faenbouh gvangqlangh, dwg giz goekgaen haeuxnaz ndeu. Gij cojcoeng Bouxcuengh youq mwh ciengzgeiz ra haeuxgok cwx, cugciemh nyinhrox caeuq dawzndei le haeuxnaz aen gvilwd sengmaj de, "swnh raemxhaij hwnjroengz" bae hai "naz Loz" (ceij cungj naz ciuhgeq vunz Gyauhcij youq henzhaij giz raemxhaij hwnjroengz hai de), ganqfat haeuxnaz. Dau Yen Yicanznganz Yizcij youq baihnamz Huznanz Swngj de caeuq Niuzlanzdung Yizcij youq Gvangjdungh Swngj Yinghdwz Si de fatyienh miz gij haeuxgok giliz seizneix 1 fanh bi baedauq de ce roengzdaeuj, gaengawq lizsij vwnzyen geiqmiz、gaujguj fatyienh caeuq dijciz yinzleiyoz yenzgiu, gyoengqvunz ciuhnduj mbangj dieg neix couh dwg gyoengq cojcoeng doengh gij minzcuz Cangdungyij de, gij minzcuz Bouxgun、Bouxyiuz、Myauzcuz daengj dwg Cinzcauz Hancauz doeklaeng cij laebdaeb haeujdaengz mbangj dieg neix, cwngmingz gij cojcoeng Bouxcuengh dwg boux dajcauh vwnzmingz haeuxnaz mbangj dieg neix de. Saw lizsij geiqmiz "naz Loz", gizsaed youq vah Yezyij heuhguh "luznaz", couh dwg buenq yaem buenq eiq bae hoiz mbangj naz youq gyang luegbya cauzlueg. Daengz seizneix, youq Gvangjsih、Gvangjdungh daengj rangh dieg gvangqlangh Dahcuhgyangh vunz Gujyez youq de, lij baujlouz miz haujlai deihmingz aeu "luz（麓）" ［loz（雒）、luz（六）、luz（禄）、luz（渌）、luz（绿）、luz（鹿）、loz（罗）］ anmingz de. Gij deihmingz aeu aen cih "naz"（eiqseiq dwg nazraemx）anmingz de couh engq suenq mbouj gvaq daeuj lo. Linghvaih, youq ndaw gij saw ciuhgeq Vahgun lumj《Sanhhaijgingh》《Seiging》《Soz Vwnz Gaij Sw》, gij cih "hau" "gauh" "houz" daengj, dwg Bouxcuengh yungh Sawgun daeuj geiq yaem haeuxnaz cwx、haeuxnaz、haeuxgok、haeuxsan、haeux. Gij deihmingz aeu cih "naz" anmingz dohdaengz gak dieg Bouxcuengh de, hung de miz aen mingz yen、yangh（cin）, iq de miz aen mingz haw、mbanj、doengh、gaiqnaz, guhbaenz yiengh diyizsing deihmingz vwnzva gingjgvanh gagmiz de, gapbaenz cungj vwnzva hingzdai rangh dieg Dahcuhgyangh gagmiz ndeu. Mbangj dieg gvangqlangh aeu aen cih "naz" anmingz faenbouh youq Vaznamz daengz Dunghnanzya de, couh guhbaenz le "gvaegvwnzva naz", vwnzva neihanz laegna. Bouxcuengh caeuq gyoengq cojcoeng de youq mwh ciengzgeiz hwngfat, guhbaenz le yiengh swnghcanj swnghhoz vunqsik aeu "naz" guh goek caeuq aen dijhi "naz vwnzva", gij daegdiemj de dwg ciemq "naz" ndaem, baengh "naz" youq, baengh "naz" gwn, baengh "naz" daenj, aenvih "naz" angqyangz, vihliux "naz" bae yungh, aenvih "naz" guh gaijbienq.

It、Yiengh swnghcanj vwnzva ciemq "naz" ndaem

De cujyau biujyienh dwg yiengh vwnzva fag foujrin sueng mbaq caeuq fag canjrin hung. Fag foujrin sueng mbaq daengj gij hongdawz sizgi moq okyienh, coiseng le yiengh nungzyez daeuznduj, haeuxnaz cwx deng ganqfat baenz haeuxnaz. Vih hab'wngq yiengh nungzyez haeuxnaz hwngfat, cojcoeng Bouxcuengh mboujduenh dajcauh gij hongdawz swnghcanj daj genjdanh daengz fukcab, daj gaepdaemq daengz gaepsang de. Yiengh vwnzva fag canjrin hung

youq geizlaeng sizgi moq okyienh de，couh dwg aenvih cungj fuengsik cojcoeng
Bouxcuengh swnghcanj haeuxnaz caeuq mboujduenh naemj bae gaijcauh cij
mizok. 20 sigij 50 nienzdaih doxdaeuj，youq rangh dieg Dahyunghgyangh
caeuq duenhgwnz de，fatyienh le 60 lai aen dieggeq yiengh vwnzva fag canjrin
hung liz mwhneix 5000 bi baedauq caemhcaiq gveihmoz haemq hung de. Fag
canjrin hung daengx aen cungj muh ndaej wenj lai，limq gig mingzyienj，
daengxaen sienqdiuz unqswnh，ndeiyawj gyiqciq. Daegbied dwg fag canj rin
yiengh hung、ndeiyawj、muh ndaej gyiqciq de，bienqbaenz yiengh yisuz
dijbauj ndeu，hawj vunz fug lai. Fag canjrin hung dwg daj fag foujrin sueng
mbaq yienjbienq gvaqdaeuj de，dwg yiengh hongdawz hab'wngq youq dieg
dingh caeuq nazraemx guhhong de，gaenlaeng yienjbienq baenz cungj
hongdawz baiqbaed ndeu，de biujmingz cojcoeng Bouxcuengh ciuhgeq gig
gingq fag canjrin hung，caensim gouz fungsou，gaenx guhhong. Fag canjrin
hung ndaej miz，gangjmingz le youq aen seizdaih sizgi moq，yiengh
swnghcanjliz cojcoeng Bouxcuengh cinbu hungloet，yiengh nungzyez haeuxnaz
hwngfat gaenq maqhuz miz gveihmoz caeuq suijbingz，gangjmingz gyoengq
yiengh eiqsik baiqbaed、yiengh gvanhnen sinjmeij caeuq yisuz dajcauh
dabdaengz le suijbingz haemq sang.

Ngeih、Yiengh vwnzva youq baengh "naz" youq

De cujyau biujyienh baenz yiengh vwnzva ranzcanx. Vahcuengh heuh
ranzyouq baenz "ranz"，heuh cungj ranzyouq hwnq youq gwnz gaqdaej de
baenz "ranzcanx"，roxnaeuz heuh "ranzgwnz"，couh dwg gangj cungj
ranzyouq hwnq youq baihgwnz. Bouxcuengh dingzlai comzyouq henz
doenghnaz raemx lai，gij ranzcanx de itbuen dwg riengz goengq ndoi seiqhenz
doenghnaz，baengh ndoi bae hwnq，yiengh ranz de dwg yungh gij saeufaex
baek haeuj deih bae，yienzhaeuh gij saeufaex wnq concap youq gwnz dingj
caemhcaiq guh maenh，guh aen gaqdaej sang gvaq najdeih haemq lai，caiqyouq
gwnz gaqdaej hwnq ranz，gwnz laeuz hawj vunz youq，laj laeuz gyaeng ciengx
doenghduz caeuq yo huq. Yiengh ranzyouq neix dwg vihliux hab'wngq cungj
vanzging baihnamz diegbya fwn lai cumxmbaeq、deihseiq mbouj bingz cix

hwnq de，miz gij daegdiemj ndaej fuengz cumxmbaeq、fuengz duznyaen haih、fuengz caeg、fuengbienh doengrumz daengngoenz ciuq caeuq mbatyungh dieg. 《Veisuh • Liuzcon》dwg baenzneix geiq，haidaeuz dwg "baengh gaq saeufaex caemhcaiq youq gwnz hwnq ranz ma youq，couh heuhguh ranzcanx. Ranzcanx hung iq，youz vunzgyaeuj geijlai bae dingh". Ginggvaq ciengzgeiz lizsij fazcanj，ranzcanx mboujlwnh youq mwh hwnq ranz lijdwg gij gezgou caeuq goengnaengz daegcwng cingjdaej nem dingz ndeu，cungj miz gij vwnzva neihamz fungfouq. Ranzcanx biujmingz cojcoeng Bouxcuengh miz naengzlig hab'wngq swyenz vanzging，dwg aen bouhfaenh gapbaenz youqgaenj gij gencuz yizcanj ciuhgeq guek raeuz，aen yiengh cungj gencuz neix seizneix youq gij mbanj diegbya baihnamz guek raeuz lij yungh youq.

Sam、Yiengh vwnzva gijgwn baengh "naz" gwn

20 sigij 60 nienzdaih hainduj，boux guh gaujguj couh youq Yunghningz、Vujmingz、Hwngzyen、Fuzsuih daengj yienh（gih）youq Beiciuh Yizcij geizcaeux Sinhsizgi Seizdaih haenx youq song mbiengj henz Dahyunghgyangh caeuq duenh gwnz de lumjbaenz Dahcojgyangh、Dahyougyangh de，fatyienh le sakrin、diuz muhrin、buenz muhrin、cuizrin daengj gij hongdawz gyagoeng haeuxgok，youq Gveilinz Si Cwngbiznganz Yizcij oknamh le mbangj geq vax youq geizcaeux Sinhsizgi Seizdaih giliz seizneix gaenq 9000 lai bi de. Gaengawq gij swhliu yizconzyoz，seizhaenx youq dieg neix gyagoeng haeuxgok cujyau dwg haeuxraeh，aenvih haeuxmienh、haeuxfiengj daengj dwg doeklaeng cienzhaeuj dieg neix de，hoeng gaengawq minzcuz gaujgujyoz，gangvax dwg vunzloih vihliux fuengbienh gwn haeux cix fazmingz de. Doenghgij neix biujmingz dieg Bouxcuengh caeux youq geizcaeux Sinhsizgi Seizdaih liz seizneix 9000 lai bi de couh hainduj gwn haeux，caemhcaiq fazmingz le sak、muh、cuiz、guenqvax daengj gij hongdawz gyagoeng caeuq gij hongdawz dajcawj caeuq gwn haeux doxgven de. 《Sawging》bonj saw youq gungh-yenzcenz 1100 lai bi sij baenz de，ndawde miz bien《Dayaj • Gunghliuz》geiq miz "ndaw cang cang miz houzliengz lai，ndaej daiq ganliengz yaek bae gyae"，aen swz "houzliengz"，dwg daj gij vah Yezcuz ciuhgeq daeuj，caeuq aen swz "liengz"

eiqseiq doxdoengz, daengz seizneix Bouxcuengh lij heuh haeux、haeuxgok、cehhaeux、haeuxgwn guh "houz" roxnaeuz "gauh". Neix couh gangjmingz, cojcoeng Bouxcuengh youq seiz ciuhgeq couh hagrox cawj cehhaeux ma gwn, caemhcaiq riengz haeux cienzboq, cienzhaeuj dieg Cunghyenz guek raeuz, caemhcaiq deng geiq haeuj《Sawging》. Youq lajbiengz Bouxcuengh caeuq Daijcuz cungj miz gij vahsug "ndaw raemx miz bya, ndaw naz miz haeux", neix sengdoengh fanjyingj le yiengh vwnzva gijgwn cojcoeng Bouxcuengh "cawj haeux daeuj gwn, cawj bya dang byaek", baengh "naz" daeuj gwn, aeu "naz" guh cungsim. Cojcoeng Bouxcuengh hab'wngq swyenz vanzging, fanfuk raenggenj、ganqfat haeuxcid, caemhcaiq seiq dieg cungj ndaem, haeuxcid baenz gij haeuxgwn youqgaenj lo, baenz yiengh doxgaiq gyagoeng haeuxgwn aeu haeuxcid dang gij haeuxgwn youqgaenj. Cawzliux aeu haeuxcid dang gij haeuxgwn youqgaenj, lij yungh haeuxcid guh ngaiznaengj haij saek、haeuxciz、haeuxfaengx daengj, baenz baenzroix minzsuz vwnzva haengj gwn haeuxcid.

Seiq、Yiengh vwnzva gaiq cangndang baengh "naz" daenj

Cojcoeng Bouxcuengh hwngfat daucoz nungzyez, daiqdoengh le aen hangznieb daemj faiq、daemj ndaij caeuq aen hangznieb gyagoeng gaiq cangndang hwngfat. Dieg Bouxcuengh miz cungj ndaij gig miz senhveiz raezlangh de lairaeuh, mboujdanh miz ndaijcwx, caiqlij miz cungj ndaij vunzgoeng dajndaem de, ndigah aen hangznieb daemj ndaij lizsij gig nanz. Dieg Bouxcuengh youq sinhsizgi seizdaih vwnzva yizcij ndawde couh miz yiengh loekdaemj yungh rin guh caeuq yungh meng guh haenx oknamh, dwg yiengh hongdawz yungh daeuj baenqcienj gyalaenz gij senhveiz ndaij. Cek saw《Hansuh·Dilijci》baenzneix geiq:"Dieg Bwzyez⋯⋯henzgyawj haij, lai miz gij doxgaiq lumjbaenz duzsih、duzciengh、duzdaimau、nyawh、ngaenz、dungz、mak、buh daengj." Yenz Swhguj cawqgej:"Gij senhveiz baenz yiengh gaiq cungj heuh guh buh." Youq doenghbaez guek raeuz, itbuen heuh baenz buh de cujyau dwg yiengh yungh senhveiz doenghgo ndaij、cumaz、goz daengj daemj baenz de,《Siujwjyaj》baenzneix geiq "cumaz、goz heuhguh buh", gangjmingz Bouxcuengh caeuxcaeux gaxgonq couh rox yungh maz daemj buh lo. Youq gij huqlouz daj Gvangjsih Bingzloz Yen Yinzsanhlingj aen moh mwh Cangoz oknamh haenx ndawde, aen moh bouxsai miz binghgi cix mbouj miz dauzfangjlunz, aen moh mehmbwk miz dauzfangjlunz cix mboujmiz binghgi, fanjyingj le yiengh sevei yienhsiengq cojcoeng Bouxcuengh saimbwk swyenz faengoeng, mehmbwk cujyau guh daemjrok, gangjmingz aen hangznieb daemj maz gaenq hwngfat haemq ndei. 《Sangsuh · Yijgung》 gangj Yangzcouh "gyoengq vunz youq gwnz dauj youq de daenj yiengh buh yungh goz daemj, yungh ndoek daemj yiengh man heuhguh cizbei de", gizneix sojgangj Yangzcouh dwg ceij rangh dieg gvangqlangh daj baihnamz Dahvaizhoz daengz namzhaij de, beiz couh dwg aen genjcwngh gizbei、gezbei、gujbei, gujbei wngdang dwg yinhyi, cizbei couh dwg yiengh daemj yungh faiq guhbaenz de, youq Cang Dung yijcuz ndawde, Vahcuengh、Vahbuyihcuz、Vahlinzgauh、Vahdaijcuz、Vahlizcuz, caeuq Vahnungzcuz、Vahdaicuz youq Yeznanz, Vahlaujvoh、Vahdaigoz daengj heuh de baenz faiq、vafaiq daengj, dwg aen swz doengz goek, caeuq gizbei、gezbei、gujbei aen "bei" neix mizgven, biujmingz doengh aen minzcuz neix youq senj bae gak dieg youq gaxgonq, dajndaem caeuq sawjyungh vafaiq gaenq dwg aen bouhfaenh doxdoengz ndaw swnghhoz gyoengqde ndeu. Ndigah, ndaej baenzneix gangj, cojcoeng Bouxcuengh dwg aen minzcuz ceiq caeux dajndaem caeuq sawjyungh vafaiq ndeu.

Haj、Yiengh vwnzva gvaqciet baengh "naz" angq

Yiengh vwnzva gvaqciet daejyienh daengx aen minzcuz vwnzva cungj daegdiemj daengxcungq caeuqfaenh、daengxcungq nyinhdoengz de. Yiengh vwnzva Bouxcuengh gvaqciet caeuq gij swnghhoz ndaemnaz raeqreih gvanhaeh maedcaed, dwg yiengh hingzdai biujyienh vuzciz vwnzva、hingzveiz vwnzva caeuq gvanhnen vwnzva gyaux baenz aen cingjdaej de, dwg cungj siengcwngh gij loihhingz yiengh vwnzmingz haeuxnaz caeuq aen ginzdij vwnzva Bouxcuengh. Hopheux ndaemnaz raeqreih, youq aen gvanhnen cojcoeng Bouxcuengh ndawde guhbaenz le baenzroix doiqsiengq coengzbaiq, caemhcaiq guhbaenz le gij hozdung gvaqciet aeu caeq doenghgij doiqsiengq coengzbaiq guh cungsim de. Lumjbaenz, youq rangh dieg Dahhoengz daj liggaeuq ndwen ciengq co'it daengz cibhaj gvaq Cietbuzgoep, gawjhengz hozdung caeq duzsaenzgoep; bimoq caeq diengzcwz; cietcieng doeklaeng gawjhengz yizsiz hai raeq; mwh ndaemnaz gawjhengz hozdung caeq nazgyaj; mwh liggaeuq ndwen haj、 ndwen roek nazgyaj dauqheu gvaq Ciethoenzmiuz caeuq Ciethoenzvaiz, gawjhengz yizsiz caeq gomiuz caeuq caeq hoenzvaiz; mwh gohaeux ok haeux bienq henj gvaq Cietcimzmoq; mwh liggaeuq ndwen cib roengz mwi soundaej doeklaeng gvaq Cietceiz. Moix aen ciet cungj gawjhengz moux cungj yizsiz caemhcaiq aeu eu fwen Bouxcuengh, mbangj deihfueng youq mwh ndaemnaz、 dajsou cungj youq dungcangz gawjhengz doiqgo, doenggvaq doenghgij hozdung neix bae muenxcuk gyoengqde gyaepgouz vuzciz swnghhoz caeuq cingsaenz swnghhoz.

Roek、 Yiengh cunghgyau vwnzva baengh "naz" yungh

Cunghgyau Bouxcuengh miz sam aen caengzsw: ① Yiengh cunghgyau codaeuz; ②Yiengh cunghgyau youq ndawbiengz gag miz, couh dwg guhmo caeuq guhsae; ③ Yiengh cunghgyau baengh vunz cix hwngfat hwnjdaeuj, couh dwg daugyau caeuq Fuzgyau. Gij swyez coengzbaiq、 fangzbaed coengzbaiq、 duzdwngz coengzbaiq caeuq sengfat coengzbaiq yiengh cunghgyau codaeuz mboujgvaq dandwg yiengh hingzdai lwcanz, gyoengqde deng yiengh vwnzva dwkbya dwknyaen hanzva, hix deng yiengh vwnzva haeuxnaz hanzva. Dandan cojcoeng coengzbaiq haemq "geng", caemhcaiq deng nabhaeuj aen hidungj yiengh vwnzva haeuxnaz ndawde. Caeq cojcoeng, muzdiz dwg gouz vunzding hwng'vuengh, bouxgeq lwgnyez bingzan, haeuxgok fungsou、 doenghduz lai seng lai baenz, hix doengzyiengh yungh yiengh huq haeux guh bae baiq gouz song cungj swnghcanj neix mwnhoengh. Gangjdaengz yiengh cunghgyau youq ndawbiengz gag miz caeuq yiengh vwnzva baengh vunz cix hwngfat hwnjdaeuj, aen cungsim gij gyauyi caeuq yizsiz de hix cungj dwg gouz vunzding hwng'vuengh、 bouxgeq lwgnyez bingzan, haeuxgok fungsou、 doenghduz lai seng lai baenz, hix doengzyiengh yungh yiengh huq haeux guh bae baiq gouz song cungj swnghcanj neix mwnhoengh. Cungjdaej daeuj yawj, cungj nabhaeuj aen hidungj yiengh vwnzva haeuxnaz ndawde bae. Youq ndaw 29 cungj sawging deng souhaeuj 《Cek Hoizcawq Bonj Ingjyaenq Bulozdoz Mohgingh Bouxcuengh》 de, gij swnghcanj bouhfaenh huq de dwg aeu haeuxnaz guh cungsim de, gak bouh youq cauh mbwn cauh dieg doeklaeng, couh cauh naz、suenbyaek、ganlanz、duzvaiz、raemxmboq、ciraemx、canghaeux、yienzhaeuh sien vad hoenzhaeux, caiq vad hoenzvaiz hoenzmax、hoenzmou、hoenzbit、hoenzhanq, gatsat vad hoenzbya, yawj ndaej ok, aen cungsim diegvih haeuxnaz mingzyienj.

Caet、Yiengh yisuz vwnzva baengh "naz" hanzva

Gij vwnzyoz yisuz Bouxcuengh miz cungj fwnhveiz yiengh vwnzva haeuxnaz naek lai, soujsien dwg saenzvah. Vunz Gujyez coengzbaiq duzgoep, daegbied dwg Bouxcuengh, duzgoep dwg aen duzdwngz daengx minzcuz ceiq coengzbaiq de. Saenzvah gangj, sam duzsaenz hung Bouxcuengh dwg sam beixnuengx, godaih goengbyaj dwg diensaenz, gongeih bouxroxdoh dwg deihsaenz, nuengxsau daihsam dwg suijsaenz (aen cingjdaej duzngozyiz、duzsizniuz、duzhozmaj gyoebbaenz), godaih caeuq nuengxsau daihsam caegcaeg doxaeu, seng ok lwggvaiq duzsaenzgoep. De bonjlaiz caeuq daxboh de youq gwnzmbwn youq, doeklaeng deng baij daengz gwnzbiengz guh bouxdenhsij, gyangnaz miz non de bae gaeb, gyangnaz noix raemx de heuh daxboh cuengq raemx. Doeklaeng deng gingq baenz "cojcoeng", Vahcuengh heuh de dwg "goengsou", couh dwg "goengcoj gyoengqmwngz". Sam beixnuengx mingzyienj dwg cungj daihmax yiengh vwnzva dwkbya dwknyaen, duzgoep couh dwg aen daihmax yiengh vwnzva haeuxnaz, gizneix yungh saenzvah daeuj biujyienh cungj yienjbienq daj cungj ginghci dwkbya dwknyaen daengz dajndaem de. Aen saenzvah gangj naed cehhaeux Bouxcuengh daj gizlawz daeuj de dwg 《Duzma Caeg Cehhaeux》, gangj cehhaeux dwg duzma hwnj mbwn bae caeg daeuj de, ndigah doenghbaez lwgminz Bouxcuengh youq baihsaebaek Gvangjsih youq mwh sougvej ndaej haeuxmoq couh aeu donq haeuxgwn ceiqgonq ndeu hawj duzma gwn, gyo'mbaiq de caeg cehhaeux daeuj.

Aenvih cojcoeng Bouxcuengh youq mwh daiq duzma bae dwknyaen, fatyienh gwnz ndang duzma nem miz naed haeux cwx, hawj vunzlai louzsim daengz cix fatyienh le cehhaeux. Youq ndaw 《Gij Gojgaeq Buboz》, aen saenzvah raemxdongj Bouxcuengh neix, gij yienzaen hainduj dwg vuengzbyaj cauh mbwn rengx yinxhwnj dieg dek, Buboz hwnj mbwn bae bik vuengzbyaj doekfwn, vuengzbyaj cauh raemxdongj boizhaemz. Youq ndaw cienzgangj gojgaeq、fwensei daengj yisuz, gij cozbinj caeuq haeuxnaz mizgven de dauqcawq miz. Youq gwnz dat Byaraiz veh miz gij doz duzsaenzgoep ndang vunz yiengh goep、youq gwnz gyongdoengz deu miz doz duzgoep ndwn, cungj daejyienh le yiengh vwnzva haeuxnaz.

Ciet Daihngeih　Yw Bouxcuengh Caeuq Vwnzva Haeuxnaz

Haujlai gaujguj caizliuh hix gaenq cwngmingz, Bouxcuengh dwg aen minzcuz haeuxnaz denjhingz ndeu. Baengh conhgyah gaujcwng, mbangj dieg Dahcojgyangh、Dahyougyangh caeuq rangh dieg Dahyunghgyangh Bouxcuengh dwg aen ranzcoj cojcoeng Bouxcuengh——Sih' ouh、Lozyez minzcuz caeuq gij cungsim goekgaen yiengh nungzyez haeuxnaz haenx yiengh ndeu. Yiengh vwnzva haeuxnaz dwg Sih' ouh、Lozyez minzcuz gij vwnzva daegcwng gihbwnj de roxnaeuz gangj dwg youqgaenj de.

It、Yiengh vwnzva haeuxnaz caeuq gij goekgaen yw Bouxcuengh

Gaengawq gaujcwng, caeux youq geizcaeux sinhsizgi seizdaih giliz seizneix miz 9000 lai bi de, dieg Bouxcuengh Gvangjsih couh miz yiengh nungzyez haeuxnaz codaeuz, doeklaeng yiengh vwnzva haeuxnaz Bouxcuengh ligdaih cungj hwngfat youq. Itcig daengz ngoenzneix, yiengh vwnzva haeuxnaz doiq gij sevei swnghhoz Bouxcuengh youq fuengfueng mienhmienh yingjyangj lij gig hung gig laeg. Gij goekgaen yw, caeuq yiengh nungzyez caeuq cuzmuzyez codaeuz hwngfat gvanhaeh cibfaen maedcaed. Gij cienzgangj gvendaengz goekgaen yw haenx gig lai, 《Daeqvuengz Sigij》geiq miz："Fuzhihsi……cimz yw bak feih cix cauh gouj cim, yungh daeuj gouq lwgminz baexmienx mingh dinj." 《Sijgi • Bouj Sam Vuengz Bwnjgij》 geiq miz: "Sinznungzsi yungh diuz bienhoengz fad faex nywj, hainduj cimz haujlai cungj nywj doeklaeng cij fatyienh yw." Youq ndaw gij cienzgangj gvendaengz gij goekgaen yw, haemq lai de dwg gij cienzgangj gvendaengz Fuzhihsi caeuq Sinznungzsi, ndawde, Fuzhihsi dwg bouxdaibyauj yiengh cuzmuzyez geizcaeux, biujmingz gij goekgaen yw caeuq yiengh nungzyez caeuq cuzmuzyez geizcaeux gvanhaeh maedcaed. Doenghgij cienzgangj mizgven gij goekgaen yw neix, mboujdan caensaed miuzsij le gij goekgaen conzdungj cunghyihyoz guek raeuz, caiqlij hix caensaed miuzsij le gij goekgaen gij yw Bouxcuengh.

Youq geizbyai sicuz sevei, dieg Bouxcuengh gij gisuz cauhguh hongdawz gaenq cinbu lai lo, yiengh ginghci nungzyez caeuq dwkbya dwknyaen codaeuz cungj hwngfat ndaej ndei lai. Dieg Bouxcuengh yiengh nungzyez codaeuz hwngfat, hawj cojcoeng Bouxcuengh youq mwh ndaem ganq gomiuz, miz diuzgienh ciengzgeiz saeqsim cazyawj doenghgo engq lai caeuq bae cawq engq laeg, hawj mbangj go yw cwx youz cwx bienqbaenz baengh vunz ndaem ganq, dajneix nyinhrox go yw engq lai. Yiengh ginghci dwkbya dwknyaen hwnghwnj, youh daezgung cojcoeng Bouxcuengh haemq lai gijgwn lumj gijbya gijnoh, doenggvaq sizcen, cojcoeng Bouxcuengh youh nyinhrox le mbangj di yw yungh doenghduz guhbaenz de. Ginggvaq fanfuk sizcen caeuq cazyawj, caemhcaiq doiq doenghgij gingniemh codaeuz genjdanh neix lai gya cungjgez, cugciemh miz le gij goekgaen gij yw Bouxcuengh.

Ngeih、Yiengh vwnzva haeuxnaz caeuq Bouxcuengh ciengx ndang fuengz bingh

Doenggvaq ciengzgeiz swnghcanj、swnghhoz sizcen, lwgminz Bouxcuengh yungh gij coengmingz mbouj bingzciengz, mboujdan dajcauh le yiengh vwnzva Bouxcuengh gyaeraez ronghsag de, caiqlij lij dajcauh le yiengh conzdungj dijyuz vwnzva Bouxcuengh caeuq yiengh vwnzva haeuxnaz gvanhaeh maedcaed、vunzlai haengj dingq haengj raen、bwhmiz minzcuz neihanz de, canjseng le dwk gyongdoengz、dwk hanzgyaeuq、caij loekrumz、majvuj、vut siugiuz daengj gij conzdungj dijyuz hanghmoeg funggek daegbied de. Doenghgij conzdungj dijyuz hanghmoeg Bouxcuengh gig ciepgaenh swyenz neix, roxnaeuz dwg lauzdung caiqyienh, roxnaeuz dwg gisuz dungcoz swnghvaz, dingzlai dwg fanjyingj le dajndaem、caeq、minzsug daengj youq aen gocwngz haeuxnaz de. Ndigah, gij conzdungj dijyuz hanghmoeg Bouxcuengh bienqbaenz le aen bouhfaenh youqgaenj gapbaenz gij swnghhoz lwgminz Bouxcuengh de cix daihdaih doxcienz. Dwk gyongdoengz codaeuz dwg aen hozdung Sih'ouh、Lozyez minzcuz youq 2000 lai bi gaxgonq gawjhengz caeq caeuq ciucomz hoenxciengq de. Youq ndaw doengh fuk veh gwnz dat byaraiz rangh dieg Dahcojgyangh Gvangjsih mwh Cangoz seizdaih veh haenx, gij ciengzmienh dwk gyongdoengz dauqcawq cungj dwg. Cinz Han doeklaeng, funghgen vuengzciuz mboujduenh gyahaenq dungjci Lingjnanz, cwngci cugbouh onjdingh, sevei ginghci mboujduenh hwngfat, gak minzcuz dox gvangqlangh mbeguh ginghci、vwnzva gyauhliuz, gij hozdung dwk gyongdoengz hix youq gak minzcuz gvangqlangh mbeguh. Haujlai yenzgiu gaenq cwngmingz, yiengh vwnzva gyongdoengz dwg cungj vwnzva daj yiengh nungzyez haeuxnaz daeuj de ndeu. Gij raiz beijlumj daengngoenz、raizbyaj、raizraemx、raizgoep youq gwnz gyongdoengz de daengj cungj caeuq yiengh vwnzva haeuxnaz mizgven. Gwnzbiengz Bouxcuengh youq mwh souyo gyongdoengz, miz aen fungsug yungh diuz cagfiengz lamh doiq rwz de, roxnaeuz hawj gyongdoengz hoemj gvaqdaeuj cuengq muenx haeuxgok de, heuhguh "ciengx gyong". Gij goengnaengz gyongdoengz cujyau dwg youq ndaw ranz yungh haeuxgok ciengx gyongdoengz bae hawj de engq miz lingzsing, roxnaeuz caeuq duzsaenz doxgaeudoeng, roxnaeuz cienzndenq saenqsik.

Aen gyongdoengz cojcoeng Bouxcuengh cauhguh de, haidaeuz dwg dangguh rek yungh, doeklaeng cugciemh gya'gvangq daengz yungh gyong hawj duzsaenz angq, yungh gyong bae gouz fwn, yungh gyong bae comz vunz, yungh gyong bae cijveih ginhdui, yungh gyong bae ciengqgo diuqfoux, yungh gyong siengcwngh gienzlig caeuq caizfouq, daengjdaengj. Yiengh vwnzva haeuxnaz caeuq yiengh vwnzva gyongdoengz guhbaenz caeuq hwngfat, dwg aen gocwngz dox yingjyangj、dox coinyoengx ndeu. Gwnzbiengz Bouxcuengh miz coenz vahsug ndeu: "Gyongdoengz mbouj yiengj, gomiuz mbouj maj." Yiengh hozdung dwk gyongdoengz aenvih gyongdoengz cix guhbaenz de, ndaej gangj caeuq yiengh nungzyez haeuxnaz gvanhaeh gig hung. Dwk gyongdoengz seizneix gaenq bienqbaenz hangh minzcuz conzdungj dijyuz hozdung lwgminz Bouxcuengh haengj dingq haengj raen ndeu. Seizneix Dunghlanz、Denhngoz、Bahmaj、Fungsanh daengj youq rangh dieg Dahhoengz de, giz dieg Bouxcuengh comzyouq moixbi gvaq Cietmaj lij hwng dwk gyongdoengz. Youq mwh moebmab, baihlaeng gyongdoengz lij miz boux ndeu gaem doengjveuq dauq youq baihlaeng gyongdoengz, baenzneix roq baez he rag baez he, miz sing'yaem "dung hu" "dunghu" yiengj hwnjdaeuj. Singgyong doxhuz ndeidingq, bouxdwkgyong gaenriengz yinhyoz doq dwk gyong doq diuqfoux. Gyoengqde sugsegseg langhbaij gij dinfwngz caixhangz bonjfaenh, saekseiz baenq daengz swix, saekseiz baenq daengz gvaz, dungcoz mizrengz seuqdangq, vaiq menh dox cab, singgyong hwnjhwnj roengzrengz, cezcou faenmingz; singseiq yiemzrwd naekna, hawj vunz doeksaet. Gij dungcoz dwk gyongdoengz de genjdanh cix miz funghfan, cingzdiuh ngiengx sang, daejyienh ok lwgminz Bouxcuengh gij minzcuz cingsaenz lauxsaed、giengiengz caeuq daihdamj de. Yiengh hozdung dwk gyongdoengz mboujdan ndaej dem'ak ligliengh、lingzminj caeuq naihlig daengj bouxvunz de, caiqlix lij ndaej beizyangj vunzlai cungj binjcaet ndei giengiengz、gojganj、gamj gouz cinbu caeuq mboujduenh baenaj de.

Hanzgyaeuq dwg yiengh hongdawz daehyinh vunzloih ceiqcaeux yungh、hix dwg baujciz seizgan ceiq nanz de ndeu. Yiengh hozdung dwk hanzgyaeuq dwg aenvih gyagoeng haeuxgok cix guhbaenz de, de cibfaen deng lwgminz Bouxcuengh gyaez, dwg cungj dijyuz hozdung youz lwgminz Bouxcuengh dajndaem swnghcanj haeuxgok cix hwngfat yienjbienq baenz de, aenvih hongdawz yungh hanzgyaeuq, ndigah heuhguh "dwk hanzgyaeuq". Dwk hanzgyaeuq youz "dajcunghdangz" daeuj, Vahcuengh heuhguh "daeglangh", hix heuhguh "gujlangz" "gujlujlangz", vunz dangdieg youh heuh dwk hanzgyaeuq baenz "lujlez" "dajlujlez". Ciengzdieg dwk hanzgyaeuq hung iq cungj ndaej, itbuen seiq vunz、roek vunz、bet vunz、cib vunz baedauq, soqsueng ceiq ngamq. Mwh dwk hanzgyaeuq, daihgya hopheux youq song henz daengqraez moixvunz gaem hanzgyaeuq，doiq fwngz gaem hanzgyaeuq cungqgyang，ciuq conzdungj cezcou yungh gyaeuj byai hanzgyaeuq roq hoenx daengqraez，hoenxfap bienqvaq lai. Aen conzdungj lohsoq yiengh hozdung dwk hanzgyaeuq dwg gaengawq aen lauzdung gocwngz lwgminz Bouxcuengh daeuj sezgi de，miz "dajcunghdangz" "cenzgyahloz" "dadonzyenz" "ndaemnaz" "cehsuij" "fadhaeux" "hoh fungsou" daengj. Dungcoz miz gwnz laj doxcengj de，miz ndwn youq caeuq maeuq youq de，miz dingh youq caeuq baenaj de，lij miz cienqndang caeuq diuqyat，gyahwnj buenx miz gyonglaz caeuq saekseiz fatok singheuh "haihai"，yienh ok cezcouganj gig haenq. Yiengh hozdung youq mwh gvaqciet dwk hanzgyaeuq dwg ciuq rauqnaz、ndaemnaz、gonhraemx、sougvej、fadhaeux、cunghhaeux daengj gij yienghceij dungcoz youq mwh guh nungzsaeh，gawq dwg ciuqei caiqyienh aen gocwngz swnghcanj haeuxnaz，hix dwg cungjgez gij swnghcanj hozdung daengxbi，engq dwg maqmuengh doenggvaq yiengh biujyienj nauhyied dangqmaz daeuj baujyouh haeuxnaz swnghcanj.

Dajndaem haeuxnaz aeuyungh naihsim、saeqsim、rengznyangq. Ciengzgeiz dajndaem haeuxnaz，muzli le cungj singgwz lwgminz Bouxcuengh，guhbaenz le cungj minzcuz singgwz huzndei neiyang、gwn ndaej hoj naih ndaej dwgrengz、miz naihsim nyaenx ndaej youq、doxbang doxnyiengh、baihrog unqnaiq baihndaw genggiengz de. Haeuxnaz dwg cungj doenghgo haemq unj ndeu，dajndaem aeuyungh ginggvaq dajcoih nazgyaj、cimq ceh、ganq nyaj、rauq naz、ndaemnaz、dauqheu、dokngaz、riengznomj faenvaq、bemhbongz、okriengz、miz ieng、ieng henj、sug liux daengj 10 lai aen gaihdon caeuq cwngzsi hunghung iqiq. Daj nazgyaj lumj cim geij ndwen neix，vunzlai couh itdingh aeu lumj ganqciengx lwgnding ityiengh cingsim hohleix，seizseiz louzsim vwnhdu、baiz raemx guenq raemx、coibiz、ndai naz、fuengz non、fuengz bingh、fuengz laemx. Youq seiz sougvej lij aeu fuengz doenghduz huxhaih caeuq yiengh dienheiq fwn'oemq，naihsim sijsaeq，mbouj ndaej simgaenj. Nazraemx caeuq diegrengx mbouj doxdoengz，yiengh gonq aeu senj gij dieg daengngoenz gaeuq、dieg haemq bingz，henzgyawj goekraemx，mbouj rengx mbouj dumh，mboujdwg seizbienh ra gaiq dieg he couh ndaej dwknaz lo，ndigah iugouz giz vunzlai youq de siengdoiq vwnjding，caenhliengh gemjnoix riuzdoengh. Neix couh guhbaenz vunzlai cungj singgwz huzndei neiyang、mbouj haengj riuzdoengh、mbouj gyaez doxcienz，miz naihsim nyaenx ndaej youq de. Gij sanhsuij Gveilinz、gingjsaek Bahbauj vunzlai seizneix yawjraen de，youq ciuhgeq gingqyienz dwg giz ndoengfaex heuz，geij bak leix mbouj raen daengngoenz，aeng lai fwn lai，dauqcawq miz mok doeg，gij non gij ngwz duznyaen dauqcawqbaebae dauqdauq，bingq mboujdwg yiengh dieg hab senglix de. Sungdai，Gvangjsih lij deng heuh baenz "dafazcangz"（cek saw《Lingjvai Daidaz》Sungdai Couh Gifeih sij），Youq aen seizgeiz Dangzdai、Sungdai、Yenzdai、Mingzdai，Gvangjsih dwg yiengh dieg bouxfamh deng gyangqdaemq gvanhciz doeklaeng liuzfang de. Sinj Genjgiz，canghfwensei Dangzdai，de youq mwh deng liuzfang gvaq Gvangjsih Bwzliuz sij miz："Doenghbaez dingq mok doeg baenz loh，seizneix caendwg byaij daengz Gveijmwnzgvanh. Dieg neix vunz mbouj geq couh dai，gyoengq deng liuzfang miz boux lawz ndaej dauq." Youq laj diuzgienh yienghneix，vunzlai aeu dingj ndat dingj mok doeg ndaemnaz，baenzlawz sinhoj mbat naemj couh rox. Ciengzgeiz baenzneix roengzbae，lwgminz Bouxcuengh muzlienh ok yiengh binjgwz gwn ndaej hoj naih ndaej dwgrengz，baihrog unqswnh，ndaw sim giengiengz；mbouj cawjdoengh bae hoenx，hoeng gig daihdamj bae hen ndei lauzdung cwngzgoj bonjfaenh. Ndigah，《Cizyaj》gangj："Bouxbing Bouxcuengh ak lai youq lajmbwn cungj okmingz." Neix cigciep biujyienh le lwgminz Bouxcuengh baihrog unqswnh ndaw sim giengiengz. Bouxgun dwg nungzyez minzcuz，Bouxcuengh hix dwg nungzyez minzcuz，youq vwnzva fuengmienh yungzheih gyauhliuz，lwgminz Bouxcuengh hag le Yuzgyah baenzlawz unqswnh doxnyiengh，vanzlij aeu gij saehsaed ngeihcib seiq boux hauqswnh gaijbienq baenz 24 aen seiraez，neix youq Cunghyenz digih hix mboujcaengz miz gvaq de.

Daj Hozmujdu vwnzva deng vat okdaeuj cix roxnaj，youq caet bet cien bi gaxgonq，cojcoeng Bwzyez minzcuz gaenq roxnaj dajndaem haeuxnaz. Daengz aen seizdaih Lozyez，lwgminz Bouxcuengh mboujdan roxnaj dajndaem haeuxnaz，caiqlij dajndaem haujlai faiq caeuq doz faiq daemj baengz， coinyoengx yiengh vwnzmingz haeuxnaz daengz aen cingzdoh engq sang. Haeuxgok yungh daeuj ciengx mingh，baengz yungh daeuj dingj nit，haeuxgok daj namh okdaeuj，ndigah lwgminz Bouxcuengh hix deng heuhguh "vunz doj". Vunz ciuhgeq heuh raemxnaz baenz "naz"，couh dwg gangj gaiq naz youq gyang luegbya cauzlueg de，aen cih "naz" hamz miz neihanz lairaeuh youq yiengh vwnzva haeuxnaz cojcoeng Bouxcuengh fuengmienh. Yiengh vwnzva gangvax caeuq yiengh vwnzva canjrin hung youz "yiengh vwnzva naz" canjseng de，coinyoengx le dajcawj gijgwn、gijgwn veiswngh hwngfat baenaj，daegbied dwg lwgminz Bouxcuengh fazmingz gangvax doeklaeng hawj vunzlai ndaej gwn nohcug，doiq gak aen cujciz gigvanh ndangvunz daegbied dwg doiq ukgyaeuj dokmaj hungmaj miz ndeicawq，yawhfuengz caeuq gemjnoix fatseng binghsaejdungx，daejyienh le cojcoeng Bouxcuengh aen eiqseiq ciengx ndang fuengz bingh de cobouh guhbaenz. Cigndaei daezhwnj de dwg，cojcoeng Bouxcuengh cungj veiswngh sibgvenq "fuengzceih caengz bingh" daegbied de——yungh ndaeng gwn raemx. 《Hansuh · Gyaj Genhcih Con》gangj："Vunz Lozyez，daxboh caeuq lwgmbau caez youq diuz dah ndeu swiqndang，daxboh son lwgmbauq yungh ndaeng gwn raemx." 《Veisuh · Liuzcon》hix gangj："Bouxliuz，daihgaiq dwg aen fwnhcih daj Nanzmanz faen okdaeuj de ……gyoengqde ndoq yungh aen bak geux ndoq yungh aen ndaeng gwn raemx." Sungdai Fan Cwngzda sij cek saw 《Gveihaij Yizhwngz Ci》gangj："Vunz baihnamz sibgvenq yungh ndaeng gwn raemx，miz gangvax lumj cenj lumj duix，henzgyawj cab diuz guenj iq dangguh aen bakbingz，mbat siengj gwn raeuj couh yungh aen ndaeng ndoetgwn. Seizhah gwn raemx，raemx daj aen ndaeng ndwnj roengzdaeuj，aeu geijlai vaiq couh geijlai vaiq，vunz Yunghcouh caeux couh baenzneix guh lo." Sungdai Couh Gifeih sij cek 《Lingjvai Daidaz》gangj："Aen fuengfap yungh aen ndaeng gwn raemx，soujsien yungh mbai cang di raemx he，cuengq gyu caeuq geij ndik raemxhingbya roengz raemx bae，yungh mbai gwn dwg gangj fuengfap de，sien guh diuz guenj iq lumj aen bakbingz，cap diuz guenj haeuj ndaeng bae，ndoet raemx haeuj uk，doenggvaq aen uk roengz daengz hoz bae. Boux lai miz de yungh ngaenz guh guenj，boux noix miz de yungh rik guh，dox roengzbae dwg gangvax，dwg mbai. Mwh gwn……yienzhaeuh raemx deng ndoet haeuj ndaeng, mbouj caeuq heiq doxdingj. Mbat yungh ndaeng gwnraemx couh haq heiq, hawj uk liengz dungx siuqvaq vaiq, itbuen cungj dwg baenzneix guh." Yungh ndaeng gwnraemx miz yiengh yauqgoj "uk liengz dungx siuqvaq vaiq", neix dwg cungj sibsug baujgen cojcoeng Bouxcuengh dajcauh ndeu, it dwg vihliux dingjdangj cungj mok doeg youz gij deihheiq dumzndat baihnamz caeuq gij heiq doenghgo doenghduz naeuh baenz haenx gyauxbaenz de, ngeih dwg vihliux fuengzre fatsa caeuq gyangqdaemq dijvwnh. Daengz seizneix, cungj ywfap yungh ndaeng ndoetgwn mokyw bae swiq ndaeng yihyoz Bouxcuengh bingzciengz yungh de, doiq fuengz deng binghndaeng、binghhoz、gij bingh dienheiq hidungj de cungj miz di yaugoj.

Ciet Daihsam   Yihyoz Lijlun Bouxcuengh Caeuq Yiengh Vwnzva Haeuxnaz

It、Yiengh vwnzva haeuxnaz ganqfat le "samdau" lijlun yihyoz Bouxcuengh

Yiengh vwnzva haeuxnaz dwg aen geizhauh youqgaenj Lozyez vwnzva, dwg gij vwnzva yizcanj youqgaenj Cunghvaz vwnzmingz caeuq seiqgyaiq vwnzmingz. Gij vwnzvuz oknamh caeuq yenzgiu biujmingz, mbangj dieg Lozyez ciuhgeq dajndaem le haujlai haeuxnaz cwx, vunz Lozyez caeuxcaeux couh nyinhrox haeuxnaz cwx, caeuq vunz Canghvuz、vunz Sih' ouh itheij, ceiqcaeux fazmingz le aen fuengfap vunzgoeng ndaem ganq haeuxnaz, vih Cunghvaz Minzcuz caeuq daengx seiqgyaiq guh ok le gungrengz hungloet. Yiengh hongdawz duetreb haeuxcwx youq Nanzningz Si Dingzswjhih yizcij oknamh de, ginggvaq Dan－14 nienzdaih raudingh, nienzdaih giliz seizneix 11000 bi, dandan baiz youq doeklaeng naed haeux danva giliz seizneix 20000～12000 bi youz cojcoeng Canghvuz Bu Bouxcuengh Huznanz Swngj Dauyen louz roengzdaeuj de, beij aen yizcij haeuxgok giliz seizneix 10000 bi youq Gyanghsih Swngj Vannenz Yen de lij caeux gvaq ceiqnoix 2000 bi. Caeux youq Lozdenz seizdaih，vunz Lozyez couh gaemdawz le yiengh gisuz dajcoih reihnaz，leihyungh raemxciuz hwnjroengz senj naz.《Sijgi · Nanzyezvangz Con》yinx 《Gvangjcouh Gi》gangj："Gyauhcij miz lozdenz，baengh raemxciuz hwnjroengz，vunz baengh yiengh naz neix gwn，heuh baenz 'Lozyinz'." Boux minzcuz yozgyah Gvangjsih Cinz Naijcangh sienseng gangj："Mbangj di Gvangjsih caeux youq mwh giliz seizneix 9000 lai bi de couh miz yiengh nungzyez haeuxnaz codaeuz de，bienqbaenz gij dieg goekgaen yiengh nungzyez haeuxnaz de yiengh ndeu."

Aenvih haeuxnaz youq swnghhoz Bouxcuengh ndawde diegvih gig naek，youq ndaw sim lwgminz Bouxcuengh canjseng le yingyangj laegdaeuq，guhbaenz yiengh gvanhnen daegbied doiq haeuxnaz de. ① Yiengh gvanhnen nyinhnaeuz haeux diegvih sang. Lwgminz Bouxcuengh nyinhnaeuz haeux dwg daj gwnzmbwn daeuj，mboujdwg doenghgo gwnzbiengz，ndigah doiqbeij sojmiz doenghgo gwn，haeux daengjgaep ceiq sang，ndigah caeq、baiz raeuj cingj hek itdingh aeu yungh yiengh gwn haeuxguh. ② Yiengh gvanhnen haeuxnaz miz hoenz. Lwgminz Bouxcuengh nyinhnaeuz，naz miz hoenznaz，gomiuz miz hoenzmiuz，dajndaem gaxgonq aeu caeq，gemjnoix soucingz aeu vadhoenz. ③ Yiengh gvanhnen haeuxnaz caeuq bouxvunz doxiemq. Ciuhgeq Cungguek bujben miz yiengh gvanhnen bouxvunz caeuq mbwn dox ganjying，yiengh gvanhnen neix daejyienh youq 《Couhyi》. Lwgminz Bouxcuengh doiq haeuxnaz couh baujlouz miz yiengh gvanhnen neix. Ciuhgeq hawfwen，hawj bouxmbauq dahsau youq gyangnaz gyajcangh doxej，nyinhnaeuz baenzneix guh gomiuz cij maj ndaej fag. Mwh ndaemnaz danghnaeuz hawj boux daenj buh hau sien roengz naz，mboujdan yaek mboujmiz soucingz，caiqlij lij yaek bungzdaengz sonj. Mbangj di deihfueng nyinhnaeuz youq hawfwen ciengqgo yied lai，gomiuz couh yied angq、yied fungsou. Mbangj di deihfueng lij nyinhnaeuz nywjhaeux roxnaeuz gomiuz ndaej ndoj sez，venj youq rog dou ndaej ndoj fangz；mizdi vunz venj gaem nywjhaeux youq gwnz hwet，ndaej ndoj duzfangz louzlangh，mwh byaij loh sim'onj lai di. ④ Yiengh gvanhnen haeux couh dwg mingh. Lwgminz Bouxcuengh bujben nyinhnaeuz haeux daibyauj diuz mingh vunz，ndigah yungh de daeuj dem mingh. Bouxgeq

Bouxcuengh gvaq ngoenzmiz，aeu hawj lwgnyez youq mwh bouxsaegoeng gangj sei couh dem haeuxmoq haeuj aen gangh ndaw aen dougyaeu de，ndigah lwgminz Bouxcuengh heuh gvaq ngoenzmiz bouxgeq baenz "bouj liengz"，eiqseiq dwg gij haeux youq gyang ndaej mbon ok di he cawj cug bouj gyaeu，hoeng cieddoiq mbouj ndaej mbon liux bae，mboujne，couh biujsiq hawj diuz mingh byaij liux lo，mbouj gitleih. Ndigah，Bouxcuengh heuh bouxvunz vuenyungz gyaeu raez baenz "mingh haeux"，mingh hoj couh heuhguh "mingh byaek". Doenghgij gvanhnen neix daengz seizneix lij gaijbienq mbouj lai.

Yiengh vwnzva haeuxnaz Bouxcuengh hwnghwnj，mboujdan ndeindei coinyoengx le yihyoz Bouxcuengh okyienh，caiqlij doiq yihyoz Bouxcuengh youq doeklaeng ndaej hwngfat hix yingjyangj gig lai gig gyae. Bouxcuengh dwg aen minzcuz haeuxnaz denjhingz ndeu，yiengh vwnzva haeuxnaz cigciep caeuq "gwn" mizgven，gaenriengz yiengh gisuz haeuxnaz mboujduenh baenaj，lwgminz Bouxcuengh gij huqgwn yied daeuj yied lai，caemhcaiq cungjgez ok le gij cozying "gwn" doiq ciengx ndang baujgen、ywbingh doiq yak de. Yihyoz Bouxcuengh itcig miz aen gangjfap "yw bouj beij mbouj gvaq gwn bouj"，couh dwg caeuq yiengh vwnzva haeuxnaz caeuq yiengh vwnzva gwn gvanhhaeh maedcaed. Yiengh vwnzva haeuxnaz Bouxcuengh lij caeuq guhbaenz gij yihyoz lijlun Bouxcuengh miz cungj laizyouq gvanhaeh maedcaed. Gaengawq gaujcwng，Bouxcuengh dwg aen minzcuz guek raeuz ceiqcaeux dajndaem haeuxnaz de yiengh ndeu，cojcoeng Bouxcuengh youq ciengzgeiz ndoq ndaem ndoq gvancaz，fatyienh haeuxnaz baengh gij heiq diendieh bae maj，baengh gij heiq diendeih bae souyo，ndangvunz cix dwg baengh haeux daeuj ciengx，ngoenz ndeu sam donq noix mboujndaej，ndigah cigciep heuh diuz loh gwnhaeux haeuj bak caemhcaiq siuqvaq gaepsou de baenz "lohhaeux". Cojcoeng Bouxcuengh youq ciengzgeiz ndoq ndaemnaz ndoq gvanhcaz，lij fatyienh youq daswyenz ndawde，raemx caeuq heiq doiq nungzcozvuz sengmaj dwg gig youqgaenj de，mbouj miz raemx caeuq heiq，roxnaeuz raemx、heiq lai lai roxnaeuz noix lai，cungj doiq de sengmaj gig mbouj ndei. Doengzyiengh，raemx caeuq heiq doiq ndangvunz hix dwg gig youqgaenj de， ndigah youq aen yihyoz lijlun dijhi Bouxcuengh ndawde, dawz ndaw ndangvunz linghvaih song diuz dunghdau gig youqgaenj gyauvuenh raemx caeuq gyauvuenh heiq de heuh baenz diuz "lohraemx" caeuq "lohheiq". Gij lijlun "lohhaeux" "lohheiq" "lohraemx" dwg gij cehsim neiyungz aen yihyoz lijlun Bouxcuengh haenx yiengh ndeu, de daezok yiengh cungjgez oklaeng cojcoeng Bouxcuengh gij nyinhrox genjdanh caeuq gingniemh guh daeuj gvendaengz vunz caeuq daswyenz haenx, raeuz ndaej cingcuj yawj ndaej ok de daiq miz gij haenzcik yiengh vwnzva haeuxnaz Bouxcuengh.

Ngeih、Yiengh vwnzva haeuxnaz caeuq gij yinhyangz lijlun yihyoz Bouxcuengh

Daengngoenz moix ngoenz haetromh daj baihdoeng swnghhwnj (dauqseng), hawj daswyenz rongh caeuq raeuj, banhaemh daj baihsae doekroengz (daibae), hawj daswyenz laep caeuq caem, miz yiengh naengzlig daibae youh dauqseng caeuq yiengh naengzlig hawj fanhfaed miz senggei; doengzseiz cojcoeng dajndaem swnghcanj, daegbied dwg haeuxnaz swnghcanj aeuyungh ndit、baenghgauq ndit, maqmuengh daengngoenz lai hawj vunzlai mbangj di ndit caeuq ndat, hawj vunzlai miz gwn miz daenj、ndangcangq. Gyoengq cojcoeng couh yungzheih doiq aen daengngoenz hawj "sengmingh lwnz hop dauq heij" de miz cungj simleix youh gingq youh lau de, dajneix canjseng le cungj swhsiengj coengzbaiq daengngoenz, gingq heuh de baenz duzsaenz——"Daiyangzsinz". Vunz doenghbaez coengzbaiq daengngoenz, bietyienz aeu sijsaeq cazyawj daengngoenz, yenzgiu daengngoenz baenzlawz yindung. "Yinhyangz" song aen cih neix couh hingzsiengq miuzsij le daengngoenz yindung (seng caeuq dai). Daengxngoenz, daengngoenz swnghhwnj (seng), ronghgywg dauqcawq ciuq, biujdaz le gij eiqsei aen cih "yangz", swyenzgai dauqcawq miz senggei caeuq vuedlig; gyanghaemh, daengngoenz roengz bya (dai), ronghgywg deng cw, biujdaz le gij eiqsei aen cih "yinh", swyenzgai dauqcawq caemdingh caeuq saemnyamj. Ndigah swyenz couh guhbaenz le swyenzgai fanhsaeh fanhfaed cungj dwg ciuq daengngoenz seng caeuq dai hixcaemh dwg yinh caeuq yangz bienqvaq bae bienqvaq, daengngoenz swyenz couh swnghwnj daengz aen diegvih duzsaenz gaemhanh yijcou de. Gij ndit caeuq ndat daengngoenz mboujdan dwg gij diuzgienh nungzcozvuz sengmaj, caiqlij gij gvilwd daengngoenz yinhhengz bonjndang hix vih gyoengq vunz guh naz youqdingh de daezgung le gij hingzveiz vunqsik ceiq gihbwnj de（couh dwg gangj "daengngoenz ok couh lauzdung, daengngoenz roengz couh yietnaiq"）、gij hoenggan caeuq seizgan gvanhnen giekdaej de, ndigah, daengngoenz bienqbaenz aen cozbyauh fuzhau nyinhrox yijcou cizsi, hawj swyenz fanhfaed bienmax faenloih de. Aenvih vunzloih dwg baenghgauq daengngoenz hwnjroengz bae doekdingh doengsae fuengvih caeuq hwnzngoenz gibied de, ndigah de saedceiq dwg laebhwnj hoenggan eiqsik caeuq seizgan eiqsik gij dienyienz cikdoh ceiq youqgaenj de. Cingqdwg saenqyiengj daiyangzsinz, cij hawj aen "yinhyangz" gainen bonjlaiz yenzsij genjdanh de swnghwnj bienqbaenz aen yinhyangz yozsoz doiq Cungguek conzdungj vwnzva yingjyangj gig gyaeraez de. Dangguh cungj fanghfazlun baenz hidungj de, yinhyangz yozsoz youq duenh seizgan geizlaeng Couhcauz daengz Cinzcauz Hancauz de, hoeng, aen gihbwnj gainen de caeuxcaeux couh youq yiengh gvanhnen saenqyiengj daiyangzsinz mwh mboujmiz cihsaw geiqloeg Cungguek ndawde deng rangjciengx lo.

　　Haeuxnaz sengmaj youq baihnamz, baihnamz gihou aeng lai, ngoenz rongh hwnz ndaem, yinh seng yangz maj, gaenriengz yiengh vwnzva haeuxnaz mboujduenh hwngfat, dajneix canjseng le gij yinhyangz lijlun yihyoz Bouxcuengh. Mingzdai《Gvangjsih Dunghci • Gienj Cibcaet》gangj, gwnz-biengz Bouxcuengh "gig saenq yinhyangz". Yiengh vwnzva haeuxnaz hawj cojcoeng Bouxcuengh caeux couh nyinhrox yinhyangz lo, caemhcaiq bienq-baenz aen yinhyangz gvanhnen codaeuz yihyoz Bouxcuengh. Yinhyangz doiqdingj, yinhyangz dox baenz gaenbonj, yinhyangz siu maj, yinhyangz doxdaengh, yinhyangz doxcienj, biengjloh le gij gvilwd daswyenz fanhfaed bienqvaq haenx. Yihyoz Bouxcuengh doenggvaq yinhyangz bae nyinhrox vunz seng geq bingh dai、goengnaengz dungxsaej caeuq yiengh gvanhaeh vunz caeuq swyenz bienqvaq, cugbouh hwngfat baenz cungj lijlun aeu yinhyangz guh goek, caemhcaiq bienqbaenz gij gihbwnj lijlun yihyoz Bouxcuengh.

Camgauj Vwnzyen:

[1] Liengz Gijcwngz, Cungh Mingz. Cungguek Cangyozyoz [M]. Namzningz: Gvangjsih Minzcuz Cuzbanjse, 2005.

[2] Loz Siminj. Byacwx Ndaejgeiq [M]. Namzningz: Gvangjsih Minzcuz Cuzbanjse, 2006.

[3] Suh Bingjgiz. Cungguek Vwnzmingz Goekgaen Gij Dansoz Moq [M]. Baekging: Swnghhoz • Doegsaw • Sinhcih Sanhlenz Suhden, 1999.

[4] Vangz Hanyuz. Cungguek Cangyihyoz [M]. Namzningz: Gvangjsih Minzcuz Cuzbanjse, 2001.

[5] Liengz Dingzvang. Dansoz Yiengh Vwnzva Haeuxnaz Caeuq Gwnzbiengz Hwngfat Bouxcuengh [J]. Vwnzsanh Swhfan Gauhdwngj Conhgoh Yozyau Yozbau, 2006, 19 (3): 1-5.

[6] Liengz Dingzvang. Baujhoh Caeuq Haifat Leihyungh Yiengh Vwnzva Haeuxnaz Cungguek [J]. Hozciz Yozyen Yozbau, 2006, 26 (4): 63-68.

Cieng Daihhaj　Ywcuengh Caeuq Vwnzva Fungsug Bouxcuengh

Ciet Daih'it　Vwnzva Fungsug Bouxcuengh

It、Gyonjgangj fungsug Bouxcuengh

Sibsug, couh dwg sibgvenq、fungsug. Boux yozcej Bouxcuengh mizmingz Liengz Dingzvang gyausou gangjnaeuz, fungsug sibgvenq dwg vunzraeuz gaengawq gij swnghhoz neiyungz、swnghhoz fuengsik caeuq swyenz diuzgen bonjfaenh, youq itdingh sevei vuzciz swnghcanj suijbingz lajde, swhyienz bae cauh okdaeuj, seiqdaih doxcienz, baenz le gij gveihfan hanhhaed swhsiengj caeuq hingzveiz gyoengqvunz. Bingzciengz raeuz dawz gak cungj fungsug sibgvenq ndawbiengz caemh heuhguh fungsug ndawbiengz, de baugvat swnghcanj、swnghhoz、laexngeih、geiqciet、ndawbiengz、saenqyiengj、guhcaemz caeuq vwnzyi daengj fuengmienh.

Diegdeih mbouj doengz gij swhsiengj caeuq singqcingz vunz cix mbouj doengz. Guek raeuz diegdeih gvangqlangh, minzcuz gig lai, 56 aen minzcuz couh lumj 56 duj vamoq, doxciengj ceng lengj, dajcang guekcoj byadah gyaeundei. Aenvih swyenz diuzgen caeuq sevei vanzging（swnghcanjliz caeuq vuzciz vwnzva suijbingz daengj）cengca, gak aen minzcuz youq ciengzgeiz lizsij fazcanj gocwngz ndawde, cauxbaenz caemhcaiq cienzciep le gij hingzveiz sibgvenq caeuq swnghhoz fuengsik daegbied bonjfaenh. 《Yenswj Cunhciuh》 gangj "bak leix cix sibgvenq mbouj doengz, cien leix youh fungsug gag lingh", gangj ok mbouj doengz digih mbouj doengz minzcuz fungsug doxca. Bouxcuengh dwg dujva geizheih ndaw ranzhung guekcoj, gij fungsug vwnzva de goekrag gyaeraez, dwg gij cingsaenz swnghhoz、vuzciz swnghhoz caeuq hingzveiz fuengsik lwgminz Bouxcuengh cungj biujyienh hingzsik youqgaenj ndeu. Gij fungsug Bouxcuengh youq dajcang、gwnndoet、ranzyouq、aeu bawx okhaq、guhsang、sinyangj、swnghcanj、gyaudoeng、mouyiz、sevei cujciz caeuq vwnzva yisuz daengj fueng- mienh，swhyienz biujyienh ok gij simleix daegdiemj、hingzveiz fuengsik caeuq gangj vah sibgvenq lwgminz Bouxcuengh，dwg gij gihbwnj gapbaenz yausu Bouxcuengh daegdiemj ndawde yiengh ndeu，dwg diuz sai dawz lwgminz Bouxcuengh lienzgiet hwnjdaeuj ndeu，gyoengqde ndaej daj ndaw doengh gij fungsug neix ra ndaej roxnyinh doxdoengz.

Ngeih、Gij daegsingq vwnzva fungsug Bouxcuengh

Gij vwnzva fungsug Bouxcuengh miz bonj minzcuz gosing. Daih'it，de caeuq ciuhgeq Yezyinz miz maedcaed cienzswnj gvanhaeh. Lumj youq gangjvah，vwnzyoz，swnghhoz fungsug gwnzde ndaej yawjraen gij vwnzva ciuhgeq Yezyinz ndaej lienzdaemh fazcanj. Daihngeih，funghgensing sienghdui haemq noix. Lumj mehmbwk youq ndaw sevei swnghhoz miz gienz gangj vah haemq lai. Daihsam：Digihsing cengca haemq daih. Cungj fungsug ndeu youq Bouxcuengh gak nga gak dieg ciengz biujyienh ok hingzyiengh mbouj doengz，hawj gij fungsug Bouxcuengh miz lai cungj lai yiengh，neix aiq caeuq deihleix vanzging miz gvanhaeh haemq lai. Daihseiq，miz neiyangsing mbouj angjgangj. Lumj vunz Bouxcuengh mbouj dwg daj gij yienghsiengq sienmingz baihrog roxnaeuz gij hingzveiz gosing angjgangj daengj fuengmienh hawj vunz roxnyinh yaenqsiengq gig haenq. Daihhaj，souh gij fungsug Bouxgun yingjyangj haemq daih. Lumjbaenz，ca mbouj geij sojmiz ngoenzciet Bouxgun cungj dawz yizcwngz ngoenzciet lwgminz Bouxcuengh lied haeuj bae. Cauxbaenz caeuq fazcanj Ywcuengh hix liz mbouj ndaej gaiq diegnamh biz vwnzva Bouxcuengh neix. Ywcuengh caeuq fungsug vwnzva diegcuengh miz maedcaed gvanhaeh. Lumj fungsug Bouxcuengh "saenq fangz saenq baed，luenh baiq luenh caeq " dwg gij goekgaen Ywcuengh caeuq Ywgimq caemhyouq，doengh cungj fungsug daetbyoem，maindang，gij saek buhvaq haengj cungj lamz ndaem，aeu ndaeng ndoet laeuj，haengj youq cungj ranz song caengz，gip ndok dauq cangq daengj，hix caeuq yihyoz mizgven. Raeuz hag gij fungsug vwnzva Bouxcuengh，mbanjdan ndaej liujgaij gij cingsaenz seiqgyaiq, vuzciz cauh ok caeuq hingzveiz daegdiemj lai saek lai yiengh lwgminz Bouxcuengh haenx, caemhcaiq ndaej damq gij goekgaen cauxbaenz caeuq fazcanj Ywcuengh caeuq gij vwnzva giekdaej baengh de senglix.

Ciet Daihngeih　Ywcuengh Caeuq Gij Fungsug Hawyw Bouxcuengh

It、Gij cienzgangj hawyw

Diegcuengh faex sang ywj mwn, seiqgeiq heuswd、gij swhyenz guh yw haemq lai. moix bi liggaeuq ngux nyied co'ngux ngoenz haenx, gij vunz Mbanjcuengh cungj bae hawyw, dawz gij yw gag yaeb dawz bae hawyw gai, roxnaeuz bae cawx yw, yawj yw, nyouq yw. Fungsug ndawbiengz Bouxcuengh nyinhnaeuz, gij yw ngux nyied co'ngux rag hung mbaw mwn, gijrengz yw bingh ceiq haenq、yw bingh yaugoj ceiq ndei. Ngoenzhaenx bae hawyw、sup gwn imq gij heiqyw gak cungj yw, couh ndaej fuengz bingh, baenz bi couh noix baenz bingh roxnaeuz mbouj baenz bingh.

Cauxbaenz hawyw Bouxcuengh caeuq aen gojgaeq ndawbiengz Bouxcuengh louzcienz haenx "Goenggeiz daeuq fangzraq" mizgven. Ciuhgeq miz boux Ywcuengh laux "Goenggeiz" yw bingh haemq ak, de daiqlingx lwgminz Bouxcuengh daihliengh yaeb'aeu gak cungj ywdoj gwnz bya, caeuq duz fangzraq "duzngieg" (youq ndaw Vahcuengh couh dwg "ngwzcing cien bi") youq moix bi liggaeuq ngux nyied co'ngux couh daeuj ndawbiengz hengzyak guh rwix haenx guh doucwngh. Duz fangzraq "duzngieg" neix gig leihhaih, fanzdwg doengh aen mbanj miz vunz youq haenx, de cungj aeu bae set heiqdoeg, samj binghraq, cuengq guj haih vunz. Ranz ndeu hoh ndeu daeuq mbouj gvaq de, gyok lawz mbanj lawz hix naihhoz de mbouj ndaej. "Goenggeiz" baenz bi vih gyoengq vunzmbanj yw bingh, caemhcaiq sijsaeq cazyawj "duzngieg" baenz lawz hengz yak guh rwix, raen de daegbied lau mbawngaih, cingjfouxnaemq, yungzvuengz, byaeknda, caekdungxvaj daengj ywdoj, yienghneix couh son gyoengq vunz yaeb'aeu doengh gij yw neix, roxnaeuz venj youq dou ranz, roxnaeuz cuengq youq ndaw ranz, aeu daeuj doiqfouq "duzngieg" caegguk hoenx; youq "duzngieg" caengz daeuj daengz, roxnaeuz aeu ywdoj cienq raemx gwn, roxnaeuz cawj raemx swiq ndang, couh ndaej yawhfuengz binghraq neix lah okbae, couhcinj baenz bingh le, hix gig vaiq couh ndaej yw ndei. Aenvih miz mbangj mbanj yaeb'aeu yw haenx haemq lai, miz mbangj mbanj yaeb'aeu haemq noix, couh okyienh yaeb'aeu gij yw binjcungj mbouj gaeuq caezcienz, "Goenggeiz" couh genyi daihgya youq liggaeuq ngux nyied co'ngux dawz gij yw ndaw ranz yaeb ma haenx cungj baij daengz gwnz gai daeuj, yienghneix it ndaej yiengq fangzraq "duzngieg" siveih, ngeih ndaej doxdoeng doxvuenh, gyauvuenh gak cungj yw, gyauhliuz gij gingniemh fuengz bingh yw bingh. "Duzngieg" raen gak mbanj ginzcung gingqyienz rom le baenzlai ywdoj, caemhcaiq lienzhab hwnjdaeuj doiqfouq de, gij vifung heiqseiq de couh mbouj ndaej baenz iucieng lo, doeklaeng cij ndaej deuzdak lo. "Goenggeiz" mboujdan son vunz yaeb'aeu yw, caemhcaiq son vunz ndaem yw, lwgminz Bouxcuengh gingq de baenz "Ywvuengz". Doeklaeng, bae hawyw couh baenz le gij fungsug Mbanjcuengh. Daengz ngoenzneix, Cingsih, Yinhcwngz, Lungzlinz, Gveigangj daengj dieg Bouxcuengh comzyouq haenx cungj miz hawyw, ndawde daegbied dwg gij hawyw liggaeuq ngux nyied co'ngux Cingsih haenx ceiq mizmingz, gveihmoz ceiq hung.

Ngeih、Hawyw caeuq Ywcuengh

Gaengawq gaujcwng, hawyw Cingsih liggaeuq ngux nyied co'ngux daj Sungcauz couh miz, hwng youq Mingz, Cingh seizgeiz. Moix daengz liggaeuq ngux nyied co'ngux, dangdieg caeuq seiqhenz doengh boux canghywdoj caeuq boux ndaemyw Nazboh, Dwzbauj, Dasinh daengj yienh haenx caeuq Yinznanz Funingz Yen daengj dieg, dawz gij ywdoj singjsien gag yaeb ma haenx cungj daeh daengz singz Cingsih Yen daeuj gai. Henzgyawj gak mbanj lwgminz Bouxcuengh bouxlaux lwgnyez cungj bae hawyw supaeu gij heiq gak cungj yw, roxnaeuz yiengq gij Ywcuengh bouxndaemyw lai cam lai hag yihyoz cihsiz, roxnaeuz daiq ma ywdoj bonjfaenh aeu yungh haenx. Bae hawyw dwg aen gihvei ndei gyauhliuz gij cihsiz yungh yw caeuq fuengz bingh yw bingh ginghhyen, hix daejyienh ok lwgminz Bouxcuengh gingqnaek yihyoz.

Liggaeuq ngux nyied co'ngux cauxbaenz caeuq fazcanj hawyw Cingsih dwg baengh miz ginzcung giekdaej ndei caeuq deihleix vanzging ndei. Cingsih si cungj yinzgouj ndawde 99.4% dwg Bouxcuengh, dwg gaiq dieg Bouxcuengh cujyau comzyouq ndeu, lwgminz Bouxcuengh dangdieg itcig lienzdaemh gij fungsug sibgvenq daengz liggaeuq ngux nyied co'ngux ganj hawyw, moix bi ginzcung caeuqfaenh bae hawyw lai daengz geij fanh vunz. Cingsih youq henzguek Gvei saenamz, diegsang Yinz Gvei henz doengnamz, daih bouhfaenh dwg youq bwzveiz gveihsen baihnamz, dwg yayezdai gihou rumzgeiq, deihseiq haemq sang, haijbaz bingzyaenz 800 mij, bi bingzyaenz givwnh 19.1℃, bi doekfwn soqliengh 1600 hauzmij, gig habngamj swnghvuz lai cungj lai yiengh de sengmaj. deihleix dienheiq diuzgen gig ndei, hawj aen si neix ywdoj, Ywcuengh swhyenz haemq lai、miz gij vuzcungj swhyenz 3000 lai cungj, deng haenh guh aenmbanj yw lai, vih bonjdieg gak cuz ginzcung yaeb'aeu、leihyungh gij doenghgo guh yw caeuq gij vwnzva hawyw daezhawj le haemq lai swhyenz diuzgen. Miz yozcej ginggvaq saeddeih diucaz, raen daengz doenghgo baenz yw haeuj daengz hawyw bae gai lai daengz 564 cungj, ndawde miz gij yw youh bengz youh mizmingz (lumjbaenz dienzcaet, aekex), hix miz daihbuek yw (lumjbaenz vagimngaenz, haeuxroeg), lij miz cingqmaek dwg Ywcuengh ciengz yungh (beijlumj byaeknu, goloemq, swnjgyaeujhen, gaeuseigyau, gaeulwed, gocanghdat daengj). Daengz 2014 nienz, Cingsih gaenq laebbaenz ndaem ywdoj ciennieb hozcozse 5 aen, laebhwnj doengh aen sifan gihdi lienz baenz benq ndaem ywdoj haenx 14 aen, ndaem ywdoj binjcungj dabdaengz 20 lai cungj, cungj menciz dabdaengz 1400 fanh gunghgingj. Liggaeuq ngux nyied co'ngux hawyw Cingsih ndaej fazcanj, doiq haifat leihyungh gij Ywcuengh dangdieg fazveih le cozyung youqgaenj.

Ciet Daihsam   Ywcuengh Caeuq Gij Fungsug Gwndaenj Bouxcuengh

It、Maindang

Maindang, youh heuh camz gvaq daz heu. Youq gwnz naeng veh doz, yienzhaeuh aeu cim camz mbongq naengnoh, caiq aeu yienzliuh（gij vunz ciuhgeq lai aeu romj）daeuj daz, caj baenz biuj le, couh baenz cungj raiz ciengxlwenx cat mbouj bae. Gij fungsug sibgvenq cojcoeng Bouxcuengh gyaez maindang neix, youq haujlai lizsij vwnzyen cungj geiqloeg miz.《Hansuh • Deihleix Geiq》naeuz:"（Yezyinz）maindang daet byoemdinj, mienx deng duzngieg haih." Sungdai《 Daiqbingz Vanzyij Gi 》geiqsij, Yunghcouh Dahcojgyangh, Dahyougyangh gak aen couh "beksingq baenzlawz gyaez youq najbyak camz doz, ciemzheuj, vehnaj, maindang ". Gij cojcoeng Bouxcuengh ciuhgeq cawz le dwknyaen, lij miz bouhfaenh vunz aeu aen hangznieb dwkbya gvaq saedceij. Gij dah huz caeuq haij baihnamz, ciengzseiz miz haujlai Gyauhlungz（couh dwg duzngieg）haeujok、sienghaih canghdwkbya. Canghdwkbya aenvih youh gingq youh lau Gyauhlungz, ndigah youq gwnz ndang veh baenz gij yienghsiengq de, cang baenz dwg "lwg duzlungz ", gouz Gyauhlungz yawj baenz dwg doengzloih de, gaej daeuj sienghaih bonjfaenh. Baenz cungj fungsug sibgvenq maindang neix ceiq caeux dwg aenvih gij geiqhau duzdwngz roxnaeuz heuhguh mingzdaeuz ndei buloz、sicuz, gij muzdiz de dwg vihliux gouz ndaej goengsaenz duzdwngz baujyouh, lumjbaenz gijmaz "mienxndaej deng duz Gyauhlungz sienghaih " couh dwg gangj di neix; doengzseiz youh fuengbienh youq doxgyau caeuq gezvwnh seiz nyinhdoengz caeuq faenbied okdaeuj; caiq doeklaeng couh lumj gij raizva caeuq gij huqdajcang ngaenz gwnz buhvaq ityiengh, dangguh cungj huqdajcang seizhwng ndeu. Aenvih maindang aeu yungh fag cim daeuj guh hongdawz, engq youqgaenj dwg maindang hozdung daiq miz gij singqcaet cunghgyau, youq itdingh lizsij seizgeiz yaek gikleih lwgminz Bouxcuengh bae ciuq guh, ndigah maindang doiq guhbaenz caeuq fazcanj cungj ywfap Ywcuengh aeu cim camz daeuj yw bingh miz itdingh coicaenh cozyung.

Ngeih、Daet byoemraez

Daet byoemraez dwg gij fungsug gij vunz cojcoeng Bouxcuengh ciuhgeq, hix couh dwg gat dinj byoem.《Canghswj • Neibenh • Siuhyauz Youz》daengh "Miz boux vunz Sunggoz buenq buek mauh ndeu bae Yezgoz gai, fungsug Yezyinz cix haengj daet byoemraez, maindang, gij mauh doiq gyoengqde mbouj miz saek di yungh ", soj gangj daengz daet byoem, "fei byoem dinj bae……cix mbouj cug byoem daenj mauh". Gaengawq 《Hansuh • Deihleix Ciq》 geiqsij, daj Vuzyez daengz Lingjnanz 9 aen gin, sojmiz Yezyinz cungj miz cungj fungsug daet byoemraez.

Daj gij siengq vunz gwnz Doxveh Bangxdat Byaraiz Gvangjsih Ningzmingz daeuj yawj, gij yienghbyoem vunz Lozyez cojcoeng Bouxcuengh caen miz cungj cingzgvang daet byoemraez neix. Vangz Yenfanz sij 《Bouxcuengh Dunghsij》 gangjnaeuz: "Daet byoemraez maindang, neix dwg gij fungsug gihminz gaenh raemx baihnamz henzhaij, dahhung, doengzseiz hix fanjyingj ok gij duzdwngz baiqfug minzcuz codaeuz." Yawj ndaej ok, aen muzdiz codaeuz gij vunz cojcoeng Bouxcuengh daet byoemraez caeuq maindang doxlumj, gouz "lumj lwg duzlungz ", gijneix dwg aen cimmuengh baiqfug duzdwngz ciuhlaux Yezyinz. Raeuz lij ndaej daj yihliuz veiswngh fuengmienh daeuj yawj gij fungsug sibgvenq geizheih youh daegbied neix. Rangh dieg comzyouq Bouxcuengh dwg dieg cumx gifungh gihou, bi bingzyaenz givwnh youq ndaw 20℃ baedauq, seizhah nditciuq seizgan raez, fwnraemx lai. Gij vunz cojcoeng Bouxcuengh daet byoemraez hix aiq caeuq dienheiq cumx hwngq mizgven, aenvih daet byoemraez ndaej hawj gij ndangraeuj yungzheih sanqfat, gij byoem ciengzseiz dumz hanh engq yungzheih hawq, doengzseiz mbouj yungzheih deng ngaeu dawz baenz sieng, hab veiswngh iugouz.

Sam、Ciemz heuj

Ciemz heuj caeuq daetbyoem, maindang ityiengh, hix dwg cungj fuengfap ciuhgeq cojcoeng Bouxcuengh doenggvaq vaihsiengq daeuj cang ndang. Ciemz heuj miz song cungj cingzgvang: Cungj ndeu dwg ciemz deuz heujnaj, caiq cang heujgyaj. 《Sanhhaijgingh • Haijvai Nanzgingh》 raiz miz: "Yi caeuq doengh boux ciemzheuj youq baihrog Souvaz doxhoenx、Yi youq Byagunhlunz baihdoeng nyingz dai gyoengqde." (Gangjmingz: "Boux ciemzheuj, hix dwg vunz, heuj lumjbaenz ciemz gvaq, sang miz haj roek cik.") 《Daibingz Gvangj Geiq • Fungsug Yajcouh》 raiz miz: "Doengh gij vunz raeuz youq Swconh, mehmbwk daiqndang 7 ndwen couh seng roengz…… (heuj) raez couh ciemz heujnaj baihgwnz deuz, caiq sieng heujma daeuj dangqguh cungj yiengh gyaeu. Seizneix miz seiq diuz heuj raez gvaq gij heuj wnq caiqgya naengbak sang，couh dwg lingh cungj vunz lo, rox gwn vunz，boux mbouj miz heujraez haenx mbouj rox gwn vunz." Loih neix "de mbon heuj vunz" miz gij sibgvenq rwix gwn vunz bw. Lingh cungj cingzgvang ciemzheuj dwg baenz vunzhung le，heuj neix ciemz bae gaxgonq，dangguh gij geiqhauh vunzhung roxnaeuz gaenq baenzgya haenx.、《Bozvuzci·Yisuz》raiz miz： "Lwg raeuz⋯⋯maj hung le，cungj ciemz bae gij heuj baihgwnz diuz ndeu, nyinhnaeuz dwg cang gyaeu." Ciuh Yenzdai bonj saw Lij Gingh《Yinznanz Ciloz· Gij Fungsug Yizcuz》gangjnaeuz："Bouxdoj（cungj dwg）vunz raeuz，youq baihnamz Sicouh，baihbaek Vuhmungz cungj dwg，bouxsai daengz 14、15 bi，couh ciemz bae baihswix baihgvaz song diuz heuj，yienzhaeuh《Daibingz Gvangj Geiq· Gij Fungsug Gveicouh》（Gveicouh，dwg seiz-neix Gvangjsih Gveigangj Si）geiqsij miz："Miz vunz Lij，cungj dwg Vuhhuj，gak cuz cungj doengz aen singq，sai mbwk caemh diuz dah ndeu dajcaemx，seng lwg daih'it cix gwn de bae，naeuz hab caiq aeu daegnuengx⋯⋯daengz lwgmbwk haq bae，couh ciemz deuz diuz heujnaj bae."《Banhse Caijfungh Doz Gauj》youh naeuz："Gij fungsug guek rog，sai mbwk ngoenz doxaeu couh doxyienfwngz⋯⋯vunzsai mehmbwk couh gak ciemz diuz heuj gwnz doxsoengq，naeuz gij eiqsei dwg miz bingh caemh aeu doxbang doxgyaez." Cungj fungsug ciemz heuj dwg gyaepgouz cungj fungsug lauxsaed "bak veuq hix gyaeu"，fanjyingj le gij vunz cojcoeng Bouxcuengh sinjmeij daegbied yinxdaeuz ngoenznaengz，hix dwg cungj "laexsoq maj hung baenz vunz" daegbied ndeu. Caiqlingh，ciemz heuj lij miz lingh cungj muzdiz，couh dwg vihliux fuengbienh gwn yw yw bingh. Cungj gangjfap neix youq《Sinh Dangzsuh·Nanzmanz Lezcon Laj Bingznanz Liuz》ndawde geiq miz："Youh miz Vuhhuj Liuz，deihfueng miz doegcieng，boux baenz bingh gwn mbouj ndaej yw，ndigah couh gag ciemz heuj bae." Daj neix yawj ndaej ok，senq youq Dangzcauz gaxgonq，gij vunz cojcoeng Bouxcuengh doiq gij doegcieng fuengzceih gaenq miz itdingh yinsiz. Binghcieng bingh naekseiz，aiq raen hwnjgeuq maezmuenh、haep bak hai mbouj ndaej daengj binghyiengh，cauhbaenz gwn yw mbouj roengz. Ndigah cojcoeng raeuz sien ciemz heuj bae，yawhbienh daengz seiz wngqgip ndaej swnhleih gwn yw.

Seiq、Aeu ndaeng ndoet raemx

Gij vunz ciuhgeq Bouxcuengh baihnamz caeuq gizyawz mbangj di minzcuz miz gij fungsug sibgvenq daegbied geizgvaiq de，hix couh dwg aeu ndaeng ndoet raemx. Miz yozcej nyinhnaeuz aeu ndaeng ndoet raemx dwg gij hingzveiz hag baenz duzciengh aeu ndaeng gwn raemx haenx. Geiqsij mizgven aeu ndaeng ndoet raemx dwg daj Handai hainduj，lumjbaenz《Yivuz Ci》raiz miz：“Vuhhuj，dwg Nanzmanz lingh aen mingz de，Lumj duzroeg nei youq gwnz faex youq aeu ndaeng ndoet raemx.”《Hansuh • Gyaj Genhcih Con》raiz miz：“Vunz Lozyez，bohlwg caemh diuz dah ndeu dajcaemx，daih ciep daih cienz roengz aeu ndaeng ndoet raemx，caeuq cukseng ca mbouj lai.” Daengz Sungdai le，bonj saw《Lingjvai Daihdaz》Couh Gifeih sij haenx doiq cungj fuengfap aeu ndaeng ndoet raemxsij ndaej haemq ciengzsaeq：“Yunghcouh caeuq Ginhcouh gak aen mbanj，fungsug lai dwg aeu ndaeng ndoet raemx. Gij fuengfap aeu ndaeng ndoet raemx，aeu beuz daek di raemx，dwk di gyu caeuq geij ndik raemxginghsw haeuj bae. Beuz cix miz congh，lumj cap diuz guenjsaeq youq gwnz bak aenbingz nei，ndaw ndaeng，suek raemx hwnj daengz gwnz gyaeuj、swnh gyaeuj doxroengz，roengz daengz conghhoz ……ndoet raemx seiz itdingh gwn gaiq nohbya ndeu，yienzhaeuh raemx cij dinghdingh lae haeuj ndaeng bae，mbouj caeuq heiq doxdingj. Ndoet raemx gvaq le caiq ok gaemz heiq ndeu，nyinhnaeuz uk liengz dungx liengz，cungj dwg yienghneix guh.” Daj neix ndaej yawj ok，aeu ndaeng ndoet raemx hwng youq dieg comzyouq Bouxcuengh (Yunghcouh caeuq Ginhcouh gak aen mbanj)，caemhcaiq gaisau le gij boiqguh fuengfap aeu ndaeng ndoet raemx caeuq ndoetfap，gangjok gij yihliuz gyaciz aeu ndaeng ndoet raemx hix couh dwg “liengz uk liengz dungx”. Gij banhfap aeu ndaeng ndoet raemx，mboujdanh gwn raemx，lij ndaej gwn laeuj. Sungdai Luz Youz bonj saw《Lauj Yozanh Bitgeiq》raiz miz：“Cinz、Yenz、Cingcouh Manz miz Gwzlingz，miz Gwzliuz ……ranznden caez gienq，cix ciepsouh、gwn laeuj aeu ndaeng gwn、ndoet daengz geij swng，heuh laeujgaeugvaqngaeu，mbouj rox dwg gijmaz doxgaiq. Fiz le cix sai mbwk doxcomz guh fwen.” Duenh vah neix sij le gij ciengzmienh nauhyied dangseiz gij vunz baihnamz cojcoeng Bouxcuengh aeu ndaeng gwn

laeuj, mbouj hanh sai mbwk, doq ciengq doq foux haenx. Cinghcauz Luz
Swyinz bonj saw 《Dunghih Senh Ci》 naeuz "Gij laeuj gag ngauz heuh
laeujgaeugvaqngaeu, aeu haeuxsan caeuq cchnywj ngauz guh baenz, dwk feiz
daeuj ngauz, mbouj dwg nywj hix mbouj soemj, aeu gaeu daeuj suek gwn.
Lai miz vunz aeu ndaeng daeuj ndoet gwn, naeuz youz ndaeng haeuj conghhoz,
engq miz yinxdaeuz. "Daj neix yawj ndaej ok, aeu ndaeng ndoet raemx cungj
fungsug neix itcig lienzdaemh daengz Cinghcauz.

Diegcuengh hwngq lai fwn lai, gij heiq cumx hwngq lajnamh caeuq gij
heiqhaeu doenghgo doenghduz naeuh de doxgyaux baenz doegcieng, soqlaiz
miz "Mbanjciengheiq" cungj ganjfap neix. Daj Couh Gifeih geiqnaeuz aeu
ndaeng ndoet raemx seiz gya cungj yw ginhsw daeuj yawj, aeu ndaeng ndoet
raemx wnggai dwg ndawbiengz Bouxcuengh cungjgez ok cungj fuengz bingh yw
bingh fuengfap daegdaengq doiq gij binghcieng caeuq mauhfung haenx. Youq
dieg Bouxcuengh, daengz seizneix lij riuzcienz cungj fuengfap swiq ndaeng
caeuq suek heiqmok daeuj yw bingh. Cungj fuengfap neix ra daengz gij
goekgaen de hix caeuq ciuhgeq aeu ndaeng ndoet raemx mizgven. Cungj
veiswngh sibsug neix bauhamz miz gij gohyoz yinhsu aeu doxgaiq gyang vwnh
caeuq dwk yw coh i, doiq gij bingh aenndaeng、bingh conghhoz、gij bingh
huhgiz hidungj cungj miz itdingh yw bingh yaugoj.

Haj、Geuz maklangz

Youq dieg Lingjnanz gij lizsij ndaem、geuz gwn maklangz gaenq haemq nanz lo.
Senq youq Dunghhan seizgeiz、Yangz Fuz youq ndaw bonj saw 《Yivuz Ci》 couh
geiq miz Yezyinz Lingjnanz geuz maklangz. Mingzcauz Vangz Ci bonj saw 《Yizsinz
Soujgi》 raiz miz: "Vunz Lingjnanz gyaez geuz maklangz, vunz Hwngzcouh ceiq
youqgaenj." Vunz Bouxcuengh doenghbaez gij laex roengzdingh、gezvwnh,
maklangz baenz gij doxgaiq bietdingh aeu bwh miz de. Cinghcauz 《Bwhsanh Swh
Ci》 raiz miz: "Bouxdoj gezvwnh ⋯⋯ gij laex roengzdingh hix yawjnaek aeu
maklangz. Ranzfouq aeu baenz cien aen. Aeu gij raemx soqmoeg nyumx hoengz,
moix bet aen bau aeu go'mbon suek ndei, moix ngeih sam cib mbaw go'mbon guh
baenz bog ndeu, aeu yungzhoengz cug ndei."

Aeu maklangz daeuj guh gij laex dinghyah，mbiengj lwgmbwk danh aeu sou roengz maklangz，couh gangj nacuz doengzeiq vwnhyoz. Lwgminz Bouxcuengh bingzseiz hix dwg aeu maklangz daeuj daihhek gonq. Gij Mbanjcuengh youq Gvangjsih Lungzcouh, Fangzcwngz, Sangswh, Sanglinz caeuq Ningzmingz daengj dieg，hix hwng gij sibsug "hek haeuj ranz mbouj hawj caz，caenh aeu maklangz daeuj daihhek."

Bonj saw Ciz Sunghsiz《Yezgyangh Liuzyiz Yinzminz Sij》naeuz："Vunz Bouxcuengh haengj gwn maklangz caeuq byaekbat，seizneix cungj fungheiq neix youq Gvangjsih caeuq Gvangjdungh vanzlij hwng." Minzgoz《Sanglinz Yen Ci》raiz miz："Fanzdwg doxgyau，hix sien aeu maklangz gonq. Hek daengz、gan caz caeuq hoihlaeuj，cungj aeu maklangz daeuj daihhek." daj gij yaem doxgyawj daeuj yawj，"binh"，couh dwg "binh"；"langz"，caeuq "langz" doxdoengz. Vunz ciuhgeq heuh hekgviq guh binh guh langz，ndigah aeu maklangz daihhek，biujsiq doiq bouxhek gingqcungh caeuq aeueiq. Daj gij gyaciz baenz yw daeuj yawj、maklangz ndaej siu uq cawz cieng，doeng heiq leih raemx，gaj non siu cwk. Lumj Dangzcauz Liuz Sinz《Lingjbyauj Luz Yi》geiq naeuz："Maklangz maj youq dieg Gyauhcij Gvangjsih……daiq oiq lienz geq，cungj mbaet daeuj geuz gwn. Aeu gaeufuzliuz、hoi caeuq de caez gwn，aeu daeuj cawz binghcieng."《Bingzloz Yenci》naeuz，dangdieg "heiq lai dwg ciengheiq、geuz gwn maklangz，feih lumjbaenz haeuxndaiz". Ndaej baenzneix gangj，lwgminz Bouxcuengh gwn maklangz aen yenzyinh youqgaenj ndeu couh dwg yungh maklangz daeuj fuengzyw ciengheiq.

Roek、Ranz youq

Ranz，dwg gij conzdungj diegranz baihnamz saujsu minzcuz baudaengz Bouxcuengh，de dwg youz gij ranz hwnq youq gwnz faex daeuznduj vunzloih haenx cugbouh yienjbienq baenz cungj gencuz loihhingz ndeu，miz gij daegsaek deihfueng caeuq minzcuz funghgwz sienmingz，youq ndaw saw gujdaisij Cungguek miz ganranz、gauhranz、gwzranz、gozranz caeuq mazranz daengj mingzcoh，wngdang dwg youz gij vahyaem siujsoq minzcuz hoiz daeuj. Youq ndaw Vahcuengh，"ganranz (gwnzranz)" dwg gij cwngheuh doiq gij laeuz aeu faex guh baenz haenx、eiqsei dwg "gij ranz baihgwnz". "Ganranz" aen swz neix ceiq caeux raen youq 《Veisuh》: "Boux raeuz, daihgaiq dwg aen cohwnq nanzmanz ……ing gofaex gyaq faex, youq gwnz faex youq, mingzdaeuz heuhguh ganranz." Mingzcauz Gvang Lµ youq bonj saw 《Cizyaj》 caemh naeuz: "Rom haz daeuj cug, raemj faex daeuj dap, vunz youq gwnz de, doihduz youq laj de, heuhguh mazranz." Mingzcauz Denz Yµjcwngz youq bonj saw 《Yenzgyauj Gijvwnz》 ndawde gangj: "Bouxcuengh ……dawz haz daeuj goemq guh ranz cix mbouj doz saek, gyaq benj guh ranz, vunz youq baihgwnz, doihduz ciengx youq laj laeuz, heuhguh mazranz."

Youq doengh giz dieg Bouxcuengh comzyouq Gvangjsih Hozbuj、 Bingzloz、 Gveigangj、 Vuzcouh、 Cunghsanh、 Hocouh、 Hingh'anh、 Gveilinz、 Sihlinz、 Duh'anh daengj dieg, fatyienh haujlai moh seiz Cinz Han, ndawde gij vunqranz daj lajdeih vat okdaeuj haenx couh miz aeu gangvax guhbaenz haenx, gangjmingz youq gwnz lizsij Bouxcuengh miz cungj fungsug ranzyouq "youq gwnz ranz". Cungj ganranz gencuz neix itcig ciuqgaeuq yungh daengz seizneix. Gyoengq cungqvunz giz dieg Bouxcuengh seizneix, lij sibgvenq yungh cungj hingzsik hwnqguh neix.

Gij cujyau daegdiemj ganranz gencuz dwg cungj gencuz guh laeuz faen gwnz、 laj song caengz, caengzgwnz youq vunz, caengzlaj rom cuengq hongdawz daengj doxgaiq caeuq gyaeng ciengx vaiz、 mou daengj doihduz, mienh vunz youq liz deihmienh geij mij sang. Cojcoeng Bouxcuengh fatmingz cungj ganranz gencuz neix、 caeuq dieg comzyouq Bouxcuengh——swyenz vanzging baihnamz miz gvanhaeh. Baihnamz dienheiq raeuj cumxmbaeq, dah, huz lai, ndoengfaex mwnhoengh, gij doenghgo cwgoemq bijliz sang, caiq gya ndaw ndoengfaex cumx hwngq youh oem, hawj gij ganj、 mbaw doenghgo nduknaeuh, seihaiz doenghduz nduknaeuh、 yungzheih baenz gij heiqdoeg baenz bingh——ciengheiq. Linghvaih, ndaw ndoengfaex dwg giz dieg ngwzdoeg duzguk duznyaen comz-youq, vihliux vunz caeuq doihduz ancienz, gij vunz cojcoeng Bouxcuengh youq mwh guh ranz seiz cawz naemj daengz bauj raeuj fuengz hwngq, lij naemj daengz aeu hab'wngq cungj swyenz diuzgen neix.

Cingq lumj ndaw saw 《Sinh Dangzsuh • Nanzbingz Raeuz Con》 naeuz:

"Gij heiq bonjdieg deng binghcieng, gwnz bya miz nywjdoeg caeuq maetnyungz, ngwzdoeg, vunz youq gwnz laeuz, benz lae hwnj bae, heuhguh ganranz." Ganranz gencuz ciuq cingzgvang dang dieg daeuj guh, ranz caengzgwnz vunz youq, doeng rumz liengzsangj, ndit ciuq gaeuq, hab'wngq baihnamz gij deihleix vanzging caeuq dienheiq bienqvaq, gawq ndaej re cumx gemjnoix baenz gij binghfungheiq, youh youq giz sang ndaej fuengzre ndojbaex ciengheiq, caemhcaiq ndaej mienx deng duzguk duznyaen duznon duzngwz sienghaih; caengz baihlaj ciengx doihduz, cuengq labcab, fuengzre doihduz dauqcawq luenh buet, dauqcawq haex nyouh, henhoh vanzging veiswngh ndaw mbanj, gag miz gij deihfueng minzcuz daegsaek daegbied, hix cungfaen daejyienh ok gij dungxcaiz cojcoeng Bouxcuengh gij veiswngh fuengz bingh daegbied gag miz.

Ciet Daihseiq   Ywcuengh Caeuq Gij Fungsug Ndangdaenj Bouxcuengh

Buhva dajcang, hix couh dwg gij buhdaenj (buhvaq) caeuq cang'yiengh (dajcang). Gij buhvaq baudaengz buh, vaq, vunj, mauh, sujbaq gyok hoz, madfwngz, saihwet, haiz, mad, gageuj daengj; dajcang baudaengz yienghbyoem, goenhsoij, baufug (daehbeq) daengj. Gij buhvaq dwg gij yienghsiengq baihrog aen minzcuz ceiq miz daegsaek haenx, baijok le gij cingsaenz neihanz aen minzcuz neix.

Bouxcuengh dwg aen minzcuz hailangh bauyungz ndeu, caeuq doengh aen minzcuz wnq guh gyauhliuz seiz, rox supaeu Bouxgun daengj minzcuz vwnzva, ndawde ndangdaenj Bouxcuengh hix deng gij yenzsu seizhwng Bouxgun de yingjyangj haemq laeg. Seizneix miz di digih ginghci haemq fatdad haenx, lwgminz Bouxcuengh gaenq cugciemh deng Bougun yingjyangj, daj gij biujmienh gaenq nanz ndaej faen ok dwg Bouxcuengh roxnaeuz dwg Bouxgun, hoeng miz mbangj dieg Bouxcuengh ndangdaenj yingzyenz baujlouz miz minzcuz daegsaek bonjfaenh. Daegbied dwg youq Gveibwz, Gveisae caeuq Gveisaenanz doengh giz diegbya bien'gyae haenx, aenvih swyenz diuzgen hanhhaed, caeuq baihrog gyauhliuz doxdoeng haemq noix, sevei swnghhoz gaijbienq siengdoiq nguhmenh di，doengh aen digih Bouxcuengh neix vanzlij haujciz gij conzdungj daegsaek ndangdaenj ciuhgeq cienzciep roengzdaeuj haenx. Lwgminz Bouxcuengh gaenxguh coengmingz gyaez swnghhoz，gyaez guhhong，hix miz gij diensingq bingzseiz gyaez gij gyaeu，raeuz ndaej daj gij yunghliuh，sikyiengh，yienzsaek buhvaq ciuhgeq Bouxcuengh daengj fuengmienh gamjsouh daengz gij cingzdiuh yinxdaeuz caeuq swnghhoz daidu lwgminz Bouxcuengh.

It、Buhgat

Gij caizliu ndangdaenj Bouxcuengh aeu ndaij，faiq，gondoek guhcawj. Cungj buh aeu gij senhveiz gonywj gofaex guh baenz neix heuhguh "buhgat". Lwgminz Bouxcuengh ceiq caeux aeu gij yienzliuh daemjbaengz dwg gondaij、gogat，gij baengzndaij dwg cungj baengz youq diegcuengh yungh ndaej ceiq nanz ndeu，beij faiq lij caeux. Gaengawq gaujcwng，mwh Hancauz diegcuengh couh swnghcanj baengzndaij，daj Sungdai hainduj，ndaij couh dwg gij conzdungj canjbinj Gvangjsih，Gvangjsih dwg daengx guek giz dieg swnghcanj ndaij ceiq youqgaenj ndeu. Baengzndaij yungzheih sanq ndat，de caiz baenz buh cawzhah，"youh liengz youh sup hanh"，hab gij dienheiq daegdiemj cumx hwngq baihnamz. Doengh gij baengz aeu faiq daemj baenz，youh heuh baengzgofaiq、gofaiq couhdwg seizneix gangj cungj faiq.

Gij baengzfaiq Bouxcuengh youq Dangzcauz couh gaenq youq Ginghswh okmingz，canghsei Bwz Gihyi gaenq yungh Baengzgvei（hix couh dwg baengzgofaiq，baengzfaiq）nyib buh，caemhcaiq haenh naeuz："Baengzgvei hau lumj nae. Faiqvuz unq baenz fwj." Lwgminz Bouxcuengh aeu cuk daeuj cauxguh baengz，Cindai couh gaenq okyienh. Daengz le Dangzdai、Hocouh daengj dieg baengzndoek deng lied guh gij doxgaiq soengq cauzdingz. Sungdai 《Daibingz Vanzyij Geiq》 raiz miz："Seizneix boux raeuz、aeu cuk guh baengz，aeu hoi guh gyu." Gizneix gangj daengz "raeuz" couh dwg gangj lwgminz Bouxcuengh Yunghcouh. Cinghcauz 《Gyahging It Dungjci》 couh geiq miz Bingzloz，Gunghcwngz "gij mehmbwk ndaw yienh ndaej aeu go'ndoek guh buh". Ndaej yawjok，baengzndoek dwg gij dwzcanj Mbanjcuengh. Itcig daengz seizneix，caenhguenj gak cungj hozcwngz senhveiz mboujduenh cauh okdaeuj，hoeng ndaij，faiq，faexndoek daengj ciuqyiengh lij dwg gij yienzliuh youqgaenj ndang-daenj Bouxcuengh. Doengh gij yienzliuh neix cungj dwg gij sengcingz canjbinj caiqseng ndaej ndaem haenx，daj neix yawj ndaej raen gij leixniemh in'gyaez vanzging、gig coengzbaiq caeuq gingqcungh swhyienz Bouxcuengh.

Ngeih、Daenj vunjraez aekbuh hai gvaq baihswix

Gij yienghsik ndangdaenj Bouxcuengh gangjgouz saedyungh caeuq ndeiyawj. Gij daegdiemj yienghsik ndangdaenj ciuhgeq Diegcuengh dwg aekbuh bouxsai hai coh baihswix（couh dwg aekbuh hai gvaq baihswix），vunzmbwk daenj vunjraez. 《Cangoz Cwz•Cauw Cwz》raiz miz："Mbouj cug byoem maindang，aeu saek veh gen aekbuh hai gvaq baihswix，couh dwg beksingq Ouhloz." 《Giudangz Suh》gienj 185 geiq naeuz："Boux raeuz Nanzbingz，vunzsai aekbuh hai gvaq baihswix，vunzmbwk vang song fuk baengz，guh baenz vunjraez daj gyaeuj daenj roengz cug sujbaq，heuhguh vunjraez."

Daengz Cinghcauz le，gij yienghsik ndangdaenj Bouxcuengh mboujlwnh sai mbwk、gwnz gyaeuj cungj geuj duqbyoem caeuq suek gyaeuj，donh ndang baihgwnz daenj buhdinj，buh raez dan daengz saejndw，baihlaj daenj vunjdinj roxnaeuz vunjraez raez nyaeuqnyat. Ciuhgyawj caeuq ciuhneix gij daegcwng yienghsik ndangdaenj Bouxcuengh baenz yienghneix：Gij buh dwg aekbuh hai gvaq baihgvaz mbouj miz hozbuh，genbuh gvangq，buh itbuen dan raez daengz gyang hwet，hix miz mbangj deihfueng raez daengz gyaeujhoq，hozlingx，bakgenbuh，daeuxbuh caeuq laj bienbuh cungj sieng miz gak cungj gak yiengh gopva. Baihlaj daenj vaqraez，dinvaq gvangqlum，youq gwnz gyaeujhoq sieng miz gopva aen hung aen iq. Rog vaq lij daenj miz vunjdinj，cungj yungh maeyungz haj saek siuq dozyiengh raiz hwnjbae，hix miz aeu lab dawz gij dozraiz aennyenz nyumx youq gwnz vunj. Boux mbouj daenj vunj ciengzciengz youq gwnz hwet cug diuz dox ndeu，gwnz dox yungh maeyungz haj saek roxnaeuz maesei siuq gij dozraiz gyaqciq hwnjbae，mehmbwk cungnienz cungj miz aen sibgvenq gwnz gyaeuj geuj duqbyoem（raen youq bonj saw Siz

Gingjbinh 《 Gaisau Gij Yienghsik Buhvaq Bouxcuengh 》). Gij yienghsik ndangdaenj Bouxcuengh aen daegdiemj ndeu couh dwg genbuh, dinvaq gvangqsoeng, hawj fwngz ga cungj cwxcaih, yienghneix hwnj bya caeuq youq reihnaz guh hong cungj fuengbienh, gangjgouz saedyungh. Caiqlingh, gij dajcang gwnz buh dingzlai dwg siuq roxnaeuz nyumx gak cungj dozraiz, gij dizcaiz doz cujyau dwg gova gonywj, duzroeg duzbya, dujfwj bya raemx, ronghndwen ndaundeiq daengj gij neiyungz ndaw swyenzgai caeuq cungqvunz saedceij seizseiz miz gvanlienz haenx, cungj yienghceij neix gawq lauxsaed youh daihfueng, youh hab gij sinjmeij sihyau, doengzseiz hix fanjyingj le gij vunz cojcoeng Bouxcuengh ciuhgeq ndiepgyaez daih swhyienz, gij swhsiengj bouxvunz caeuq diendeih fanh yiengh doxgaiq dox yungzhab.

Sam、Haengj cungj saekheu saekndaem

Youq ndaw conzdungj ndangdaenj Bouxcuengh, saek ndaem、saeklamz dwg cungj saek ceiq miz daibyaujsing. Saekndaem dwg gij bonjsaek diegdeih, hix dwg gij saekdiuh cujyau ndangdaenj Bouxcuengh, daibyauj canghcung caeuq yiemzsuk. Baez daengz ngoenzciet youqgaenj angqhoh roxnaeuz baizcaeq daengj, gyoengqvunz cungj yaek daenj buhgyaeu saekndaem. Daengz seizneix, gij saekdiuh cujyau neix lij baujlouz youq Nazboh caeuq Lungzcouh daengj dieg ndaw gyoengq lwgminz Bouxcuengh, lumj gij lwgminz Bouxcuengh daenj buhndaem Bwzswz Si Nazboh Yen、Cungzcoj Si Lungzcouh Yen rangh dieg Ginhlungz gag heuh "bouxdaih". Hoeng saeklamz dwg cungj saek ceiq caengaenh daihswhyienz. Youq ndaw gij swnghhoz ngoenznaengz, haujlai vunz Bouxcuengh hix ciengzseiz daenj gij buhvaq baengzlamz, coemj gaendukgyaeuj baengzlamz, daenj buhdox roxnaeuz bangjndang baengzlamz. Saeklamz、saekndaem dwg aeu gij mbaw doenghgo cibcihvahgoh gohungh, gocaujdacingh, doenghgo dougoh gocamz, doenghgo cozcangzgoh gohungh roxnaeuz doenghgo liugoh goromj daengj daezlienh cix baenz, vahsug heuhguh "lamzdienh" (gij cujyau cwngzfwn de dwg lamzdienh). Gij baengz aeu dienh nyumx okdaeuj neix, miz gij daegdiemj saekdiuh simdingh、yienzsaek singjsien ronghgyaeu. 《 Bwnjcauj Gip Lw 》 gangj、lamzdienh " oep baezhwngq, gej ndaej gak cungj doeg", yawj ndaej raen lamzdienh miz gij cozyung siu huj gaij doeg. Yienghneix, gij ndangdaenj Bouxcuengh saeklamz saekndaem neix miz gij cozyung gaijdoeg, ndaej fuengz nyungz, hab'wngq gij dienheiq vanzging Diegcuengh.

Ciet Daihhaj   Ywcuengh Caeuq Gij Fungsug Fuengz Binghraq Bouxcuengh

It、Venj gukngaih

Ndawbiengz Bouxcuengh bujben nyinhnaeuz、go'ngaih ndaej baex gij heiq oepsoep, ndigah couh miz gij fungsug sibgvenq venj go'ngaih、raek go'ngaih daeuj cawz uq. Doiq doengh boux lwgnyez ndangdaej hawnyieg ciengzseiz baenz bingh, boux vunzhung ciengzseiz daegdaengq nyib aen daehrang ndaw cang miz mbawngaih raek youq gwnz ndang lwgnyez, gij cozyung de dwg baex heiqsez aeu daeuj bauj lwgnyez bingzan. Miz mbangj mehmbwk Bouxcuengh aemq lwgnyez byaij roen'gyae, hix youq baihlaeng sainda cap diuz ngaih ndeu. Fanzdwg nyinhnaeuz miz fangz haeuj ranz bouxwnq, hix itdingh aeu youq bakdoulaux song mbiengj venj mbawngaih. Oksang dauqma seiz, ciengzseiz youq ndaw raemxsaw nu mbawngaih swiq fwngz, roxnaeuz yungh mbaw makbug cawj raemx swiq fwngz aeu daeuj cawz heiqoepsoep. Venj ngaih caeuq gwn laeujcingjfouxnaemq dwg ngux nyied co ngux Bouxcuengh hangh hozdung gig youqgaenj ndeu. 《Cinghsih Yenci》 raiz miz:"Ngux nyied co ngux, ranzranz venj ngaihguk, gaem mbaw cingjfouxnaemq, gwn laeujyungzvuengz, daeuj fuengz binghraq." Haetromh liggaeuq ngux nyied co'ngux, lwgminz Bouxcuengh youq gaeq lij caengz haen couh mbaet go'ngaih dauqma, yungh mbawngaih、ganjngaih guh baenz yienghvunz roxnaeuz gij yienghceij duzguk, vahsug heuhguh "ngaihguk", venj youq cunghyangh goemqdou; dawz cingjfouxnaemq guh baenz fag giemq venj youq laj roqranz. Vunz ciuhgonq nyinhnaeuz guk ndaej gyangwn fangzgvaiq, dawz ngaih caeuq guk song cungj doxgaiq gyaep fangz de doxgya hwnjdaeuj, gij goengnaengz gyaep fangz de engq ak. Ngoenz neix lij yaek aeu mbawngaih, cingjfouxnaemq, suenq cawj raemx swiq ndang bae, caemhcaiq dawz gij raemx saj youq naj ranz laeng ranz. Gizsaed, yienghneix guh dwg haemq hab gij veiswngh iugouz seizhah de. Ngux nyied congux gvaq le, dienheiq bienq hwngq, hix cingq dwg aen seizgeiz gak cungj nengzbingh hungmaj sengsanq, aeu ywfuk cawj raemx daeuj byoq saj, ndaej mizyauq bae siumied, naenxhaed gij nengzbingh seng ok majhung、 hawj vanzging cinghseuq. Neix caeuq ngux nyied co ngux gwn laeujcingjfouxnaemq dwg doengz aen dauhleix ndeu.《Cek Saw Ywcuengh Ciengzyungh Yw Bingh》geiq miz, cingjfouxnaemq "feih manhhaemz, singq loq raeuj. Diuz ukgyaeuj, cawz doegfung、diuz heiqgih, siu doegcumx, cawz doegcieng". Cingjfouxnaemq ndaej siu myaiz, cawz cumx, nyinh bwt, caw funghanz, doiq yawhfuengz seizhah gij bingh baihrog deng liengz miz itdingh cozyung.

Ngeih、Raek yw

Gij fungsug raek yw daj mwh ciuhnduj, vunzloih aeu doenghgo（baugvat di yw）daeuj guh buh（couh dwg buhgat）, gaenq raen moux di doenghgo daenj venj youq gwnz ndang, miz gij cozyung fuengz bingh yw bingh daegbied ndeu, caemhcaiq dangguh gij minzcuz vwnzva cienzciep roengzdaeuj. Vunz Bouxcuengh soqlaiz miz cungj fungsug "daenj buhgat" caeuq raek venj aendomq, daehrang. Vunz Sungdai Couh Gifeih《Rog Ndoi Daih Dap》 ndawde geiq naeuz: Ngoenz sangsw（liggaeuq sam nyied cosam）, sai mbwk doxcomz、gak baiz baenz hangzlied, aeu saicouz haj saek guh baenz aendomq, ciengq go daeuj bau de, heuhguh bau aendomq. Danghnaeuz sai mbwk yawj ndaej habngamj, mehmbwk couh soengq aendomq hawj bouxsai, gij hoensaeh bouxsai gaenq dingh." Duenh vah neix daihdaej dwg naeuz, moixbaez bungz daengz cieng roxnaeuz cietfwen "Sam Nyied Sam" seiz, lwgmbauq lwgsau Bouxcuengh cungj daengz gyangbaq（rogndoi）guh gij hozdung bau aendomq, aeu aendomq dangguh huqsaeng lwgmbauq lwgsau cienz cingzngeih, mbouj noix sai mbwk bouxcoz ndaej gietbaenz gvanbaz. Codaeuz gij doxgaiq oet youq ndaw aendomq, daehrang lai dwg modfaex、raemz、hazrang, ceiq caeux miz vwnzyen geiqloeg ndaw aendomq suek miz haeuxduh、cehfaiq roxnaeuz haeux daengj cehfaen loegcak.

Docklaeng fatyienh youq ndawde oet haeuj di yw ndeu, raek venj gvaqlaeng, doiq fuengzre dwgliengz, hawj ndangcangq rengzak miz gij cozyung haemq ndei, couh cugciemh fazcanj baenz cungj fungsug fuengz bingh yw bingh ginzcung maij yungh ndeu. Itbuen daeuj gangj, giz raek yw lai dwg giz hoz、gengoenh、gwnz aek caeuq lajdungx. Danghnaeuz ndaw ranz miz lwgnyez ndang nyied bingh lai, ndaej yungh cangsaed, bwzcij, sisinh, gomat, gobeilanz, yazndiengx, gosipraemx daengj dingz ndeu, caez nienj baenz mba, cang daeh, aeu maesei cug ndei raek venj youq gwnz hoz roxnaeuz daenj youq gengoenh, miz gij cozyung hawj ndangcangq rengzak.

Youq binghraq riuzhengz geizgan, aeu gutgvaj, ceugoeg, gobozhoz, re rumz, cuhsah, mbawngaih, gosipraemx gak dingz ndeu, nienj baenz mbasaeq, soed haeuj ndaw daehrang iq, venj youq baihnaj hoz, ndaej fuengzbingh fuengz raq, ndaej dangguh binghraq riuzhengz geizgan cungj yawhfuengz cosih gyoebhab ndeu.

Sam、Gekliz cawz uq

Ciuhgeq, ndaw ranz Bouxcuengh, danghnaeuz miz vunz baenz binghraq, cungj youq bakdou najranz baek diuz biu ceijhoengz ndeu, mbouj hawj vunzrog haeuj ranz, ndaw ranz lij coemh cangsaed, bwzcij, mbawngaih, naeng makbug daengj aeu daeuj cawz uq siu cieng. Youq mwh binghlah riuzhengz geizgan, boux ndaw ranz miz vunz baenz binghlah cungj mbouj hawj vunzrog haeuj ranz、mbanjnden hix camhseiz mbouj baedauq; danghnaeuz miz vunz daj giz gyae dauqma, ciengz dingzlouz youq rog mbanj, caiqlij gyae baenz geij leix, caj vunz ndaw ranz de dawz buh bae vuenh gvaq le, caemhcaiq dawz gij buhvaq de naengj gvaq roxnaeuz cawj gvaq, yungh'eiq couh dwg gekliz cawz uq, siucawz gij doeg gij uq, fuengzre heiqbinghraq uqlah; danghnaeuz miz vunz ndaw mbanj dai youq dieg'wnq, mbouj ndaej ram seihaiz haeuj ranz, itdingh aeu youq bakmbanj baihrog bae dap bungz dingz seihaiz guh begsaeh. Baenz cungj fungsug neix, dwg aenvih ciuhgeq ginzcung doiq gij vunz dai youq

rog haenx mbouj miz banhfap loengh cingcuj dwg mbouj dwg aenvih binghlah
cauhbaenz dai vunz, couh dungjit yungh cungj guhfap neix dawz binghdoeg
binghlah dingjdangj youq rog mbanj, neix doiq yawhfuengz binghlah miz cizgiz
yiyi. Daj ndaw gij fungsug sibgvenq gekliz cawz uq neix, raeuz ndaej yawj ok,
ciuhgeq vunz Bouxcuengh doiq binghraq daengj binghlah guh yawhfuengz
gaenq miz di yinsiz, caemhcaiq yungh le gij cosih mizyauq, daj siudoeg、
gekliz daengj fuengmienh fuengzre gij bingh banhlah riuzhengz.

Ciet Daihroek　Ywcuengh Caeuq Gij Fungsug Guhsang Bouxcuengh

It、Gij fungsug guhsang Bouxcuengh

Gij fungsug guhsang Bouxcuengh daejyienh le gij lunzlij gvanhnen ndaw sevei
Bouxcuengh. Lwgminz Bouxcuengh yawj daeuj, cangqlaex dwg aen lijyiz ndaw
ciuhvunz ceiq youqgaenj ndeu, gij hingzsik de aenvih gak dieg mbouj doengz cix miz
di mbouj doengz, gak miz daegdiemj, hoeng daihdaej cungj baudaengz bauqsang,
haeujfaex, haeujfaex, dingz gouhfaex, oksang, haem daengj, miz mbangj
deihfueng lij cingj goengdauh guh dauhciengz niemh ging. Lwgminz Bouxcuengh gij
yienghsik cangq bouxdai, miz cuengq ndaw gamj cangq, venj gouhfaex cangq,
namh haem, goz din maeuq dwk cangq, cuengq ndaw dah cangq, gik goet cangq
（gip goet dauq haem）daengj. Hoeng youq ndawbiengz Bouxcuengh, cungj gij
yienghsik ceiq bujben dwg gip goet dauq cangq.

Ngeih、Gip goet dauq cangq coicaenh Ywcuengh nyinhrox ndokgyaq ndangvunz

Youq ndaw gij fungsug guhsang Bouxcuengh, haem, ciuqyiengh lij
bujben dwg seizneix cungj cujyau fuengsik cangq ndeu. Haem faen baenz baez
ndeu cangq（couh dwg daihcangq）caeuq song baez cangq（hix couh dwg
siujcangq, youh heuh gip goet dauq haem）. Minzgoz《Sanglinz Yenci》yinx
Cuz Hwngz-gunh《Giuci》:"Dwg bouxcaen, cix haem faex youq namh feuz.

Sam bi gvaqlaeng vat namh hai faex，gip goet cuengq ndaw suengj dauq cangq，heuhguh siujcangq. Doengh ranz fouqgviq，cix cuengq gij caizliu ndei、dingz youq rog ranz，bietdingh aeu ra daihdieg caiq haem，heuhguh daihcangq." Yawj ndaej ok，daihcangq dwg ranz fouqgviq cungj cujyau yienghsik cangq，song baez cangq（gip goet dauq cangq）dwg cungj fuengsik daih dingzlai beksingq genj aeu. Ngoenz gip goet lai dwg youq cangq le bi daihsam Cietcinghmingz gonqlaeng，hix miz lingh genj ngoenzndei. Gip goet seiz youz lwgnyez bonjfaenh caeuq vunz ndaw ranz doengh fwngz bae guh，sien dawz gij ndokgyaeuj daj ndaw faex bungj ok，bouxwnq cij ndaej doenghfwngz. Sien aeu fiengz，baengzsoiq，saceij，dauhben daengj dawz ndok cat seuq gvet cengh、langh youq ndaw lomz. Yienzhaeuh ciuq ndangvunz gonqlaeng de daj laj daengz gwnz，dawz goet cuengq haeuj ndaw "suengj"，ndokgyaeuj cuengq youq gwnz dingj，goemq ndei le daeh daengz ndaw diegmoh gyahcuz，roxnaeuz lingh genj diegndei lingh haem，dong namh baenz dong luenz ndeu. Cangq baez daihngeih daejyienh le gij minzsug lwgminz Bouxcuengh gingq goengcoj caeuq gangjgouz faenzsan fungsuij，cungj sibgvenq neix gwzgvanh coicaenh le Ywcuengh doiq ndang'vunz ndokgyaq cingqdeng yinsiz.

Canhgauj vwnzyen：

[1]Banh Gizyuz、Cinz Naijcangh. Bouxcuengh Bwzgoh Swzdenj［M］. Nanzningz：Gvangjsih Yinzminz Cuzbanjse，1993.

[2]Liengz Dingzvang. Bouxcuengh Funghvuzci［M］. Baekging：Cunghyangh Minzcuz Yozyen Cuzbanjse，1987.

[3]Bangz Yijcouh. Genj Gangj Gij Fungsug Yihyoz Veiswngh Bouxcuengh［J］. Cungguek Minzcuz Minzgenh Yihyoz，2008（5）：3－5.

[4]Vangz Bwzcan. Conzdungj Vwnzva Bouxcuengh Caeuq Ywcuengh［C］. Daengx Guek Yihyoz Yozsuz Veiyi Caeuq Daengx Guek Minzcuz Yihyoz Gingniemh Gyauhliuzvei Lunvwnzciz，2005：17－27.

[5]Siz Gingjbinh. Ndangdaenj Bouxcuengh Gaisau［J］. Cunghnanz Minzcuz Yozyen Yozbau，1990（1）：26－29.

[6]Vuh Veiminz. Gangj Gij Goekgaen Ganranz Bouxcuengh［J］. Gvangjsih Minzcuz Yenzgiu，1989（1）：89－94.

Cieng Daihroek   Gij Ywcuengh
Caeuq Vwnzva Fwen Bouxcuengh

Ciet Daih' it   Gij Vwnzva Fwen Bouxcuengh

Fwen, minzyauz caeuq golwgnyez、damzraih doengh gij neix gyonj heuh-guh "fwen", de dwg gij yisuz hingzsik buenxriengz vunzloih gij vah okdaeuj cix miz okdaeuj haenx cungj yisuz hingzsik ndeu, dwg cungj dijcaiz youqgaenj yinhyoz vwnzyoz ndawbiengz ndawde cungj ndeu. Youq ciuhgeq, "fwen", gawq dox gvanlienz youh dox faenbied, hab yoz dwg fwen, dan go dwg yauz, hix couh dwg boiqhab yinhyoz buenxciengq haenx heuhguh "fwen", mbouj miz yinhyoz buenxciengq dan eu dwg "yauz". Daengz ciuhneix mboujlwnh hab mbouj hab yinhyoz, cungj heuhguh "go". Gij hingzsik de dinjsiuj, swzgawq genjlen, gangjgouz haeujyinh, yinhlwd miz gij biujyienh daegbied de. Lumj 《Cungguek Suzvwnzyoz Swzdenj》 ndawde gangj: "Fwen cujyau dwg cungj cwngheuh guek raeuz baihnamz doiq gij go ndawbiengz heuh haenx." Fwen Bouxcuengh dwg cungj vwnzyoz yienghsik aeu gij vah miz cezcou youh haeujyinh daeuj fanjyingj swhsiengj gamjcingz, caeuq fanyingj swnghcanj、swnghhoz. Gij yaemdiuh de doxhuz, yinhlwd swyenz; gij neiyungz de haemq lai, cienzmienh、haeujlaeg bae fanjyingj sevei lzsij、swnghhoz seizdaih、caeuq funghdoj yinzcingz daengj. Dieg comzyouq Bouxcuengh Gvangjsih ndaej haenhguh "aenhaij fwen" "mbanjranz fwen", ndaej haenh guh gaiq dieg bu rim genbanz. Gyoengqvunz swnghhoz youq gwnz gaiq diegdeih neix baengh "rox ciengq" riuzmingz, gyoengqvunz youq ndaw sing fwen gvaq saedceij, aeu fwen dingj vah, aeu fwen genj gvan, ndaej haenh dwg aen minzcuz miz seisingq swhveiz ndeu, youq ndaw lizsij fazcanj cincwngz raezrangh, youq ndaw swnghcanj、swnghhoz sizcen, cauh ok le gij vwnzva fwen ronghsag. Fwen vwnzva Bouxcuengh dwg gij vwnzva ceiq gyaenanz ndaw vwnzva

Bouxcuengh ndawde cungj ndeu, dwg baenzroix vwnzva swsieng caeuq Fwencuengh mizgven.

It、Saw vah Bouxcuengh

Bouxcuengh dwg aen yenzgih minzcuz swnghhoz youq Vaznanz Dahcuhgyangh liuzyiz, aen fanveiz comz youq baihdoeng daj Gvangjdungh Swngj Lenzsanh Bouxcuengh Yauzcuz Swciyen hwnj, baihsae daengz Yinznanz Swngj Vwnzsanh Bouxcuengh Yauzcuz Swcicouh, baihbaek daengz Gveicouh Swngj Genz Dunghnanz Myauzcuz Dungcuz Swcicouh Cungzgyangh Yen, baihnamz daengz Bwzbuvanh, Gvangjsih Bouxcuengh Swcigih dwg aen cujyau fwnhbugih Bouxcuengh. Bouxcuengh dangguh aen minzcuz ndeu, gij gihbwnj daegcwng ceiq youqgaenj de couh dwg gij vah doxdoeng aen minzcuz neix —— Vahcuengh.

1. Vah Bouxcuengh

Vahcuengh dwg cungj vah gyaeundei lizsij gyaenanz ndeu, de dwg Bouxcuengh youq doengzcaez swnghhoz、swnghcanj ndawde cauh okdaeuj. Vahcuengh youq gwnz vah Cungguek faen loih gvihaeuj Gun Cuengh yijhi Cuengh Dung yijcuz Cuengh Dai yijcih, aeu Dahyougyangh — Dahyunghgyangh guh gyaiq, faen baihnamz caeuq baihbaek song aen fanghyenz hung. Fanghyenz baihnamz faenbouh youq baihnamz Yougyangh、 Dahyunghgyangh baihnamz caeuq Yinznanz Swngj Vwnzsanh Bouxcuengh Myauzcuz Swcicouh baihnamz, fanghyenz baihbaek faenbouh youq Yougyangh、Yunghgyangh baihbaek digih caeuq Yinznanz Swngj Giuhbwz、 swhcungh、Funingz、Gvangjnanz（baihbaek）nem Gvangjdungh Swngj Lenzsanh、Vaizciz daengj dieg. Moix cungj fanghyenz ndawde, youh faen guh lai cungj vahdoj, fanghyenz baihbaek faen guh caet aen vahdoj, fanghyenz baihnamz faen guh haj aen vahdoj. Doengz aen fanghyenz ndeu ndawde gij yijyinh、swzvei cabied siuj, ndaej doxdoeng gangjvah; gij vahdoj mbouj doengz vahdoj cabied daih, nanz ndaej doengvah.

2. Sawcih Bouxcuengh

Bouxcuengh gaenq miz gij cihsaw fouzhauh geizcaeux bonjfaenh, aenvih Cinzsijvangz doengjit Lingjnanz le doihengz "saw doengz faenz" cix caengz ndaej fazcanj caemhcaiq cugciemh sukreuq. Aenvih sevei gyauhvangj sihyau, youq seiz Dangzcauz, Bouxcuengh ciqyungh gij yienghceij、yaem、eiq caeuq roek saw cauhcih fuengfap Sawgun, cauh ok le cungj "cihsaw doj" caeuq gij sing Sawcuengh doxdoengz ndeu, lumjbaenz Sungdai Fan Cwngzda youq 《Gveihhaij Yizhwngz Ci》 soj gangj: "Dieggyae bienbik fungsug yaez, gij saw doenggauq mbawheiq daengj cienmonz yungh sawdoj, Gveilinz gak dieg cungj yienghneix. Seizneix guj yawj geij aen cih Linzgvei, yiennaeuz gig yakyawj, cix yawj ok bienbangx miz baenghgauq. Sawdoj, vunz Bouxgun heuhguh Sawcuengh gaeuq, vunz Bouxcuengh gag heuhguh "Sawndip", eiqsei couh dwg saw ndip caengz rox sug. Cihsaw doj aenvih gij gapbaenz hingzsik de fukcab, seizbienh lai, mbouj ndei doeg, ndigah mbouj fazcanj baenz gij cihsaw Bouxcuengh dungjyiz gveihfan doenghengz haenx, lai dwg goengmo、yiyinz Bouxcuengh yungh daeuj sij sawging、bien fwen、geiq saeh、geiqloeg gij diegcoh Vahcuengh daengj. Bonj saw 《Fwen leux》 youq Mingzcauz couh miz、riuzcienz youq lueng Dahyou-gyangh, couh dwg aeu gij sawdoj bonjdeih causij cienzseiq; Bien fwensei lizsij cauh seiq Bouxcuengh 《Sawging Baeuqroxdoh》, caemh dwg gaengawq ndaw-biengz mbouj doengz banjbwnj aeu sawdoj causij baenz cingjleix okdaeuj.

Ngeih、Fwen Bouxcuengh

1. Gij Goekgaen Fwen Bouxcuengh

Vunz Yezyinz gyaez fwen, lwgminz Bouxcuengh daj ciuhgeq couh rox aeu fwen daeuj langhbaij gij swnghcanj、swnghhoz bonjfaenh caeuq suhfaz cingzgamj bonjfaenh, gij laizloh de ceiq caeux ndaej ra goek daengz gij swenjhemq sevei lauzdung ciuhgeq Bouxcuengh, vuenh coenz vah daeuj gangj, youq mwh hungzvangh, vunzloih lij caengz rox gangjvah, couh gaenq rox leihyungh sing sang daemq、giengz nyieg daengj daeuj biujdaz gij siengjfap caeuq cingzgamj bonjfaenh lo. Yiennaeuz hemq mbouj ndaej suenq dwg fwen, hoeng seng ok gij ceh fwen Bouxcuengh. Gvendaengz gij laizloh Fwencuengh cujyau miz song cungj gvanhdenj: It dwg gangj ra gvanbaz. Gangj dwg ra gvanbaz, gij vwnzva fwen Bouxcuengh gij goekgaen de dwg daj gij hozdung ciuhnduj bae doengh aen minzcuz baihrog genj gvanbaz（cungj cidu gietbaenz gvanbaz）daeuj. Ngeih dwg gangj baiqsaenz. Cungj gvanhdenj gangj dwg baiqsaenz nyinhnaeuz, gijgoekgaen vwnzva fwen Bouxcuengh dwg daj ciuhgeq gij cunghgyau sinyangj ndawbiengz ciuhgeq daeuj, vunz ciuhgonq vihliux swnghcanj caeuq swnghhoz aeuyungh, bingzciengz gouz aeu saenzlingz baujyouh, couh aeu fwen daeuj haenh saenzlingz caeuq hawj saenzlingz angq. Gij fwen Bouxcuengh miz sawcih geiqsij daihgaiq dwg youq Handai couh miz, gaengawq Sihhan vwnzyozgyah Liuz Yang bonj saw《Sozyen·Sansoz》de geiqnaeuz, gunghyenz gaxgonq 528 nienz, youq gwnz aen hoihhoengh gwnz ruz Cujgoz Lingyinj Ngoz Ginhswj gawjbanh haenx, boux canghfwen Yezyinz gaem fagcauh doiq Ngozginh eu hot《Fwen Yezyinz》ndeu. Bien faenzcieng Veiz Ging'vwnj《Sawqdamq Gij Gvanhaeh〈Fwen Yezyinz〉Caeuq Vahcuengh》fatbiuj youq 1981 nienz Cunghgoz Sevei Gohyozyen Cuzbanjse okbanj《Minzcuz Yijvwnz Lunciz》ndawde, gangjok《Fwen Yezyinz》dwg ciqyungh gij fuengfap Sawgun geiq yaem, mboujdan yijyinh、yijfaz、swzsing daengj caeuq Vahcuengh cienzbouh doxdoengz, caemhcaiq gwzliz caeuq haeujyinh fuengsik hix caeuq gij fwen Bouxcuengh seizneix riuzcienz doxdoengz, dwg hot fwen Bouxcuengh ciuhgeq ndeu. Daj neix couh rox, gij yinhyoz Bouxcuengh rwenzrub ndeidingq haenx daj vunz ciuhgeq Bouxcuengh Yezyinz riuzcienz daengz seizneix gaenq miz gaenh 3000 bi lizsij lo.

2. Gij neiyungz caeuq hingzsik fwen Bouxcuengh

Fwen Bouxcuengh cungjloih lai, miz fwenhoj（baudaengz fwenhoj ciengzgoeng、fwenhoj guhbawx、fwenhoj gadog、fwenhoj danqhaemz、fwen'ienq daengj）、fwenyoux（baugvat fwen sanj、fwendauq、fwen doxcam、fwen doxhaenh、fwen guh'angq、fwen guhyoux、fwen dinghcingz、fwen gyauyoux、fwen doxmieng、fwen doxbiek daengj）、fwen fungsug（baudaengz fwen angqhoh、fwen hohsouh、wen yizsiz、fwen gingqlaeuj、fwen coux hek、fwen soengq hek、fwen yauzlanzgiz、fwen daejhauq、fwen daejhaq daengj）.

Aenvih namz baek Vahcuengh vahdoj miz mbouj doengz, fwen Bouxcuengh miz "fwen" "sei" "gya" "beij" "lwnh" daengj mbouj doengz cwngheuh, hingzsik lai yiengh, yinhlwd daegbied, diuh ndei dingq, vah sengdoengh. "fwen" roxnaeuz "beij", lai dwg saek cijdiuh, ciengz yungh yienghsik dwg cijdiuh caeuq gunghdiuh; "sei" "gya" "lwnh" ciengzseiz yungh gij yienghsik dwg yij、sangh diuhsik, lai dwg gij yienghsik yijdiuh.

（1）Fwen

"Fwen" hwng youq fueng dieg song hamq Dahraemxhoengz baihbaek caeuq baihbaek Gvangjsih, gij yienghsik gohswz de gig lai, gawqvah caeuq coenzvah lai yiengh, gangjgouz ap yinh hwet ga roxnaeuz ap yinh gyaeuj ga. Gij daegdiemj de dwg gohswz gezgou genjlienh, doxdab doxdaeb, boux ndeu ciengq gonq sam boux caez riengz, doxlienz doxgaeu, yinhlwd sang daemq soengyungz, hab bak rwenz rwz, fuengbienh suhfaz gamjcingz, doedok cawjdaez, gyalaeg yinsieng. Mboujlwnh dwg ngon, roxnaeuz dwg eu hwnjdaeuj, cungj gig miz yinhyozganj, rwenzrub ndeidingq.

（2）Sei

"Sei" dwg aen gohdij hwng youq fueng dieg baihnamz Bouxcuengh Gvangjsih, daj gij yinhlwd caeuq gezgou ndaw ciengqswz daeuj yawj, "sei" beij "fwen" hozboz, mbouj miz gij iugouz hwet ga ap yinh roxnaeuz gyaeuj ga ap yinh, dan iugouz liemzgwnz（song coenz gonq）cih doeklaeng caeuq liemzlaj（song coenz laeng）cih doeklaeng dox apyinh couh ndaej lo. Hingzsik gezgou dwg song coenz it liemz, ndaej raez ndaej dinj, gawq soq mbouj dingh. Gij gohswz de ngon dwk raeuzred, yinhlwd rwenzrub, lai yungh daeuj doiq fwen.

（3）Gyah

"Gyah" dwg gij gohdij riuz youq rangh dieg Yunghningz、Fuzsuih、Dasinh daengj doengh dieg Gun Cuengh cabyouq haenx, hingzsik gig dinj gig ndei, senzliz haenq, gizdiu rwenzrub ndei dingq, gij cang'yaem sing fwen haemq noix, lai yungh daeuj biujyienh gyaezmaij、swnghhoz.

（4）Beij

"Beij" hwng youq doengh dieg Hozciz、Dunghlanz、Bahmaj、Yungzanh daengj rangh dieg Gveibwz Gvangjsih, diuh yiemz, gij gohswz de dingzlai dwg moix coenz haj cih, yawjnaek hwet ga ap yinh, singdiuh saeqset rwenzrwz, gij yaem dajcang haemq lai.

（5）Lwnh

"Lwnh" hwng youq rangh dieg Nazboh、Cungzcoj、Dasinh、 Ningzmingz、Lingzyinz daengj Gvei saenamz henzgyaiq Cungguek caeuq Yeznanz, gij yaemdiuh de goksasa, senzliz diuqdoengh lai, diuz go ndeu bienq lai cungj diuh, gij sing dajcang haemq lai, diuh unq lai bienq, haemq ngamj aeu daeuj suhfaz gamjcingz, geksik lai dwg moix coenz haj cih、moix coenz caet cih, baihlaeng apyinh, ciengz yungh daeuj doiq fwen.

（6）Gij fwen lai swnghbu

Gij fwen lai swnghbu riuz youq Gvangjsih 6 aen digih 30 lai aen yienh, sing ciengq 100 lai cungj, miz song swnghbu caeuq sam swnghbu, yinhyoz gizdiu ndei dingq, cizdij genjdanh lauxsaed, sienqdiuz cingcuj, yisuz funghgwz daegbied, miz swhsiengjsing gig sang, yisuz hingzsik haemq cingzsug.

3. Hawfwen Bouxcuengh

Hawfwen Vahcuengh heuhguh "hawfwen" "hawfaengz" "roengzdoengh" "okgamj" daengj, dwg youq gij seizgan、giz dieg daegdingh guh doxcomz ciengqgo caeuq segyauh hozdung, dwg aen ciengzhab ginzcung doxbungz、 gyaulouz swhsiengj、cienzswnj vwnzva、cienzboq cihsiz caeuq doxcaeuq cienzcingz. Gaengawq 《Gvangjsih Gak Yen Gaigvang》 1934 nienz bien haenx geiq naeuz, Gvangjsih giz dieg miz hawfwen hozdung haenx miz 26 aen yienh, Gvangjsih gak dieg dauqcawq cungj miz. Gij laizloh de caeuq doengh aen sicuz ciuhgeq gij fuengsik swnghcanj swnghhoz de、gij guhhoih ngoenzciet、gij buizcaeq cunghgyau、gij cidu gezvwnh caeuq rog sicuz daengj miz aen gvanhaeh maedcaed. Gij seizgan banh hawfwen cujyau youq seizcin、seizcou song aen geiqciet, gaengawq gij seizgan banh hawfwen ndaej faenbaenz hawfwen cietheiq caeuq hawfwen laemzseiz. Hawfwen ngoenzciet youq mboengq cietheiq guh, lumjbaenz "Sam Nyied Sam"、ciet mehgoep、ciet hoenzvaiz、ciet cieng cibngux daengj, roxnaeuz dwg vih bi hohfuk, roxnaeuz dwg vih moux cungj geiqniemh, daihdaej dwg gaengawq bineix mwh ciet hongnaz daeuj guh. Cungj hawfwen neix gveihmoz hung, ciengzciengz miz geij cien vunz camgya, gyoengq vunz ciengqgo yiedcingz maqhuz sang, ciengzseiz

127

dwg lienzciengq geij ngoenz geij hwnz.

Aen hawfwen laemzseiz cujyau miz hoihfwen lauzdung、hawciengz dox-bungz doxeu、seiz gezvwnh doxeu daengj doengh aen hawfwen caeuq swnghhoz lienzhaeh gaenjmaed neix, gveihmoz de haemq iq、vunzsoq haemq noix, dang-guh aen ciengzhab gyoengqvunz suhfaz cingzgamj、ciengqdap caeuq wngqdap、gyaulouz gingniemh、son cihsiz. Hawfwen laemzseiz hawj ciengq go mbouj aenvih hong nyaengq cix siusaet、dingz roengzdaeuj, hix hawj ciengqgo mbouj dandan dwg mwh vunz guhhong seiz hoengq eu guhcaemz, cix dwg caencingq yungzhaeuj ndaw saedceij vunzlai bae, caeuq swnghhoz cauxbaenz le aen cingjdaej liz mbouj ndaej ndeu, ndigah gij saedceij Bouxcuengh cungj dwg singgo, gij cingsaenz seiqgyaiq gyoengqvunz cungj dwg youq ndaw aen haij fwen.

Fwen Bouxcuengh yienznaeuz giepnoix gij saw ciengzsaeq de geiq roengzdaeuj, hoeng baengh bak ngon youq gwnzbiengz doxcienz, daj Senhcinz itcig eu daengz ngoenzneix, cingq dwg baengh gij hozdung hawfwen daengx biengz Bouxcuengh gak dieg comzyouq haenx daeuj bang. Hawfwen ndaej mizyouq caeuq fazcanj, doiq ciepswnj caeuq fazyangz gij minzcuz conzdungj vwnzva ndei、baujcwng cienzciep Bouxcuengh vwnzva miz cozyung youqgaenj, coicaenh le vunzlai cingzgamj gyauhliuz caeuq gikfat gij gamjcingz goyinz gyaepgouz swyouz、suhfaz cingzgamj haenx.

Ciet Daihngeih   Gij Gvanhaeh Ywcuengh Caeuq Vwnzva Fwen Bouxcuengh

It、Cienzswnj fwen Bouxcuengh caeuq Ywcuengh

Cangcoux gij vwnzva yinhsu ceiq lai dwg yijyenz vwnzsw, gij vwnzsw geiq Ywcuengh miz song cungj: Cungj ndeu dwg Sawgun, gunghyenz gaxgonq 214 nienz, Cinzsijvangz dungjyiz Lingjnanz, Bouxcuengh gietsat le duenh gag fazcanj de, gvihaeuj cunghyangh cizgenzci dungjci lajde. Cinzsijvangz vih haifat Lingjnamz, gonqlaeng lai baez baij ginhdui、minzcung bae daengz

Lingjnamz, gonq laeng gungh 150 lai fanh vunz, Lingjnamz daj neix hwnj dwg giz dieg Cuengh Gun cabyouq. Riengz Lingjnamz caeuq Cunghyenz digih gvangqlangh guh vwnzva gyauhliuz, Ywcuengh cienz haeuj Cunghyenz, baenz le cungj gapbaenz bouhfaenh Ywdoj , lumjbaenz 《Suvwn · Yifaz · Fangh Yizlun》 geiq miz "Baihnamz, dwg diendeih leih sengmaj, giz dieg yiengzheiq haemq cuk, ndigah gouj cim hix daj baihnamz daeuj", gizneix "baihnamz" baudaengz le giz diegyouq Bouxcuengh. Cazyawj vwnzyen, ndaej youq Cunghyih Vwnzyen caeuq Hanvwnz sijliu ndawde ra daengz haujlai neiyungz geiqloeg mizgven Ywcuengh, lumjbaenz 《Bwnjcauj Gingh Cizcu》《Danfueng Laeng Goenh Gouq Dai》《Lingjbyauj Luzyi》《Lingjvai Daidaz》《Yenzbau Cazgi》《Gveihhaij Yizhwngz Ci》 nem difanghci、bozvuzci Gvangjsih daengj. Lingh cungj dwg gij saw ciuhgeq Bouxcuengh, hoeng gij saw ciuhgeq Bouxcuengh yungh ndaej gig noix, cujyau yungh daeuj geiqloeg gij gojgaeqfangz cauhseiq Bouxcuengh、cienzcau cunghgyau sawging, fwen beksingq, yungh daeuj geiqloeg、biensij gojgaeq、cienzgangj、fwen、vahsug caeuq heiq ndawbiengz daengj, boux cujyau yungh saw de dwg bouxmo caeuq bouxyiyinz ndawbiengz, ndigah gij neiyungz Ywcuengh aeu cihsaw ciuhgeq Bouxcuengh geiqsij haenx dwg siujliengh、lingzsanq, daengz seizneix lij caengz fatyienh gij saw yihyoz cienmonz geiq youq ndaw Sawcuengh ciuhgeq haenx.

Youq gwnz lizsij Bouxcuengh, mij cauxbaenz gij cihsaw doenghengz aen minzcuz bonjfaenh gveihfan doengjit haenx, gij saw ciuhgeq de yungh daengz fanzveiz haemq noix, hoeng Sawgun cix dwg Cinzcauz cij cienz haeuj caemhcaiq mbouj hawj beksingq Bouxcuengh rox. Gij lizsij、fungsug、cwngci、ginghci、vwnzva、swnghcanj swnghhoz gisuz、fuengz bingh yw bingh gingniemh gisuz Bouxcuengh, cujyau baengh gij fuengsik bak gangj cienz hawj daihlaeng.

Vahgawq dwg aen gapbaenz bouhfaenh vwnzva, youh dwg aen caidij lingzvued minzcuz vwnzva. Bouxcuengh miz gij vah swhgeij, senq youq Cinzcauz seizdaih, vunz ciuhgeq Bouxcuengh couh baenz le gij vwnzva vahgawq gag baenz dijhi. Gij goengnaengz gangjvah Bouxcuengh de fatdad, gig maij ciengqgo, Bouxcuengh daj ngamq rox hag gangj vah couh hainduj aeu fwen daeuj cienzcingz, seiz sim'angq eu, seiz simyou ciengq, vunz lai seiz ciengq, gag boux ndeu hix ciengq.

Vunzraeuz aeu swnghcanj、swnghhoz guh beigingj, ciuq saeh daeuj ciengq, doq bien doq ciengq, miz gamjsouh cix eu, aeu fwen camloh cunz mbanj, aeu fwen coux hek ciep hek, aeu fwen ra yah genj gvan ······ Lwgcuengh daj lij iq couh dwg ndwn youq ndaw haijfwen, rwz dingq bak ngon, yienghneix couh baenz gij conzdungj fungsug seizoiq hag fwen、bouxcoz guh fwen、bouxlaux son fwen.

Fwen Bouxcuengh youq ndaw lizsij fazcanj Bouxcuengh miz yiyi youqgaenj, de mboujdan dwg gij hongdawz biujdaz gamjcingz、gyaulouz swhsiengj, caemhcaiq gwnz mbaq lij rap lingh hangh sawjmingh gannanz ndeu —— geiqloeg lizsij, lumjbaenz Liuz Sizfanh soj gangj:"Mbanjcuengh mboujlwnh sai mbwk, cungj nyinh daengz eu fwen dwg aen cujyau vwndiz gwnz yinzswnghgvanh de. Bouxvunz mbouj rox eu fwen, youq gwnz sevei couh gagdog mbwqsaengsaeng, couh mbouj miz cungj gojnwngzsing ndaej guhyoux gouz gvanbaz, couh mbouj rox gij saeh ciuhgonq ciuhneix, cix dwg boux huklaet lumj mou nei." Gij dizcaiz fwen Bouxcuengh cibfaen gvangqlangh, neiyungz lai saek lai yiengh, yisuz biujyienh hingzsik lai yiengh, sengdoengh laegdaeuq fanjyingj le sevei swnghhoz caeuq gak aen fuengmienh ndaw swyenzgai.

Ndaw fwen cawz le gij "fwenyoux" suhfaz gamjcingz caixvaih, lij miz gij "go ciuhgeq" gangj lizsij、gij "go lauzdung swnghcanj" cienz hawj gisuz、gij go "go denhvwnz dilij" swyenzgai, gij "go yw baujgen" fuengzre bingh、gij "go lunzlij daudwz" sevei daengj, ndawde cungj dwg gij cihsiz caeuq dungxcaiz lwgminz Bouxcuengh. Linghvaih, youq mwh guh diucaz yenzgiu lij raen miz, mbangj di canghyw maenhndei ndawbiengz dawz doengh gij goujgez gaenq soucomz ndaej roxnaeuz bonjfaenh biensij haenx faen monzloih, aeu bae cienzhawj bouxhag, hawj de yungzheih geiqmaenh. Lumjbaenz boux Ywcuenghlaux Luz Ginhsanh Liujcouh dawz doengh coenz fwen ndawbiengz Bouxcuengh gag caux bien caeuq soucomz haenx, faen baenz "gij goujgez haeuj hangz" "gij goujgez yw" "gij fwen fueng yw bingh" "gij fwen fueng yw binghbwt" "gij fwen mifangh yw binghdaep binghhmbei" daengj.

Fwen——gij vah lumj sei, youq ciepswnj vwnzva Ywcuengh ndawde yienh ndaej daegbied youqgaenj. Doengh gij veiswngh baujgen cihsiz、duenq bingh yw bingh fuengfap bangeq Bouxcuengh raeuz cwkrom roengzdaeuj haenx, ndaej seiqdaih lienzdaemh cienzyiengz, gij fwen Bouxcuengh cungj vah lumj sei mbouj hanh seizgan deihdiemj、doengsug heih rox heih geiq neix, miz cozyung gig youqgaenj. Cingq lumj ndaw go lwgsae Ywcuengh Liujcouh Luz Ginhsanh gyausou ciengq naeuz: "Liujcouh miz goengq bya Yizfungh, aen vaengz Lungzdanz youq laj bya. Henz vaengz eu fwen goksasa, fwenyw lajbiengz cungj cienz doh. Banzguj hai mbwn caux diendeih, cienz seiq yw bingh baengh mehvuengz. Canghfwen Gvangjsih Liuz Sanhcej, de eu fwen daeuj cienz danfueng.

1. Gij veiswngh baujgen cihsiz ndaw fwen Bouxcuengh

Gwn daenj youq byaij dwg gij diuzgienh youqgaenj ndangcangq, dwg gij neiyungz youqgaenj ndaw veiswngh baujgen, gij baujgen neiyungz ndaw swngh-hoz ngoenznaengz neix, youq ndaw fwen Bouxcuengh dauqcawq cungj yawj ndaej raen, beijlumj "fwen hong reihnaz seiqgeiq" "fwen cietheiq" "fwen doxeu cib ngeih nyied" "fwen hwnq ranz" ndaw swnghcanj lauzdung, "fwen rangjlwg cib ndwen" "fwen cib ngeih seizsaenz" ndaw swnghhoz, "fwen haenh" "fwen doxbiek" "fwen doxngeix" ndaw fwenyoux, "fwen daej haq" "fwen doxcam" ndaw fwen sibsug, daengjdaengj. Youq ndaw doengh gij fwen neix gangjlwnh le gijgwn、ndangdaenj aeu riengz geiqciet doxlawh cix doxwngq bienqvaq, gij vanzging、cauzyiengq aen ranz caeuq gengangh maedcaed doxgven , gij neiyungz mizgven ngoenznaengz swnghhoz gak aen fuengmienh mehmbwk daiqndang daengx aen gocwngz bienqvaq caeuq gij saehhangh louzsim daengj, youq ndaw gocwngz seiz ngon fwen, gyoengqvunz soengsetset ndaej hag rox le gij veiswngh baujgen cihsiz ngoenznaengz.

(1) Gangj gij lizsij vwnhyinh, dizcang gvanbaz gietvaen

Bouh fwensei lizsij cienzseiq Bouxcuengh 《Seiging Baeuqroxdoh》 caeuq 《Banzdungzguj》 riuz youq rangh dieg Yizcouh caeuq Ginhcwngzgyangh, biengjhai le aen cinbu gocwngz Bouxcuengh daj cungj vwnhyinh cabyah daengz aen gvanbaz baenzdoiq gietvaen. Aen seizdanh cabyah haenx "Seizhaenx ndaw biengz lij caengz miz lunzlij, mwhhaenx goeng caeuq lwgbawx caemh ninz, mwhhaenx lwggwiz caeuq mehdaiq caemh congz ninz", mwh beixnuengx caemh ciuh gietvaen seizdaih "cij lw Fuz Yih song beixnuengx, beixnuengx song boux giet gvanbaz, song boux de doxyaeng giet gvanbaz, gvanbaz caemhyouq sam bi cingj, gvanbaz caemh congz rim seiq bi, yah gaenq miznang, baenz gouj ndwen le, seng roengz laeq lwg lumj rinbaenz, lwggvaiq doekseng youq byongh hwnz, gvanbaz song de raen geizheih, vihmaz laeq lwg mbouj lumj vunz, vihmaz seng okdaeuj bienq rinbaenz……" Doengzseiz 《Banzdungzguj》 gangjok cijmiz mbouj doengz cuzginz ndawde aeu yah haq gvan, cij doiq vunzloih senglix sengfat miz leih, gienq gyoengqvunz mbouj ndaej cincik doxgyawj gietvaen, neiyungz couh lumj gij fwen yienhdaih senhconz caencik gyawj gezvwnh mbouj leih daihlaeng sengsanj nei: "Mbouj dwg caencik ndaej doxaeu, caencingq lauxbiuj gaej gietvaen. Gohyoz cwngmingz gaenq dwg caen, gaenh caen doxaeu lwghuk lai. Mboujlwnh gyahcuz naeuz caencik, doxaeu mbouj hab gangj cingqcaen. Danghnaeuz bouxlawz mbouj saenq, laeuj haemz gag ngauz baenz seiq gwn. Lij miz mbangj vunz mbouj siengsaenq, gietvaen nyengh bae ra lauxbiuj. Gezgoj seng lwg huk youh ngoengq, gawq haih bonjfaenh youh haih vunz.

(2) Yawjnaek rangjlwg, caux fwen miznang

Senglwg dwg gienh daihsaeh gvanhaeh daengz cungjcuz fatmaj ndeu, ndigah youq ndaw "fwen swnghhoz" Bouxcuengh gak dieg dingzlai cungj miz "fwen miznang cib ndwen". Gij swz "fwen miznang cib ndwen" gyonj hwnjdaeuj gangjok aen gocwngz youq ndaw ndangmeh sengmaj bienqvaq, mehdaiqndang youq moix ndwen majhung ndawde gij bienqvaq、fanjjying mbouj doengz caeuq gij haeujsim saehhangh ndaw swnghhoz.

Cungj fwen neix doiq mehdaiqndang youq mboengq miznang caeuq mwh seng lwg cungj miz gij dazyinx cozyung gig ndei, lumjbaenz diuz fwen miznang cib ndwen riuzcienz youq rangh dieg Cungzcoj haenx: "It nyied miznang youq ndang meh , yaemyiengz cauva baez di baenz; lumjbaenz rum faex bungz cin mwn, diendeih cauxbaenz miz goek rag. Ngeih nyied miz lwg youq ndang meh, meglwed meh lwg moengzloengz baenz; meh raen dungx fan biq raemxhaemz, cij rox ndaw ndang rangjlwg caen. ······ 9 nyied daiqndang gwnz ndang meh, an dingh canjfangz bwh lwg roengz; bae cunz caencik meh lau byaij, lau bae byonghloh lwg seng roengz. Daiqlwg cib ndwen youq ndang meh, meh youq ndaw ranz dungx in dai; ndaw dungx in lumj cax daeuj heh, gyaeuj ngunh da va hoenz saetsanq ······"

（3）Hwnq guh ranzyouq, fuengz cumx baex nyaen

Bonj saw lizsij riuzmingz Bouxcuengh 《Seiging Baeuqroxdoh》ndawde 《Cauh Doxgaiq Fanh Yiengh》, geiq miz vunz ciuhgeq Bouxcuengh youq duenh seizgan maqhuz raez ndeu ndawde dwg youq rog ndoi, giz diegyouq dienheiq hwngq, fwn lai dieg cumx, haz faex mwncupcup, duznyaen hengzvang, gij ancienz caeuq gengangh gyoengqvunz deng haephangz youqgaenj. Cojcoeng Bouxcuengh coengmingz aeu faex hung sang guh ranz, youq gwnz gofaex youq.

"Ciuhgeq lij caengz hwnq miz ranz, beksingq mbouj miz deihfueng ninz, gyoengqvunz mbouj miz ranz youq, gyanghwnz byaij daengz buenq loh couh ninz youq buenq loh, gyanghwnz byaij daengz ndoengfaex couh ninz youq ndaw ndoengfaex, Baeuqroxdoh youq baihgwnz yawj raen sojmiz saehcingz, baij boux vuengz singq Cauz ndeu roengz daeuj, de son gyoengqvunz guh diegyouq. Mwhhaenx mbouj miz diet caeuq gang, youq gwnz bya sangngau raemj faex, boux vuengz singq Cauz dawz nye faex van roengzdaeuj doxngaeu doxlienz, aeu faex ciem daeuj guh soenj, hoemq haz youq gwnz ranz, vunz youq laj ranz youq, caux ranz caeuq canghaeux, couh daj seizhaenx hwnj, faen miz goengbuz caeuq gvanbaz."

Youq doengh cungj ranz gencuz gezgou lumj rongz nei, caeuq gwnz dieg baujciz itdingh doxliz, doeng rumz daeuqheiq、aeu rongh ndei, miz fuengz cumx、fuengz ngwz、fuengz nyaen、fuengz bingh daengj cozyung, dwg gij ranzyouq fuengsik gig hab gij vanzging dumzmbaeq baihnamz.

（4）Cohyiengq aenranz, dep bya gyawj raemx

Gyoengq beksingq Bouxcuengh doiq gij ranzyouq caeuq ngoenznaengz swnghhoz miz gvanhaeh maedcaed haenx cibfaen yawjnaek, daj senj dieg hwnq

ranz、roengzgiek、caizliuh caeuq ranzyouq gezgou、aeu rongh daengj cungj
sien doxyaeng giva ndei，neix daj ndaw fwen Bouxcuengh riuz youq Bingzgoj、
Denzdungh daengj ranghdieg Dahyougyangh neix ndaej daengz cwngmingz.
Youq ndaw 《Fwenleuz》 cienmonz sij 《Fwenranz》，neix dwg souj fwen raez
daj haidaeuz doxyaeng hwnq ranz daengz ranz guh baenz haenx，baudaengz
doxyaeng、raemj faex、hai siuq、cawx vaiz、caij naez、dwk vax、coemh
cien、cuengq rinmuenzcaemj、hab gyaq、humx ciengz、haenh ranz、bauj ranz
daengj 12 aen bouhfaenh，dwg canghfwen bouxsai roxnaeuz canghfwen
mehmbwk ndaej iu bae daengz baih mehmbwk roxnaeuz mbanj bouxsai guh
hek seiz doiq ciengq. Gij fwen haenh hwnq ranz、guh ranz cozyung daengj gak
fuengmienh youq gak dieg Bouxcuengh cungj miz："Ngwz youq miz congh
laeg，duzlungz youq vaengz laeg，vihmaz aeu hwnq ranz，vih cw fwn dangj
rumz；ma youq rongz gvaq haemh，meuz ninz youq henz feiz，vihmaz aeu
hwnq ranz，hawj vunz ndaej youq onj.

Gaenriengz swnghcanj fazcanj，gyoengqvunz fatyienh aen ranz soj youq gij
vanzging、fuengvih caeuq hwnq ranz seizsaenz daengj doiq ndangdaej cangqheiq
cungj miz yingjyangj，ndigah youq mwh hwnq ranz yaek siujsim ngeixnaemj
doengh gij yinhsu gwnzneix gangj haenx. Lumjbaenz "faex sang roeg couh
gyaez，haij gvangq lungz couh lienh，youq neix hwnj ranzmoq，ranz gyaeu
youh ronghlwenq；faex sang roeg couh gyaez，haij gvangq lungz couh youq,
youq neix hwnj ranzmoq，rumz daeuj fukheiq daengz；boh hwnq ranz naengh
baek，naj yiengq coh mbiengj rongh，boh hwnq ranz gwnz mbanj，ndang
cangq mbouj baenz bingh；boh hwnq ranz naengh baek，naj yiengq coh
mbiengj rongh，boh hwnq ranz gwnz mbanj，vaiz rox bae rox dauq；boh
hwnq ranz naengh baek，naj yiengq dieg gvangqlangh，boh bingzdeih hwnq
ranz，ciuz yiengq coh daengngoenz" "bakdou aenranz yiengq baihdoeng,
hwnq ranz cujyau aeu miz rongh，banngoenz hai cueng youh hai dou，mbwn
fuemx doengzyiengh ronghsagsag" "guh ranz ingbaengh baengh ndaej onj，cij
miz yienzfaenh haeuj ranz daeuj" "guh ranz naengh baihbaek yiengq baihnamz,
roek cuk hwngvuengh vunz an'onj. Hwnq ranz senj ndaej ndei fueng'yiengq,
caiz dingh song vuengh vunz angqyangz".

(5) Yawjnaek dienheiq，fuengz bingh baujgen

"Laebcin cietheiq ceiq doekgonq，cin nit caengz gvaq mbwn lij nit；gingcig sawqmwh bienq mbwn nit，vaizlaux lau cungj dienheiq neix；ndang nyieg bingh lai gaej deng nit，ndang cangq hix aeu lai baujgen……begloh rumzcou ciemhciemh hwnj，fwnraemx ciemh noix dienheiq bienq；laebdoeng gvaq le fwn bienq noix，rumznit ci daengz ndangvunz saenz ……" "cinfaen miz fwn vunzbingh noix，coit fan rumz youh doek fwn，riengz mbanj binghlah guhyak haenq；laebhah rumzdoeng cifafa，riengz mbanj mbouj raen vunz baenz bingh；Seizcou coit gaej bungz mwi，gij bingh yinzminz noix fuengzre；cungzyangz fouz fwn cawzdoeng rengx，byongh ndwen rengx lai bouxbingh nyaengq. Dingjlingz bungz daengz ngoenz nyaemz ceij，bingh deng cai sieng vaih lwgminz. Coit rumzsae miz caeg lai，caiq miz naehung bingh youh lai."

"Ndwen ngeih ndwen sam vuenh cietheiq，roeg vuenh bwnyungz vunz vuenh buh，duet bae buhmienz daenj buhbeu，cwxcwx caihcaih ganj hawfwen；ngeih sam nyied aeng oem，daenj baengzdoj yiemz humz，daenj baengzyangz yiemz co，daenj couz ndang liengzseu……7 nyied bungz laebcou，daengngoenz veq baihnamz，haemh raez ngoenz ciemh dinj，genbuh raez daenj raeuj；cib nyied rumzbaek nit，bag fwnz byoq raeuj ndang，cib nyied rumz haenq ci，aeu saux daeuj bek mienz，daenj buhmienz gvaq cieng，hoemq denz daeuj gvaq doeng". Doengh gij fwen neix lwnhgangj le gij gvanhaeh dienheiq bienqvaq caeuq gyoengqvunz ndangdaenj、baenzbingh，son'gyauq gyoengqvunz youq mwh dienheiq bienqvaq aeu louzsim fuengz bingh，neix caeuq gij giekdaej lijlun "yaemyiengz guh goek，mbwn、deih、vunz sam heiq caemh yamq" cungj dwg doxdoengz.

2. Gij gihcuj lijlun Ywcuengh ndaw fwen Bouxcuengh

Gij gihcuj lijlun Ywcuengh ndaw fwen Bouxcuengh lingzsing youh faensanq，miz mbangj daejyienh youq ndaw hawfwen ngoenznaengz，lumj cam："Daegbeix yienghyiengh cungj rox caez，dahnuengx seizneix cam faenmingz，hai mbwn cauh deih dwg bouxlawz，yaemyiengz hwnzngoenz bouxlawz faen" Dap："Banzguj hai mbwn youh hai deih，seizhaenx yaemyiengz song mbiengj faen，banngoenz raen miz ndit daeuj ciuq， gyanghwnz ronghndwen rongh ndaej cing." Roxnaeuz ngoenznaengz gangj vah doiqdap ap yinh "mehmbwn caeuq dojdeih, goeng mbouj liz meh, caengh mbouj liz doz", doengh gij neix yienznaeuz lij mbouj dwg aen lijlun aen yaemyiengz Ywcuengh, hoeng cix menhmenh cijdauj gij duenq bingh yw bingh sizcenj Ywcuengh.

Linghvaih, miz mbangj dwg gij ginghyen cungjgez canghyw Bouxcuengh ndawbiengz youq ndaw yihliuz sizcenj, dingzlai cungj gaem youq ndaw fwngz saek boux canghyw Bouxcuengh, bouhfaenh neiyungz neix gag miz daegsaek, cijdauj canghyw Bouxcuengh bae yw bingh, lumjbaenz "nit fwngz hwngq laeng foeg youq moiz, noh in nohreuq meg cungqgyang, dan miz bingh humz vax daihdaeuz, yw bingh cungj ndaej baengh gijneix" dwg daj Ywcuengh maeyw diemj cit ywfap dingh hez gvilwd cungjgez okdaeuj, gangjok le yw bingh aeu gaengawq binghcingz, swnh lohlungz、lohhuj bae ra hezvei, yw gij bingh fatnit、fatndat、foeg、noh reuq、naeng miz bingh dingh hezvei hix mbouj doxdoengz.

Baksaek Cinz Linz genjloeg le bohda de Banh Cinyangh boux Ywcuengh lauxhangz hot fwen gvendaengz《Aen Fap Nyinhcingq Binghlwgnding》hawj bouxsij hot fwen ndeu: "Hwnjgeuq lamz deih dungx caiq daej, haengj ninz nohhoengz bingh lwgnding; yawj lwgnding saeknoh, gyaeujhau binghsasuj." Youq hot fwen ndaw neix, daejyienh le Banh Cinyangh Ywcuengh lauxhangz doiq lwgnding ngamq seng lai fat gij bingh gyoebgyonj gangj ndaej haemq ndei. De nyinhnaeuz lwgnding ngamq seng lai fat lanz、deih daengj bingh (Ywcuengh dangdieg dawz lwgnding ngamq seng fat gij bingh naeuz dwg binghcuz) caeuq gyaeujhau、binghsasuj, faencing duenqdingh cujyau cazyawj gij yienghceij caeuq gij saek lwgnding, gij biujyienh caeuq duenq bingh、ywfap gwnz neix gangj daengz gij bingh neix cungj sij youq baihlaeng hot fwen haenx. Doengh gij fwen neix dwg saefouh aeu daeuj son lwgsae, gij neiyungz de mizseiz aeu ginggvaq gingniemh cungjgez caeuq bouxbien ciengq hot fwen neix gejhoiz gvaq cijndaej hawj vunz mingzbeg.

3. Danfueng caeuq gij yw ndaw fwen Bouxcuengh

Aen minzcuz ndaem naz yawjnaek dienheiq daengj yinhsu doiq gomiuz soucingz miz maz yingjyangj，Ywcuengh ciep ndaej le gij gvanhnen saedyungh Bouxcuengh，gyoengqde ceiq yawjnaek yw bingh yaugoj，ndigah gig yawjnaek gijyw goengyauq caeuq danfueng ywyauq，youq ndaw yihliuz sizcen geij cien bi raezrangh haenx cwkrom caeuq cungjgez le gij yw'yauq bonj dieg ciengz raen haenx，caemhcaiq guhbaenz gij cujfangh yenzcwz gag miz daegsaek bonjfaenh，aeu fwen daeuj geiq roengz gij neiyungz mizgven danyw Ywcuengh yw bingh yaugoj caeuq goengyauq gij yw de daegbied fungfouq.

Lumj boux canghyw Veiz Bingjci Dunghlanz Yen couh cingjleix benhciz mbangj swhliu Ywcuengh swhgeij soucomz haenx，sawmingz dwg 《Gij Migez Yw Ndawbiengz》，youz Gvangjsih Minzcuz Cuzbanjse youq 1989 nienz okbanj，daengx bonj saw gungh sougeiq 220 cungj yw，ciuq gunghhyau faen baenz 17 loih，daengx bonj saw aeu cungj hingzsik fwen yienh okdaeuj，lumjbaenz"binghsa ciengz yungh oenmeuzhau，yw ndaej ndok raek laemx deng sieng，hamz gwn ndaej cawz ndok gazhoz，baeznou goengyauq hix mbouj yaez""sienghanz gofaengh yw ndaej ndei，dwgliengz gezhwz ywyau ndei，loeng gwn gvaqbouh heih deng doeg，vaiqvaiq gwn meiq daeuj gaijgouq".

Ndaw fwen doiq gij neiyungz guh geiqsij daihgaiq ndaej baen baenz song cungj：Cungj ndeu dwg cungj gangj gij gunghhyau doxdoengz yw，lumjbaenz "duz roeg gwnz mbwn，bouj yiengz ik heiq，doenghduz ndaw raemx，bouj lwed bouj yaem，aen rug gak duz，cungj dwg daih bouj，raemxcij bouj raemx，aeu ndok bouj ndok，aeu daep bouj daep，iuceij bouj mak，lwed lai bouj lwed，gwn nyinz bouj nyinz，aeu uk bouj uk，diuz ceuq aen raem，doxhab yungh yw，fap ndei yw bingh""Mbaw mwn miz bwn ndaej dingz lwed，faexrum doeng sim ndei cawz rumz. Mbaw nye miz oen cungj siu foeg，mbaw faex yo giengh cawz doeg vaiq. Ganj luenz va hau yw hanzsingq，rag fueng va hoengz yw binghhhwngq. Rag henj siu huj doiq henj vaiq，hoh hung ciepndok de ceiq ak. Hingzyiengh faenbied nyinh ndaej rox，ndaw yw haj feih gak faencing. Manh sanq heiq noengz yw gejbiuj，manh hom dingz in ceih ngwz haeb. Haemz liengz gaij doeg giem siu huj，ndaeng hanz gyangq roengz dawz gen gung. Cit lai dwg yw ik lohraemx，gam raeuj cangq mamx bouj cunghgungh". Lingh cungj dwg lwnhgangj gij gunghhyau dan cungj yw， lumjbaenz "feih gam singq bingz gocaenghnaengh, nyinh bwt dingz ae youh diuz ging, cij noix nyouh raix bingh baenz baez, bingh gvaq bouj ndang goengyauq lai" "baenz bingh fatnit mbouj yungh you, cingj mwngz bae gwn gosamlimj, doek laemx deng sieng oep miz miz yungh, okhaex baenz leih baengh de ndei" "hauqsoemj bingzgaeq valwg, siu ndat dot nganga, ndaej yw binghfatnit mazcimj, maenzfaex dengdoeg vaiq yungh de" "gogyaemqfangz de maj henz suen, siu huj leih nyouh vaiq ra de, lwgnyez okleih de ndaej yw, da huj baez naeuh yaugoj ndei".

Ngeih、Fwen Bouxcuengh doiq boux vunz singqcingz yingjyangj

Dieg Bouxcuengh swnghhoz vanzging yakrwix, sojlaiz heuhguh "mbanjcieng", dwg giz dieg ligdaih cauzdingz gyoengq hak deng gyangqvih le giz langhcuengq, yawj gij lizsij daengx aen Bouxcuengh fazcanj, daj Cinzsijvangz Gunghyenz gaxgonq 214 bi doengjit Lingjnamz, guengjdaih lwgminz Bouxcuengh ciuhgeq couh deng cunghyangh cwnggenz caeuq boux dungjcicej aen minzcuz bonjfaenh song caengz dungjci caeuq apbik, saedceij haemzhoj dangqmaz. Gyoengqde mboujduenh vih ceng aeu gij gienzleih swhgeij bae dingjhoenx, Sungdai miz Nungz Cigauh daiq bing fanjgang, Cinghcauz miz Ginhdenz Gijyi Hungz Siucenz lingjdauj haenx. Giz dieg swnghhoz gig fwz, ndaw bya guh hong haemq hoj, cunghyangh vuengzciuz caeuq deihfueng miz gienz miz song caengz dungjci apbik, gyoengq vunz swnghhoz youq Mbanjcuengh yienznaeuz saedceij hojnanz, hoeng cix dauqcawq sing fwen mbouj dingz hai sim riu angq, neix caeuq gyoengqde maij guh fwen miz gvanhaeh maedcaed.

1. Eu fwen dwg cungj doxgyau hozdung ndei

Bouxcuengh dwg aen minzcuz ndaem haeux ndeu, lai youq lueg dah dieggumh roxnaeuz doengh giz diegbo, youq ndaw aen dilij vanzging sienghdui fungsaek haenx guhhong, nanz ndaej dox baedauq. Gij vunz ciuhgeq Bouxcuengh ciengzgeiz youq ndaw "rij lueg" Lingjnanz guh hongnaz, guhhong lai youh naek, bya'ndoi hoengqvat, singfwen ndaej bangcoh gyoengqvunz gyaep deuz naetnaiq, gujvuj gij ceiqheiq guhhong, daezsang guhhong yauqlwd. Hoeng swnghhoz youq ndaw sevei gyoengqvunz, aeu yiengq baihrog fanjyingj aen ndangdaej caeuq cingsaenz bonjfaenh, caemhcaiq sawj bonjfaenh hab'wngq aen yienhsaed seiqgyaiq de senglix haenx. Dingq fwen、ciengqgo hozdung couh dwg diuz giuz saedyienh cungj cingzgamj baedauq neix, gyoengqvunz leihyungh gij seizgei seizhoengq guhhong、gij ngoenzciet conzdungj、aen hoihcomz guh'angq daengj, aeu fwen daeuj gyauhliuz, biujdaz、cuengqok gij cingzgamj ndaw sim, youq ndaw cingzgamj gyauhliuz doxcaeuq doengzcingz, lijgaij caeuq cihciz, coicaenh simleix gengangh.

　　Bouxcuengh dwg aen minzcuz youq ndaw aen haijfwen swnghhoz ndeu, guh fwen dwg cungj fuengsik lwgminz Bouxcuengh gyaucingz caeuq biujdaz gamjcingz ndeu, dwg gyoengqde ngoenznaengz swnghhoz ndawde bouhfaenh ndeu. Haujlai sijliu Sawgun cungj geiq miz, 《Lingjvai DaihDaz》geiq miz: "Gvangjsih gak gin, vunz dingzlai rox eu fwen. Ndaw singz lajmbanj caeqbaiq、okhaq aeuyah、guhsang, mbouj miz saek boux mbouj rox eu, yienznaeuz nyaengq ndaemnaz, hix bietdingh hai bak doxcaeuq eufwen." Youq Mbanj-cuengh, gyoengqvunz bungz saeh itdingh ciengq go, sibgvenq aeu fwen daeuj gangj vah, aeu fwen gangjok gij sim'angq、simyou gyoengqde caeuq gij iugouz、simmuengh gvaq saedceij, aeu fwen daeuj gietyoux、ra bouxhabsim、geiqloeg lizsij vwnzva daengj, cauxbaenz gij fungsug aeu fwen gyau youx、aeu fwen cienz cingz、aeu fwen genj gvan neix.

　　Eu fwen hawj vunzlai dap aen se'gyauh bingzdaiz ndei ndeu, youq Mbanjcuengh gak dieg cungj miz aen hawfwen dinghgeiz gveihmoz hungloet ndeu. Daengz ngoenz hawfwen le, gyoengq vunz daenj buhlengj daj seiq mienh bet fueng ganj daeuj dingq fwen, eu fwen, aeu fwen daeuj biujdaz swhsiengj、gyauhliuz gamjcingz, danqhaenh gij saeh gyaeundei ndaw daihswyenz caeuq ndaw swnghhoz, bienfad gij yienhsiengq yakwix ndaw swnghhoz haenx. Lwgminz Bouxcuengh youq ndaw hawfwen angqfwngfwng, ndaej vunz daeuj gingq caeuq ndaej daengz youxcingz, ndaej daengz gij cingzgamj gag bae saedyienh, demgiengz le swsinsinh, daezsang le gag bae bingzgyaq bonjfaenh.

　　Sevei nyinhdoengz caeuq bonjfaenh haengjdingh dwg gij gikcoi ndei, ndaej hawj vunz miz gij cingzgamj roxnaeuz simcingz cingqmienh, ndaej coicaenh ndangdaej heiqlwed riuzdoeng, ikleih ndangdaej gengangh. Seizneix haujlai yihyen caeuq gihgou yungh ciengqgo liuzfaz daeuj yw bingh simnyap.

2. Fwen Dwg Gij Fuengsik Bouxcuengh Gaijmbwq Guh'angq

Ndaw《Lingjbyauj Geiq Manz》gangjnaeuz："Vunzmanz saedceij haemz-hoj，youq dieg fwzrikrik，guhhong gig lai，danghnaeuz mbouj aeu fwen daeuj gangj ok gij simsaeh，couh caen mbouj miz saek di dieghoengq ndaej siu fanz gaij mbwq lo." Bingzseiz，lwgminz Bouxcuengh lai youq lai youq lueg dah dieggumh roxnaeuz doengh giz diegbo，youq gij "rij doengh" baihnamz siengdoiq fungsaek haenx guh hongnaz，"youq dieg gungz gag guh mbouj mbwq，couh dan miz singfwen lo". Gyoengqde youq ndaw lauzdung roxnaeuz gag menhmenh eu roxnaeuz doengzcaez eu："Mbouj ndaej eu fwen vunz rox geq，hai bak cej fwen bienq hauxseng；coenggep suenlaeng mwngz yawj deng，gvej de gyaeuj ndeu nyengh dauq heu. Reih yaek cae gvaq namh cij mboeng，va yaek ndit dak va cij hoengz；vunz ndaej eu fwen cij vifung，miuz lai gya bwnh maj cij noengq. Sim cej couh lumj diuz gaeumaenz，yaeb gyaeuj mbaengq rieng lij lix dauq；mbouj ndaej eu fwen naj cix nyaeuq，singfwen daeuj daengz sim'angq dauq." "Cauj byaek dwk youz byaek cij feih，cawj caz coq dangz gwn cij ndei. Guh hong eu fwen ndang mbouj naiq，angqyangz gvaq ngoenzndei." Buenxriengz singfwen，gij hongnaek haenx cix bienq ndaej soengset hwnjdaeuj，doengh giz dieg fwz hoengqvat haenx cij miz senggei，singfwen bang gyoengqvunz gyaep deuz le gij naetnaiq seiz guhhong，gujvuj le goengrengz guhhong，daezsang le gunghcoz yauliz.

Giz diegyouq ciuhgeq Bouxcuengh miz "Mbanjcieng" cungj heuhfap neix，dwg dieg langhcuengq gyoengq bouxguen deng gyangqguen ligdaih ciuzdingz，seiz mbouj seiz miz swyenz caihaih，hix ciengzseiz bungz daengz gij hojcawq ciuhvunz. Bouxcuengh aeu fwen daeuj riu doiq gak cungj haemzhoj caeuq hojnanh，vaqgej nyapnyuk，"ok dou aeu fwen daeuj byaij roen，yaek ninz coenz fwen guh mbonq ninz. Gietcaen aeu fwen guh laex dingj，fwen dangq bingjvan angq gvaqcieng" "mbouj ndaej eu fwen sim mbouj hai，daihloh mbouj byaij hwnj ngawhrin；byaij gwnz ngawhrin laemx deng sieng，singfwen mbouj ok sim fanz lai" "eu fwen ndei，lumjbaenz cazndat raeuj sim bae；eu fwen lumjbaenz vunz diem heiq，geijlai nyapnyuk cungj deuz caez" "fwnz mbouj dak hawq ceiq hoj coemh，vunz mbouj eu fwen heih geqgoem，van diemz caih mwngz eu ok bak, dangq rumz dongj seuq hoj caeuq haemz" "vunz hoj mbouj rox hoj baenz seiq, mbwn nit cij ndaej nit yaep seiz; ndwenlab doek ceh daeuj ndaem va, cin daengz mbwn raeuj va couh hai" "eu hot fwen daeuj gaij sim you, gwn gaemz raemxliengz gaij simdaeuz, raemxliengz gaij ndaej feiz simdaeuz, ciengq go gaij ndaej fanh yiengh you".

"Ngaiz ciengx ndang, fwen ciengx sim" "cijmiz ndaw ranz duenh haeuxcaz, bouxlawz raen gvaq duenh singfwen" …… Bouxcuengh dawz ciengqgo yawj ndaej caeuq gwnhaeux doengzdaengj youqgaenj mizseiz lij engq youqgaenj dem, gyoengqvunz dawz gij cingzgingj youq ndaw swnghcanj、 swnghhoz raen daengz haenx, doq bien doq euq okdaeuj, ciengzseiz mwngz baez cam、 gou baez dap yienghneix daeuj doiqciengq, lumj 《Rogndoi Daihdaz》 gangjnaeuz: "doxcaeuq doiq fwen, cingz naek cingz laeg……cungj dwg laemzseiz gag bien, mbouj haengj doxdoengz, ndawde hix miz doengh hot haemq ndei ndeu." Gij sengdoengh beijgangj caeuq miuzsij ndaw fwen, ciengzseiz gamjdoengh bouxciengq caeuq bouxdingq, hawj gij swnghhoz caeuq lauzdung lumj baenz dandiuh haenx cungj dwg gij yinxdaeuz swnghhoz naekna, sanqfat ok gij heiqsik sim'angq baenaj.

3. Gij hingzsik ngon ciengq Fwencuengh doiq diuzswnh heiqgih, cuengqok gij simcingz mbouj ndei mizleih

Binghcingzci fatbingh gihci dwg gij heiqlwed ndawdungx, daegbied dwg gij heiqgih dungxsaej saetdiuz. 《Suvwn • Gijdunglun》 gangjok: "Bak bingh cungj dwg daj heiq daeuj, huj couh fatheiq, angq couh heiq numq, siengsim heiq couh sied, lau couh heiq doek, linj couh heiq luenh, naemj couh heiq cwk." Yousim、 youheiq、 linj daengj doengh cungj simcingz mbouj ndei neix, mbaet youq ndaw dungx ndaej hawj heiqgih ndangvunz hwnj roengz mbouj doxdaengh, cauhbaenz dungxsaej heiqlwed swnggyangq saetdiuz, cauhbaenz heiqlwed dungxsaej mbouj doxdaengh, sieng daengz dungxsaej, couh baenz bingh.

Cungj hingzsik ngon ciengq Fwencuengh miz gij cozyung doeng meglwed、 doeng aen gigih ndangvunz、 saenqhwnj cingsaenz、 doeng simcingz mbouj ndei、 fuengzceih bingh ndang vunz, lumjbaenz 《Lozsuh • Daihngeih》 soj gangj: "Boux yinhyoz, diuz meglwed fubfab, riuzdoeng cing heiq, cingq lumj hawj aensim huzndei.

Fwencuengh neiyungz lai saek lai yiengh, mboujdan miz fwenyoux, fwenlwnhsaeh, fwen hongnaz, fwen swnghhoz, fwen fungsug daengj, lij miz gij fwen siengsim caeuq gij fwen daejhauq dem. Fwen siengsim dwg aenvih gyoengqvunz gamjcingz deng hanhhaed, sengmingh deng ciemqhoenx, ndangdaej deng nyoegnyamx, lijsiengj deng buqmied caeuq maqmuengh swyouz swnghhoz, sengmingh ancienz loekluenh, roq aen dou lingzhoenz, baenzneix cix suhfaz ok hot youh hot fwen sengmingh siengsim laegluemx caeuq gikdoengh heiqhoengh haenx. Fwen daejhauq hix heuh fwen daejsang, dwg cungj fwen Bouxcuengh vunzcaen gvaq seiq le aeu singgo biujdaz hawj vunz simcieg ndeu, dwg cungj fwen youq gwnz begsaeh eu.

Youq mwh gyoengqvunz youq ndaw swnghhoz deng daemdengj caeuq boihseiz, deng dwkceih, ceiq yungzheih miz saeuqmaeuz, siliengz, ienqhaenq, siengsim, hozndat daengj doengh cungj simcingz mbouj ndei neix, gij fwen siengsim Bouxcuengh couh dwg gaengawq gij caenndang ginglig bouxsij, dawz gij gamjcingz ndaw seiqgyaiq bonjfaenh daejniemh caeuq yinhyoz yungzhab baenz aen cingjdaej ndeu, cauh baenz fwen, aeu fwen guh moiz, dawz gij cingzgamj ndaw sim mbouj rox aeu vah gangjok haenx gangj okdaeuj. Miz yozcej nyinhnaeuz gij cangcoz caeuq cienzciengq fwen siengsim Bouxcuengh, doiq bouxciengqgo gangj ok gij simnyap simfanz bonjfaenh miz ndeicawq, dwg cungj sawqguh bouxsij caeuq bouxcienzciengq gouz ndaej simlingz gejduet caeuq nai bonjfaenh, youq mwh bouxeufwen cienzbouh caemrwg youq ndaw guh fwem seiz, gij nyap gij haemz ndaw sim de cix ndaej gangj ok, simcingz cix bienq soengswt, cingq lumj Cinghdai Vuz Sangsenh gangj: "Gij bingh caet cingz, yawj va gaij mbwq, dingq go siu you, lij ndei gvaq boux gwnyw."

Ciengqgo mboujdan ndaej siuheiq gaijmbwq, caemhcaiq lij ndaej Dauzyez singqcingz, lumjbaenz Gungjswj gangj: "Naengh onj diegvih daeuj guenj beksingq, mbouj miz gijmaz beij laex engq ndei lo, gaijbienq fungsug, mbouj miz gijmaz beij fwen engq ndei lo." Yinhyoz dwg gij vah miz cingzgamj ndeu, de ndaej haeuj daengz ndaw simlingz bouxvunz, bueddoengh gij sinzgingh boux vunz, hawj diuz rap ndawsim gemjmbaeu, coisawj gyoengqvunz youq ndaw senzliz gyaeundei yiengq bingzhuz bae cienjvaq. Aen biengz seizneix aenvih swnghhoz cezcou vaiq lai、gingcwngh gig haenq daengj doengh cungj bingh simcingz neix baenz bingh haemq lai, seiqgyaiq gak dieg lumj Fwnhlanz、Dwzgoz daengj cujciz le "nambumh hozcangdonz", aen cunghcij hozcangdonz dwg "dawz nyapnyuk sij okdaeuj, dawz vahbakrem nam okdaeuj", fwenbakrem eu liux le, simcingz ndaej cuengq okdaeuj, gyoengqvunz couh roxnyinh simcingz vuenheij, mbwn gvangq mbwn langh, sim bingz heiq swnh.

Gij bingh simcingz dwg dingz gapbaenz bouhfaenh youqgaenj aen yozsoz baenzbingh yienzaen Cunghyih, dwg ceij aenvih angq、huj、you、ngeix、siengsim、lau、doeksaet caet cungj cingz bienqvaq cix cauhbaenz bingh. Aen yozsoz baenz bingh yienzaen Ywcuengh dwg "doeg haw lun", nyinhnaeuz aen diuzgen youqgaenj fat bingh dwg "doeg" yak, ndang "haw" dwg gij yinhsu baihndaw baenz bingh, song yiengh neix doxbaenz bingh, dwg gij yinhsu cauxbaenz ndangvunz baenzbingh noix mbouj ndaej ndeu. Aen yozsoz baenz bingh yienzaen Ywcuengh doiq simciengz baenz bingh mbouj yawjnaek heijlai, caeuq Bouxcuengh gig maij eu fwen haemq noix baenz gij bingh caet cingz miz gvanhaeh.

Canhgauj vwnzyen：

［1］Luz Feij, Vangz Dunh. Gij Swhveiz Guh Sei Caeuq Minzcuz Simleix Vwnzva Guh Fwen Bouxcuengh ［J］. Bwzswz Yozyen Yozbau, 2010, 23（1）：31－35.

［2］Moz Cinghlenz, Vangz Bingz, Vangz Haijboh. Loq Lwnh Gij Cozyung fwen Bouxcuengh Youq Ndaw Cienzswnj Ywcuengh ［J］. Cungguek Minzcuz Minzgenh Yihyoz, 2009（21）：25－27.

［3］Moz Cinghlenz, Dai Mingz, Nungz Minjgenh. Gij Geiqsij Gij Saeh Baujgen Yihliuz Ndaw Fwen Bouxcuengh ［J］. Cungguek Minzcuz Minzgenh Yihyoz, 2009（23）：5－6.

［4］Cangh Swnghcin. Hoizgej Seiging Baeuqroxdoh ［M］. Nanzningz：Gvangjsih Yinzminz Cuzbanjse, 1991.

［5］Siuh Fungbeiz. Cingsenj Cozbinj Vwnzyoz Ndawbiengz Gvangjsih：Gienj Yungzanh Yen ［M］. Nanzningz：Gvangjsih Minzcuz Cuzbanjse，1992.

［6］Leiz Gingdoh. Cingsenj Cozbinj Vwnzyoz Ndaw Biengz Gvangjsih：Gienj Cungzcoj Yen ［M］. Nanzningz：Gvangjsih Minzcuz Cuzbanjse，1998.

［7］Nungz Minjgenh，Danz Cibyauj. Fwenleuz Bingzgoj. Bonj Fwenraez. Fwen Sam Nyied ［M］. Nanzningz：Gvangjsih Minzcuz Cuzbanjse，2004.

［8］Veiz Bingjci. Gij Migez Yihyoz Ndawbiengz ［M］. Nanzningz：Gvangjsih Minzcuz Cuzbanjse，1989.

［9］Moz Cinghlenz，Linz Yiz，Dai Mingz. Sawqdamq Aen Yozgoh Baenzbingh Yienzaen Ywcuengh ［J］. Cungguek Cunghyih Gihcuj Yihyoz Cazci，2014，20 (3)：293 - 295.

［10］Cungguek Gohyauz Cizcwngz Gienj Gvangjsih Benhciz Veijyenzvei. Cungguek Gohyauz Cizcwngz：Gienj Gvangjsih ［M］. Baekging：Cungguek Sevei Gohyoz Cuzbanjse，1992.

［11］Veiz Suhvwnz. Lwnh Fwen Siengsim Bouxcuengh ［J］. Minzcuz Yisuz，1992 (2)：114 - 124.

Cieng Daihcaet   Ywcuengh Caeuq Gij Vwnzva Ngoenzciet Bouxcuengh

Ciet Daih'it   Gij Vwnzva Ngoenzciet Bouxcuengh

Ngoenzciet，couh dwg ngoenzciet、ngoenz angqhoh. Ngoenz cietheiq dwg caeuq ngoenz bingzciengz doxdoiq daeuj gangj，de dwg vunz ciuhgeq doenggvaq doiq gij yiengh aenmbwn、gij yiengh dienheiq、gij yiengh doenghyiengh guh cougeiz cienjvuenh cazyawj caeuq gaemdawz cix cugciemh iekdingh daihgya dingh baenz. Gij fungsug ngoenzciet，cix dwg caeuq nungzyez vwnzmingz fatseng、fazcanj doengzbouh okyienh，doeklaeng cix cauxbaenz le baenzroix hozdung hanghmoeg bau daengz gimqgeih、boekgvaq、caeq、angqhoh、guh'angq daengj hab swyenz vanzging、diuzcez vunz caeuq vunz gvanhaeh、cienzciep vwnzva leixniemh.

Seizciet mbouj doengz，miz gij hozdung ngoenzciet minzsuz mbouj doengz，caemhcaiq aeu nienzdoh guh hopgeiz，baenq bae baenq dauq，lwnz bae lwnz dauq. Gij ngoenzciet vwnzva aen minzcuz ndeu caeuq gij swyenz vanzging、swnghcanj caeuq swnghhoz fuengsik，yenzsij saenqyiengj aen minzcuz neix soj cawqyouq de miz gvanhaeh maedcaed，caeuq gij vwnzva dem sevei goengnaengz bonjfaenh de miz maedcaed gvanhaeh.

Ciet Bouxcuengh cungj dwg yienghneix，youq neiyungz caeuq hingzsik fuengmienh daejyienh ok gij daegsaek bonj minzcuz gig noengz. Ngoenzciet Bouxcuengh gaenq baenz gij daegcwng caeuq geiqhauh youqgaenj vwnzva Bouxcuengh，gietcomz gij cingsaenz cauhnduj caeuq cingzgiet naekna aen minzcuz Bouxcuengh，raphwnj aen minzcuz Bouxcuengh doiq gij saedceij ciuhvunz、bingzan fouqmiz mbouj dingz gyaepgouz caeuq deqmuengh.

It、Gij faenloih ngoenzciet Bouxcuengh

Aen cietheiq ciuhgeq Bouxcuengh daihdaej ndaej faen baenz ngoenzciet dajndaem、ngoenzciet cunghgyausing、ngoenzciet gijnensing sam daihloih. Mboujlwnh dwg cungj ngoenzciet lawz, gij haedsim de cungj dwg vihliuz gouzfuk swnghcanj fungsou、swnghhoz fouqmiz、yinzdingh sengsanj、gyanieb hwng'vuengh、bingzan vuenyungz.

1. Cietheiq geiqciet dajndaem

Bouxcuengh dwg aen minzcuz ndaem haeux, ngoenzciet couh gag caeuq doenghgij hozdung nungzyez swnghcanj ndaem haeux miz gvanhaeh maedcaed. Cungj cietheiq neix baugvat Ciet Gaemyahgvej ndwencieng、cietgoengcauq ngeih nyied、ciet hainduj dajndaem sam nyied、ciethoenzvaiz caeuq cietbaiqgyaj seiq nyied、ciethongdawz ngux nyied、ciethaeuxmoq loeg nyied、cietgwnmiuh bet nyied、ciet hoh fungsou gouj nyied daengj, cujyau dwg hopheux gij geiqciet hongnaz bae guh.

2. Aen ciet cunggyauqsingq

Cujyau dwg gij hozdung baiq cojgoeng, baudaengz cietsauqmoh sam nyied、ciet Baeuqroxdoh, loeg nyied ciet Moz'it daihvuengz, caet nyied cib seiq, daengjdaengj, moix aen cietheiq cungj aeu youq coengdangz ndawmbanj roxnaeuz dingdangz ranz bonjfaenh gag caeq cojcoeng, fanjyingj le gij gvanhnen caeuq fungsug baiqfug cojcoeng Bouxcuengh.

3. Aen ciet geiqniemh

Cujyau dwg geiqniemh banlaux caeuq gizyawz lizsij yinzvuz、saehgienh. Lumjbaenz ciet fwen "sam nyied sam" dwg vih geiqniemh gosien Liuz Sanhcej Bouxcuengh, ndigah youh heuhguh cietfwensien; Cietyahbai dwg vihliuz geiqniemh Sungdai dah yinghhyungz Yahbai Bouxcuengh; Cietloeglangz, dwg vihliuz geiqniemh boux minzcuz yinghhyungz Bouxcuengh Nungz Cigauh.

Ngeih、Gij daegdiemj vwnzva ngoenzciet Bouxcuengh

Vwnzva ngoenzciet Bouxcuengh lizsij gyaeraez, goek gyae lae raez, dwg aen gapbaenz bouhfaenh youqgaenj conzdungj vwnzva Bouxcuengh, youq ndaw gocwngz guhbaenz、fazcanj raezrangh de，cugbouh yienh'ok gij daegdiemj sienmingz bonjfaenh.

1. Gij daegsaek nungzyez ndaem haeux haemq ronghsien

Dieg Bouxcuengh dwg yayezdai，fwnraemx cuk，hab ndaem haeux. Bouxcuengh dwg aen minzcuz ceiq caeux fatmingz ndaem gohaeux ndeu， ngoenznaengz swnghhoz、swnghcanj hozdung caeuq ndaem haeux miz gvanhaeh haemq lai. Bouxcuengh miz haujlai hozdung ngoenzciet cungj dwg hopheux geiqciet swnghcanj caeuq gij cezcou dajndaem daeuj guh，dwg gij vwnzva ndaem haeux buenx maj.

Lumjbaenz ciet dajndaem liggaeuq sam nyied dwg cungj yizsiz hainduj ndaemcin ndeu，youz bouxdaeuz ndaw mbanj miz mingzmuengh haenx youq ndaw naz henz mbanj，sien youq henz naz baij gij doxgaiq caeq de，coemh yieng baiq diendeih，yienzhaeuh yien vaiz dawz cae youq ndaw naz bae dauq cae loh ndeu，biumingz bineix ndaemcin cingqsik hainduj. Gvaqlaeng，gak ranz gak hoh cij ndaej hai cae cae naz. Liggaeuq seiq nyied co bet ciethoenzvaiz dwg vunzlai vihliux byaujsi gyo'mbaiq duzvaiz dajndaem dwgrengz caeuq dajciengj duzvaiz，cienmonz hawj vaiz yietnaiq ngoenz ndeu，rag vaiz daengz ndaw dah swiq seuq，gueng liuh ndei，doengzseiz baet seuq rienghvaiz. Liggaeuq loeg nyied co loeg ciethaeuxmoq，seizneix gij haeuxgok ndaw naz yaek henj， gyoengqvunz bae ndaw naz mbaet gij haeuxrieng gaenq henj de ma ranz，sam rieng venj youq gwnz daiz cojcoeng ndaw ding，gizyawz nienj ma caeuq haeuxgaeuq itheij cawj haeux，sien caeq cojcoeng caeuq gak duz saenz， yienzhaeuh daengx ranz cij ndaej gwn，aenvih neix dwg gij haeuxgok bineix ceiq caeux henj haenx，ndigah heuhguh "cimzmoq". Liggaeuq cib nyied ciet hoh fungsou，seizneix haeuxfancou gaenq cienzbouh sou ma caemhcaiq dak hawq，gyoengqvunz gawjhengz aen yizsiz angqhoh fungsou hoenghhwd haenx， caeqbaiq gij goenglauz cojcoeng baujyouh haenx，fouxfaexhanz、dwklongj， byaujsi angqhoh.

2. Cungj cingzgiet caeq cojcoeng haenq

Lwgminz Bouxcuengh nyinhnaeuz，cojgoeng dai le，gij lingzzhoenz de lij youq ndaw yaemgan hozdung，yaek hawj lwglwg lanlan gwnzbiengz miz fuk， siu cai bauj bingzan. Youq seiz gvaq cieng gvaq ciet, vunz Bouxcuengh cungj youq gyang ding caeq cojcoeng, baij doxgaiq gung, coemh yieng, coemh ceijcienz. Cietcingmingz, daengz baihnaj moh cojcoeng caeqbaiq, baij laeuj noh、haeuxnaengj haj saek, byaujsi siengjniemh cojcoeng. Liggaeuq caet nyied cib seiq ciet fangz, coemh geij dauq ceijei, hawj gij hoenz cojcoeng dingj nit; coemh geij daeb ceijcienz, hawj cojcoeng youq ndaw yaem yungh. Bingzseiz, gaj gaeq、gaj bit、cawj nohmou, hix aeu sien caeq cojcoeng. Ndigah, yienznaeuz naeuz lwgminz Bouxcuengh miz aen gvanhnen fanh yiengh cungj miz hoenz, hix baiqfug "mehva" "duzgoep", hoeng Bouxcuengh ceiq saenq lij dwg cojcoeng bonjfaenh.

3. Gij yaenqgeiq vwnzva gijgwn gig laeg

Bouxcuengh gvaq ciet heuh "gwnciet", "gwn" couhdwg gij eiqsei gwn doxgaiq. Hix couh dwg naeuz, Bouxcuengh gvaq ciet dwg aeu "gwn" guh haedsim. Gvaq ciet seiz, cawz le itdingh aeu bwh laeujnoh daeuj caeq cojgoeng caeuq gak duz saenzlingz, cingjgouz baujyou, doengzseiz lij yaek bwh byaek laeuj fungcuk dajciengj swhgeij, caemhcaiq cingj caencik baengzyoux ndei. Bouxcuengh gij fungsug ngoenzciet aeu "gwn" guh haedsim haenx, ra gij laizyouz de, cawz miz gij yinhsu bonjnaengz "beksingq aeu gwn guhcawj" caixvaih, lij caeuq gij swnghcanj fuengsik Bouxcuengh ndaem naz miz maedcaed doxgven. Aenvih ndaem naz dajndaem iugouz gisuz sang, swnghcanj cougeiz raez, lauzdung giengzdoh daih, daj hainduj doekgyaj ndaemnaz、cungqgyang dwk bwnh, daengz gatsat sou gvej haeuj cang, ndawde gunghsi haemq labcab, moix aen gunghsi cungj aeu dwgrengz bae guh. Caiqgya baihnamz dienheiq hwngq, gyoengqvunz dingj nditndat youq ndaw naz guhhong, yungh rengz engq lai. Mwhneix, gyoengqvunz couh aeu habdoh yietnaiq, demgya yingzyangj, gaijndei swnghhoz, cij ndaej laebdaeb guh gij hong yungh rengz youh lai youh naek haenx. Yienghneix couh gagrox bae canjseng le ngoenz hawj aen ndangdaej caeuq aensim yietnaiq daengx biengz、daihgya caez iekdingh baenz ndeu, bae hab'wngq gij sihyau gyoengqvunz yietnaiq diuzcingj ndangdaej. Youq ngoenzciet ngoenz neix, gak ranz gak hoh bwh miz laeuj ndei caeuq noh gaeq、noh bit、nohbya daengj byaekfeih haemq lai, doengzseiz aeu haeuxcid suek faengx、naengj gau guh ceiz, daeuj dajciengj swhgeij. Ndigah, ngoenzciet bienqbaenz gyoengqvunz cuengqsoeng ndangdaej、sim'onj yiengjsouh gij feihgwn, yiengjsouh gij saedceij angqyangz gaenx guhhong ndaej daeuj haenx, hix baenz le cungj maqmuengh gyoengqvunz ndeu, cungj siengcwngh daengxranz doxcomz、caez gwn gij feihgwn、ndangsim cuengqsoeng、vuenyungz vaiqvued ndeu. Bouxcuengh aen cietheiq conzdungj aeu "gwn" guh haedsim neix, cingq dwg youq gyoengqvunz cungj deqmuengh、yiengjsouh caeuq vaiqvued neix cienzciep roengzdaeuj.

4. Gij ginzcungsing、cizdijsing yienhda

Cien bak bi daeuj, vunz ciuhgeq Bouxcuengh caeuq daswyenz guh le ciengzgeiz ganhoj doucwngh, youq ndaw vanzging swnghcanjliz daemq, vihliux aeundaej swnghhoz swhliu, vihliux bonjfaenh lixyouq caeuq fazcanj, cauxbaenz le gij conzdungj ndei vunzlai doxgap guh、doxgiet doxbang. Gij swnghcanj fungsug ceiq youqgaenj Bouxcuengh dwg " vunzraeuh " "doxraeuh", eiqsei dwg doxiu doxbang, vunz bingzciengz heuh " daj hongboih " "boizhong ", dwg cungj fungsug sicuz sevei cizdij guhhong louz roengzdaeuj haenx. "Doxraeuh" fanveiz gig gvangq, ndaemnaz、ndaem reih、dajsou、hwnq ranz、aeu bawx haq lwg、begsaeh daengj, gyoengqvunz cungj haengj yungh cungj hingzsik neix cujdung doxbang. Cungj cingsaenz cizdij doxgap guh、doxgiet doxbang neix, hix fanjyingj youq ndaw hozdung ngoenzciet. Daih dingzlai ngoenzciet hozdung Bouxcuengh cungj dwg aeu mbanj daeuj guh danhvei, lumjbaenz Ciet Gaemyahgvej, cietfwen " Sam Nyied Sam "、Ciet Baeuqroxdoh、ciet hawyw、ciet Moz'it Daihvuengz、ciet hoh fungsou daengj. Youq ndaw gij vueddoengh ngoenzciet, daengx mbanj mehmbwk lwgnyez cungj doxcaeuq camgya, dox faengoeng doxgap guh, youz bouxdaeuz ndaw mbanj bae fucwz cujciz, youz goengmangh roxnaeuz bouxdauh (goengsae) bae gaemguenj gij yizsiz caeqbaiq, yienzhaeuh cizdij doxcomz caez gwn. Doenggvaq gij hozdung ngoenzciet vunzlai caez camgya neix, yienh ok le gij ginghci saedlig、cujciz naengzlig、vunz lai vunz daih caeuq mingzdaeuz aen mbanj, demgiengz le gij ningzciliz baihndaw cuzginz caeuq cuzginz.

Sam、Gij ngoenzciet cujyau Bouxcuengh

Gij cietheiq ciuhgeq Bouxcuengh haemq lai, caeuq gij cietheiq ciuhgeq gizyawz minzcuz ityiengh, cungj miz gij goekgaen、fazcanj caeuq yienjbienq gocwngz de, haujlai ngoenzciet ciengzseiz buenxriengz aen goj cienzgangj gyaeundei ndeu, hawj vunz maijgyaez.

1. Ndwencieng

Ndwencieng dwg aen ciet daengx bi haidaeuz Bouxcuengh, hix dwg aen ciet ceiq hoengh Bouxcuengh ndawde aen ndeu. Ndwencieng Bouxcuengh, itbuen dwg daj liggaeuq ndwencieng coit daengz ndwencieng cibngux, ngoenz ndwencieng cibngux gak ranz gwn le aen "faengxmeh" (faengx daegbied hung) caeq cojgoeng gvaq le, couh suenq sanq bi lo, eiqsei couh dwg bimoq seiz ngoenzciet daengz neix couh satdingz. Hix miz mbangj digih gij hozdung bimoq ngoenzciet doilaeng daengz ndwencieng satbyai, ndigah itbuen youh dawz daengx aen ndwencieng dangguh geiz ngoenzciet ndwencieng, heuhguh "gvaq cieng" "gwn cieng ", Vahcuengh "cieng" ("ndwencieng" genjdanh heuhguh cieng) eiqsei couh dwg gvaq ngoenzciet ndwencieng.

Ndwencieng coit, dwg aen ngoenzciet ceiq hoengh ndaw bi Bouxcuengh. Gaeq haen baez it seiz suenq dwg ngoenz moq hainduj lo, mwhneix couh aeu hwnq mbon coux bi moq, daenj ndei buhmoq、haizmoq le, sien hawj baiz cojcoeng cang yieng, diemj labcuk, baij huqcaeq, yienzhaeuh cuengq bauqrengh. Cuengq bauq gvaq le, lwgnyez yiengq bouxgeq "goengheij ", bouxgeq hawj lwgnyez di cienzlok caeuq bauqrengh. Mboujlwnh sai mbwk laux oiq, cungj cang gyaeu daenj lengj, angqfwngfwng. Lwgbawx moq caeuq lwgsau ceng bae coh henz mboq rij, rap raemx moq, gwn "raemx lingzleih ", dingqnyi naeuz bouxlawz sien ndaej gwn raemxmoq, bouxlawz couh bienq ndaej coengmingz lingzleih. Ndaw gyog caeuq ranznden dox youzranz, hawj bouxlaux baiqnienz hohfuk, bouxgeq aeu hawj cienzlok hawj boux lwgnyez daeuj baiq nienz. Baiq nienz gvaq le, gak ranz dawz huqcaeq daengz aen miuh henz mbanj bae caeq saenz, gouz daengxranz bimoq bingzan、haeux duh fungsou.

Youq ndwencieng coit, gak dieg Bouxcuengh cungj miz haujlai gimqgeih.

Lumjbaenz gimq baet dieg，nyinhnaeuz ngoenz neix baet nyapnyaj ok dou，dwg gij ciudaeuz gyacaiz lae ok rog bae；gimq raen lwed，daih dingzlai vunz Bouxcuengh nyinhnaeuz，ndwencieng coit raen lwed mbouj gitleih，ndigah gimq gaj doihduz. Ndigah，mwh haemhndaep couh aeu bwh ndei nohgaeq、nohbit、nohbya；gimq ciq caiq，coi caiq，mbangj di deihfueng nyinhnaeuz，mwh ndwencieng ciq caiq roxnaeuz deng vunz coi caiq，yawhsien naeuz bineix swnghcanj、seng'eiq mbouj gitleih，danghnaeuz yaek ciq caiq roxnaeuz coi caiq，aeu youq haemhndaep gaxgonq caeuq liggaeuq ndwencieng cibngux gvaqlaeng.

　　Youq mwh cieng，gyoengq lwgminz Bouxcuengh lij bae guh gij hozdung vwnzva guh'angq lai saek lai yiengh haenx. Guhlongj（roxnaeuz dwklongj），dwg cungj foux Bouxcuengh youq ndwencieng geizgan yungh daeuj angqhoh bimoq、yawhhoh fungsou haenx，daengz seizneix lij hwng youq Maj Sanh、Duhanh、Vujmingz、Sanglinz、Yinhcwngz、Denhdwngj、Bingzgoj doengh dieg neix. Mwh dwklongj，codaeuz dwg aeu faexsak daem haeux caeuq longj doxdub，heuhguh "guhlongj ". Doeklaeng vihliux fuengbienh，aeu faexhanz daeuj dingj faexsak naekcaem，aeu daengqraez daeuj lawh aenlongj naekcaem，ndigah mbangj giz deihfueng youh cigsoh heuh guh "foux faexhanz" roxnaeuz "dwk bubbeb"（"bubbeb" couh dwg gij sing faexhanz doxmoeb fat ok haenx）. Bouxdiuqfoux sai mbwk mbouj hanh，vunzsoq mbouj dingh，gak boux gag dawz hanz，hopheux aenlongj，gwnz laj hwnjroengz，doq eu doq moeb，boux humxyawj youq henz de hemq gyayouz，guh ndaej gig hoengh. Gizyawz hozdung lij miz foux saeceij、roq aennyenz、saj goengfou daengj.

2. Ciet gaemyahgvej

　　Ciet Gaemyahgvej dwg Dunghlanz、Bahmaj、Fungsanh、Denhngoz、Nanzdanh daengj yienh aen ciet fungsug youq mboengq ndwencieng Bouxcuengh gvaq ndeu. Bouxcuengh cienzgangj boux gaemguenj rumzfwn dwg mehsaenz Yahgvej. Moix bi cieng coit daengz co'ngeih，aen mbanj Bouxcuengh henz Dahraemxhoengz doenggvaq caeq de，gouz bibi fwnrumz swnh，haeux duh fungsou，daengx ranz seiqgeiq hwngvuengh. Doxcienz，mehsaenz Yahgvej dwg dahlwg duzbyaj，gaemguenj fwnraemx，hawj lajbiengz rumzfwn cungj swnh. Miz bi ndeu, Bouxcuengh miz bouxcoz ndeu heuhguh Dunghlinz, aenvih meh de gvaqseiq cix sim'in raixcaix. De dingq daengz rog ranz singggvej "ngvebngvebngveb" hemq mbouj dingz, sim nyap yaek dai, couh aeu raemxgoenj rwed duzgvej, duzgvej miz di dai、miz di sieng、miz di cix deuz. Daj seizhaenx hwnj, duzgvej mbouj heuh lo, mbwn caiq mbouj doek fwn lo, gwnzbiengz couh hainduj caihux mbouj duenh. Dunghlinz linj dai bae, bae gouz goengcoj Baeuqroxdoh, ndaej daengz goengsaenz daengq naeuz aeu yiengq mehsaenz yahgvej boizlaex cij ndaej. Yienghneix, Dunghlinz ganjgip youq ndwencieng coit roq aen nyenz, cingj mehsaenz Yahgvej dauqma ndaw mbanj gvaqcieng, youh cingj cien vunz hawj mehsaenz Yahgvej gaenq dai haenx soengq cangq. Doeklaeng, gwnzbiengz youh dauqcungz ndaej daengz mehsaenz Yahgvej baujyouh, fwn swnh raemx yinz. Daj seizhaenx hwnj, vunz Bouxcuengh dangdieg bibi aeu gvaq Ciet Gaemyahgvej, caeq yahgvej.

Gij hozdung Ciet Gaemyahgvej daihdaej ndaej faen guh sam aen gaihdon. Daih'it gaihdon dwg "ra Yahgvej". Moix bi cieng coit mbwn yaek rongh, vunzlai couh roq aennyenz baenz gyoengq baenz bang bae ndaw naz ra duzgvej ninz gvaq doeng. Dingq gangj, boux sien ra ndaej duzgvej dwg caijsoq ndei, ndaej haenh guh lwggwiz Duzbyaj "lwg Yahgvej", baenz bouxdaeuz yahgvej bi neix. Daihngeih gaihdon dwg "hauq Yahgvej" caeuq "ram Yahgvej bae youzmbanj". Gyoengqvunz dawz duz Yahgvej neix ciep haeuj mbanj, saeqsim cuengq haeuj ndaw aen faexsouh iq youz faexbya geq guh baenz haenx bae, caiq dawz faexsouh iq cuengq haeuj ndaw "laeuzva" bae, ceijdingh song boux canghfwen ram hwnj aen "laeuzva", youz gyoengq lwgnyez gvaenghumx bae youz daengx mbanj gak hoh, caemhcaiq itloh cienzciengq gij "fwen Yahgvej" gouz rumz swnh fwn swnh、vunz gyaeu bi demsou, yienzhaeuh dawz gij nienzgau、haeux、ceiz、bingj、gyaeqhoengz、haeuxsan、cienz daengj hawj daihgya faenyiengj. Daj cieng coit daengz ndwencieng satbyai, banngoenz gyoengq lwgnyez ram Yahgvej bae youz mbanj, daengz gak ranz gak hoh bae hohfuk; doengxhaemh, couh ram daengz dingz Yahgvej bae, gyoengq vunz diuq "foux Yahgvej" caeuq eu "fwen Yahgvej", gij eiqsei de dwg hawj Yahgvej souj lingz. Daihsam gaihdon dwg "haem Yahgvej", dwg gauhcauz aen ciet neix. Ndwencieng ngoenz doeklaeng neix, gyoengq vunz genj seiz gitleih, gyoengq vunz youz "lwg yahgvej" daiqlingx, ram "laeuzva" soengq daengz diegmoh bae cangq. Mwh caengz haem, couh youz bouxcawjcaeq vat aen moh Yahgvej bi'gvaq, niemhyawj gij ndoklw Yahgvej bi'gvaq, gaengawq gij saek de yawhduenq nienzgingj bineix. Danghnaeuz gij ndok dwg henjgim, couh yawhsien naeuz bineix dwg nienzgingj ndei, seizneix daengx ciengz angqyangz yiengjfoedfoed, aen nyenz caez yiengj; Danghnaeuz gij ndok cungj mong roxnaeuz saekndaem, couh byaujsi nienzgingj mbouj ndei, yienghneix gyoengqvunz couh coemhyieng gouz gwnz mbwn siu cai hawj fuk. Ciep daeuj gawjhengz yizsiz moq haem Yahgvej moq. Cangq gvaq Yahgvej le, sai mbwk laux coz itheij humx dwk feiz ciengqgo、diuqfoux, soengq gij hoenz Yahgvej hwnj mbwn.

3. Cietbuzva

Cienzgangj goengcoj Bouxcuengh Mehloeggap daj ndaw cazva byaij okdaeuj, de gaemguenj aen suenva vunzloih seng lwgnyez haenx, cienmonz soengq va soengq lwg hawj mehmbwk, gyoengqvunz gingq de heuh de guh daxbuz soengq va, mehmbwk daiqndang seng lwg couh dwg buzva lok hawj dujva. Doeklaeng aenvih Mehloeggap cawjguenj gij saeh lok va soengq lwg, ndigah de deng bungj guh goengcoj soengq va. Liggaeuq ngeih nyied ngeih gouj (lingh gangj dwg liggaeuq ngeih nyied co'ngeih) dwg ngoenzseng Mehloeggap, daengz seiz, mehmbwk Bouxcuengh bwh ndei nohgaeq、nohbit、nohbya caeuq lab nem ceijcienz daengz ndaw miuh Mehloeggap guh yizsiz caeqbaiq hoenghhub, caemhcaiq banh gij hozdung fungsug, lumjbaenz buzva soengq cuk、cuengq daengva、cunzyouz daengj, yienzhaeuh baenz gyoengq baenz bang bae rog ndoi aeu va daeuj daenj, gouz miz lwg seng caeuq baujyouh lwgnyez cangqheiq majhung. Doengh boux mehmbwk caengz miz lwg de, ngoenz haenx aeu bae rog ndoi mbaet va ma daenj, daeuj gouz mehbuzva soengq va hawj lwg. Danghnaeuz ngoenzlaeng daiqndang, vih hawj lwgnyez doekseng le miz lingzhoenz, aeu cingj goengsae bae rog ndoi doeg ging gouz va, lij aeu youq mieng iq henz loh guh gaq giuz yizsiz, dawz va daj gwnz giuz ciep gvaq daeuj. Lwgnyez okseng le, aeu youq henz mbonq mehnaenghndwen an saenzvih buzva，dinghgeiz saxbaiq.

4. Cietcingmingz

Cietcingmingz dwg ngoenzciet caeqbaiq mohcoj. Lwgminz Bouxcuengh cibfaen yawjnaek Cietcingmingz，aen ciet neix dwg riengz cieng、cietcibseiq le aen ciet hoenghhwd caeq vunzcaen. Lwgminz Bouxcuengh caeq cojcoeng，sauqmoh itdingh aeu nohmou nohgaeq bae caeq，ranzfouq cix daengx fuengz daengx cuz caeq coj，youq henz moh baij daizlaeuj，danhfanz boux byaij gvaq cungj cingj bae gwn laeuj. Itbuen sauqmoh cungj youq ciet cingmingz gonqlaeng 15 ngoenz dauqndaw guh. Mwh ciet cingmingz，haeuxnaengj haj saek、ceiz roxnaeuz ceizngaih cungj dwg gij feihgwn lwgminz Bouxcuengh noix mbouj ndaej de. Bouxcuengh bingzciengz rox guh gij haeuxnaengj haj saek，yungh daeuj caeq cojgoeng、dakdaih caencik baengzyoux. Doenghbaez，couhcinj dwg vunzgungz，mbouj miz gij nohnoh byabya，mwh cingmingz baiq cojgoeng hix itdingh yaek baij vanj haeuxnaengj rangfeih ndeu okdaeuj baiq gyoengq vunzcaen haem youq neix haenx.

5. Cietfwen

Liggaeuq sam nyied co sam youh heuh "Sam Nyied Sam" cietfwen roxnaeuz hawfwen "Sam Nyied Sam"，dwg cietfwen conzdungj Bouxcuengh. Gij laizlig cietfwen gangj fap mbouj doengz. Dingq gangj，youq Dangzcauz，Bouxcuengh ok boux Liuz Sanhcej haemq rox eu fwen ndeu，de coengmingz gvaq vunz，gingciengz aeu fwen danqhaenh lauzdung caeuq aiqcingz，byoengqloh gij coih caizcawj，gyoengq caizcawj doiq de youh haemz youh lau. Liggaeuq sam nyied sam ngoenzhaenx，swngz Liuz Sanhcej daengz gwnz bya raemj fwnz，caizcawj baij vunz raemj goenq gaeubya，sawj de doek dat dai bae. Vunz ciuhlaeng vihliux geiqniemh Liuz Sanhcej，youq liggaeuq sam nyied cosam、coseiq、co'ngux lienzdaemh eu fwen sam ngoenz，guhbaenz hawfwen. Youh miz cungj gangjfap ndeu，youq Gveicungh biengyaiq baihbaek Yungzsuij Myauzcuz Swciyen Anhging Yangh ndoi Ceuhvahlingj rangh dieg neix，moix bi liggaeuq sam nyied cosam dwg aen hoihgeiz gizneix，gaenq miz geij bak bi lizsij. Cienzgangj Liuz Sanhcej daj Sanhgyangh Dungcuz Swciyen bae Liujcouh Si，ruz ginggvaq ndoi Ceuhvahlingj，ciengq le gij go sam ngoenz sam hwnz.

Vihliux geiqniemh de，moix bi liggaeuq sam nyied co sam couh dingh guh ngoenz hawfwen. Ciet hawfwen ngoenz neix，ranzranz guh haeuxnaengj haj saek，nyumx gyaeqhoengz，angq gvaq ngoenzciet. Ciet hawfwen itbuen lienzdaemh song sam ngoenz，giz dieg de youq gwnz dieghoengq liz mbanj mbouj gyae haenx，aeu faexcuk caeuq baengz dap baenz diengzfwen，ciepdaih gij canghfwen mbanjwnq. Doiq bouxfwen dwg gij bouxcoz sai mbwk caengz gietvaen haenx guh cawjdaej，gyoengqde aeu fwen cienz cingz，aeu fwen guh moiz，aeu fwen ra gvanbaz. Danghnaeuz sai mbwk song fueng cingzngeih doxhab，couh doxsoengq huqsaenq，yienghneix daeuj dingh cingz. Hawfwen gveihmoz hung iq mbouj doengz，hawfwen iq miz it ngeih cien vunz，hawfwen hung ndaej lai baenz geij fanh vunz. Gyoengqvunz daengz gwnz hawfwen eu fwen、dingq fwen，vunz lai vunz daih，sing fwen giz hwnj giz roengz，nauhyied raixcaix. Hawfwen soj eu gij neiyungz nangqdaengz de hix gig gvangqlangh，miz gangj mbwn gangj deih、saenzvah cienzgangj、hong reih hongnaz、sevei swnghhoz、lunzlij daudwz、guhyoux vwnhyinh daengj gak aen fuengmienh，ca mbouj lai gijmaz saeh cungj ciengqgo. Linghvaih，gwnz hawfwen ciengzseiz guh gij hozdung mizyinx，lumjbaenz bau aendomq、bungq gyaeqhoengz、ciengj bauqva、daenj haizgieg buet、diuq fouxfaexsaux，lij miz heiqcuengh、heiqgoengsae、heiqmbaetcaz caeuq gij biujyienj ciengqgo wnq dem. Bau aendomq cujyau dwg hozdung guh'angq，hix guh huqsaenq dingcingz. Dang lwgmbwk yawj hwnj saek boux lwgmbauq seiz，couh bau aendomq hawj de. Youq yienhdaih，gveng（bau）aendomq dwg cungj dijyuz yindung cizdijsing ndeu. Bungq gyaeqhoengz dwg doxcaeuq guh'angq，hix miz gij eiq dingh cingz. 1985 nienz，Gvangjsih Bouxcuengh Swcigih Yinzminz Cwngfuj dawz "Sam Nyied Sam" dingh guh Gvangjsih Vwnzva Yisuzcez.

6. Ciethoenzvaiz

Bouxcuengh nyinhnaeuz vaiz mbouj dwg gij huq vunzbiengz，cix dwg gij saenzsien gwnz mbwn. Cienz gangj vaiz youq liggaeuq seiq nyied co bet okseiq youq gwnzmbwn，ndigah ngoenz neix dwg ngoenzseng Vuengzduzvaiz. Mwh ciuhgeq，gwnzdieg mbouj miz faex rum，rindat loh ndoq，dauqcawq cungj dwg namhhenj，faenx sa foenfoen，gij saedceij vunzloih souh daengz yingjyangj gig daih. Vuengzduzvaiz ciuqsouj minghlingh Yidi daeuj daengz ndaw biengz doek ceh ndaem gak cungj nywj. Yidi cijsi de moix sam yamq vanq gaem ceh nywj ndeu, hoeng de cix it yamq vanq sam gaem ceh nywj. Aenvih vanq ceh daiq lai deih lai, hawj doengh go nywj haz cab seng rim bya rim doengh, lienz gij reihnaz vunzloih dajndaem haenx hix maj rim rumcab, gomiuz deng sonjhaih. Yienghneix, Yidi couh fad de youq gwnzbiengz gwn nywj, caemhcaiq bang vunzloih okrengz ndaem reihnaz. Yienghneix vaiz couh youq ndaw biengz gwn nywj, rauq naz cae reih, baenz bi sinhoj daengz gyaeuj, ndaej daengz vunzlai gingqcungh. Gyoengqvunz docih gij goenglauz de, couh youq moix bi ligmoq seiq nyied co bet ngoenzseng Vuengzduzvaiz ngoenz de caeq hoenzvaiz. Yienghneix, ndaw biengz couh miz le ciethoenzvaiz. Ciethoenzvaiz youh heuhguh Ciet Vuengzduzvaiz、cietduetek. Ngoenz neix, bouxcawj hawj vaiz yietnaiq, gak gya gak hoh hawj vaiz roi bwn swiq seuq, dawz rienghvaiz coih moqsagsag. Gyoengq laux ndaw mbanj doiq cwzvaiz dawzcae bingz bae bingz dauq, gikcoi daihgya gyaezhoh duzvaiz. Ranzranz naengj haeuxnaengj haj saek, aeu mbaw bizbaz bau haeuxnaengj daeuj gueng vaiz. Bouxcawj youq rog rienghvaiz an aen daizdaemq iq ndeu, baij gij huqcaeq, diemj labcuk, caeq hoenzvaiz.

7. Cietvuengzyw

Liggaeuq ngux nyied co'ngux guh Cietvuengzyw, hix heuhguh ciet Yozswh、ciet hawyw, dwg ngoenzciet conzdungj Bouxcuengh. Cienzgangj vuengzyw dwg bouxsaenz Ywcuengh, de fatyienh ywdoj, bang vunz yw bingh, lij yiengq vunzlai son gij cihsiz ndaem yw、yaeb yw、yw bingh. Aen mbanj Bouxcuengh youq haemq hung haenx cungj laeb miz aen miuh ywvuengz, moix bi liggaeuq ngux nyied co'ngux caeq vuengzyw caemhcaiq yaeb yw yw bingh. Lumjbaenz Gvangjsih Lungzswng Gak Cuz Swciyen rangh dieg vunz Bouxcuengh neix, ngoenzneix hwnj bya bae mbaet ma gogoux、goiemgaeq、cazbou、nyadoixmbawx daengj ywdoj cawj raemx dajcaemx, dingqnyi naeuz ndaej hawj naengnoh seuqsak, mbouj baenz baez. Bouxcuengh Cingsih Si cix youq ngoenz neix hai hawyw, cienmonz gai gak cungj ywdoj. Ngoenz hawyw neix, aen dan gai yw miz 2000 aen baedauq, boux ganj haw dabdaengz 30000 lai vunzbaez, gai gij yw binjcungj lai daengz geij bak cungj, cujyau miz swnjgyaeujhen、godiengangh、gosoqmoeg、gofwngzmaxlaeuz、cib daih goenglauz、goyahsang、goyahdaemq、golaeng'aeuj、gocaetmbaw、gosipraemx、gaeunuem、gaeubah、ngaeuxbya、vaetdauq、gocaemci、cienhhu'o、maexndeihmeij、maexgyaeuqvaiz、goloemq、gimjlamz、dienzcaet、gocanghdat daengj cingdaeuj Ywcuengh. Sibgvenq ndawbiengz Bouxcuengh nyinhnaeuz, ywdoj ngux nyied co'ngux, rag biz mbaw mwn, rengzyw haenq, ywyauq ceiq ndei. Ngoenz neix gyoengq vunz bae daengz hawyw sup gij heiq gak cungj yw, ndaej yawhfuengz bingh. Beksingq lij haengj bae daengz ndaw hawyw cawx yw、nyinh yw, ndaej fuengz bingh yw bingh, youh ndaej demgya cihsiz. Linghvaih, Cietvuengzyw ngoenz neix gak gya gak hoh lij bau "faengx gaeuyiengz", guh ceizngaih, youq ndaw ranz cawj raemxmeiq, coemh naengmakbug, youq henz dou ndaem go'ngaih, cingjfouxnaemq, gyaep bingh fuengz raq.

8. Cietloeglangz

Cietloeglangz youq moix bi liggaeuq loeg nyied coroek gvaq, dwg aen ciet cienzdoengj Bouxcuengh, youh heuhguh gvaq siujnienz, hix miz mbangj heuhguh "Cietloeglangz" "Cietcaetlangz". Ngoenzciet geizgan, sam ngoenz mbouj guh saek yiengh hongnaz (caeuq ndwencieng ityiengh), mbanj mbanj、ranzranz gaj bit gaj gaeq, guh gij haeuxnaengj haj saek, hozdung dajcaeq, gig nauhyied、angqyangz. Doxcienz, boux yinghyungz Bouxcuengh Nungz Cigauh cungbyoengq vunzdig caengz dem caengz humx le, giz dieg 6 nyied ginggvaq haenx youq 6 nyied gvaq ciet, giz dieg 7 nyied ndawde ginggvaq haenx youq 7 nyied gvaq ciet. Sungcauz vuengzdaeq cibfaen haemz Nungz Cigauh, yiemzgimq gyoengqvunz geiqniemh de. Yienghneix, lwgminz Boux- cuengh dawz ciet loeg nyied heuhguh "Cietloeglangz", ciet caet nyied heuhguh "Cietcaetlangz", yienghneix daeuj geiqniemh boux minzcuz yinghyungz bonjfaenh. Laeuj noh haeux byaek bwh ndei le, hozdung dajcaeq hainduj. Sien youz mbanjdaeuz youq gyaeuj mbanj caeq bouxdaeuz Bouxcuengh Nungz Cigauh, doeklaeng gak ranz gak hoh ndaej youq bakdou baij aen congz coux soengq、gouzfuk. Haemh neix, lij aeu guh gij hozdung "gyaep fangz" dem.

Hozdung aeu mbanj guh danhvei, gaj gaeq、mou、bit、ma caeuq aeu fiengz cug baenz gak cungj gak yiengh fangz, roq laz roq gyong, youz "bouxmo" nam vahmieng daeuj gyaep. Youq mbangj aen mbanj Bouxcuengh lij guh gij dijyuz hozdung hoenghhwd, lumjbaenz ciengj bauqva、dwk lamzgiuz、gwih max doxdax daengj. Ngoenz neix, mehmbwk Bouxcuengh nyumx haeuxnaengj haj saek, beij yawj gij saek bouxlawz nyumx ndaej ceiq ronghsien. Ngoenz daihngeih lij aeu dawz gij haeuxnaengj haj saek bonjfaenh guh haenx daiq ma ranzmeh gvaq ciet.

9. Ciet Moz'it Daihvuengz

Ciet Moz'it Daihvuengz dwg ngoenzciet Bouxcuengh Gvangjsih Liujgyangh、Lungzgyangh song hamq, hix heuhguh ciet miuhhaeuxmiuz, youq moix bi liggaeuq loeg nyied co'ngeih gvaq. Moz'it Daihvuengz dwg cungj cunghgyau goengsae Bouxcuengh ndaw saenzlingz hidungj ndaek saenz fungsug gig miz minzcuz daegsaek ndeu, heuhguh "boux goengvuengz doengmbwn". Cienzgangj liggaeuq loeg nyied co'ngeih dwg ngoenzseng Moz'it Daihvuengz, aenvih de gouq Bouxcuengh miz goeng, caemhcaiq baujyouh haeux duh fungsou, vunz Bouxcuengh docih aendaek de, ndigah youq naj mbanj laeb miuh、youq ndaw ranz laeb saenzvih daeuj gungq. Moix bi guh di caeqbaiq, caeq nohgaeq、nohbit、nohmou; gek roek bi daih caeq baez ndeu, daihcaeq itdingh daengx mbanj comz cienz gaj mou gaj yiengz. Daengz seiz, moix ranz baij boux ndeu daeuj camgya, youq miuh Moz'it Daihvuengz guh gij yizsiz hoenghhwd daeuj caeq, youz boux mbanjdaeuz daeuj cujciz, cingj goengdauh nam ging gouzfuk. Mwh caeq ciuq bi ndeu 12 ndwen, faenbied dawz gij noh、 daep、saej、ndok mou caeuq yiengz doengh giz mbouj doengz neix guhbaenz 12 aen byaek, cug aen byaek baij youq gwnz daiz daeuj baiq. Caj 12 aen byaek caez le, couh ndaej coemh ceij hengzlaex. Caeq sat, dawz moix dauh byaek bingzyaenz faen hawj gak boux daeuj cimz.

10. Liggaeuq caet nyied cib seiq

Liggaeuq caet nyied cib seiq dwg ngoenzciet Bouxcuengh buizcaeq, vahsug heuh "cietfangz", youh heuh "ciet caet nyied buenq" "ciet caet nyied" "ciet cunghyenz". Neix dwg aen ciethung Bouxcuengh beij cieng lai siuj di ndeu.

Gij neiyungz aen ciet neix baudaengz caeq coj caeuq caeq fangz. Doxcienz liggaeuq caet nyied cib seiq dwg ngoenz gvaqseiq goengcoj Bouxcuengh Baeuqroxdoh, ndigah gyoengqvunz seiqseiq daihdaih youq ngoenz neix caeq goengcoj. Daj liggaeuq caet nyied cib seiq hainduj daihcaeq, gwnz daiz baij rim nohmou、baenz duz gaeq、baenz duz bit、faenj、gau、ceiz、haeuxnaengj, itcig baij daengz liggaeuq caet nyied cibroek. Moix baez gwn haeux gaxgonq, aeu sien dawz huqcaeq ndat yaep ndeu, caeq coj gvaq cijndaej gwnhaeux. Youh cienzgangj doengh gij hoenzfangz fangzyak fangzsieng mbouj miz ranz dauqma, bienqbaenz fangzyak fangzsieng, dauqcawq langhdangh guhgvaiq. Vihliux mienx deng de haih, cungqvunz youq mwh ngoenz neix caeq cojcoeng, giem caeq duz fangzyak gyax. Gij guhfap de dwg gaj gaeq gaj bit, naengj gau guh ceiz, aeu ceij haj saek caizbaenz buh haiz mad seiq geiq, youq ranz caeq gvaq le, haeuj haemh youh caiq bae daengz henz dah caeq, coemh yieng diemj labcuk, coemh ceijei, lij hawj gij daeuh de swnh raemx lae deuz. Linghvaih, ngoenz neix fanzdwg gij lwgmbwk gaenq haq okbae haenx bietdingh aeu ma ranzmeh gvaq ciet, hoeng gvaq ciet le bietdingh aeu baema, haemhde mbouj ndaej louz youq laeng ranzmeh.

11. Cietdubhwet

Youq ranghdieg Gveisih ciet dubhwet youh heuhguh "Bouxnuengx", dwg aen cietheiq ciuhgeq Bouxcuengh. "Ciet Dubhwet", yungh Vahcuengh heuhguh "gwn haeux daengz", "gwn" eiqsei couh dwg ndaej gwn, "haeux daengz" couhdwg gij eiqsei haeuxmoq daeuj daengz lo, "gwn haeux daengz" couh dwg haeuxmoq daeuj daengz lo, cimzcimz moq. Aenvih youq haemh cietheiq gwn haeuxmoq, cimz haeuxmoq, sai mbwk bouxcoz cungj aeu guh hozdung dubhwet, ndigah youh heuhguh "Cietdubhwet". Cietdubhwet youq moix bi liggaeuq caet nyied cibngux gvaq. Ranzranz gaj gaeq gaj bit, guh daeuhfouh, naengj haeuxmoq, caeq cojcoeng, daengx ranz doengzcaez angq gvaq ciet, caemhcaiq aeu ngaizhaeuxmoq gueng ma caeuq duzmeuz, eiqsei dwg mbouj lumzfaenh goenglauz gyoengqde gaeb nou souj ranz. Gwn haeuxcaeuz gvaq le, lwgmbauq lwgsau cang gyaeu moqsad, doxcomz youq henz mbanj gwnz diegdak roxnaeuz diegrum, youq laj ronghndwen roxnaeuz henz feiz guh aen hozdung dubhwet. Sai mbwk doxdaeuq guh'angq, mwngz caij din gou、gou bungq din mwngz, caiqlij dox dubhwet, mwngz dub hwet gou, gou dub hwet mwngz. Bouxsai dub hwet lwgsau naeuz "gwn haeux daengz, niuj lwgsau", lwgsau dub hwet lwgsai naeuz "gwn haeux daengz, niuj lwgmbauq". Bouxlaux lwgnyez hix daeuj humxyawj bangcoh, daengx ciengz angqfwngfwng. Ciuq fungsug, bouxsai sien dub hwet lwgmbwk, byaujsi bouxsai sien yawj hwnj lwgmbwk; danghnaeuz dwg lwgmbwk sien dub hwet lwgsai, byaujsi lwgmbwk maij baih bouxsai; langh song boux doxdub, byaujsi song boux doxmaij. Mwhneix, danghnaeuz sai mbwk song fueng cungj miz gij cingzgyaez, couh doxgyaep buet ok rog ciengz daeuj, daengz gyaeuj mbanj henz mbanj doiq fwen、ci mbawfaex, gangj vahrwz sebseb, doxcaeuq gangj vahyoux, doxsoengq huqcingz, doek roengz cehyoux ndaw sim.

12. Liggaeuq bet nyied cibngux

Liggaeuq bet nyied cibngux vahsug naeuz dwg ciet cungcou、ciet cungciuh、ciet donzyenz. Bouxcuengh miz gij fungsug gvaq "bet nyied cibngux". Lwgminz Bouxcuengh nyinhnaeuz, moix bi Liggaeuq bet nyied cibngux, ronghndwen dwg ngoenz ceiq luenz、ceiq rongh ndaw bi, dwg ngoenz saedceij gig gitleih ndeu, gwnz mbwn laj deih, cungj gig angqyangz. Ngoenz neix, gij lwgyouz youq rog haenx cungj aeu ganj dauq ranz caeuq vunz ndaw ranz doxcomz, doengzcaez yiengjsouh gij angq daengx ranz doxcomz. Ranzranz gwn nyiedbingj, cwng faenj guh gau, gaj gaeq gaj bit, guh haeuxcaeuz hoenghhub, yawj ndwen、caeq ndwen、baiq ndwen, gouz daengxranz doxcomz、doxhuz doxndei. Gak dieg lij miz haemq lai hozdung guh'angq. Lumjbaenz rangh dieg Gvangjsih Dwzbauj Yen、Cingsih Si neix, Bouxcuengh gvaq "gvaq nangzhaij", cingj nangzhaij roengz biengz caeuq beksingq doengzangq. Gveisih、Gveibwz sai mbwk bouxcoz, genj dieg guh hoifwen, doiq fwen cienzcingz, ndigah haujlai deihfueng dawz Liggaeuq bet nyied cibngux heuhguh cietfwen cunghciuh. Gyoengq lwgnyez cix aeu naeng makbug guh moengngeg、daeng'va, dwk aen'gyangq, byaijguggaeg, cang goengsang yahdaemq, caenhcingz guhcaemz.

13. Liggaeuq gouj nyied cogouj

Bouxcuengh miz cungj gangjfap "gouj gouj gvi it，bak bi baenz sien "，liggaeuq gouj nyied cogouj ngoenz neix cujyau dwg hawj bouxgeq hohsouh，hix heuh ciet hohsouh，dwg bouxlaux hozdung souhgyaeu ndaej lienzdaemh caeuq boujcungh. Doengh ranz mbouj miz bouxgeq de hix gvaq ciet，doengh ranz miz bouxgeq de cix daegbied yawjnaek. Daeglwg aeu bang bouxgeq daeq gyaeuj、daenj buh moq；dahlwg gaenq okhaq haenx cungj aeu dauqma，caemhcaiq daiq duz gaeq ndeu、geij gaen haeux，vahsug heuhguh "bouj haeux "，hawj bouxgeq dem haeux dem gyaeu. Yaek haeuj daiz gonq，lwglan sien hawj bouxgeq bwnq haeux，yienzhaeuh cij gwnhaeux，gangj naeuz hauqgingq. Danghnaeuz boux-laux youq bi neix rim 60 bi，gyoengq lwglan yaek gaj gaeq gaj bit hawj de hohsouh，caemhcaiq hawj bouxgeq dem aen ganghaeuxgyaeu ndeu，gvaqlaeng moix bi liggaeuq gouj nyied co gouj cungj aeu gya haeux haeuj ndaw gang bae，cigdaengz cang rim bae cij sat，heuhguh haeuxgyaeu. Aen gang neix cij miz bouxgeq baenz bingh cij cawj daeuj gwn，hoeng mbouj ndaej gwn liux.

14. Ciet hoh fungsou

Liggaeuq 10 nyied duenh seizgan neix，haeuxmiuzlaeng cienzbouh sou caez caemhcaiq dak hawq，gyoengqvunz guh aen yizsiz hoenghhwd angqhoh fungsou，buizcaeq gij goenglauz gak duz saenz baujyouh，dwklongj、diuq foux dangz foux，byaujsi angqhoh. Dwg ngoenz，gak ranz gak hoh bwh byaek lai ndei，cingj caencik baengzyoux baengzyoux ndei，bouxhek ranz lawz daeuj ndaej yied lai，hoihlaeuj couh yied nauhyied，bouxcawj ranz neix couh yied angq，gij neix yawhsien yienh'ok bi moq soucingz engq ndei.

15. Haemhndaep

Haemhndaep youh heuh haemh sam cib，couh dwg ndwenlab sam cib，neix dwg aen ciet vunz Bouxcuengh bi ndeu ndawde ceiq nyaengq youh ceiq nauhyied haenx. Ngoenz haenx，sai mbwk laux coz daengx ranz vunz angq comzyouq itheij，cawj ok gij haeux ngoenz coit de gwn haenx，heuhguh "caeuz haemhndaep "，neix dwg gij eiqsei yawhhoh bi laeng haeux duh fungsou. Haemh haenx，gak ranz gak hoh gaj mou gaj gaeq，suek faengx，guh gau， guh haeuxyangzdok, ceizcien, nyib buh moq, diep doiq, daengjdaengj. Haeuj haemh, aeu gyaeujmou、gaeqdon、mak bingj caeq cojgoeng hoenghhub, daengx ranz vunz caez gwn caeuzhaemhndaep. Yienzhaeuh vunzhung humx youq henz feiz, haemhndaep souj bi; lwgnyez caenhcingz guh'angq, baenz hwnz mbouj ninz. Gak hoh youq bakdou venj bauqrengh, caj gaeq haen seiz cuengq, boux gaeq haen it couh cuengq yiengj bauq haenx dwg boux ceiq gitleih, vunz sug heuh "bauq at bakgaeq", caemhcaiq youq henz cauq baij huqcaeq bae coux cauqvuengz dauq ranz. Gvaqlaeng, gaeq baez haen baez ndeu, couh cuengq baez bauq ndeu, cigdaengz mbwnrongh.

Ciet Daihngeih   Gij Gvanhaeh Ywcuengh
Caeuq Vwnzva Ngoenzciet Bouxcuengh

It、Gij goekyienz yaemyiengz yozsoz Ywcuengh caeuq Cunghyenzcez

Liggaeuq caet nyied cib seiq dwg ngoenzciet buizcaeq Bouxcuengh, ciengzseiz heuh "ciet fangz", youh heuh "ciet caet nyied buenq" "Cietcunghyenz", dwg aen ciet Bouxcuengh ca mbouj lai lumj gvaq cieng ndeu. Gij hozdung aen ciet neix baudaengz caeq coj caeuq caeq fangz. Yawj mingz couh rox eiqsei, "cietfangz" aenvih gij hozdung neiyungz ngoenzciet caeuq "fangz" mizgven cix ndaej mingz. Doxcienz liggaeuq caet nyied cib seiq dwg ngoenz goengcoj Bouxcuengh Baeuqroxdoh gvaqseiq. Ndawbiengz Bouxcuengh lij miz cienzgangj, naeuz vunz dai le bienqbaenz fangz, cungj aeu daengz yaemgan bae, cijmiz daengz liggaeuq caet nyied cocaet daengz cibhaj cij ndaej "cuengqgyaj" dauqma ndawbiengz yawj vunzcaen, ndigah gyoengqvunz seiqseiq daihdaih youq ngoenz neix caeq cojgoeng. Youh cienzgangj doengh boux vunz daisieng daengj gij hoenz mbouj ndaej dauq ranz, baenz fangz dauqcawq langhdangh guhyak, ciengzseiz gaemh vunz daeuj guh bouxdingj. Vihliux mienx deng de haih dawz, cungqvunz youq mwh ngoenz neix caeq cojcoeng, giem caeq duz fangzyak fangzbyaix neix. Aenvih baihnamz miz raemx lai, bouxgeq naeuz, dah dwg giz dieg lienzdoeng yiengzgan caeuq yaemgan. Mwh caeq cojcoeng, doenghgij ceijcienz、buhvaq haenx dwg aeu baengh bit cij ndaej doz gvaq giuznaihoz, ndigah youq "ciet fangz" itdingh aeu gwn bit. Nanz bae nanz dauq le, gwn bit couh baenz le "cietfangz" hangh neiyungz noix mbouj ndaej ndeu. Gizsaed, dieg Bouxcuengh dwg youq giz yayezdai, moix bi liggaeuq caet nyied cingq dwg seizfwn, ciengzseiz laebdaeb fat raemxrongz, ndigah ciengzseiz miz vunz doek dat、doek raemx dai bae. "Fangzsieng" cungj gangjfap neix, dwg bangeq vihliux daezsingj gyoengqvunz (daegbied dwg doengh boux hauxseng nyezrauh moegloek haenx) gaej bae henzgyawj rij、dah bae guhcaemz, mienx ndaej fatseng gij saeh liuh mbouj daengz, nyex hux hwnj ndang.

"Cunghyenz" dwg daj cungj gangjfap "sam yenz" Daugyah daeuj gangj. Gij sawging Daugyau gangj liggaeuq cibhaj dwg sangyenz, liggaeuq caet nyied cib haj dwg cunghyenz, liggaeuq cib nyied cibhaj dwg yayenz. Ciuq gij gangjfap yaemyiengz, yezsoz (coit) caeuq yezvang (15) dwg saedceij yaemyiengz doxcaeuq ganjying. Ngoenz yezsoz, yiengzheiq、yiengzsaenz、diensaenz、duzsaenz sengmingh cawqyouq aen diegvih gaemguenj; ngoenz yezvang cix dwg yaemheiq、yaemsaenz、doengh gij saenz gwnz deih sieng vunz haih vunz daeuj gaemguenj. Ciuq yienghneix doileix, buizcaeq gij saenz mehmbwk、gij saenz aenndwen、gij saenz gwnz deih caeuq gij hoenz cojcoeng, couh anbaiz youq yezvang.

Dieg comzyouq caeuq dieg faenbouh Bouxcuengh youq yayezdai, yienznaeuz bi bingzyaenz dienheiq haemq sang, hoeng seiqgeiq lij haemq faenmingz. Ndwenngoenz baedauq, hwnzngoenz doxvuenh, seiz hwngq seiz nit, doeng bae cin dauq, hawj cojcoeng Bouxcuengh haemq caeux couh miz gij gainen yaemyiengz lo. Caiq gya caeuq Cunghyenz Hancuz vwnzva gyauhliuz nem souh de yingjyangj, yaemyiengz gainen youq ndaw swnghcanj、swnghhoz wngqyungh couh engqgya gvangqlangh, swyenz hix couh deng canghyw Bouxcuengh aeu daeuj guh cungj hongdawz gangjleix cekgej daswyenz caeuq ndangvunz swnghlij binglij ndawde gak cungj gvanhaeh fukcab. Bonj 《Gvangjsih Dunghci》Mingzcauz gienj cibroek geiqloeg, ndawbiengz Bouxcuengh "gig saenq yaemyiengz". Boux Ywcuengh mizmingz Loz Gyah'anh youq ndaw bonj saw 《Duzgaij Gij Danfueng Camzcim Yw Binghsa》 de soj sij haenx, couh mingzbeg doekdingh aeu yaem hwng yiengz nyieg、 yiengz hwng yaem nyieg、 yaem hwng yiengz hwng daeuj doiq gak cungj binghsa guh faenloih, dangguh aen cungjgangh bae nyinh cingq. Daj Bouxcuengh yawjnaek gvaq liggaeuq caet nyied cib seiq "ciet fangz" daeuj yawj, gij goekrag aen yozsoz yaemyiengz Ywcuengh caeuq gij fungsug ngoenzciet ndaw ngoenznaengz swnghhoz Bouxcuengh miz gvanhaeh. Lumj bouxlijlix caeuq boux gaenq gvaqseiq, soj youq gij ginggai de couh faen guh yiengzgan caeuq yaemgan, soj gangj "yaemyiengz doxgek, fangz caeuq vunz mbouj caemh loh"; gij saedceij buizcaeq cojcoeng hix genj youq ngoenz cib ngux ngoenz yaemheiq、 yaemsaenz guenj saeh hix couhdwg ciet cunghyenzcez; couh lienz duzbit ciet cunghyenz gwn haenx, hix miz gij goengnaengz daegbied de —— boux dingq lingh youq yaemyiengz song gyaiq banhsaeh. Yawj ndaej ok, aen lijlun yaemyiengz Ywcuengh mbouj dwg baengh hoengq ndaej daeuj, de dwg daj vunz Bouxcuengh roxnaj diendeih daeuj, dwg daj gij swnghcanj swnghhoz、 swhsiengj leixniemh vunz Bouxcuengh daeuj, miz gij vwnzva giekdaej Bouxcuengh gig laegdaeuq.

Ngeih、 Gij lijlun sam heiq doengzbouh Ywcuengh caeuq ngoenzciet dajndaem

Bouxcuengh dwg aen minzcuz ndaem haeux denjhingz ndeu, gij swnghhoz、 swnghcanj hozdung ngoenznaengz youq gig daih cingzdoh gwnzde liz mbouj ndaej ndaem haeux aen cawjdaez neix. Gij ngoenzciet ndaemnaz geiqcietsingq Bouxcuengh dingzlai swnh'wngq diendeih bienqvaq, hopheux swnghcanj geiqciet caeuq cezcou dajndaem daeuj giujmiuq anbaiz. Lumj liggaeuq ndwencieng ngamq gvaq cieng liux, yietnaiq sat le, liggaeuq ngeih nyied couh haeuj daengz seizciet ndaem cin. Ndaem cin sat le, liggaeuq sam nyied couh dwg cietfwen seiz guh'angq, seizneix gyoengqvunz doq ciengq doq foux, vaiqvued yiengjsouh seizhoengq. Ndaem cin gvaq le, gyoengqvunz docih duzvaiz youq seiz ndaemcin gaenx guhhong, couh youq ngoenzseng niuzvangz seiq nyied co'bet ngoenz neix caeq hoenzvaiz, hawj duzvaiz yietnaiq. Ngoenz neix gak ranz gak hoh roi seuq swiq seuq duzvaiz, dawz rienghvaiz coih ndaej moqsaksak. Gyoengq mbanjdaeuz doiq cwzvaiz ndaw mbanj bingz bae bingz dauq, gikcoi daihgya gyaezhoh cwzvaiz dawzcae.

Yienghneix, liggaeuq seiq nyied couh miz ciethoenzvaiz. Liggaeuq cib nyied, haeuxlaeng gaenq sou caez caemhcaiq dak hawq, gyoengqvunz gawjhengz aen yizsiz angqhoh fungsou hoenghhwd, buizcaeq gij goenglaux goengcoj saenzlingz baujyouh, dwklongj、diuq fouxdaemhaeux, aeu daeuj daezsingj angqhoh. Yienghneix couh miz le ciet gingfung nungzlig cib nyied.

Bouxcuengh senq couh rox daengz, vunz dwg diendeih ndaw de boux ndeu, itdingh aeu caeuq daswyenz huzndei caemhyouq; hoeng bouxvunz youh dwg gij lingzhoenz fanh yiengh, bouxvunz cijaeu rox nyinhrox、gaemdawz、leihyungh swyenz gvilwd, couh ndaej gaijgez gij mauzdun caeuq swyenzgai. Yienghneix swyenzgai miz seiqgeiq lawhvuenh, nit bae hwngq dauq, couh miz le seizcin dajndaem seizhah dajsou、seizcou sougvej seizdoeng yorom doenghgij hozdung dajndaem neix. Daj gij anbaiz ngoenzciet dajndaem Bouxcuengh daeuj yawj ndaej raen, vunz ciuhgeq Bouxcuengh mboujdan rox daengz caemhcaiq gaemdawz le gij yindung gvilwd swyenzgai, caemhcaiq hix swnh'wngq gij yindung gvilwd swyenzgai anbaiz yietnaiq, fanjyingj le lwgminz Bouxcuengh cungj swyenz swnghhoz gvilwd miz soeng miz gaenj、hab seiz bae guh haenx. Neix daejyienh le aen swhsiengj "vunz caeuq daih swyenz huzndei caemhyouq" Bouxcuengh.

Raeuz daj lwgminz Bouxcuengh cungj leixniemh youq swnghcanj swnghhoz fuengmienh "yawjnaek swyenz, swnh'wngq swyenz" neix, ndaej raen daengz di daeuzloh "vunz mbouj ndaej nyig diendeih" "vunz bietdingh aeu swnh diendeih" sam heiq doengzbouh Ywcuengh neix. Mbwn、deih、vunz sam heiq doengzbouh, dwg gaengawq gij eiqsei Vahcuengh "vunz mbouj ndaej nyig diendeih" roxnaeuz "vunz itdingh aeu swnh diendeih" fanhoiz gvaqdaeuj. Ywcuengh nyinhnaeuz, vunz caeuq diendeih itdingh aeu doengzbouh yinhhengz, vunz mbouj ndaej nyig mbwn caeuq deih, neix couh dwg sam heiq doengzbouh. Aeu baihndaw aenndang vunz daeuj gangj, youq gwnz、gyang、laj sam bouhfaenh, hix couh dwg mbwn、vunz、deih sam bouhfaenh, aeu baujciz doxdaengh, ndangdaej cijndaej gengangh mbouj miz bingh, hix couh dwg sam heiq doengzbouh. Aen gainen gvendaengz sam heiq doengzyamq Ywcuengh, ceiq caeux dwg youz Gvangjsih boux Ywcuengh laux mizmingz Cinz Baujlinz sienseng youq ndaw bien faenzcieng 《Cunghlun Gij Yisuz Dijhi Bouxcuengh》 baez daih'it daezok. Boux conhgyah Ywcuengh mizmingz Vangz Hanyiz doiq sam heiq doengz bouh neix, guh le hidungj lwnhgangj, cujyau yungh daeuj gangjmingz gij doxgven gvanhaeh vunz caeuq diendeih nem ndangvunz baihndaw gij gvanhaeh doxcaeuq.

Aen lijlun sam heiq doengzbouh Ywcuengh dwg daj Ywcuengh rox daengz diendeih ndaej daeuj, caeuq ciuhgeq gij vunz ciuhgeq Bouxcuengh doiq diendeih miz gij yawjfap haenx nem dangseiz vunz cojcoeng Bouxcuengh cungj yawjfap yawj mbwn yawj deih buzsu haenx mizgven. Diendeih song gyaiq itdingh aeu baujciz doengzbouh bingzyaenx, cij mbouj miz swyenz caihaih; caiq lienzhaeh daengz aengyaiq vunz, yienghneix vunz、dien、deih sam yiengh neix ndawde, aeu baujciz doengzbouh bingzyaenx, vunz cij mbouj aiq baenz bingh. Gizsaed vunz ciuhgeq Bouxcuengh senq couh gag rox roxnaeuz mbouj gag rox bae ciuqei aen gvilwd neix, caemhcaiq yungh youq daeuj anbaiz gij hozdung dajndaem bae, cingq lumj 《Fwen Cienzyiengz》 Bouxcuengh eu naeuz, "ndwencieng daengz ngeih nyied, cae naz ciengj dajndaem" "rumzcin ngeih sam nyied, cae ndai hab seizhaeuh, caeux ndaem miuz maj cangq, ndaem laeng sou nye sauj". Gyoengqvunz gawq aeu swnh'wngq gij swyenz gvilwd hozdung dajndaem, youh aeu fazveih bonjfaenh cujgvanh nwngzdungsing, gaijcau swyenz, guh ndei swnghcanj, cij ndaej daengz fungsou. Cijaeu caencingq guh daengz "doxgaiq caeuq cunz doxhab itheij ", haeuxgwn couh ndaej demcanj fungsou, lwgminz couh ndaej ndangcangq bingzan.

Sam、Ywcuengh wngqyungh caeuq Cietvuengzyw

Lwgminz Bouxcuengh gig caeux couh miz gij lizsij caeuq bingh nem sojmiz gij saeh sienghaih ndangcangq haenx guh doucwngh. Youq ndaw haemqlai vueddoengh ngoenzciet Bouxcuengh, raeuz caemh ndaej ra raen gij neiyungz fuengz bingh cawz yak. Cietvuengzyw dwg haujlai aen ciet Bouxcuengh ndawde aen ciet neiyungz Ywcuengh ceiq lai ndeu, de hamz miz vunz Bouxcuengh nyinhrox baenzlawz fuengz bingh yw bingh，baenzlawz ndaem yw mbaet yw，nyinhrox gij gunghnwngz、yunghhfap goyw daengj neiyungz. Ndaw gij hozdung Cietvuengzyw，hawyw ngux nyied co'ngux Cingsih dwg lizsij ceiq gyaenanz，yingjyangj ceiq daih. Gaengawq gaujcwng，hawyw ngux nyied congux Cingsih daj Sungciuz hainduj，Mingzcauz Cinghcauz guh ndaej ceiq hoengh. Bonj saw 《Gveihsun Cizlicouh Ci》Cinghcauz geiqloeg："Ngux nyied co'ngux，ranzranz venj gukngaih，gaem giemqcingjfouxnaemq，gwn laeujyungzvuengz，aeu daeuj fuengz binghraq." Gyoengq vunz Bouxcuengh dangdieg rox daengz，liggaeuq ngux nyied congux cingq dwg duenh gyang cawzhah，dienheiq hwngq heiqcumx youh naek，cungj dienheiq diuzgen neix hawj nondoeg nengzdoeg sanj ndaej vaiq，yungzheih fat binghraq（binghlah）. Aen geiqciet neix caemh dwg mbangj di doenghgo goekrag seiz maj baenz，dwg seiz ceiq ndei yaeb yw，gij yaugoj goyw hix fazveih ndaej ceiq ndei. Liggaeuq ngux nyied congux，ranzranz hohhoh dawz go'ngaih mbaet dauqma，yungh mbawngaih、ganjngaih guhbaenz yiengh vunz roxnaeuz yiengh lumj duzguk nei，vahsug heuhguh "ngaihguk"，venj youq cungqgyang goemqdou；dawz cingjfouxnaemq guh baenz giemqbauj venj youq laj yiemhranz，lij aeu yungh mbawngaih、cingjfouxnaemq、gosuenq cawj raemx swiq ndang，caemhcaiq youq naj ranz laeng ranz saj raemxyw，doiq diegyouq miz siudoeg gaj nengz cozyung. Gij fungsug ngoenzciet Bouxcuengh neix，dwg hab itdingh gohyoz dauhleix. Ngaih，《Yozyoz Bouxcuengh Cungguek》sij daengz de ndaej gyaep hanz cumx，leix heiq lwed，dingz in dingz lwed，caemhcaiq hamz miz veihfazyouz，ndaej ok gij heiqhom geizheih ndeu，miz gij cozyung gyaep duznyungz duznon. 《Cek Saw Duenq Bingh Yw Bingh Ywcuengh Ciengzyungh》，daengh de miz gij yungh goeng diuh giuj dingz ruz、cawz fung doeg、diuz gigih、cawz dumz doeg、cawz luenhdoeg daengj. Gyaeujsuenq hix ndaej gej doeg gaj non. Ndigah，yungh mbaw ngaih、buz、gyaeujsuenq daeuj caemx raemx，caemhcaiq dawz raemx vanq youq naj ranz laeng ranz，doiq diegyouq miz gij cozyung siudoeg gaj non，ndaej nyaenxhaed goekbingh，hab seizhah fuengz bingh yw bingh veiswngh iugouz. Aen haw yw ngoenz neix，aen dan gai caux miz 2000 aen baedauq，boux ganj yw si miz 3 fanh lai vunzbaez，gij yw binjcungj hwnj haw haenx lai daengz geij bak cungj, cujyau miz swnjgyaeujhen、dienzcaet doengh gij huq cingdaeuj Ywcuengh neix, doiq haifat leihyungh gij yw cingdaeuj Ywcuengh miz coicaenh cozyung.

Seiq、 Ciengx ndang baujgen caeuq hozdung ngoenzciet Ywcuengh

1. Gwnndoet baujgen, fuengz bingh yw bingh

Gij vwnzva ngoenzciet caeuq vwnzva gijgwn Bouxcuengh giethab haemq gaenjmaed. Mwh ngoenzciet, "gwn" dwg haedsim neiyungz, ndaej gangj ngoenzciet Bouxcuengh, dwg "ngoenzciet gwnz linx". Neix gawq doedyienh le aen cawjdaez ciengxlwenx "beksingq aeu gwn guh cawj" mbouj bienq neix, youh fanjyingj le gij vwnzva angqhoh Bouxcuengh aen daegdiemj yienhda ndeu. Vwnzva gijgwn ngoenzciet Bouxcuengh lai saek lai yiengh, ndawde lij hamz miz itdingh gijgwn ywbingh baujgen neiyungz. Lumj mwh ndwencieng ranzranz cungj bwh miz faengx, gij faengx nohmou maklaeq conzdungj dwg ceiq miz daibyaujsing. Cungj mbaw aeu daeuj suek faengx haenx——rongfaengx ndaej siu ndat leih nyouh, yw singhep、hozin、conghbak naeuh caeuq gaij doeglaeuj daengj gunghyau. Dumq baenz byonghngoenz, gij ywyungh cwngzfwn rongfaengx gaenq yungzhaeuj ndaw haeuxcid bae. Maklaeq singq raeuj feihdauh gam, ndaej ciengx dungx cangq mamx、bouj mak cangq hwet、maenh nyinz vued lwed、dingz lwed siu foeg daengj. Ndigah, mboengq ngoenzciet gwn faengx, cawz le ndaej yiengjsouh gij feih ndei, bouj yingzyangj fungfouq, lij miz haeuxfaengx、maklaeq daengj yw gwn song yungh gij baujgen ywbingh goengnaengz doxwngq de. Haeuxnaengj hajsaek dwg gij gwn conzdungj ndei lwgminz Bouxcuengh youq ngoenzciet daih hek ndeu, daegbied dwg liggaeuq sam nyied co sam ca mbouj geij dwg ranzranz cungj miz. Haeuxnaengj haj saek, aenvih haeuxnaengj miz ndaem、hoengz、henj、aeuj、hau haj cungj saek cix ndaej aen mingz neix, vunz Bouxcuengh dawz de yawj baenz gij siengcwngh gitleih、haeux duh fungsou. Gij yw nyumx haj cungj saek yungh haenx cungj dwg gij yw doenghgo dienseng, lumjbaenz liuhnyumx saek henj aeu vuengzgae roxnaeuz hinghenj, gij liuhnyumx saek ndaem aeu mbawraeu, gij liuhnyumx hoengz、aeuj dwg aeu doenghgo cungj binjcungj doxdoengz cix mbaw mbouj doxdoengz haenx（Vahcuengh heuhguh "go'gyaemq"）aeu raemx cawj baenz.《Yozyoz Bouxcuengh Cungguek》geiq naeuz, "haemz hanz, siu huj gej doeg, cawz huj, liengz lwed dingz lwed, leih nyouh", hinghenj "haemz manh raeuj, vaih lwed baenz heiq, doeng ging dingz in".《Cek Saw Duenq Bingh Yw Bingh Ywcuengh Ciengzyungh》geiqsij, go'gyaemq "feih haemz、manh, singq hanz, diuz lohlungz, siu doeghuj, cawz doegfung". Linghvaih, go'gyaemq lij miz gij cozyung caux lwed dem, Cinghcauz《Lijsanhdangz Faenloih Duenqyawj》naeuz "hai vahoengz saek hoengz raemx lai, dwg gij huq caux lwed hawj lwed byaij", ndaw《Bwnjcauj Ganghmuz》naeuz mbawraeu "dingz cuengq fuengbienh ninz, hawj nyinz haenq bouj heiq dem rengz, gwn nanz ndaej hawj aenndang bienq souh ndaej gyaeu". Ndigah, ciengzseiz gwn haeuxcid haj saek, ndaej siu huj gej doeg、bouj lwed hawj nyinz ndok lai cangq、souh ndaej gyaeu. Daj neix, gij coengmingz baujgen ciengx ndang daegbied lwgminz Bouxcuengh couh yawj ndaej ok saek di lo.

2. Ndawsim gengangh，sim'onj simsoeng

Youq ndaw gij vueddoengh angqhoh ngoenzciet Bouxcuengh, aen neiyungz youqgaenj ndeu couh dwg caeq cojgoeng baiq saenz. Lwgminz Bouxcuengh nyinhnaeuz gij lingzhoenz cojcoeng swhgeij yaek yingjyangj daengz daihlaeng de, caemhcaiq siengsaenq doengh boux cojcoeng gaenq gvaqseiq haenx yaek laebdaeb baujyouh daihlaeng bonjfaenh, ndigah miz le baiqfug cojcoeng bonjfaenh、baiqfug goengcoj Bouxcuengh Baeuqroxdoh. Youq mwh ciuhgeq gohyoz gisuz gig doeklaeng, vunz ciuhgeq Bouxcuengh nyinhnaeuz gvej dwg cungj huqsaenz ndaej hemq rumz hemq fwn ndeu; doengzseiz, moix bi seizcin, duzgoep hainduj heuh seiz, gyoengqvunz couh rox aen geiqciet doek gyaj dajndaem yaek daeuj daengz lo. Aenvih duzgoep miz cungj "naengzlig" neix, yienghneix de couh baenz le boux vunz ciuhgeq Bouxcuengh cungj duzdwngz baiqfug ndeu. Vunzraeuz cungj duzdwngz baiqfug duzgoep dwg gouz fwnraemx swnh, ndaej fungsou; baiq saenzbuzva dwg vihliux gouz lwg; baiqfug cojcoeng dwg biujdab cungj caencingz caeuq siengjniemh, maqmuengh de baujyou lanlan laenjlaenj······ doengh gij vueddoengh buizcaeq neix, hawj gyoengqvunz ndaw sim ndaej daengz anonj、cingsaenz fuengmienh bienq seuq bae, hawj gyoengqvunz doiq daengzcog gig miz maqmuengh, doiq swnghhoz miz gij daidu simvuen, ndaej hawj vunz ndangcangq bae gvaq ngoenzndei.

3. Cuengqsoeng diuzcingj, hoizfuk goengrengz

Mbouj rox yietnaiq, couh mbouj rox guhhong. Gyoengq vunz yienhdaih engq dwg giengzdiuh guhhong caeuq youqlag dox giethab. Gyoengq vunz ciuhgeq Bouxcuengh gaenxguh coengmingz haenx, senqsi couh gag rox youq seiz hoengq gij hong ndaem haeux naekcaem haenx, ciq seiz angqhoh ngoenzciet, bae cunz caencik baengzyoux, gangj caencingz, hawj ndangdaej ndaej yietbaeg, hawj rengzndang ndaej daengz hoizfuk, vih gij hong aen gaihdon laeng guh caepcawq. Bouxcoz youq seiz gvaq ciet, hix doenggvaq doiq fwen、dubhwet、bau aendomq daengj vwnzdij hozdung, ra ndaej bouxdoih ndaw sim hab'eiq swhgeij, hawj bouxsai bouxcoz cingsaenz sim'angq、yaemyiengz doxngamj、simleix gengangh、gyadingz vuenyungz. Youq ndaw doengh gij vueddoengh ngoenzciet neix, daj goek daengz byai, mboujlwnh mbwk sai laux coz, dauqcawq cungj dwg riuriu angqangq. Youq ndaw singriu, youq ndaw angqfwngfwng, gij simcingz gyoengqvunz ndaej siusanq, simcingz sangjswt dangqmaz, youheiq caeuq nyapnyuk cungj lumz seuqsat bae, doiq bouxvunz ndaej gengangh souhgyaeu miz bangcoh.

4. Hawj vunz ndang cangq bienq ak, lai coengmingz lai vaiqvued

Ngoenzciet Bouxcuengh ciengzseiz buenx miz lai cungj lai yiengh dijyuz hozdung. Gij dijyuz cietmoeg conzdungj de lumjbaenz ndwencieng coit foux saeceij、cietfwen "sam nyied sam" bau aendomq, ciengj bauqva, diuq foux faexsaux、daenj haizgieg doxdax daengj. Seizneix, gak aen mbanj Bouxcuengh daih bouhfaenh cungj laeb miz lamzgiuzciengz, mboengq cietheiq de ciengzseiz guh lamzgiuz bijsai. Doengh gij hozdung neix yungzheih guh, hongdawz genj-danh cix gig miz yinx, yungzheih bujgiz, ndigah guengjdaih lwgminz Bouxcuengh haengj guh. Gij dijyuz hozdung miz minzcuz daegsaek haenx, gawq ndaej hawj ndang cangq ndang rengz, youh ndaej hawj vunz lai coengmingz youh vaiqvued, daejyienh le lwgminz Bouxcuengh yawjnaek yindung ciengx ndang，hix daejyienh le gij cingsaenz lwgminz Bouxcuengh ndiepgyaez swnghhoz、simvuen baenaj、doxgiet haenqguh.

Canhgauj vwnzyen：

［1］Cinz Caijlonz. Dauqcungz Cauhlaeb Caeuq Cauhmoq Vwnzva Ngoenzciet Bouxcuengh［J］. Gvangjsih Minzcuz Yenzgiu，2012（4）：66－72.

［2］Banh Gizyuz，Cinz Naijcangh. Swzdenj Bwzgoh Bouxcuengh［M］. Gvangjsih Yinzminz Cuzbanjse，1993.

Cieng Daihbet　Ywcuengh Caeuq Vwnzva Gwnndoet Bouxcuengh

Bouxcuengh dwg aen siujsoq minzcuz guek raeuz vunz ceiq lai, gij vwnzva gwnndoet Bouxcuengh souh dilij vanzging、dienheiq diuzgen、fungsug sibgvenq caeuq gij vanzging ndawbiengz youq haenx yingjyangj. Gij huqgwn dieg Bouxcuengh haemq lai, Bouxcuengh haengj gwn gijgwn saekheu bonjdieg sengmaj haenx, caux ok le gij vwnzva gwn ndoet lai cungj lai yiengh. Doengh gij gijgwn neix mboujdan ndaej gaij dungx iek caeuq veizhi sengmingh, caemhcaiq lij miz gij cozyung muenxcuk aen bak cimz feih、cangq ndangdaej、 fuengz bingh yw bingh. Youq ciengzgeiz lizsij fazcanj gocwngz ndawde, gijgwn vwnzva Bouxcuengh caeuq Ywcuengh gaenjmaed lienzhaeh youq itheij, dox yungzhab、dox yingjyangj、dox coicaenh.

Ciet Daih'it　Gij Daegdiemj Vwnzva Gwnndoet Bouxcuengh

Bouxcuengh dwg aen minzcuz ndaem haeux denjhingz ndeu, gij doxgaiq dajndaem de gig lai, doengzseiz Bouxcuengh youq dieg yayezdai digih, baenz bi dumz fwn youh lai, gakcungj haeux duh cungj hab maj, haeuxgwn binjcungj miz lai cungj lai yiengh, baenz bi seiq geiq mak gva rangfwt. Aenvih aen swyenz vanzging mbwn dingh neix caeuq lwgminz Bouxcuengh coengmingz gaenxguh, hawj vunz Bouxcuengh gijgwn gig lai, caemhcaiq cugbouh guhbaenz gij vwnzva gwnndoet Bouxcuengh gig nanz haenx. Gijgwn cujyau Bouxcuengh miz haeux, haeuxyangz、lwgbiek、maenz、maenzfaex、gomeg、 duhndaem、duhhaeuxhau caeuq duhheu daengj. Haeuxyangz binjcungj caezcienz, ndawde haeuxyangznah dwg gij binjcungj ndei Bouxcuengh gungganq ndawde cungj ndeu，ndaej aeu daeuj guh faengx caeuq ceiz，caeuq haeuxcid ityiengh ndei gwn. Gij nohgwn conzdungj Bouxcuengh miz nohmou、nohgaeq、nohbit、nohbya、nohyiengz、nohvaiz、nohmax caeuq duznyaen duzroeg gwnzbya daengj. Gij byaekheu Bouxcuengh cungjloih gig lai，miz lauxbaeg、duh、gva、rangz、raet、raetmoegngaex、byaekhau、byaekgat、byaekgaiqlanzhup、byaekmbungj、byaekdouzcaiq、byaekgaiqlanz daengj. Bouxcuengh daegbied gyaez gwn huqbya miz，rangz、raetngaenz、raetmoegngaex、doengh gij raet gwnz bya ceiq dijbauj. Dieg Bouxcuengh soqlaiz miz aen mingz ndei "aen mbanj mak"，lwgmak cungjloih lai，Sungdai 《Gveihhaij Yizhwngz Ci》 couh geiq miz 120 lai cungj. Bouxcuengh haengj gwn lwgmak miz oij、makgam、makbug、makgamdeb、makbenjdauz、bohloz、maknam、gyoijhom、maklaehcei、maknganx、makmoed、makgyamj caeuq makgai daengj. Gij laeuj vunz Bouxcuengh gvaqbae haenx，cujyau dwg gij laeujhaeux、laeujmaenzhau caeuq laeujmoegsawz bonjfaenh gag ngauz，gij laeuj ciujcingh dohsoq cungj mbouj sang，ndawde laeujhaeux dwg gij laeuj cujyau gvaq ciet caeuq daihhek.

Dieg Bouxcuengh gij swhyenz doenghgo doenghduz de gig lai. Youq ciuhgeq，cojcoeng Bouxcuengh couh dawz doengh cungj doxgaiq ndaej gwn doenghduz doenghgo gwnz mbwn mbin、gwnz namh buet、ndaw raemx youz、ndaw reih maj haenx guhbaenz gak cungj gijgwn. Youq ndaw lizsij fazcanj raezrangrang，gij sibgvenq gwnndoet Bouxcuengh cauxbaenz gij daegdiemj yienhda bonjfaenh.

It、Haengj gwn haeuxnaengj

Bouxcuengh dwg aen minzcuz aeu haeuxsan guh gijgwn cujyau，dieg Gvangjsih dwg ranzmbanj haeuxcwx，cojcoeng Bouxcuengh dwg aen minzcuz ndaem haeuxnaz ceiq caeux ndeu. Ceiq laeng youq Hancauz，vunz ciuhgeq Bouxcuengh couh laebdingh le gij diegvih haeuxgwn cujyau dwg haeuxnaz. Haeuxnaz ciuq gij binjciz haeux ndaej faen baenz haeuxciem、haeuxsuen、haeuxcid sam daih loih. Ndawde，haeuxciem caeuq haeuxsuen mbouj niu，haeuxcid haemq niu. Caeuq daih dingzlai minzcuz aeu haeuxsan guh gijgwn cujyau doxbeij，Bouxcuengh haengj gwn haeuxcid guh baenz gijgwn，youq ndaw gezgou gijgwn cujyau Bouxcuengh soj ciemq beijlaeh hix haemq hung. Bouxcuengh cujyau yungh haeuxcid guh gijgwn ngoenzciet, lumjbaenz faengx、 ceiz、 gau、 haeuxnaengj haj saek、 ceizraemxrouh、 youzdonz daengj. Ndawde, ceiq miz minzcuz daegsaek Bouxcuengh dang dwg faengx caeuq haeuxnaengj haj saek lo.

Bouxcuengh heuh faengx guh "faengxhaeux ", guh baenz faengx yiengh haemq lai. Youq Gvangjsih Ningzmingz Yen, ndwencieng vunzlai ciengzseiz guh cungj faengx hung dwk hawj vunz doeksaet bae, cungj faengx neix aeu mbawgyoij suek baenz, ndewde cuengq aen gamou iep dawz ndok deuz ndeu, miz aen daiz betsien baenzneix baenz hung.

Aenfaengx baenzneix hung, dwg haemhndaep aeu daeuj caeq cojgoeng. Caeq coj sat le, daengx cuz vunz caez faen gwn aen faengx hung neix, byaujsi daihgya doengzsim doengzdaek, doxhuz vuenyungz. Youq Yinznanz Swngj Vwnzsanh Bouxcuengh Myauzcuz Swcicouh, ginzcung haengj youq ngoenzciet guh "faengxgamax". Cungj faengx neix dwg yungh gij rongfaengx hung sam cib lizmij raez、 gvangq cib daengz cib haj lizmij haenx suek baenz, gij yienghceij de dwg gyaeuj ndeu co hung, lingh gyaeuj saeqraez, gig lumj cik gamax daiq daez ndeu, ndigah gyoengqvunz heuh de guh "faengxgamax". Guh faengxgamax seiz, yaek sien dauz haeuxcid cimq buenq diemj cung doxhwnj, dawz gij rongfaengx hawq bigonq coemh baenz daeuh, caeuq gij haeuxcid daih gvaq haenx gyaux yinz, caiq gyaux roengz noh hojduij sei、 makcauj、 nohmou、 gyu (roxnaeuz dangz) daengj, doeklaeng aeu rongfaengx suek ndei, roengz rek bae gya raemx cawj baenz. Cungj faengxgamax neix saekhenjmong, gwn hwnjdaeuj cix unq raeuz, feihdauh homfwd, gawq ndaej gwn ndat, youh ndaej gwn gyoet, geiz bauj caetliengh haemq raez, mboujdan dwg gij doxgaiq ngoenzciet ginzcung Bouxcuengh dangbieg aeu bwh, hix dwg gij laex doxsoengq ciengzbwh sai mbwk bouxcoz bae haw、 bae hawfwen, ganj vahgaih doxsoengq.

Haeuxnaengj haj saek, youh heuhguh haeuxva、 haeuxcid va、 haeuxnaengj haj saek、 haeux haj saek daengj, dwg gijgwn cietheiq "sam nyied sam" Bouxcuengh itdingh aeu bwh miz. Liggaeuq sam nyied cosam, gyaranz hohhoh guh haj saek haeuxnaengj, naeuz dwg vihliux geiqniemh gohsenh Liuz Sanhcej. Ngaizhaeuxnaengj hajsaek, dwg aeu ganj gorum hoengzlamz、vahenj、mbawraeu、goraeu、mbawva daem yungz, aeu raemx faenbied cimq haeuxcid (louz faenh haeuxcid ndeu caengz cimq saek), yienzhaeuh naengj cug cix baenz, saek de faenbied yienj hoengz、henj、ndaem、aeuj、hau haj saek. Gyoengqvunz ciengzseiz dawz gij haeuxcid haj saek baenj baenz fandonz, gij fandonz mbouj doengz saek baij youq itheij, ronghsien lwenq da. Gij yienzliuh saekhoengz haeuxcid mboujdan miz gij yunghcawq de, caemhcaiq hix miz gij cozyung diuzfeih, mbouj doengz haeuxnaengj miz gij feihdauh mbouj doengz. Haeuxnaengj ginggvaq cawqleix le, mbouj yungzheih soemj, mbouj yungzheih vaih, miz gij cozyung fuengz naeuh、bauj sien. Haeuxnaengj saek cawz itbuen gwn caixvaih, haeuxcid mbouj doengz saek lij miz cozyung mbouj doengz, lumjbaenz haeuxnaengj saek henj dwg vunzlai Bouxcuengh youq gwnz moh、ciepfangz caeuq soengq fangz seiz sawjyungh.

Cawz le guh gijgwn ngoenzciet caixvaih, gyoengqvunz lij aeu haeuxcid guh di gijgwn daegbied he, lumjbaenz haeuxnamzgva daengj. Haeux namzgva dwg dawz lwggva ronq baenz gaiq baenz gaiq, vat bae ndaw sim, cimq haeuxcid、nohlab roengz ndaw gva bae, gya raemx habliengh gyaux yinz, hoemq hwnj gwnz fa bae. Dawz namzgva cuengq youq gwnz cauq, yungh vwnzfeiz coemh daengz ciuhvangz, caiq yungh feiz coemh daengz seiqhenz Namzgva bae, hawj de sug, yienzhaeuh buqhai aen gve le cij gwn, feihdauh daegbied.

Caeuq gizyawz minzcuz ityiengh, lwgminz Bouxcuengh lij aeu haeuxcid ngauz laeuj. Bonj saw 《Lingjbyauj Yiluz》 Liuz Sinz sij haenx geiq miz seiz Dangzciuz vunz ciuhgeq Bouxcuengh ngauz laeuj cungj fuengfap neix："Gaej dauz swiq haeuxsan, dak hawq, dwk yw roengzbae, caeuq haeux gyaux cug, couh baenz mbaheu lo. Raemxndat cimq baenz ndaek ndeu, yienghceij lumj aen bingj fatmienh. Aeu lwgfwngz youq cungqgyang coeg guh aencongh ndeu, cuengq youq gwnz diemxliengz, aeu gij mbaw goujgij goemq ndei. Gij bienqvaq de haemq nyieg, caen lumj aen fap guh lwgndo. Liux le aeu gaeu duk roix venj youq gwnz hoenzfeiz. Moix baez fat daeuj guh laeujbi ndeu yungh geij aen lwgndo, ndigah cungj haemq cinj lo. Baihnamz mbwn raeuj, cawzcin caeuq cawzdoeng caet ngoenz couh baenz, cawzcou cawzhah haj ngoenz couh baenz. Oemq cug le, rom youq ndaw aenboemh, aeu bwnh dwk feiz daeuj ngauz." Mingz Cingh doxdaeuj, ngauz laeuj youq dieg Bouxcuengh haemq hwng, ranz haemq fouq di, ca mbouj geij ranzranz ngauz laeuj. Cawz doengh gij laeuj cingzdoh haemq sang de caixvaih, Bouxcuengh lij haengj gwn cungj laeujvan (youh heuhguh nyaqlaeuj). Cungj fuengfap guh laeujvan neix haemq genjdanh, dawz lwgndo vanq youq gwnz haeuxnaengj, cuengq geij ngoenz couh oemq baenz. Mwh gwn gya di raemx cawj goenj, ndaej lienz nyaq itheij gwn. Laeujvan gya dangznding cawj gyaeq, deng vunz Bouxcuengh yawj guh gij huqbouj ndei mehnaenghndwen.

Ngeih、Haengj gwn gij ndip

Bouxcuengh haengj gwn gijgwn ndip cungj conzdungj neix gig gyaenanz. Gijgwn ndip gawq miz doenghgo, hix miz doenghduz, mizseiz lij dwg doenghduz lix. Mwh Dangzcauz, beksingq ciuhgeq Bouxcuengh couh miz gwn duznou gueng dangzrwi ciengx baenz haenx, Dangzciuz 《Cauzdingz Caeuq Ndawbiengz Cungj Geiq》gienj daihngeih daengh: "Gyoengq beksingq Lingjnamz haengj gwn non dangzrwi, hix couh dwg lwgnou ngamq seng roengz, daengx ndang hoengzoiq, aeu dangzrwi daeuj gueng de, baij youq gwnz daiz, lij rox ruenz, aeu dawh nip gwn, lij heuh citcit, ndigah heuhguh nondangzrwi." Daengz gaenhdaih, aen conzdungj gwn ndip、buenq gwn ndip Bouxcuengh ndaej daengz ciepswnj. Minzgoz seizgeiz Ciz Sunghsiz youq ndaw bonj saw 《Yezgyangh Liuzyiz Yinzminz Sij》gangj daengz gij gwnndoet Bouxcuengh seiz, gangj Bouxcuengh "maij gwn gijgwn buenq seng buenq cug. Bonj Sawmanz Fanz Coz sij naeuz, gijgwn vunz Yizyinz miz duzmou duzyiengz duzmeuz duzlawz duzloz duzbeuq duzdouq duzhanq duzbit daengj, hoeng cungj gwnfap caeuq dieg cunghyenz mbouj doengz, aenvih gyoengqde mbouj yungh cawj cug, cungj buenq ndip couh gwn. Cungj fungsug neix hix caeuq ngoenzneix gij vunz Gvangjsih Gvangjdungh doxlumj······byaseng byaekndip couh mbouj yungh gangj lo, couh dwg itbuen byaekheu caeuq nohgaeq、nohbit、nohvaiz daengj, boux dajcawj hix cawj loq ndip guhcawj ". Youq ndaw gijgwn ndip Bouxcuengh, gwn lwedndip caeuq byaseng dwg ceiq mizmingz.

Gij lwedseng Bouxcuengh ciengzseiz gwn haenx miz mou、yiengz、gaeq、bit daengj doenghgij lwed doenghduz neix, nyinhnaeuz ciengz gwn lwedseng ndaej dem lwed bouj heiq. Miz yozcej nyinhnaeuz, gij fungsug neix goekgaen de dwg daj vunzloih geizcaeux cungj gvanhnen saenzmaed okdaeuj, dwg gij fungsug daihhek ndawde cungj ndeu. Youq ndaw lwedseng, vunz Bouxcuengh nyinhnaeuz lwedyiengz dwg ceiq dijbauj, nyinhnaeuz de ceiq bouj. Cinghcauz Luz Cozfanz youq ndaw《Yezsih Dingjlingz Geiq Roengz》gangj naeuz gij yiengzbya Dahcojgyangh "duzlix ngamq gaj buq hai, gij lwed ndaw sim ceiq ndei, gij lwed wnq hix ndei ". Gij fuengfap gwn lwedndip Bouxcuengh dwg: Dawz gij lwedmou ndip、lwedyiengz ndip、lwedgaeq ndip、lwedbit ndip lij miz heiqndat de ndingq roengz ndaw buenz seuq bae, gyaux mbouj dingz, mbouj hawj de gietroj, dawz gak cungj noh caeuq dungxsaej gya liuh cauj cug swnh ndat dauj roengzbae, gyaux yinz hawj lwed giet couh ndaej gwn.

Bya'ndip youh heuh " byaseng ", dwg gij byaekndei ngoenzciet Bouxcuengh aeu daeuj daihhek. Cinghcauz bi Gvanghsi bonj saw《Hwngzcouh Ci》geiq naeuz dangseiz vunzlai cungj fuengfap guh、gwn byaseng: Buq byalix ron saeq, bwh gij liuh rangmanh、byaek、meiq, aeu dawh nip byaseng gyaux liuh gwn. Seizneix vunz Bouxcuengh mwh gwn byaseng, itbuen dwg aeu byaleix singjsien、noh'oiq dawz gyaepbya、oenbya deuz, swiq seuq uet seuq le ronq baenz gaiq mbang youh iq, gyaux haeuj youzlwgraz、gyu、veicingh、coeng、suenq、hing daengj, lingh bwh meiq、ciengqmakmaedgyaj、ciengqyouz daengj, seiz gwn ndaej gaengawq feihdauh gak vunz haengjheiq, nip byaseng caemj meiq、ciengqmakmaedgyaj roxnaeuz ciengqyouz gwn, singjsien oiqup hab gwn. Boux rox gwn lij gya duhdoem、lwgraz caeuq yiemzsih、nyodcin itheij gwn, youh ndip youh byoiq youh oiq, liengzsuemj baksangj.

Sam、Haengj gwn gijgwn lemq gvaq

Lwgminz Bouxcuengh gig maij gwn gak cungj gijgwn iepguh haenx. Minzgoz seizgeiz Liuz Sizfanz youq 《Lingjbyauj Gi Manz》 cieng daihseiq geiq naeuz："Byaekiep yiengh doxgaiq neix, dwg gijgwn ceiq bingzciengz gak cungj bouxmanz. Gij byaek aeu daeuj iep miz byaek ndaw suen caeuq byaekcwx song cungj, liggaeuq ndaw haj roek caet nyied, vunzmanz okrog dajndaem, gwn sam donq, cijmiz cungj doxgaiq neix, ndigah cawz cawj haeux le, ca mbouj lai mbouj miz saek boux diemj feiz." Gij byaek Bouxcuengh ciengzseiz aeu daeuj guh byaekiep miz byaekhau、byaekgat、lauxbaeg、duhsei、duhyangj、moeggva、lwgmanh、hing、rangz、giux daengj. Ndawde, iep rangz daegbied okmingz, Cinghcauz 《Bwzsanh Swhci》 gienj daihgouj geiq naeuz："Ndwen seiq haj vat aeu rangzhaemz, bok byuk coq ndaw boemh, aeu raemxsaw daeuj cimq, nanz le rangz cix bienq soemj, gij heiq de haemq haeu, doengh boux byaij gvaq de cungj goemq ndaeng, bouxdoj cix nyinhnaeuz rang. Caeuq bya'iq caez cawj gwn, dwg gijgwn ndaw de cungj haemq ndei. Gij rangz cimq gvaq geij bi haenx, yw gij binghhwngq haemq saenz, bouxdoj daegbied insik."

Bouxcuengh mboujdan iepguh gak cungj byaekheu ndaw suen、byaekcwx, caemhcaiq hix iepguh noh bya gungq. Seiz Minzgoz 《Dungzcwng Yenci》 geiq naeuz："Baihsae gak aen mbanj gwnz bya liz haw gyae, ciengz dwg geij aen mbanj doxgap doengzcaez gaj duz mou ndeu, dawz gij noh faen ndaej haenx caeuq mba haeuxcid oepndip rom ndaw gang, gvaq cib lai ngoenz couh ndaej gwn, mbouj yungh cawj gvaq, cuengq yied nanz engqgya ndei, heuhguh 'nohsoemj'." Seiz Minzgoz Liuz Sizfanz youq 《Lingjbyauj Gi Manz》 cieng daihseiq hix geiq naeuz："Danghnaeuz gaj vaiz gaj mou, couh dawz ndok caeuq gij byaek doxcaeuq caemh iep, caj de bienq soemj le, yienzhaeuh aeu daeuj gwn." Cungj byaekiep denjhingz daibyauj Bouxcuengh dwg aeu bya iep baenz bya'iep, Bouxcuengh guh bya'iep lizsij gyaeraez, Sungdai Couh Gifeih 《Lingj Vai Daih Dap》 gienj roek geiq："Vunz baihnamz aeu bya guh bya'iep, miz cib bi mbouj naeuh.

Gij fuengfap de dwg aeu gyu caeuq mbamienh doxgyaux iep, cang haeuj ndaw boemh, gwnz bakboemh seiq henz guhbaenz aen gvaengh coux raemx, aeu vanj daeuj goemq bakboemh, dauj raemx fung red. Raemx sied cix dauq gya, yienghneix couh mbouj laeuh rumz. Byak'iep gvaq geij bi hwnj moengjhau, lumj gaenq naeuh nei. Fanz dwg soengq cincik baengzyoux, cungj dwg soengq laeuj、bya'iep, ndaej gij iep nanz haenx ceiq ndei."

Seiq、Haengj gwn gijgwn soemj manh

Gyoengq siujsoq minzcuz swnghhoz youq ndaw byahung guek raeuz Sihnanz digih haenx cungj ngah gwn gijgwn soemj manh, youq gwnzbiengz ciengzseiz miz "sam ngoenz mbouj gwn soemj, byaij loh cungj sumxsax" "gwn mbouj liz soemj" "mbouj manh mbouj baenz byaek" "mbouj miz lwgmanh daih mbouj ndaej hek" doengh cungj vahsug neix.

Bouxcuengh caeuq Sihnanz digih gizyawz siujsoq minzcuz ityiengh, hix maij gwn gij doxgaiq manh soemj. Lumj Yinznanz Swngj Vwnzsanh Bouxcuengh Myauzcuz Swcicouh lwgminz Bouxcuengh daegbied maij cungj raemxdang soemjsetset de.

Gij guhfap dangsoemj: Dawz raemxreiz cuengqgyoet, cuengq haeuj gang, dawz gij byaekheu、byaekhau、byaekgaiqlanz roxnaeuz mbawbyaek wnq swiq seuq haenx ronq soiq, gyaux gyu, cuengq haeuj raemxreiz caep ndaw gang bae, funggang romcuengq saek song ngoenz le, raemxreiz caeuq mbawbyaek ndaw gang couh oemq bienq soemj, baenz dangsoemj caeuq byaeksoemj; aeu dangsoemj caeuq byaeksoemj gya doengh gaiq nohlab roxnaeuz nohlab caq gvaq cawj dang, couh baenz dangsoemj lo. Hix ndaej gaengawq gak boux maij gwn caeuq gidij bwh liuh cingzgvang, gya daeuhfouh caeuq gizyawz boiqliuh guh baenz gak cungj dangbyaek, guhbaenz gij byaek soengq haeux. Dangsoemj youh soemj youh singjsien sangj bak, ndaej gaij hozhawq. Youq seiz doekgyaj daengz liggaeuq bet nyied duenh seizgan neix dienheiq haemq ndat neix, cungj dangsoemj neix couh baenz cungj byaek bingzciengz gwnzdaiz vunz Bouxcuengh. Gij dangsoemj oepguh byaeksoemj cawj goenj le cuengq caep, lij ndaej guh gij yinjliu gaij hozhawq dem, sangjswt youh daezsaenz.

Bouxcuengh haengj gwn gij doxgaiq soemj manh, dwg caeuq gij swnghhoz vanzging caeuq gij doxgaiq bonjdieg swnghcanj gyoengqde mizgven. Lwgminz

Bouxcuengh lai swnghhoz youq giz diegbya cumx，lai gwn gij soemj gij manh，ndaej gyaep hanz sanq cumx；doengzseiz，lwgminz Bouxcuengh gwn haeuxnaengj haemq lai，hoeng haeuxnaengj niu mbouj yungzheih siuvaq，ndigah hix aeu lai gwn manhsoemj daeuj gikcoi dungxsaej，coicaenh siuvaq supsou.

Ciet Daihngeih　Gij Fungsug Gwnndoet Bouxcuengh

Gij fungsug gwnndoet dwg gyoengqvunz youq ndaw swnghhoz gwnndoet cauhbaenz gak cungj laexciet，dwg cungj biujyienh hingzsik laexciet caengz ceiq baihrog caeuq aen vueddoengh yiemzgek gveihfan bae ceiboiq. Hancauz ginghyoz daswh Dungj Cungsuh《Cunhciuh Fanzlu · Denhdau Sih》gangj：“Maijsau mbouj miz laex couh lanh，gwnndoet cix mbouj miz laex couh ceng，youh lanh youh ceng aenbiengz couh luenh.” Caeuq minzcuz wnq ityiengh，Bouxcuengh youq ciengzgeiz dajgwn ndawde hix cauxbaenz le dauq fungsug gwnndoet lai cungj lai yiengh ndeu.

It、Gij fungsug gwnndoet ngoenznaengz

Caeuq siujsoq minzcuz wnq doxbeij，Bouxcuengh souh conzdungj vwnzva Bouxgun yingjyangj haemq daih，ndigah gingqcungh bouxlaux gyaez lwgnyez、laux coz miz cizsi、yawj bouxsai dij yawj lwgmbwk cienh daengj conzdungj gvanhnen youq gij fungsug gwnndoet ngoenznaengz Bouxcuengh cungj miz fanjyingj. Lumj seiz haeuj daiz gwn haeux，bouxlaux ciengzciengz ndaej daengz daegbied gingqcungh，hawj bouxlaux daek haeux seiz，aeu yungh song fwngz daj laeng bouxgeq dawz vanj soengq hwnj；gwn ngaiz gvaq le，aeu soengq raemxcaz roxnaeuz raemxsaw hawj bouxgeq riengx bak.

Bouxcuengh nyinhnaeuz gij simdaeuz、daep gaeq、bit yingzyangj lai，aek、soenj biz oiq，ndigah gyoengqvunz gwn gaeq、bit seiz，aeu dawz sim、daep、aek、soenj louz hawj bouxgeq gwn. Youh lumj Bouxcuengh gwn donq seiz，ciengz dwg sai mbwk faen daiz gwn，mienxndaej famh gij vah ciuhgeq “lwgsai lwgsau mbouj ndaej doxcaeuq dajgangj doxsoengq doxgaiq” neix.

Daizgwnhaeux caemh miz gvidingh haemq yiemz, bohmeh gvanbaz naengh vihcingq, lwgnyez naengh youq henz, lwgbawx naengh diegvih doekgonq.

Ngeih、Gij fungsug gwnndoet daihhek

Bouxcuengh dwg aen minzcuz haengj hek ndeu, neix youq ndaw vwnzyen ciuhgeq lai miz fanjyingj, lumjbaenz Mingzcauz Gvang Lu《Cizyaj》gienj gwnz geiqloeg："Vunz daengz ranz de, mbouj cam rox mbouj rox, cungj aeu laeuj noh daeuj daih hek, doq gwn doq ndoet, cungj gingq mbouj dingz." Cinghcauz Minj Si《Yez Suz》geiq miz："（Hek）daengz, couh haemq caensim gaj gaeq cawj haeux daeuj daihek." Minzgoz bonj saw《Sanglinz Yenci》geiq naeuz："Caenyoux saek seiz dingjlingz angq daeuj cunz, yienznaeuz ndaw ranz mbouj suenq fouq, hix bietdingh aeu cenj laeuj ndeu lienzvuen, caenh gij cingzngeih bouxcawj; danghnaeuz hek gyae daeuj daengz, couh engqgya doxndei." Lwgcuengh rangh dieg Lungzcouh miz gij fungsug "daizhoengq louz hek", couh dwg ranz miz hek daeuj, bouxcawj couh guh byaek bwh laeuj, caemhcaiq youq dingdangz nda daiz cuengq vanj dawh, byaujsi gaenq iu bouxhek gwn haeux, bouxhek mbouj ndaej doi, danghnaeuz bouxhek itdingh aeu byaij, couh saetnaj bouxcawj lo.

Youq haujlai deihfueng, aen mbanj Bouxcuengh mboujlwnh ranz lawz miz bouxhek daeuj cungj yawj baenz dwg bouxhek daengx mbanj, ciengzseiz geij ranz doxlwnz cingj gwn haeux, bouxhek aeu lwnz gvaqbae gwn baez ndeu, boux mbouj gwn couh saetlaex. Cijmiz gak gya cungj cimz di ndeu, cij suenq lingx cingz、laexsoq daengz lo. Mwh heklaeuj Bouxcuengh, aeu hawj bouxhek geq caeuq bouxhek gviq caeuq bouxcawj caez naengh vihcingq. Daih hek seiz, aeu hawj bouxhek ceiq geq caeuq bouxhekgviq caeuq bouxcawj naengh cingqvih. Gwnz daiz daihhek aeu bwh miz laeuj, cij yienh daej daih hek hoenghhwd. Gwn laeuj seiz, gyoengq vunz miz gij fungsug gwn "laeujvuenhcenj". Bouxcuengh gwn "laeujvuenhcenj", gizsaed mbouj yungh cenj, cix yungh beuzgeng ngvax, song boux daj ndaw vanj laeuj gag daek beuzgeng laeuj ndeu, doxvuenh ndoet laeuj, da caensim muengh doiqfueng. Vihliux byaujsi gingqcungh bouxhek, moix hwnj aen byaek ndeu, bouxcawj cungj aeu sien hawj bouxhek nip di byaek ndeu le, gizyawz vunz cij ndaej roengz dawh. Gwnz daizlaeuj, vunz Bouxcuengh dwg mbouj hawj aen vanj bouxhek gwn daengz liux, ndaw vanj bouxhek ciengzseiz deng bouxcawj de daep byaek cuengq rim bae, doi ndaej haemq sang. Bouxcuengh yawj naeuz, dong byaek yied sang biujsiq yied gingqcungh. Miz mbangj Bouxcuengh, cungj lij aeu diuz dawh ndeu con geij gaiq noh hwnjdaeuj, coh saek coh ndaw bak bouxhek, heuhguh "guenq noh". Miz mbangj bouxhek ngamq daengz Mbanjcuengh, lau gwn mbouj liux lw roengz mbouj ndei eiqsei, caenhliengh gwn gij byaek ndaw vanj seuq bae, doeklaeng yied gwn boujcawj couh yied nip byaek haeuj ndaw vanj bae, bouxcawj raen bouxhek gwn mbouj liux cij angq, roxnyinh yienghneix cij caenh daengz laex; danghnaeuz gij byaek haeux ndaw vanj bouxhek gwn liux lo, couh roxnyinh gijgwn mbouj gaeuq fungcuk, daih hek mbouj gaeuq.

Sam、Gij fungsug laexsoq gijgwn ciuhvunz

Youq ndaw gij vueddoengh laexngeih seiqvunz lumj haq lwg aeu bawx、 diuqsang、lauxsouh daengj, gij vueddoengh dajgwn ciengzseiz daiq miz gij cozyungh caeuq hamzngeih youqgaenj mbouj ndaej dingjlawh, ndigah gyoengq-vunz daegbied yawjnaek gij fungsug gijgwn ndaw doengh gij vueddoengh laexngeih seiqvunz neix. Youq ndaw gak cungj vueddoengh laexngeih seiqvunz, gij vueddoengh haq lwg aeu bawx ceiq hoengh, gij fungsug dajgwn de hix itcig daj daeuz daengz laeng cungj daejyienh youq mwh daj guhyoux dinghcaen daengz baiqdangz baenzgya daengx aen gocwngz haq lwg aeu bawx. Youq Gvangjsih Cingsih、Dwzbauj、Nazboh、Dasinh daengj dieg, sai mbwk guhyoux duenh seizgan ndeu le, daengz bi daihngeih cieng co, ranz mehmbwk aeu banh daiz laeuj hoenghhwd ndeu, daeuj dakdaih lwggwiz ngamq hwnjdou, dangdieg heuhguh "laeuj gauj lwggwiz". Youq seiz gwn laeuj gauj lwggwiz, fueng lwgmbwk daegdaengq iucingj ndaw mbanj bouxlaux ceiq miz mingzmuengh、rox lai raen lai haenx daeuj gauj lwggwiz, miz doenghgij nungzyez fuengmienh, miz ngoenznaengz swnghhoz fuengmienh, caemh miz cunghgyau lizsij fuengmienh, daengjdaengj. Cungj fuengsik gaujcam neix itbuen dwg youq ndaw gocwngz gwnhaeux swyenz、doxndei de bae guh. Youq seiz gwn laeuj gauj lwggwiz boux yaek baenz lwggwiz biujyienh baenzlawz yiengh yaek cigsoh yingjyangj daengz sai mbwk song fueng dwg mbouj dwg dinghvaen.

Youq ndaw gij laexngeih dinghvaen Bouxcuengh，miz gij fungsug aeu maklangz guh laex gvaqlaex , Cinghcauz bonj saw《Bwzsanh Swh Ci》geiqloeg："Vwnhyinh mbouj soengq gengdiep，dan soengq hab maklangz ndeu、doiq haedfwngz ndeu，heugguh gwn." Maklangz baenz yiengh luenzraez，saekhoengzzhenj，Bouxcuengh bingzseiz miz cungj gij fungsug gwn maklangz daeuj bang siuvaq. Sungdai Loz Dagingh《Hwzlinz Yiluz》caeuq Cinghcauz《Bwzsanh Swh Ci》ndawde cungj geiqloeg gij yienzaen lwgminz Bouxcuengh maij gwn maklangz dwg vihliux dingj cieng. Lwgminz Bouxcuengh aeu maklangz guh laex dinghvaen，cawz aenvih maklangz ndei gwn caixvaih，lij aenvih de caeuq "binhlangz" sing yaem doxdoengz，youq ndaw Vahgun vunz ciuhgeq naeuz hekgviq dwg "binh" dwg "langz"，aeu maklangz guh gvaqlaex，miz gij eiqsei gingqcungh baih mehmbwk.

Youq mbangj dieg rangh henz Dahraemxhoengz caeuq henz Dahliujgyangh，bawxmoq hwnj giuh gaxgonq aeu naengh youq gyang ding，boihcoh feizyieng，youz boux bohmeh lij youq、dahlwg daeglwg cungj miz haenx dawz vanj haeux ranzgvan soengq daeuj haenx boengj youq ndaw fwngz，boux swhyiz singsang gangj naeuz："Vanj haeux hausak unq youh rang，dangz youq cungqgyang noh youh baih. lwgmbwk gwn haeux ranz bouxsai，lwg gvai lan lingz baenz canghyienz." Gij vunz seiqhenz han naeuz："Ndei ha! Miz ha !" Boux gaem vanj haenx yaengyaeng dawz diuz coeng、aen gagaeq、gaiq dangznding ndaw vanj bued gvaq mbiengj ndeu，vej sam gaemz haeux guengq hawj de，de gwn sam gaemz haiz sam gaemz（nuengx cix aeu vunj daeuj ciep），ciep dwk youh ndenq gaem dawh ndeu hawj de，de daj gwnz mbaq swhgeij ndenq hawj ban iq baihlaeng，swhgeij cix mbouj ndaej coh baihlaeng yawj，byaujsi ciengxlwenx mbouj goq baihlaeng.

Youq gwnz daizlaeuj haq lwg aeu bawx，Bouxcuengh saedhengz sai mbwk faen daiz，hoeng gwn daizlaeuj itbuen mbouj baiz vih，gyoengqvunz ndaej mboujlwnh ciuh hung iq caemh naengh youq aen daiz ndeu gwn haeux. Aen hoihlaeuj gezvwnh Bouxcuengh lij miz gij fungsug haeuj daiz couh suenq boux ndeu, hix couh dwg mboujlwnh nienzgeij hung iq, couhcinj dwg gij lwgnding ndaw rungj mehmbwk lij gwn cij haenx, hix ndaej miz faenh byaek ndeu, youz bohmeh bang de souyo, yungh gij mbaw seuq de suek ndei daiq ma ranz. Doengh gij fungsug neix daejyienh le aen gvanhnen bingzdaengj doxdaih Bouxcuengh. Hoeng youq mbangj aen ranzmbanj Mbanjcuengh, youq mwh hoihlaeuj gietvaen, hek bouxsai naengh daizsang gwn, hek mehmbwk naengh gwnz mbinj gwn, fanjyingj le dangseiz ndawbiengz Bouxcuengh doiq mehmbwk miz di yawjcuij, seizneix cungj yienhsiengq neix gaenq gig noix raen lo.

Cawzliux gij fungsug haq lwg aeu bawx vaih, gij laexngeih fungsug dajgwn Bouxcuengh ciuh vunz wnq hix gig lai. Lumjbaenz gij "laex sam haet" senglwg rangh dieg Anhbingz Gvangjsih Dasinh Yen neix loq daegbied, daengz seiz ranzmehdaiq aeu soengq rap haeuxnaengj ndeu caeuq 20 aen gyaeqbit. Ranz lwggwiz cingj daengx mbanj lwgnyez daeuj heux ranz hemq: "Seuq （dwg ceij lwgnding） daeuj ha, cae naz bae ha, ndaem reih bae ha! ……" Hemq sat le faen hawj moix boux lwgnyez gaem haeuxnaengj caeuq aen gyaeqbit ndeu. Youq Gveisih miz mbangj deihfueng, bouxlaux 60 bi doxhwnj guh laeujsouh seiz, lwgdaeuz de "aeu bae guh cungj laex dauq bwnq ndeu, aeu haeux byaek daeuj gueng " boh （meh）.

Seiq、Gij fungsug gwnndoet ngoenzciet

Gij fungsug gwnndoet ngoenzciet Bouxcuengh hix miz di neiyungz daegbied ndeu, lumj ndwencieng vunzraeuz yaek gwn faengx, itbuen mbouj gwn byaekheu, nyinhnaeuz ndwencieng gwn byaekheu daengz bimoq ndaw naz couh miz nywj, yingjyangj gomiuz soucingz. "Sam Nyied Sam" dwg ngoenzciet youqgaenj Bouxcuengh, cawz gwn haeuxnaengj haj saek le, Bouxcuengh lij miz gij fungsug gwn gyaeq haj saek. Aen gyaeq haj saek dwg dawz gyaeqgaeq （roxnaeuz gyaeqbit、gyaeqhanq） faenbied nyumx baenz haj cungj saek, moix boux gwn aen gyaeq miz saek ndeu, moix boux lwgnyez lij aeu youq najaek venj roix gyaeq haj saek ndeu, dangguh yiengh bajheiq bungq gyaeq. Mwh bet nyied cibngux, Bouxcuengh caemh miz gij fungsug baiq ronghndwen、gwn nyiedbingj. Gyoengq lwgnyez youq ngoenz neix ciengzseiz aeu naeng makbug bae guh baenz gak cungj byuk fangz yienghgvaiq, cang baenz goengsang、buzdaemq, daengz gwnz daiz ndaw mbanj fouqmiz bae aeu nyiedbingj gwn. Hauxseng sai mbwk cix doxbuenx haeuj reihnaz bae, siengcwnghsingq caeg aeu di gva mak byaek ma, vahsug heuhguh "caeg heu", nyinhnaeuz gwn le gij gva mak byaek caeg daeuj neix ndaej coengmingz da yawj ndaej cingcuj.

Ciet Daihsam　Gij Gvanhaeh Ywcuengh Caeuq Vwnzva Gijgwn Bouxcuengh

It、Sam roen lwnh Ywcuengh caeuq vwnzva gwnndoet Bouxcuengh

Ywcuengh nyinhnaeuz, roenhaeux、roenraemx caeuq roenheiq ndaw ndang bouxvunz caeuq gij suhniuj dungxsaej dox gvanlienz de, cungj dwg giz dieg yingzyangj doxgaiq sengmaj、yocangz、daeh baij、yinhhengz, ndawde faenhong doxgap, dox boiqhab, gak aen gag guh gij hong bonjfaenh, nyinh ciengx daengx ndang, daj neix saedyienh le mbwn、deih、vunz sam heiq doengzbouh, baujcwng le gak cungj sengleix hozdung ndaej cingqciengz yinhhengz. Roenhaeux dwg diuz roenloh gijgwn ndaej siuvaq supsou caeuq cingsaeq bae baij soengq, roenheiq dwg giz dieg gij heiq daengx ndang ndaej majbaenz、baij soengq、romyo, roenraemx cix dwg giz dieg gij raemx ndaw ndang ndaej maj baenz、romyo、yinhhengz. Youq dieg Bouxcuengh, gij hoengheiq singjsien、gij goekgaen ndei caeuq gij doxgaiq gwn saekloeg sengcingz, doiq gij goengnaengz roenhaeux、roenheiq caeuq roenraemx ndaej cingqciengz yinhhengz miz cozyung youqgaenj, baenzneix hawj ndang vunz lai dingj ndaej bingh, hawj ndangvunz ndaej veizciz cungj ciengzdoh ndangcangq. Ywcuengh nyinhnaeuz, dungxsaej yocomz gig huqndei, hawj ndangdaej maj cangq maj vuengh; daep bwt dungxsaej baij soengq gij huq cingsaeq roenhaeux roenraemx, cawz uq louz seuq. Gij goengnaengz daep bwt dungxsaej cujyau baengh "sam roen" daeuj diuz-ciengx, hoeng youq ndawbiengz Bouxcuengh, daegbied yawjnaek diuzleix roen-haeux.

Ndawbiengz Bouxcuengh bouxgeq souhgyaeu lai, neix caeuq gyoengqde dajgwn hableix miz hanhhaed gvanhaeh maedcaed. Ywcuengh gig yawjnaek diuzleix roenhaeux, caeuq Ywdoj "aendungx dwg bonj ngoenzlaeng bouxvunz" mbouj yaeng cix hab. Gij gwnndoet dieg Bouxcuengh miz daegdiemj "haj noix" (lauz noix, danbwz doenghduz noix, gyu noix, dangz noix, yezlieng noix) caeuq "song lai" (veizswnghsu lai, senhveizsu lai), gyoengqvunz lai dwg gwn haeuxnyauq caeuq byaekheu guhcawj, ciengzgeiz gwn gijgwn saekheu bonj dieg ndaem haenx.

Lumjbaenz gij haeuxyangz lumj cawhenj Bahmaj couh hamz miz yingzyangj lai, miz youzlauz, danbwzciz hamzliengh haemq sang daengj daegdiemj; gij youzhojmaz dwg gij youzdoenghgo seizneix gwnz seiqgyaiq dandog ndaej yungz youq ndaw raemx haenx. Cawz neix caixvaih, gyoengqde lij miz gij sibgvenq ndei gwn cit, mbouj genj gwn, mbouj bien gwn daengj, gij yezlieng gwnndoet hix haemq daemq. Gyoengqde hableix dajgwn dapboiq caeuq swnghhoz sibgvenq ndei, doiq baujcwng roenhaeux doengswnh caeuq goengnaengz cingqciengz fazveih cozyung youqgaenj. Vunzraeuz hix ciengzseiz aeu gij goengnaengz roenhaeux dwg mbouj dwg cingqciengz daeuj dagrau gij gengangh canggvang ndang vunz.

Ngeih、Gij haeuxgwn guh yw Ywcuengh caeuq vwnzva gwnndoet Bouxcuengh

Gij haeuxgwn guh yw Ywcuengh dwg youq gij lijlun Ywcuengh cijdauj baihlaj, youz yw、doxgaiq gijgwn caeuq diuzliuh sam yiengh saeqsim guhbaenz, dwg gijgwn feihgwn aeu daeuj fuengz bingh yw bingh cangq ndang souh gyaeu, miz daegsaek deihfueng caeuq minzcuz daegsaek haemq noengz.

Bouxcuengh youq gwnz giekdaej cienzmienh faensik gij yienghsiengq boux vunzbingh、gij yienzaen baenz bingh、gij ndangdaej de, giethab vanzging、geiqciet hableix yungh gijgwn bae yw bingh. Aen yenzcwz gwn bouj dwg cin swng、 hah damh、cou bingz、doeng bouj yaem. Cawj gij haeuxgwn guh yw Bouxcuengh，daegbied yawjnaek baujciz gij yienzheiq ndaw gijgwn caeuq ywcaiz，sawj gijgwn caeuq ywcaiz gaenjmaed giethab，engq ndei bae fazveih ywbingh、baujgen cozyung. Cawj byaek fuengfap ndaej naengj、cawj、dumq、cauj、aeuq dang daengj，guh haeuxgwn guh yw seiz，lij gya itdingh diuzliuh dem，demgya gij saek、rang、feih，hawj vunz gwn ndaej lai di，engqgya yungzheih gwn.

Gve mak dwg gij yienzliuh ciengz yungh，yungh daeuj guh gij haeuxgwn guh yw makgva gak cungj minzcuz daegsaek，lumjbaenz gausanhcah、raemxdang maknam、raemxsigloux. Linghvaih，lwgminz Bouxcuengh guh haeuxngaiz hix lai cungj lai yiengh，haeuxcukdoengz、byaekbohliz suek haeux、haeuxnaengj haj saek cungj riuzmingz ndaw guek rog guek.

Seizneix，lwgminz Bouxcuengh youq gwnz giekdaej conzdungj yozsan，youh doi ok gij haeuxgwn guh yw yendai miz minzcuz daegsaek haenx，binjcungj mboujduenh demgya，lumjbaenz gvandouz haeuxgwn guh yw、gij yinjliu cangqndang、gij dangz haeuxgwn guh yw、gij gau bingj haeuxgwn guh yw，laeujyw daengj，ndaej daengz vunz ndaw guek rog guek angqcoux yied daeuj yied lai. Haeuxgwn guh yw Ywcuengh yaek vih gyoengqvunz fuengz bingh yw bingh、souh ndaej gyaeu guh ok gung'yen engq daih.

Sam、Ywcuengh ciengx ndang caeuq vwnzva gwnndoet Bouxcuengh

Ywcuengh ciengx ndang dwg aeu aen lijlun Ywcuengh guh cijdauj，lwgzminz Bouxcuengh youq ciengzgeiz yihliuz hozdung ndawde cauxbaenz gij ginglig cungjgez ciengx ndang gagmiz haenx. Gwn yw mbouj yawz gwn doxgaiq daeuj bouj，Ywcuengh ciengx ndang daegbied yawjnaek gij cozyung gwnndoet youq ndang cangq、fuengz bingh、demgya ndangcangq，hawj vunz laux ndaej menh di fuengmienh de.

Ywcuengh ak yungh gij doxgaiq lwednoh bouj ndang haw. Haw dwg gangj aenndang mbwnseng mbouj cangq，doeklaeng youh ciengx mbouj ndei，roxnaeuz bingh deng sied cix yinxhwnj ndangvunz cingqheiq mbouj cuk，sawj gij goengnaengz dungxsaej bienq nyieg cix okyienh gak cungj binghyiengh haenx. Gij binghhaw Ywcuengh cujyau baugvat binghnienzgeq、binghmenhsingq caeuq binghsingqgaenj gij doeg gij yak cawz bae le gij bingh aenndang geiz dauqfuk ndangcangq de. Bouxcuengh nyinhnaeuz vunz dwg gij lingzhoenz fanh yiengh, gij yw doenghduz dwg gij doxgaiq lwednoh miz cingz, doengz heiq doxgouz, ndigah aeu daeuj bouj haw ceiq mizyauq. Daj ciuhgeq daengz ciuhneix, Bouxcuengh couh gig sug diuz roenloh neix, haeng gwn noh caeuq aeu lwed doenghduz daeuj cangq ndang caeuq bouj ndangdaej. Gij noh conzdungj Bouxcuengh aeu daeuj gwn haenx miz nohmou、nohgaeq、nohbit、nohhanq、nohyiengz、nohvaiz、nohmax、nohbya daengj. Nohyiengz, ndaw 《Cunghyoz Daswzdenj》 geiq de ndaej "ik heiq bouj haw, raeuj ndaw raeuj laj. Yw ndang haw byom, hwet gyaeujhoq naet unq, canj gvaq ndang haw ndang nit, dungx in, nit baenz raembongz, ndaw haw dungx fan. Byaseng yingzyangj fungfouq, feih sien rang diemz habbak, ndawbiengz Bouxcuengh youq moix bi ciet bet nyied cib ngux, ranzranz cungj guh byaseng gwn. Gij lwed doenghduz lumj lwedmou、lwedvaiz、lwedbit、lwedgaeq、lwedyiengz、lwedhanq daengj, bonjfaenh de couh miz gij cozyung bouj ciengx lwed heiq. Lwedyiengz, feihdauh diemz、haemz、singq liengz, ndaej gej doeg、liengz lwed dingz lwed、siu cwk hawj lwed lae, ndaej yw doengh cungj bingh gogatfangz daengj ywdoenghgo dengdoeg, deng fung baenz saej oklwed、rueglwed、loemqlwed、seng lwg rug mbouj roengz、doek laemx deng sieng daengj; lwgminz Bouxcuengh gaj mou seiz, aeu lwedmou caeuq nohsoiq gyaux haeuxcid ndei, dwk di coeng、suenq, guenq haeuj ndaw saejmou swiq seuq bae, aeu sienqsaeq cug baenz donh, cuengq ndaw rek cawj cug couh baenz. Cungj "bongq" aeu lwedmou guh baenz neix, youh heuhguh "saejlwed", ndaej dang haeuxngaiz gwn, bouj haw yaugoj mbouj loek. Youh lumjbaenz cungj byaek mizmingz "gaeq samcaet" Gvangjsih, ciengzseiz gwn ndaej yw cungj bingh yingzyangj mbouj gaeuq baenz lwedhaw, yawhfuengz doengh cungj bingh saekgaz baenz dawzsaeg in. Cawz gijneix le, lij miz mbangj di doenghduz ndaej bouj haw dem, lumjbaenz gaeqndokndaem、roeglaej、duznou、duzngwz daengj. Gaeqnohndaem feihdauh gam、singq bingz, ndaej bouj daep mak、bouj lwed ciengx yaem、doiq hwngq haw, ndigah ndaej yw daep mak mbouj gaeuq rengz、hawsied、lwed mbouj gaeuq doenghgij bingh neix，caeuq doenghgij bingh hawsied ndaw haw ndat、binghnyouhdiemz、mehmbwk loemqlwed daiya neix；aeu roeglaej boiqhab nohyiengz guh gijgwn yozsan haenx，ndaej yw gij bingh rongzva caepnit baenz cungj bingh mbouj daiqndang haenx；lumjbaenz boux rongzva haw nit mbouj daiqndang，ndaej aeu noh yiengzbya、noh roeglaej、samvengqlueg、duhndaem，dox boiqhab gwn guh yw；doiq hohndok dinfwngz ciengqin，lai bi yw mbouj ndei，baez bungz dienheiq bienqvaq cix in ndaej haenq，Ywcuengh cujcangh lai gwn gak cungj dang duzngwz；doiq boux bwt siuhauq sieng daengz hoengq ae haenx，haengj yungh nohmou roxnaeuz bitmeh laux、noh roegfek aeuq ngaeux gwn. Ywcuengh mboujdan doiq bingh haw dwg yienghneix，caemhcaiq doiq doengh cungj bingh saekgaz haenx，miz seiz hix boiq gij doxgaiq lwed noh，cawz gij doxgaiq fuz cingq siu gaz caixvaih，ciengzseiz caeuq cuknohvaiz maenzcienz caemh gwn，yienghneix daeuj demgiengz gij goengyauq fuzcingq.

　　Ywcuengh gvenq yungh gak cungj laeujyw daeuj fuengz bingh cangq ndang. Bouxcuengh seiqdaih youq baihnamz Vujlingj，mokbya ciengheiq comz youq，mbouj yungzheih sanq ok，yiengz hwngq yaem giet，oemqndumj baenz hwngq，miz sa daiq cieng，ciengzseiz yungzheih fwt fat bingh. Dienheiq hwngq，mbwn cumx fwn lai，ndigah haujlai bingh cungj caeuq cumx yak mizgven. Youq ndaw《Goyw Gip Lw》geiq naeuz，laeujhau "doeng meglwed，hawj dungxsaej bienq na，nyinh naengnoh，sanq heiqmbaeq". Goenggeq Bouxcuengh raeuz sug gij fap ngauz laeu，swhgeij ngauz laeujhaeux、laeujvan、laeujmaenz、laeuj-maenzhau caeuq laeujmaenzfaex，gij laeuj dohsoq cungj mbouj sang geijlai，habdangq gwn yungh，cungj miz gij yaugoj cawz cumx siu cieng、raeuj doeng gingmeg、siucawz naetnaiq. Ndawde，laeujhaeux dwg seiz gvaq cieng gvaq ciet gij doxgaiq daih hek bietdingh aeu miz haenx，youq ndaw laeujhaeux dwk mbeigaeq heuhguh laeujmbeigaeq，dwk gaeqcab heuhguh laeuj gaeqcab，dwk daepmou heuhguh laeujdaepmou. Gwn laeujgaeqcab caeuq laeujdaepmou seiz，aeu gwn gaemz ndeu gwn liux bae，gij gaeqcab、daepmou louz youq ndaw bak menhmenh nyaij，ndaej gaij laeuj，youh ndaej dang byaek. Laeujlwgmaenz miz gij cozyung yawhfuengz hezyazsang、danjgucunz sang haenx. Laeujvan miz gij cozyung bouj heiq ciengx lwed，youq dieg Bouxcuengh miz hek daeuj，sibgvenq sien gingq laeujvan，byaujsi angqcoux；lij miz gij laeujmaknganx aeu gij daegcanj maknganx Gvangjsih guh yenzcaizliu guhbaenz haenx，ndaej miz cungj cozyung bouj lwed hawj vunz coengmingz、ciengx sim an saenz；aeu makyid daeuj ngauz laeuj，doiq fuengzceih hezyaz sang、bingh hezcij sang miz itdingh yaugoj. Laeuj aekex ceiq ndaej daejyienh daegsaek Bouxcuengh，aekex feihdauh ndaengq、singq bingz，ndaej bouj bwt mak、dingh ae'ngab、bouj mak cangq yiengz、bouj cing lwed、dingz hanhconh、doeng roenraemx. Aeu gij cwngzbinj aekex caeuq laeujhau doengzcaez fung red cimq laeuj，ginggvaq gyagoeng le guh baenz laeujaekez，miz gij cozyung bouj bwt dingh ae'ngab、raeuj mak cangq yiengz，doiq yw aenbwt aenmak yiengz haw baenz ae'ngab、mansingq cihgi'gvanjyenz daengj miz yw yaugoj gig ndei. Lwgminz Bouxcuengh lij dawz laeujaekex dangguh laeujyw baujgen yw bingh caezcaemh daeuj ciengzseiz gwn. Linghvaih，laeuj sam ngwz caemh dwg laeujyw. Laeuj sam ngwz dwg yungh duzgosanhlungz、duzbenjdouzfungh、ngwzgapdan roxnaeuz ngwzgapndoengj daegbied cawqleix gvaq haenx，gya di ywdoj cimq laeujndei le cix baenz，dwg cungj laeujyw mizmingz ndeu. Aeu gij mbei ngwzfaenzhab daeuj cam laeujhau，ndaej miz gij cozyung cawz fungcaep、cawz doeg cumx gig ndei.

Ywcuengh rox yungh gak cungj yinjliu daeuj gaij doeg fuengz bingh. Aen lijlun doeg haw baenz bingh Ywcuengh neix，dwg aen yozsoz baenz bingh yienzaen baenz bingh gihlij Ywcuengh gig miz daegsaek ndeu，Ywcuengh nyinhnaeuz doeg dwg gij cujyau yienzaen baenz bingh. Aenvih dieg Bouxcuengh gij dienheiq caeuq dilij vanzging daegbied de，doeg mboujdan ceij gij huqdoeg miz yiengh haenx（lumjbaenz ngwzdoeg、nondoeg、nywjdoeg、faexdoeg daengj），caemhcaiq hix ceij gij doeg mbouj miz yiengh（lumjbaenz doegndat、doegfeiz、doegfung、doegcumx daengj），lij ceij sojmiz gij yinhsu baenz bingh haenx. Dieg Bouxcuengh dienheiq hwngq，heiqndat heiqcieng yungzheih fat，gyoengq vunz youq neix swnghhoz haenx ndangdaej ciengzseiz yungzheih hwnjhuj、yungzheih yiengz hwngq hwnjhuj、yungzheih deng cumx deng hwngq daengj, ndigah doenghgij yinjliu ndaej siu ndat siu hwngq、cawz cieng cawz cumx haenx, cij dwg gijgwn miz daegsaek fueng dieg Bouxcuengh. Lwgminz Bouxcuengh haengj yungh maklangz、mbaw maksanhcah、raemx dauzhaeux soemj guh baenz yinjliu. Mwh seizcin seizhah, baenz bingh riuzhengz, ndaw ranz Bouxcuengh ciengzseiz bwh miz maklangz, aeu daeuj cawj raemx gwn, ndaej siucawz heiqcieng. Ndawbiengz Bouxcuengh lij ciengzseiz aeu mbaw sanhcah dak hawq cimq roengz raemxgoenj bae, caj caep le gwn, couhdwg gij yinjliu ciengz gwn gaij hawq gaij hwngq ndeu. Youq lajmbanj Bouxcuengh, ranzranz gag guh raemxdauzhaeux soemj, aeu daeuj cimq lwgmanh、duhnoh、rangzoiq、gyaeuj-suenq daengj. Mwh hwngq ndat gwn di raemxdauzhaeux soemj, mboujdan ndaej gaij hozhawq, caemhcaiq ndaej fuengz bingh dungxsaej dem; cawj byaek seiz gya di raemxdauzhaeux soemj, hawj vunz lai sag gwn. Aeu gij nohmak makyid dak hawq haenx daeuj guh caz couh dwg cazmakyid, cawz doiq fuengzceih hezyaz sang、bingh hezcij sang miz itdingh yaugoj le, lij ndaej fuengzceih cihgi'gvanjyenz、yenhhouzyenz daengj. Seizhah gij yinjliu cienzdoengj Bouxcuengh dwg liengzzfaenj, gij yinjliu neix liengzseuseu youh van youh sangj bak, gwn le hozhawq sikhaek hoizsoeng. Cazraglingzsien、caznaenggveiq、raemxoij daengj yungh yw genjbienh、cingsaeq cienyungh, ndaej miz gij cozyung siu huj cawz hwngq haemq ndei. Aenvih dieg Bouxcuengh cumx hwngq doxoemq, vunz Bouxcuengh yungzheih nyumx heiqcumx, gij dangmoeggva、cungmoeggva daengj hix baenz gij liengzcaz cawz cumx vunz Bouxcuengh haengj gwn ndeu; gogukgaeq、gyaemqfangz cigciep cienq raemx gwn, miz gij cozyung siu doeghuj、cawz doegcumx、doiq henj daengj. Haeuxyangz hamz guzgvanghganhdai, miz gij cozyung dingj binghhaizcwng. Lwgminz Bouxcuengh aen mbanj souh ndaej gyaeu Bahmaj Gvangjsih cawz dawz haeuxyangz guh gijgwn cujyau, lij ciengzseiz aeu haeuxyangz cawj dang gwn guh caz.

Canhgauj vwnzyen:

[1] Fungz Ciuhyiz. Gij Daegdiemj Vwnzva Gwnndoet Bouxcuengh [J]. Cungguek Minzcuz Yihyoz Cazci, 2009 [11]: 77 - 79.

[2] Liuz Buzbingh. Codamq Gij Sibsug Vwnzva Gwnndoet Bouxcuengh [J]. Nanzningz Cizyez Gisuz Yozyen Yozbau, 2007 (12): 1 - 4.

[3] Dangz Cinyij, Bangz Yijcouh, Lanz Liyaz, daengj. Codamq Gij Fazcwz Ciengx Ndang Ywcuengh [J]. Cungguek Cunghyih Gihcuj Yihyoz Cazci, 2015 (1): 21 - 22.

[4] Cuh Vaz. Cungguek Ywcuengh Ci [M]. Gvangjsih Minzcuz Cuzbanjse, 2003.

[5] Yez Ginglenz. Ywcuengh Gihcuj Lijlun [M]. Gvangjsih Minzcuz Cuzbanjse, 2006.

[6] Lanz Yuzyingz. Codamq Gij Yozsoz Doeg Haw Baenz Bingh Ywcuengh [J]. Cunghvaz Ywdoj Cazci, 2010, 25 (12): 2147.

Cieng Daihgouj   Ywcuengh Caeuq Gij Vwnzva Vunzyouq Bouxcuengh

Ciet Daih'it   Gij Yienghbienq Vwnzva Vunzyouq Vunzcuengh

Bouxcuengh caeuq gyoengq cojcoeng de, gij diuzgienh diegyouq de caeuq gij swhyienz vanzging dem swnghcanjliz suijbingz de cungj miz gvanhaeh maedcaed. Ranzyouq Bouxcuengh youq dangdieg aeu liuh, seizcaeux baengh diegseiq bae youq, youq conghgamj youq lai, lumj duzroeg guh rongz youq gwnz faex youq, fazcanj baenz ganlanz gencuz.

It、Youq conghgamj youq

Youq conghgamj youq dwg cungj ranzyouq fuengsik vunzloih geizcaeux ceiq caeux haivat ndeu. Lingjnamz bya lai, conghgamj hix lai, ndigah youq ndaw conghgamj youq miz le engq lai swyenz vanzging diuzgen. 《Suizsuh • Nanzmanz Conz》geiq miz: "Nanzmanz dwg cungj vunz mbouj doengz loih ndeu, caeuq Bouxgun cab youq, heuhguh Yenz、heuhguh Yangz、heuhguh Lij、heuhguh Raeuz, cungj mbouj miz saek boux ginhcuj, youq ndaw gamj youq, neix couh dwg ciuhgeq nga Bwzyez." Sungdai 《Daibingz Vanzyij Gi》geiq miz, Yizcouh "Bya sang dah laeg youh yungyiemj, lwgminz manz youh mboujswnh······fungsug haemq daegbied, youq ndaw gamj youq". Youq ndaw conghgamj youq, ndaej baex rumz ndoj fwn, dwg gij hingzsik diegyouq ceiq genjdanh fuengbienh vunzloih.

Ngeih、Guh rongz youq gwnz faex youq

Youq mwh yenzsij sevei, gyoengq lwgminz ciuhgeq Bouxcuengh cujyau baengh mbaet mak、dwknyaen daeuj gvaq saedceij. "Bouxraeuz dep bya dep ndoeng bae youq，mbouj miz youzcangj mbouj miz geiq hohciz，mbouj miz giz fwz baenz yiengh neix lo，baengh dwk duzlix gwn daeuj gvaq ndwenngoenz，doengh duz nonnengz ndaej noddoengh haenx cungj aeu gwn ", aenvih fueng dieg Lingjnanz cumx lai fwn lai，deihseiq mbouj bingz，duzngwz duznyaen caeuq gizyawz swhyienz caihaih ciengzseiz haep dawz gij sengmingh ancienz gyoengqvunz. Vihliux senglix，gyoengq lwgminz ciuhgeq Bouxcuengh youq mwh caeuq swhyienzgyaiq guh doucwngh，mboujduenh ra ok aen vanzging diegyouq ceiq ndei. Vihliux baexmienx deng ngwzdoeg nyaenyak daeuj haih，cugciemh cauxbaenz le cungj fuengsik genj sang daeuj youq. 《Hanz Feihswj • Haj Cungj Vunz》naeuz："Ciuhgonq，lwgminz noix duznyaen lai，lwgminz dwk mbouj hingz duznyaen duznon duzngwz，miz swngyinz son guh，aeu faex guh rongz，mienx deng doenghduz nyaenyak daeuj haih，lwgminz angq dwk cungj yienghneix bae guh，heuhguh 'boux miz rongz."

Vunz Cincauz Cangh Vaz youq ndaw 《Bozvuzci》mingzbeg gangj："Nanzyez guh rongz daeuj youq，hwnj daengz baihbaek dwg ra conghgamj daeuj youq，dwg vihliux ndoj nit baex ndat." 《Suijgingh Vwnhsuij Cu》geiq naeuz："Gij beksingq senjyouq Cinzcauz，fungsug caeuq baihnamz Bouxyiz doxdoengz，gij fungsug gaeuq baihnamz，cungj bienq liux. Guh rongz youq gwnz faex youq gvaq haemh，youq giz diegbya bienbik，gooen baenz caz goyiengfuz noix，ndonj gvaq ndaw ndoeng ndok mokbya." 《Linzyi Gi》geiq miz："······ Bakhaij Cuhvuz Yen，dwg gij funggai seizneix. Cuhvuz Yen baihnamz miz vunz Vwnzlangz，youq rog ndoi youq mbouj miz ranz，baengh faex daeuj ninz gvaq haemh，gwn bya gwn byaseng，ra gorang guh hong，lumj gij lwgminz vuengzdaeq daiguj." 《Bonj Saw Fuengbienh Yw Bingh Gingoz Lajmbwn》geiq naeuz，ndaw dieg Suzgoz "Seizneix ndaw lueg ndaw bya miz Vunzlangz，hoeng ndaw mbanj sibgvenq youq gwnz faexsang hwnq ranz，heuhguh ranz gwzgenh". 《Suizsuh • Dilij Ci》(laj) geiq naeuz，Vunzlij "guh rongz youq roxnaeuz youq ndaw gamj youq，caenh guh gij hongnaz". 《Sungsij • Liengzsij》geiq naeuz："Gij Vunzlij cungj dwg guh rongz youq gwnz faex gangj gij vah lumj roeg heuh nei dingq mbouj rox." Vunz Vunzlangz couh dwg Vunzlangz，Vunzvangz、vunz Lij cungj dwg ciuhgonq lingh cungj heuhfap Bouxcuengh，miz gij fungsug youq gwnz faex youq gvaq haemh.

Sam、Gencuz ganlanz

Riengz swnghcanjliz suijbingz daezsang，vunz ciuhgonq Bouxcuengh daj youq gwnz faex cugciemh bienqbaenz yiengh hingzsik genj sang bae youq，fazcanj guh baenz yiengh ranz youq. Gencuz ganlanz dwg cungj hingzsik beksingq ranzyouq，giz dieg Bouxcuengh seizneix lij miz yiengh ciuhnduj lauxsaed ndeu. Loih gencuz neix cujyau faenbouh youq aen mbanj diegbya liz hawsingz gyae、gyaudoeng mbouj fuengbienh haenx ndawde.《Giudangz Suh. Sihnanzmanz • Bingznanz leuz》geiq miz："Vunz youq gwnz laeuz，benz lae hwnj bae，heuhguh ganlanz."《Sinhdangzsuh • Nanzmanzcon Bingznanz leuz》geiq miz："Bya miz nywjdoeg、duzraeu、ngwzvunzbya，youq youq gwnz laeuz，benz lae hwnjbae，heuhguh ganlanz." Gaenriengz gyoengqvunz hainduj ciengx doihduz，ganlanz caengzgwnz youq vunz，caengz laj gyaeng doihduz. Sungdai Fan Cwngzda youq《Gveihhaij Yizhwngz Ci》geiq miz："Begsingq aeu haz guh ranz，dwg aenbungz song caengz，heuhguh ma ranz，caengz gwnz gag youq，caengz laj ciengx mou vaiz." Gij ganlanz geizcaeux dwg aeu faexcuk guh gyaq，hoemq haz roxnaeuz ndoek. Gaenriengz sevei cinbu、ginghci fazcanj，gij caizliuh hwnqguh ganlanz daj faexcuk bienqbaenz aeu ngvax aeu namh、aeu cien aeu rin.

Ganlanz gencuz daj gij gezgou de daeuj yawj，youh ndaej faen guh haj cungj loihhingz，lumjbaenz aen ganlanz ga sang cungj dwg laeuz、aen ganlanz buenq dwg laeuz、aen ganlanz ga daemq、aen ganlanz youq gwnz dieg、aen ganlanz yiengh baiz vangz daengj. Daj yungh daengz gij gencuz caizliu daeuj yawj，youh miz gij gezgou cungj dwg faex、gij gezgou faex caeuq faexcuk、cungj gezgou rin faex roxnaeuz cien roxnaeuz namh doxgyaux、cungj gezgou cien rin roxnaeuz cuk namh daengj seiq cungj.

1. Cungj ganlanz ga sang daengx aen laeuz

Cungj ganlanz lwgminz youq neix dwg cungj gencuz hingzsik dieg Bouxcuengh seizneix lij miz youh ceiq codaeuz lauxsaed ndeu，cujyau faenbouh youq doengh aen mbanj diegbya Bouxcuengh comzyouq Lungzswng Gak Cuz

Swciyen、Sanhgyangh Dungcuz Swciyen、Yungzsuij Myauzcuz Swciyen Gvangjsih baihbaek，cunghbu Yinhcwngz Yen caeuq baihsae Cingsih Si、Sihlinz Yen caeuq dunghbu Hocouh Si daengj aen mbanj diegbya Bouxcuengh comzyouq neix，ndawde dwg Lungzswng Gak Cuz Swciyen Lungzciz Cib Sam Mbanj ceiq bujben，baujlouz ndaej ceiq caezcingj、denjhingz. Aen ranz de lai hwnq youq gwnz ndoi lingq，caemhcaiq ciuq gonq laeng hai bo cix hwnq，dingzlai dwg ranz dog gag hwnq，roxnaeuz song ranz lienz baenz aen cingjdaej ndeu，doxdaeb doxbaiz，saeu yiemh doxdoiq，hoeng daengx aen mbanj mbouj miz doengjit baijbouh caeuq hanhdingh，moix aen mbanj youz 20 ~ 50 aen ranz gapbaenz. Gij daegdiemj guh ranz de dwg cungj gezgou cungj dwg faex caeuq doengh aen laeuz gasang，couh dwg gangj gij ranz youq gwnz ndoi hai bo daeuj hwnq haenx cungj dwg daengj faex guh saeu，gyaq faex guh liengz，guh ndoenranz guh gakceij，aeu banj guh ciengz，dingj ranz goemq ngvax iq（hix miz di aeu naengfaexsamoeg roxnaeuz haz daeuj goemq），baenz yenzsanhsiz roxnaeuz buenq hezsanhsiz. Baihndaw bu benj guh laeuz，caengz daih'it gyaqhoengq，cauxbaenz aen laeuz gasang，humx riengh ciengx mou vaiz caeuq cuengq huqcab；caengz daihngeih dwg vunz youq，baihndaw aeu benj gek baenz fungh，guh laefaex benz hwnj；caengz daihsam doengciengz dwg yiengh buenq aen bam nei，bu faexbenj daeuj gyaq，aeu daeuj cuengq haeuxgwn caeuq huqcab，moix caengz sang 20 ~ 24 mij.

2. Cungj ganlanz buenq lumj aen laeuz

Doengh cungj ganlanz neix doengciengz caeuq cungj ganlanz ga sang daengx aen laeuz caemh youq aen mbanj ndeu，caemhcaiq aen gvaenghgyaq gezgou hix caeuq yiengh gonq daihdaej doxdoengz，gij mbouj doengz de dwg，loih ranz ganlanz neix ciuq bolingq hai deih cix hwnq，lajdaej gij ranz baihnaj sam lad cungj dwg daengj saeu gyaq hoengq，baenz cungj ranzlaeuz ganlanz gasang，bouxvunz youq gwnz laeuz caengz daihngeih aeu benj bu baenz haenx，liux le song diuz saeu daengj hwnj caeuq mienhdaiz laeuzbanj caengz daihngeih daengj hwnj haenx caez bingz，caeuq gwnznamh laj laeuz sang ca saek song mij，hawj mienh ndaw ranz baenz aen gwzgiz seiq faenh cih sam dwg benjlaeuz、seiq faenh cih it dwg deihmienh haenx，ndigah heuhguh "cungj ganlanz buenq lumj aen laeuz ". Linghvaih，miz mbangj deihfueng baihlaeng cungj ganlanz buenq lumj aen laeuz, goekciengz aeu rin roxnaeuz cien namh daeuj lumx, baenz cungj gezgou rin gap faex roxnaeuz cien gap namh.

3. Ganlanz gadaemq

Yawj eiqsei de, ganlanz gadaemq couh dwg caengzdaej ganlanz gyaqhoengq doekdaemq daengz it mij baedauq. Doengh gij ganlanz neix, cujyau faenbouh youq baihsae Gvangjsih Bingzgoj Yen、Lungzcouh Yen、Cingsih Si、Dasinh Yen caeuq baihbaek Dunghlanz Yen、Denhngoz Yen、Yungzsuij Myauzcuz Swciyen daengj dieg，caemhcaiq lai hwnq youq laj dinbya giz dieg haemq bingz haenx.

4. Cungj ganlanz hwnq gwnz diegbingz

Cungj ganlanz neix, dwg doengh aen Mbanjcuengh Yungzsuij Myauzcuz Swciyen raen haemq lai. Gij daegdiemj de dwg youq gwnz diegbingz daengj saeu con daeuj gyaq liengz, cuengq faex bu gakceij goemq vax, seiq mienh gyoebbanj guh ciengz, hix miz mbangj caep cien guh ciengz, yenzsanhdingj, itbuen hai sam fungh、fungh haeujbae song baiz, baihndaw riengz saeudaengj aeu benj gek baenz fungh; itbuen faen gwnz、laj song caengz, caengz laj couh caengz diegnamh dwg vunz youq, caengz baihgwnz dwg laeuzbenj, aeu daeuj cuengq haeux caeuq huqcab. Aenvih deihseiq hanhhaed, gyoengqvunz ciengz youq laj daizsang naj ranz daengj miz saeufaex, aeu daeuj dingjcengj gij hengzdiuz caeuq yiemhranz iet ok rog haenx, caemhcaiq youq gyang song diuz saeu lienz gaiq doxdam guh lanz, guhbaenz lajroq; roxnaeuz swnh dieg naj ranz bu benj guh lanz, guhbaenz laeuzmungh roxnaeuz lajroq. Youq henz bak dou gwnz dieg fujbanj nda ruz, gapbaenz bajlaeuz roxnaeuz coujlangz. Youq lajroq, gyaqhoengq ciuqyiengh lij baujlouz mbangj di haenzcik hwnqguh gij ganlanz conzdungj.

Seiq、Gij gencuz hwnq gwnz diegbingz

Gij gencuz hwnq gwnz diegbingz youh heuhguh aeu cienz caep ciengz gyaq hengzdiuz, lai faenbouh youq gyaudoeng fuengbienh、gij hawsingz caeuq Bouxgun cabyouq nem gij haujlai lajmbanj henzgyawj. Gij hingzsik caeuq gezgou de lai yiengh, caemhcaiq aenvih digih mbouj doengz cix miz di cengca, hoeng gij gihbwnj gezgou de vanzlij dwg ceng ca mbouj lai, cungj dwg gij ciengznamh (roxnaeuz rin roxnaeuz cien) hengzdiuz caeuq vax iq, yenzsanhdingj, caemhcaiq hwng guh yiengh gyanghongh hai baenz sam fungh, faen gwnz、laj song caengz, caengz lajdaej vunz youq (couh dwg caengz diegyouq), caengzgwnz buenq dwg laeuz roxnaeuz cungj guh baenz laeuz, cungqgyang dingdangz dwg giz rongh. Miz mbangj deihfueng gij ranz hwnq gwnz diegbingz haenx lij baujlouz gij rizlouz con daeuj gyaq faex. Lumjbaenz gij vunz Bouxcuengh henz rangh dieg Yinhcwngz Yen Ningzgyangh neix, gekciengz rugnden de cuk daengz gwnz dingj funghsanh, gij ciengz gyawj naj yiemhranz miz bouhfaenh ce hoengq, baihgwnz aeu faex guh condaeuj aeu daeuj dingj hengzdiuz, diuz liengznyengq iet daengz naj yiemhranz, baihrog yiemhranz deu dingj hengzdiuz, neix dwg gij gezgoj dawz gij luengqroq suk doxdauq.

Ciet Daihngeih　Gij Daegdiemj Ranzyouq Bouxcuengh

It、Baijbouh ranzyouq Bouxcuengh

Gij baijbouh baihndaw ranzyouq Bouxcuengh cungj yiemzgek ciuqei aen gvigawj ndeu, couh dwg aeu ham guh cungsim, gumzfeiz daeuj bouj. Ham youq ndaw ranz diegvih ceiq sang, de youq gwnz cungsugsienq daengx aen ranz, yienh ok gij vilig yiemzrwd baiqfug cojgoeng、gyahcuz conzdungj, gouz gij lingzgvangh cojcoeng ciuqrongh daengx ranz. Youq laj ham cuengq aen daiz bet sien ndeu, gwnz daiz cuengq miz daizyieng, aeu buiz cojcoeng. Vunzseng mbouj cinj luenh doengh aen daizyieng neix, nyex saeh, mbouj gingq cojcoeng, mboujne couh yaek deng ndaq roxnaeuz yinxhwnj bouxcawj mbouj angq. Song mbiengj daizbetsien laeb song aen diegnaengh, mbiengj baihswix cienmonz hawj bouxcawj ndaw ranz naengh, gizyawz vunz mbouj hawj hamjvih daeuj naengh, mauhfamh gij cunhyenz bohranz; baihgvaz cix dwg hek naengh. Lingh aen bouhfaenh youqgaenj——gumzfeiz, ndaej cuengq youq mbiengj roxnaeuz baihlaeng ndaw ding, giz diegvih de caeuq aen ham ca mbouj lai, aenvih gizneix dwg giz dieg gyoengqvunz gwnndoet. Lwgminz Bouxcuengh itbuen cungj youq henz gumzfeiz, henz bakcauq nda daizcaeq daeuj caeq cauqvuengz, aeu daeuj gouz ndaej fuk mbouj dingz mbouj duenh, haeux duh fungsou. Ranzyouq mbiengj baihlaeng dwg swnghhozgih, daihgaiq ciemq saek buenq mbiengj noix di. Buenq mbiengj baihnaj dwg aen dingdangz aeu daeuj banh gingdenj caeuq se'gyauh hozdung, song mbiengj dwg rugnden, aen rugnden caeuq ding doxdoeng haenx dwg ranzhek. Aen rug bouxcawj youq mbiengj baihlaeng dem aen rugnden caeuq dingh doxgek haenx. Ndawde, ham baihlaeng itbuen mbouj hawj vunz youq, aeu youq hix cijndaej bouxcawjranz youq. Fuk doz baijbouh yiengh ranzyouq Bouxcuengh lumj doz 9 - 1.

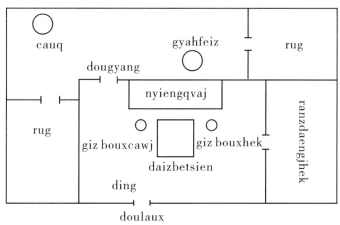

Doz 9 - 1   Fuk doz baijbouh yiengh ranzyouq Bouxcuengh

Gij bingzmienh baijbouh aen ranz ganlanz, daegbied dwg gij menciz cungj ganlanz daengx aen laeuz caeuq cungj ganlanz buenq lumj aen laeuz haenx haemq gvangq, itbuen dwg roek bungz haj dauq, mbiengj ndeu miz ranzbihya, mienh gvangq 20 mij baedauq, haeuj laeg 10 mij baedauq, giz haeujok hai youq mbiengj caengzdaej aen ranz, liux le riengz aen lae benz hwnj gwnz caengz daihngeih, bakdou hung laeb miz aen laeuzmuengh raez daih' iek 7 mij、gvangq daihgaiq 25 mij ndeu, bangxhenz cuengq aen daengq ndeu, hawj vunz ok rog bae haeuj ranz gaxgonq venj liengj venj mauh caeuq cuengq

199

hongdawz iq roxnaeuz aeu daeuj yietnaiq yungh. Ndaw ranz aending caeuq bakdoulaux doxdoiq, caemhcaiq yiengq song mbiengj mbe'gvangq doxdoeng, cungqgyang mbouj miz gekbanj, raez daihgaiq 18 mij, gvangq daihgaiq 8 mij, song mbiengj gak miz aen gumzfeiz ndeu, gij vunz ndaw ranz de ciengzseiz youq aen gumzfeiz baihgvaz dajcawj, aen gumzfeiz baihswix itbuen youq mwh haq lwg aeu bawx banh begsaeh caeuq gizyawz ngoenzndei cingj bouxhek cij yungh daengz. Aen dingdangz gvangqlangh neix, fuengbienh gyoengqvunz comz haihoih, guhlaeuj caeuq gizyawz cizdij hozdung, cix mbouj yungh bae rog ranz (rog ranz hix gig noix miz diegbingz gvangq). Mbiengj gumzfeiz ciengz yungh haenx guh miz aen hamciengz, ndaej aeu daeuj cuengq gij doxgaiq dajcawj caeuq gij doxgaiq gwnngaiz. Baihlaeng caeuq baihswix cungj aeu benj gek baenz fungh, aeu daeuj guh rug roxnaeuz ranz rombwh. Bingzmienh baijbouh de maqhuz gyaqciq, gihyiz baijbouh hix haemq yiemzgek.

Lumj gij ranzyouq Bouxcuengh rangh dieg Lungzswng daj aen najding haeuj daengz ndaw ding, naj doiq aen saenzvih cojcoeng, baihlaeng saenzvih anbaiz rug. Aenrug cungqgyang dwg banboh (daxgoeng) youq, ranz baihswix youq banmeh (daxbuz), lau mehmbwk "famhdawz" cojcoeng. Danghnaeuz aen rug cungqgyang dwg gyagoeng、gyabuz youq, yienghneix aen fuengz gyabuz miz dou iq caeuq gyagoeng doxrangh. Ranz baihgvaz dwg lwgbawx youq . Aen fuengz ding baihswix、baihgvaz song mbiengj dwg lwgnyez youq, daeglwg youq aen fuengz baihgvaz, dahlwg youq aen fuengz baihswix (baezlaeng baenzgya youq rog, mwh ma ranz lij youq gizneix). Aen baijbouh neix miz aen daegdiemj yienhda ndeu, couh dwg gvanbaz mbouj doengz fuengz.

Gij baijbouh aen ranz Lungzciz cib sam aen mbanj, youq henz aen lae baihgvaz miz aen fuengz dahsau, doedok youq baihnaj rug, neix doiq gyoengqde caeuq lwgmbauq dox gyauhvangj mizleih. Gij baijbouh ranzyouq Bouxcuengh rangh dieg Lungzswng neix raen doz 9 - 2. Gij ranz ganlanz rang dieg Baksaek cungqgyang dwg ding, mbiengj ding baihlaeng de guh ranzdajcawj, rugnden baihswix、baihgvaz guh rug. Mbiengj baihnaj rugnden baihswix dwg banboh youq, mbiengj baihlaeng rugnden baihgvaz dwg lwg caeuq lan youq. Danghnaeuz faen gya，lwgdaeuz youq ranz yienzlaiz，byaujsi ciepvih，gizyawz beixnuengx genj dieg lingh hwnq.

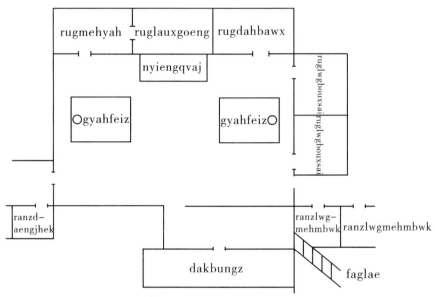

Doz 9－2　Fuk doz baijbouh yiengh ranzyouq Bouxcuengh rangh dieg Lungzswng

Ranzyouq Bouxcuengh Denhngoz Yen Bwzding Yangh aen saenzdaiz caeuq song aen gumzfeiz hix dwg yiengh Cihgun "binj" faenbouh，hoeng rug faenbouh caeuq Lungzciz mbouj doengz，fuengz bohranz mbouj youq baihlaeng saenzdaiz，cix dwg youq baihlaeng gok baihswix. Saenzdaiz baihlaeng dwg fuengz bingzciengz，lwgbawx roxnaeuz lwgsau cungj ndaej youq neix youq，gangjmingz giz diegbya bienbik Gveisih de deng bouxsai dij mehmbwk cienh yingjyangj haemq noix.

Linghvaih，aen ranzbihya henz ranz lingh hwnq haenx，hix laeb miz laeuzmuengh caeuq lajroq ngutngeuj，ndaej aeu daeuj yietliengz. Youq baihnaj mbiengj ndeu lij laeb miz aen ranzcanz aeu faexndoek guh baenz，danhfanz gij haeux sou dauq haenx cungj ndaej cuengq youq gwnz canz dak hawq，mbouj yungh youq baihrog ra dieg langh dak. Youq gwnz ciengz seiqhenz aen ranz，miz bouhloh hai cueng，geiq fuengbienh aen fuengz doeng rumz，youh leih ndaw ranz raen rongh，baujciz ndaw rug hoengheiq doxdoeng，ndaw ranz ronghsag. Aending caeuq gumzfeiz cungj dwg baihndaw rongh，lingh mbiengj mbouj miz bam, caemhcaiq aeu benj gek baenz fungh, lai aeu daeuj guh fuengzromcuengq, hix miz guh rug, bwh seiz bouxhek lai sawjyungh. Ndigah, cungj ranzyouq neix youq swnghhoz fuengmienh couh ndaej gag guh gag gaeuq yungh, daengx ranz vunz ngoenznaengz swnghhoz, baudaengz dak haeux、daem haeux、gwn raemx、dajcawj、gwnndoet、cingjhek、comzhoih daengj hozdung, cungj ndaej youq ndaw ranz guh.

Gij menciz doengh cungj ranz ganlanz gadaemq caeuq gij ganlanz ranzyouq gwnz diegbingz couh haemq gaeb, hix haemq daemq, mbouj lumj doengh gij ranz ganlanz gasang cungj dwg laeuz caeuq gij ganlanz gasang buenq dwg laeuz haenx youh sang youh gvangq youh saedyungh, itbuen dwg hai guh sam fungh, naj gvangq cib sam mij baedauq, haeuj laeg daih' iek cib mij, gezgou haemq genjdanh, gencuz cauhgyaq hix haemq daemq, haeujok hix haemq fuengbienh, ndaej daihdaej muenxcuk gij swnghhoz aeuyungh daengx ranz vunz.

Lwgminz Bouxcuengh nyinhnaeuz, bakdou dwg aen dou ciu caiz haeuj bauj, dwg aen gvanhgouj dingjdangj fangz youq rog bakdou, ndigah bakdou itbuen cungj hai youq cingq cungqgyang, caeuq aen ham cojcoeng doxdoiq, miz gij eiqsei ciq saenzlingz cojcoeng daeuj hoh aen dou daiq fuk haeuj ranz neix.

Hoeng gak dieg fungsug youh gak miz mbouj doengz, miz mbangj deihfueng cix nyinhnaeuz "hai dou raen bya, cojcoeng mbouj onj, vunz mbouj hoengh", douhung mbouj hai youq cungqgyang, cix hai youq mbiengj baihswix; miz mbangj deihfueng cix mbouj hai doulaeng, eiqsei dwg caiz mbouj lae ok rog bae, danghnaeuz yaek hai doulaeng, hix mbouj ndaej caeuq dounaj caez youq diuz sienqsoh ndeu, mienx ndaej caiz daj dounaj haeuj, daj doulaeng ok. Daj gij fungsug baenzneix lai ndaej yawj ok, douhung gvanhaeh daengz gij hux fuk daengx ranz vunz, ndigah lwgminz Bouxcuengh youq gwnz gvaengxdou nem gij fouz gyaep fangz, roxnaeuz venj aen gingq betgvaq、aen gingq caeuq faggeuz doengh gij doxgaiq gyaep fangz neix, dingj fangzgvaiq youq rog dou, gouz ndaej daengx ranz bingzan.

Riengz gij swnghhoz suijbingz gyoengqvunz ndaej daezsang, Bouxcuengh、

Bouxgun ndaej doxyungzhab，seizneix haujlai vunz Bouxcuengh cungj youq ndaw ranzlaeuz yendaiva，gij gencuz ganlanz hix riengz seizdaih bienqvaq cix menhmenh gemjnoix，hoeng ranzyouq baijbouh daengj ciuqgaeuq baujlouz miz vunz Bouxcuengh mbangj fungsug daegbied gag miz.

Ngeih、Coengdangz、yaxmonz dujswh Bouxcuengh

Gij cidu hakdoj dieg Bouxcuengh，daengjgaep gig yiemz. Goeng hakdoj doiq hwnqguh ranzyouq gyoengq beksingq Bouxcuengh miz gak cungj hanhhaed，mbouj hawj hwnq cungj ranzyouq caetliengh sang，baenzneix daeuj yienh' ok gij daengjgaep cabied gyoengq vunzfouq hakdoj caeuq bingzminz youq ranzyouq fuengmienh. Cinghcauz seiz，gij hakdoj Sangyingj、Yiengduh daengj dieg neix gvidingh beksingq mbouj ndaej gaek lungz veh fungh daeuj cang gyaeu aen ranz，mbaeklae mbouj ndaej sang gvaq gij ranz hakdoj. Ndigah，ranzyouq hakdoj mboujlwnh dwg daj gveihmoz baijbouh，roxnaeuz dwg daj caetliengh dajcang daeuj gangj，gij ranz beksingq cungj nanz doxbeij.

Gij hakdoj seiz Mingzcauz Cinghcauz，canhgauj le gij swnghhoz fuengsik Bouxgun doengh boux guenhak，cauxlaeb le yaxmonz gencuzginz hakdoj miz minzcuz daegdiemj haenx，daengz seizneix baujlouz ndaej haemq ndei miz yaxmonz dujswh Yinhcwngz doengh bi Daugvangh hwnqguh caeuq dujswhswz doenghbi Genzlungz hwnqguh haenx，gij daegdiemj gyoengqde dwg youq gwnz giekdaej conzdungj vwnzva Bouxcuengh，ciepsouh le Cunghyenz vwnzva yingjyangj，gencuz baijbouh ciuqei yienghsik baijbouh guh ranz Bouxgun ciuq itdingh sugyiengq bae mbehai，yaxmonz caeuq ranzyouq caemh yungh，baihnaj dwg yaxmonz baihlaeng dwg ranzyouq；cien faex gezgou，gaek liengz veh saeu，aeu caet cat caiq veh va ve fungh，yienh ok le gij gencuz gisuz Bouxcuengh、Bouxgun caez yungzhab.

Yaxmonz hakdoj Yinhcwngz dwg gij gencuz hakdoj guek raeuz cigdaengz Yacouh seizneix lij miz gveihmoz ceiq hung、baujcunz ceiq caezcingj ndawde aen ndeu，ndaej haenh guh "aen Gugungh Bouxcuengh". Yaxmonz hakdoj gencuzginz ciemq dieg seiq fanh lai bingzfanghmij，youz yaxmonz、ranzyouq、guendangz vadingh、miuh、coengceiz、suenmoh daengj gapbaenz. Yaxmonz hakdoj daj Mingzcauz Vanliz cib bi （1582 nienz） hwnj, cienzbouh dwg cien faex gezgou. Gij gougen faex cungj aeu gij faex dijbauj cauhguh, mienh dingjranz yiemhranz iet doxok ndoenranz ndiengq doxhwnj, bingzfungh lumj doubingzdeih, veh raiz deu va、deudoeng cuengva、saeuloz gvaq youzcaethoengz、heiqseiq gyaqciq, supsou le gij youhdenj Mingzcauz senhcin gencuz cauhguh yisuz caeuq gezgou. Yaxmonz hakdoj youz ciengzdaemq, dounaj、najding、roqraez、ngeihding、samding、ranzlaeng gapbaenz, youq baihswix baihgvaz de lij faenbouh miz dourog doeng caeuq dourog sae、dingva baihdoeng caeuq dingva baihsae, rugnden baihdoeng caeuq rugnden baihsae、ranzbing、ranzlauz daengj, coengceiz cix youz ciengzdaemq、bakdoulaux、caeqdangz caeuq dinglaeng gapbaenz. Daengx aen baijbouh aeu yaxmonz hakdoj guh haedsim, dounaj daengz honghgai, dounaj dwg lajroq gvangq, saeu lajroq miz fouq doiq gaek cih mboep seiz Cinghcauz bi Dungzci ndawde Gvangjsih suhfazgyah mizmingz Cwng Siujguz sij haenx: "Hen fueng dieg, guenj fueng minz, cib roek bauj beksingq byawz mbouj gyaez guek; hai diegdeih, leih sou gvaeh, sam bak leix gihyiz cungj dwg vuengz fung." Song henz bakdoulaux dwg betcih hamj gai baizfueng, heuhguh dourog doeng dourog sae, gaiq baizvang gwnz goemqdou faenbied dwg gij fouzdiuh "Gingnanz Diegyouqgaenj" "Dieg bien'gyaiq Yezsih" bet aen cih Sawgun neix. Yaxmonz baihdoeng ngeih cib mij dwg aen coengceiz singq Moz caeq cojcoeng, ciemq dieg it cien seiq bak caet cib bingzfanghmij, daj Cinghcauz Genzlungz cin bet bi （1753 nienz） hainduj hwnq, aenvih hoenx luenh deng coemh, youq doenghbi Daugvangh bi ngeih cib caet nienz （1847 nienz） dauqcungz hwnqguh. Faen baihnaj、cungqgyang、baihlaeng sam lad: Lad baihnaj naj dwg doucingq; lad cungqgyang dwg cingqdingh, song mbiengj faenbied laeb miz ranzhek, gonqlaeng deugaek cuengva nem gim, soujngaeh cinggiuj, dajcang gyaqciq; lad baihlaeng cuengq gij baizvih caencik doengzcug ligdaih Mozsi. Coengceiz mbiengj baihdoeng miz aen miuhsamcing funghgwz daegbied gag miz, baihsae dwg doengh gij ranzhak bouxhak baizlied ndaetfwd, dwg doengh dahnuengx daegnuengx caeuq bohau lwglan daengj gij vunz ndaw ranz caeuq hakdoj ceiq caengaenh de youq. Ndawde boiq miz dieg lienh goengfou caeuq

ranzywbingh daengj fugsaeh hidungj. Baihsae guenfuj laeb miz aen miuh
Gvanhdi. Aenvih gij cidu daengjgaep yiemzgek，henzgyawj song aen miuh
anbaiz le singq Veiz、singq Liuz、singq Yangz gij caencik hakdoj sam aen
singq neix youq，caiq ok rog bae cij dwg gij ranzyouq beksingq caeuq
ciengzsingz. Baihnamz Yazmonz hakdoj miz aen "dingz buenq aenndwen" guh
ndaej yiengh haemq gyaqciq caeuq aen "gamjlungzyinj" cienmonz hawj hakdoj
ciengx ndang，baihbaek gij roen seiq henz miz giz dingzgai、giuzrin caeuq seiq
henz ndaem miz doengh go va faex geizheih，baih saebaek dwg suenmoh
fuengzcug hakdoj caemdingh ndeu. Sojmiz gencuz cingjdaej cauhhingz cungj
caeuq yaxmonz hakdoj doxdaengh doxhuz.

Ciet Daihsam   Hwnqguh Ranz Bouxcuengh
Caeuq Aenmbanj Bouxcuengh

It、Hwnqguh aen ranz Bouxcuengh

Hwnqguh ranz Bouxcuengh itbuen baudaengz genj dieg、genj ngoenzndei、
hwnq、haeuj ranzmoq daengj gocwngz. Ciuq fungsug Bouxcuengh，moix aen
vanzcez gwnzneix gangj daengz haenx cungj miz gij hozdung caeqbaiq
doxwngq，yienghneix daeuj gouz ndaej gitleih. Diegranz aeu gij dieg gvangq、
yiengq daengngoenz caemhcaiq miz di ingbaengh haenx cij ndei. Giz luegdah
bingzyenz cix aeu ndoj giz diegdaemq bae，genj giz dieg haemq moj sang di，
aenvih baihnamz yungzheih raemxdumh，deihseiq sang couh mienx deng
raemxdumh. Caenhliengh depgaenh diuzdah、mieng roxnaeuz daemz，
fuengbienh aeu raemx dajswiq. Fueng' yiengq aenranz itbuen dwg naengh
baihbaek yiengq coh baihnamz roxnaeuz naengh baihsae yiengq cohbaih doeng，
neix cix mbouj daih yawjnaek geijlai.

Senj ngoenzndei fuengmienh，Bouxcuengh hwnq ranzmoq，itbuen cungj
mbouj youq seiznyaengq guh，fuengbienh beixnuengx ranznden cungj ndaej
daeuj bang；doengzseiz hix mbouj youq seizfwn guh，yienghneix fuengbienh
guhhong，giekranz giensaed，caetliengh baujcwng，gij ranz guh hwnjdaeuj

haenx maenh. Genj ngoenzndei lij baudaengz gij saedceij haigoeng aeu genj ngoenz vunz huz、caiz huz、vunz vuengh sam gitleih haenx. Itbuen bwh ndei caizliu, genj ndei seizgan le, couh ndaej haigoeng.

Canghhong Bouxcuengh caux gyaqranz mbouj cuengq dozceij, cungj dwg baengh gij gingniemh saefouh son, miz gij gveihgwz caeuq cikconq beijlaeh yiemzgek. Gij ganlanz hung de itbuen gvangq cib roek cik (daihgaiq haj bak sam cib sam mij)、raez sam cib ngeih cik (daihgaiq it bak lingz caet mij)、sang ngeih cib seiq cik (daihgaiq bet mij), ganlanz iq raez、gvangq、sang faenbied dwg ngeih cib seiq cik (daihgaiq bet mij)、cib ngeih cik (daihgaiq seiq mij)、cib roek cik (daih' iek haj bak sam cib sam mij). Itbuen cungj dwg sam lad daengz haj lad. Canghfaex gaengawq gij faex raez dinj co saeq, giva ndei aeu geijlai sang caeuq haeuj bae geijlai laeg, couh ndaej gawq faex gat nye, hai congh siuq soenj. Baihrog fungsan ganlanz dwg seiq diuz saeu diuz liengz ndeu, baihndaw fungsan dwg sam diuz saeuraez diuz saeudinj diuz liengz ndeu, saeu dinj daengj youq gwnz lozvang, gwnz dingj gyaq diuz ndoenranz. Gakceij aeu baiz saeudinj deu baenz yiengh bya roxnaeuz yiengh bingzva ndeu daeuj cengj. Moix mbiengj mienhmbat laeb diuzsaeu dinj haj ～ caet diuz, daj laj coh gwnz baizlied, baenz yiengh fungsan, yungh diuz lozvang iq caeuq diuz saeu cungqgyang doxlienz. Diuz liengz caeuq seiq diuz saeu neix caeuq geij diuz saeudinj iq yungh soenj doxlienz youq itheij, couh gapbaenz le fuk fungsan caezcingj ndeu. Geij fuk fungsan (ceiq noix dwg song fuk fungsan baihrog, fuk fungsan baihndaw ndeu) daengj youq gwnz goeksaeu sien guh ndei haenx, aeu soenj doxlienz youq itheij, couh baenz le aen gyaqndok ganlanz ndeu. Soenj caeuq conghsoenj iugouz gakdoh mbouj ca, hung iq habngamj, mbouj yungh saek diuz dietding, ndaej seizseiz cekhai, yinh daengz diegyouq moq dauqcungz laeb hwnjdaeuj le, lij caeuq codaeuz baenz ndei, miz gij gunghyi suijbingz gig sang. Danghnaeuz dwg ranz hoj, aeu faexndoek hung guh saeu liengz, mbouj miz banhfap hai soenj, cijndei aeu gaeu roxnaeuz duk cug doxswnj, diuzsaeu itdingh aeu haem roengz namh bae. Dingjranz itbuen hoemq haz roxnaeuz vaxgyaepbya. Mienhciengz itbuen aeu naeng faexcuk san baenz, ndaw ranz lai ndei di couh yungh benj, ranzfouq cix aeu cienhoengz caep ciengz.

Youq mwh guh aengyaq ranz, canghrin aeu guh giekranz. Giekranz ganlanz haemq yawjnaek, mbiengj baihnaj guh caengz baihlaj ganlanz, itbuen sang 2.5 ～ 3 mij; mbiengj baihlaeng caep baenz giekdaiz, cung namh, dwg giz swnghhoz gih coemh feiz cawj haeux. Diuzsaeu aeu rinheu gaek baenz, miz raizva. Ranz fouqmiz lij aeu haujlai rindiuz raez, caep baenz cib lai mbaek mbaeklae, ranzgungz couh cijnaengz bwh laefaex.

Giekranz guh ndei le, lij aeu genj ngoenzndei, cij ndaej laeb saeudaeuz、an liengz、gyaq ndoenranz gakceij. Youq ndaw gvanhnen vunz Bouxcuengh, laeb saeu、an liengz、ciep ndoenranz ndaej nyinhnaeuz dwg gienh saeh gig youqgaenj ndeu, mbouj ndaej mauhfamh saek duz fangzbaed, caenhguenj gyoengqde mbouj raen ngumh mbouj raen ngaeuz. Mboujdan aeu cingj goengdauh ra ngoenzndei、genj seizndei, caemhcaiq lij aeu caeq、niemh ging、gouzsaenz baujyou. Linghvaih, lij miz haujlai gimqgeih, lumjbaenz daengz mwh hwnj loz mbouj ndaej bungz banringz, dingqnyi naeuz bungz daengz banringz couh dwg mbouj gingq bohmeh, daengzcog lwglan mbouj hauqswnh; hix mbouj ndaej gaeq doxdoj ma doxhaeb, gaeq mbouj ndaej hwnj loz, aenvih neix couh dwg gaeq mbin ma diuq, daengx ranz mbouj onj. Ngoenz neix, daengx mbanj angqvauvau, lumj gvaqcieng gvaqciet ityiengh, gij lauzdungliz gak ranz cungj cujdung daengz ciengz doxbang, ram liengz fuz saeu, ndenq gyaq daeh gakceij. Hauxseng benz daengz gwnz gyaq, aeu moegloih dawz soenj dwk haeuj conghsoenj bae. Sing riu、sing moegloih、sing hemq doxcab youq itheij, youq ndaw luegbya goksasa, nauhyied dangqmaz. Danghnaeuz boux cawjgya hojndoq di, gak ranz caemh mbanj nem caencik baengzyoux lij aeu soengq di haeux caeuq noh dem, yiedcingz doxbang. Laeb ndei aen gyaq guh ranz le, dan caj daengz mwh seizndei gyaq loz, seizgan baez daengz, lozhung cug hoengz venj loeg, youq ndaw sing bauq menhmenh swng sang, doiq soenj, roq haeuj conghsoenj bae, yienzhaeuh bouxcawj bouxhek caez haeuj daizlaeuj gwn laeuj, gingz boi doxgingq. Gyoengqvunz sanq deuz le, bouxcawjranz swhgeij caiq genj gij saedceij mbouj youq ngoenz "rumzbaek gaj" haenx hoemq vax, san ciengzfaexcuk, coih baihndaw, neix aeu yungh geij ndwen daengz buenq bi seizgan baedauq.

Ganlanz guhbaenz le, ndaej nyinhnaeuz dwg daihgit daihleih. Ngoenz haeuj ranzmoq, caencik baengzyoux doxcomz, bouxcawj aeu angqhoh can ndeu. Doengh gienh daihsaeh seizneix, dwg canghcung dwk dawz ham、baizvei cojcoeng、lozyieng senj haeuj ranzmoq, gaj mou gaj gaeq caeq coj, caemhcaiq cingj goengsae nam mo (doeg ging nam mo). Gij saeh guhmo gig canghcung youh nauhyied, cungj dwg maqmuengh daengzcog daengx ranz hoenghvuengh. Gvaqlaeng, caencik baengzyoux caeuq bouxcawj de gwn laeuj vuenh cenj, hoh bouxcawj vunz an ranz vuengh、roek cuk hwng'vuengh、saehsaeh swnhleih.

Doeklaeng, dwg gij hong loegvaq ranzmoq guh baenz. Buen haeuj ranzmoq le, ciengzseiz aeu ndaem faexmak faexcuk youq seiqhenz ganlanz, gawq ndaej cang gyaeu vanzging, youh ndaej demgya souhaeuj. Boux ranzdog gag youq haenx, lij ndaem gombon daiq oen, humx baenz aen led fuengz caeg, daeuj baujcwng daengx ranz ancienz.

Ngeih、Mbanjranz Bouxcuengh

Bouxcuengh dwg aen minzcuz ndaem haeux guh naz ndeu, cauxbaenz aen mbanj caeuq nungzyez swnghcanj nem fazcanj mizgven. Giz dinghyouq Bouxcuengh haenx itbuen cungj senj youq giz cienjvan dahhung roxnaeuz gizdoxhab dahhung caeuq dahiq, najdah gvangqlangh, raemx lae menh , dep bya dep raemx. Doenghhduz doenghgo ndaw raemx lai, fuengbienh dwkbya, swnghhoz miz baujcang; baez miz raemxrongz raemxdah fwthwnj, doiq ndaej hwnj bya, baujcingq ancienz. Henzgyawj aeu miz diegbingz haemq gvangqlangh, miz naz ndaej cae, dumh mbouj deng iem, rengx ndaej yinx raemx dwk naz, hab gohaeux sengmaj, ndaej saedbauj gvaq gij saedceij "miz haeux miz bya".

Mbanjcuengh lai bya sang ndoi lueg, aen bo doxrangh, diuzdah lai youh deih, byalueg caeuq diegbingz faenbouh youq ndaw lueg bya, ndaej hawj vunz hai fwz dajndaem. Diegdeih、goekgaen、dienheiq miz diuzgienh daeuj ndaem naz dajcae, doengh aen mbanj Bouxcuengh couh youq ndaw doengh roxnaeuz ndaw lueg neix. Bouxcuengh "fouz dah mbouj youq, fouz naz mbouj youq" caeuq genj giz dep bya dep raemx daeuj youq. Daj Cinzsijvangz hai diuz doengloh Lingjnamz gvaqlaeng, vunz Cunghyenz vihliux ndoj hoenxciengq cix senj daeuj Lingjnamz, cauxbaenz aen gwzgiz Bouxcuengh、Bouxgun cabyouq. Bouxgun itbuen cungj sienghdui comz youq henz singz gyaudoeng bienhleih haenx, caeuq Bouxcuengh gaengawq dajndaem sihyau senj youq bakdah caeuq duenhdah baihgwnz caux mbanj doiqbeij cengca haemq yienhda, ndigah miz cungj gangjfap dwg "Bouxgun youq gwnz gai, Bouxcuengh youq goekraemx".

Aen mbanj Bouxcuengh dep bya gyawj raemx, naengh baek coh giz rongh, baihnaj mbanj miz dieg dajndaem gvangqlangh, baihlaeng miz byasang dangj rumzbaek. Cungj senj diegyouq guh mbanj、ciuzyiengq、dinghvih neix cug-ciemh baenz yiengh mozsizva ndeu, seiqdaih cienzciep, hwnq baenz le doengh aen Mbanjcuengh baijbouh lai youh deih lumj ndaundeiq nei, miz gij gohyoz dauhleix de.

Aen mbanj Bouxcuengh hung iq, yawj seiqhenz gij menciz reihnaz ndaej dajndaem haenx daeuj dingh. Dieg byasang bya lai dieg noix, ndaw mbanj gveihmoz iq, faenbouh lai cax di; youq diegndoi caeuq nazdoengh gveihmoz cix haemq hung, faenbouh hix maedcomz. Gij ranz ndaw mbanj youz ganlanz gapbaenz, daj dinbya ciuq aen bo baez doengh baez doengh hwnq hwnjbae, cig daengz byongh bya. Gij fueng'yiengq ganlanz itbuen dwg naengh baihbaek yiengq coh baihnamz roxnaeuz naengh baihsae yiengq coh baihdoeng, neix mbouj cibfaen yawjnaek, cix dwg gangjgouz gaengawq gij yienghceij dieg bya ndaw lueg, genj giz dieg yawj ndaej gyae yawj ndaej gvangq, raemx seuq lae gvaqdaeuj haenx hwnqguh. Loh ciuq gij ranz baizlied swhyienz cauxbaenz.

Bouxcuengh haemq yawjnaek gij hong ndaem faex caux ndoeng ndaw mbanj. Ndaw mbanj seiq henz miz ndoengfaexcuk, vunz Bouxcuengh haengj youq seiqhenz ganlanz swhgeij, aeu oen bien baenz byauh daeuj humx ranz, dieghoengq ndaw byauh caeuq ganlanz dwg gyanghongh, ndaej guh suenbyaek caeuq suenmak, ndaem byaekheu、moeggva、moegmienz、makbug、makgam、makmoed、maknganx、lwggyoij、makdauz、makmaenj, hawj seiqhenz ganlanz diegnywj heusaux, faexmak sangrwd, caz faexcuk raemhrwd, gag miz cungj cingzdiuh daegbied ndeu.

Ciet Daihseiq   Gij Gvanhaeh Vwnzva
Vunzyouq Bouxcuengh Caeuq Ywcuengh

Vunzcoj Bouxcuengh gaengawq gij vanzging deihleix caeuq gij diuzgen dienheiq dieg Bouxcuengh, cauxbaenz le gij vwnzva vunzyouq aen minzcuz daegdiemj neix, daegbied dwg vihliux fuengz bingh、baexmienx duznon duznyaen sienghaih, doiq veiswngh caeuq baujgen miz leih, fatmingz le gij gencuz ganlanz.

Ganlanz gencuz dwg cungj hingzsik diegyouq ndeu, ok cungj hingzsik vunzyouq neix, dwg gyoengq beksingq Bouxcuengh vihliux hab'wngq dieg baihnamz nditndat fwn lai、gwnz namh cumx、ciengheiq gyuemluemz caeuq nengzdoeg nyaenyak hengzmanz cix fatmingz hwnqguh, muenxcuk le gij seng-leix caeuq simleix sihyau gyoengqvunz. Ganlanz gencuz miz gij daegdiemj lajneix: It dwg fuengzre heiqcieng. Mbanjcuengh deng heuhguh "mbanjcieng", haujlai sawlizsij、difanghci cungj doiq gij heiqcieng dieg Bouxcuengh lwnhgangj haemq lai, heiqcieng caeuq diegcieng dwg aen daimingzswz heiqdoeg dai vunz、aenmbanj dai vunz. Dingqgangj ciuhgeq fanzdwg gij guenhak、bouxroxsaw、bouxbing de cungj yawj "mbanjcieng" dwg diuz roen dwglau, cib bae gouj mbouj dauq. Vunzcoj Bouxcuengh cibfaen yawjnaek caengz baenz bingh sien re, caemhcaiq youq ciengzgeiz swnghhoz caeuq sizcen ndawde cungjgez ok di fuengfap yawhfuengz heiqcieng maqhuz miz daegsaek ndeu, ganlanz gencuz couh dwg vih yawhfuengz ciengheiq cix hwnqguh. Ngeih dwg baexmienx cumx. Diegyouq Bouxcuengh youq dieg yayezdai, dienheiq daegdiemj hwngq、cumx、fwn lai. 《Suvwn • Yifazfangh Yizlun》geiq miz: "Boux baihnamz, dwg giz dieg doenghgo sengmaj haemq vaiq, giz yiengz haemq vuengh ndeu, giz laj namh de, raemx namh nyieg, dwg giz mok raemxraiz comzyouq haenx, gij beksingq de ngah gwn gij soemj gij lab gvaq. Ndigah gij beksingq gizneix gij raizloh noh lai deih noh lai hoengz, lai baenz gij bingh din fwngz in maz……" Aenvih dienheiq cumx lai fwn lai, yungzheih famh gij bingh "din fwngz in maz", cungj gencuz ranzlaeuz ganlanz neix hwnq youq gwnz bo, vunz youq caengz sang, doeng rumz hawqsauj, ndaej gemjnoix baenz fungheiq. Sam dwg fuengzre duznon duznyaen caegguk sieng vunz.

Cungj ganlanz gencuz neix caengzdaej gyaqhoengq, lizhai gwnz namh, ndaej fuengzre duzngwz duznyaen yak caegguk hoenx, gemjnoix gij sienghaih duznon duznyaen cauxbaenz. Seiq dwg veiswngh baujgen. Ganlanz gencuz "vunz youq gwnz de, cukseng youq laj de ", gawq ndaej vunz、doihduz faenliz, youh ndaej doeng rumz、raen rongh ndei, cawzdoeng raeuj cawzhah liengz, youq hwnjdaeuj gig cwxcaih. Doengh gij daegdiemj neix sawj de bienqbaenz cungj hingzsik hwnq ranz beksingq ndaej hawj ginghci habyungh, daejyienh le beixnuengx Bouxcuengh swnh' wngq swyenz、swhfaz swyenz, caeuq swyenz vanzging huzndei caemhyouq cungj swhsiengj swnghdai saemjndei neix.

Canhgauj vwnzyen:

[1]Cinz Caijlonz. Lwnhgangj Hwnqguh Gij Ranz Beksingq Conzdungj Bouxcuengh [J]. Gvangjsih Minzcuz Yenzgiu, 1993 (3): 112-118.

[2]Cinz Liginz. Gij Swnghdai Yenzgiu Hwnqguh Ganlanz Bouxcuengh Nazboh [C]. Yihih. Cungguek Yisuz Yinzleiyoz Lundanz Caeuq Gozci Yozsuz Veiyi ——Cienzswnj Yienghlix Yisuz Caeuq Vwnzva Caezyungh Lunvwnzciz, 2011.

[3]Liengz Dingzvang. Bouxcuengh Funghsuzci [M]. Baekging: Cunghyangh Minzcuz Yozyen Cuzbanjse, 1987.

[4]Yenz Saufwnh. Dangdaih Bouxcuengh Saeqdamq [M]. Nanzningz: Gvangjsih Yinzminz Cuzbanjse, 1989.

[5]Fan Yangz, Giuh Cinswngh. Fungsug Gaeuq Bouxcuengh Codamq [M]. Nanzningz: Gvangjsih Yinzminz Cuzbanjse, 1994.

[6]CinzSangvwnz, Cinz Gozcingh. Bouxcuengh Gohyoz Gisuzsij [M]. Nanzningz: Gvangjsih Gohyoz Gisuz cuzbanjse, 2003.

Cieng Daihcib Ywcuengh Caeuq Gij Vwnzva Foux、Dijyuz Bouxcuengh

Ywcuengh dwg gij conzdungj yihyoz lwgminz Bouxcuengh youq gwnz lizsij caux ok caeuq ciuq yungh, miz gij minzcuzsing、conzdungjsing caeuq gihyizsing yienhda, de cauxbaenz caeuq fazcanj caeuq gij foux、dijyuz Bouxcuengh miz gvanhaeh maedcaed. Gij vwnzva foux、dijyuz Bouxcuengh dwg aen gapbaenz bouhfaenh youqgaenj vwnzva Ywcuengh. Lwgminz Bouxcuengh youq ciengzgeiz swnghcanj swnghhoz sizcenj ndawde cauxbaenz le gij conzdungj vujdauj caeuq dijyuz hingzsik lai saek lai yiengh, gag miz daegsaek haenx.

Doengh gij vujdauj caeuq dijyuz hingzsik youq conzdungj minzsuz hozdung ndawde yienh'ok neix, doiq coicaenh vunzloih gengangh miz cozyung gig youqgaenj, miz doengh gij cozyung hawj heiqlwed doengrat、raeuzred、deuleih gvanhcez、gyagiengz ndangdaej、fuengz bingh baujgen、hawj vunz souh gyaeu, baenz gij baujgen fuengfap ciuhgeq Bouxcuengh.

Ciet Daih'it Ywcuengh Caeuq Vwnzva Foux Bouxcuengh

It、Gij vwnzva foux Bouxcuengh

1. Gij goekgaen vwnzva foux Bouxcuengh

Bouxcuengh haengj diuqfoux, rox eu fwen rox diuqfoux, cauh ok gij diuqfoux yisuz hingzsik lai yiengh, caemhcaiq lizsij gyaeraez. Senq youq mwh Senhcinz, vunz Lozyez ciuhgeq couh cauh ok le gij diuqfoux gig ndei caeuq gij minzcuz funghgwz miz deihfueng daegsaek ndeu, neix youq gij dozveh bangxdat Dahcojgyangh Gvangjsih caeuq gwnz aennyenz couh ndaej cim de di ndeu couh rox liux daengxbuenz, daibyauj gij lizsij ronghsag diuqfoux

Bouxcuengh. Youq gwnz dozveh bangxdat Dahcojgyangh gveihmoz hung、 heiqseiq hungmbwk haenx, dozsiengq vunz gig lai, caemhcaiq itlwd guh song fwngz gencueg gingz doxhwnj、 song din mbe hai, guh cungj yiengh buenq maeuq, baizlied caezcingj, doihhingz lai bienq, miz baenz baiz vang、 baiz daengj, hix miz haujlai vunz humx baenz gienluenz, gij dungcoz de caezcingj. Cungj duihingz faen cuj baizlied neix, moix cuj veh cungj miz aen yienghceij bouxvunz hung sang naj cingq、 ndang raek faggiemq、 gyaeuj daenj mauhbwn roxnaeuz duz nwnj daengj vunz ndangcingq lumj, henz ndang de roxnaeuz baihnaj de veh miz aennyenz baihndaw miz rongh daengngoenz ndeu roxnaeuz aen cung gaeuyiengz ndeu, neix dwg cungj hingzsiengq fanjyingj denjhingz cizdij caeqbaiq ciengzmienh diuqfoux, dwg diuqfoux gocwngz ndawde doiq gij yienghsik daibyaujsing vujswh sij baenz haenx. Gaengawq yenzgiu, gij vunz ndwn youq cungqgyang dozveh ndangdaej hungsang、 cang ndang caeuq cungqvunz mbouj doengz haenx, gawq dwg bouxdaeuz sicuz buloz caeuq bouxmo gaemguenj denjlij baiqcaeq haenx, doengzseiz hix dwg boux lingx foux cizdij diuqfoux, aennyenz roxnaeuz aen cungdoengz henz de, dwg gij yozgi guh cezliz caeuq buenxciengq diuqfoux. Daengx aen vehmienh dwg baijok gyoengq vunz youq laj goengmo daiqlingx, riengz gij cezcou goksasa angqfoedfoed haenx caez foux hwnjdaeuj.

Gij foux ciuhnduj Bouxcuengh, dingzlai dwg ciuq gij yienghceij doenghduz cix cauhguh. Gaengawq minzcuz yozgyah yenzgiu, ciuq yiengh duzgoep diuqfoux dwg gij cujsenzliz aen doz bangxdat Dahcojgyangh baijok haenx. Gij foux de cujyau dwg doenggvaq song faj fwngz gencueg goz gingz doxhwnj caeuq song ga cap max mbe hai, gwnz laj doiqcingq, baenz yiengh duzgoep diuq. Cungj foux ciuq duzgvej diuq neix, hamz miz vunz Lozyez ciuhgeq baiqfug duz saenzgvej, daeuj gouz aeu goengleih.

Cungj foux ciuq yiengh roegcaeuq dwg lingh cungj foux ciuhgeq Bouxcuengh gig miz deihfueng daegsaek ndeu. Youq gwnz ndang aen aennyenz Gvangjsih Gveigangj Si oknamh haenx, couh cang miz cungj foux ciuq yiengh roegcaeuq. Aen cangndang bouxdiuqfoux gig gyaqciq, gyaeuj daenj dingj mauh gyaqciq bwnroeg, daenj geu vunjraez aeu bwnroeg daeuj cang ndeu, vunj doiqnaj doengzfuk loq raez gvaq gyaeujhoq, fuk laeng cix rag youq gwnz namh. Mwh diuqfoux ndangdaej cungsim loq ngeng coh baihlaeng, ndang gwnz loq ngiengxgyaeuj hwnjdaeuj, song cik fwngz coh baihswix baihgvaz roxnaeuz baihnaj baihlaeng soengswt bidoengh, sang ga mbe hai, lumj guh yiengh byaij loh nei, aen gyaeuj、aek、ndang baujciz yiengh doxngamj, lumj yiengh roegcaeuq nei, dwg seiz diuqfoux ndawde cungj yienghsiengq fwt dinggwz roengzdaeuj nei. Bouxbiujyienj aeu song 〜 sam vunz guh aen siujcuj ndeu, gungh miz bet aen siujcuj. Doengh gij vujdauj siujcuj siengdoiq doglaeb neix doengzseiz diuqfoux riengjret, yamqdin soengswt riengjret, dungdai doxdoengz, mbouj yungh ngeizvaeg couh dwg cungj daihhingz cizdij diuqfoux lai yiengh ndeu.

Cungj diuqfoux ciuq yiengh roegcaeuq neix daejyienh le bouxcojcoeng Bouxcuengh baiqfug roegcaeuq, maqmuengh ndaej miz gij lingzsingq roegcaeuq, daeuj dienzbouj gij naengzlig bonjfaenh mbouj gaeuq. Yawj ndaej raen, cungj diuqfoux ciuhnduj Bouxcuengh, dwg dangguh gij meizgai noix mbouj ndaej gapbaenz gij vueddoengh vunzloih、gapbaenz gij swnghhoz ndawbiengz haenx cij mizyouq, caeuq gij foux ciuhneix engq lai dwg biujyienh caeuq guh'angq mbouj doxdoengz.

Bouxcuengh dwg guek raeuz aen minzcuz ceiq caeux ndaem haeuxnaz ndawde aen ndeu, gij daegdiemj nungzyez geizgonq dieg Bouxcuengh de dwg aeu haeux guh goek. Dieg Lingjnanz Bouxcuengh youq haenx, dienheiq raeuj- rubrub, fwnraemx cuk, dah lai, goekgaen cukgaeuq, diegdeih biz, haemq hab gohaeux maj. Lwgminz Bouxcuengh doiq diuqfoux yisuz miz gamjcingz naekna caeuq gamjsouh laeg, gyoengqde youq ciengzgeiz swnghcanj swnghhoz sizcen ndawde, doenggvaq haeujlaeg bae cazyawj caeuq daezlienh, caux ok le lai cungj foux fanjyingj swnghcanj guhhong haenx. Lumjbaenz fouxfaexhanz、 fouxaennyenz、fouxdaemhaeux、fouxaendomq、fouxdwkgungq、fouxmbaetcaz、 fouxfaexsaux、fouxfaexsaux daengj Bouxcuengh okmingz, dingzlai dwg ciuqei gij dungcoz guhhong, cawjdaez sienmingz, diuqfoux hwnjdaeuj riengjret, mizyinx guh'angq, gamjcingz bik caen, fanjyingj le aen gocwngz dajndaem lwgminz Bouxcuengh, cungfaen daejyienh le gij daegsingq lwgminz Bouxcuengh gaenxguh caeuq gij singgwz gaengq caeuq gyaezhaemz faenmingz haenx. Gij foux neix dingzlai dwg nanz cix mbouj siusaet，daengz seizneix vanzlij gig hwng.

2. Gij foux Bouxcuengh ciengz raen caeuq faenloih

Bouxcuengh daj ciuhgeq cungj dwg cingdoeng ciengq go diuq foux，Mbanjcuengh gizgiz cungj dwg haijfwen，"Liuz Sanhcej" riuzmingz ndaw guek rog guek. Bouxcuengh doiq diuqfoux hix miz gij yenzgiu laegdaeuq caeuq daegbied，gij diuqfoux ndawbiengz Bouxcuengh miz sam bak lai cungj，hingzsik lai yiengh，neiyungz fungfouq，nangqdaengz cunghgyau caeqbaiq denjlij、gouz saenz gouz fuk、gyaep fangz cawz nanh、lauzdung swnghcanj、cieng go se'gyauh、senglwg gezvunh、ngoenzciet guh'angq daengj sevei swnghhoz gak aen fuengmienh. Ciuq gij singqcaet de daeuj faen，gij foux cienzdoengj Bouxcuengh daihdaej ndaej faen guh gij foux cunghgyausing caeuq gij foux guh' angq song daihloih. Cunghgyausing vujdauj miz gij cunghgyau gifwnh gig na caeuq gij cunghgyau muzdiz yienhda，gij neiyungz de lai caeuq gouz saenz gyaep fangz、siu cai cawz nanh gouz bingzan mizgven，hawj saenzguh'angq haemq giengz，youq ndaw conzdungj vujdauj Bouxcuengh itcig ciemq ndaej cujdauj diegvih，doiq gij sevei swnghhoz caeuq swhsiengj gvanhnen gyoengqvunz miz yingjyangj gig laeg，lumjbaenz fouxgoengdauh、fouxaennyenz daengj. Gij foux guh'angq baudaengz gij foux gag guh'angq、gij foux byaujyenj caeuq gij foux heiqcuengh，lai youq seiz ngoenzciet roxnaeuz hozdung angqhoh diuq. Gij hingzsik caeuq cawjdaez diuqfoux cujyau miz gij foux ciuq swnghcanj lauzdung caeuq gij foux ciuqyiengh duznyaen song loih. Lumj gij fouxlauzgungq、fouxdwkbya、fouxvanqgyaj、fouxndaemnaz、fouxsougvej、fouxdaemhaeux daengj Bouxcuengh gak dieg hwng haenx，cungj dwg gij foux ciuq guh hong；fouxsaeceij、fouxlungz、fouxvaizcin、fouxduzmbaj、fouxduzgaeq、fouxduzgvej、fouxroegraeu daengj，gvihaeuj cungj foux ciuq yiengh duznyaen.

（1）Fouxdaemhaeux

Fouxdaemhaeux daj Bouxcuengh gij hong daem haeux ndaej daeuj，aeu daem haeux guh cawjdaez，aeu sing roq daeuj buenxfoux，cietbek sienmingz， youq ndwencieng geizgan couh guh biujyienj, angqhoh bimoq daeuj daengz, yawhhoh bi moq haeuxgwn fungsou. Bonj saw 《Lingjbyauj Luz Yi》Liuz Sinz geiq naeuz: "Gvangjnanz miz fouxdaemhaeux, aeu faex buqhai guh cauz, aencauz song mbiengj daihgaiq saek cib diuz sak, bouxsai mehmbwk ndwn song henz, guh yiengh daem haeux, roq henz faexcauz, cungj miz gij sing bizbiz bazbaz. Sing roq cauz lumj roq gyong nei, geij leix gyae lij dingq ndaej nyi, yienznaeuz mehmbwk cawzcou saeg buh caemh miz sing yiengj, hoeng cix mbouj ndaej gok lumj yienghneix." Daemhaeux youh heuhguh "guhlongj", bouxbiujyienj lai dwg mehmbwk, ciengz dwg lai vunz dawz faexsak humx youq henz faexcauz hung coux miz haeuxgok haenx, yungh gij dungcoz gyaeundei foux sak roq cauz, sing lumj roq moegnyawz, foux sak baenz sing, doxlwnz dub haeuxgok baenz haeux.

(2) Fouxfaexhanz

Fouxfaexhanz youh heuhguh dwkfaexhanz, riuzcienz youq Gvangjsih Majsanh、Duh'anh、Dunghlanz、Yunghningz、Nanzdanh daengj dieg, moix bi liggaeuq cieng coit daengz cieng cibngux geizgan biujyienj. Bouxbiujyienj lai dwg mehmbwk guhcawj, vunzsoq mbouj dingh, hoeng cungj dwg baenz sueng, miz seiq vunz、roek vunz、bet vunz、cib vunz、ngeih cib vunz mbouj doengz.

Faexfaexhanz dwg daj fouxdaemhaeux fazcanj daeuj, dwg daj gij lauzdung swnghhoz Bouxcuengh daem haeux daeuj. Faexfaexhanz codaeuz dwg aeu gaiq benj ndeu, hoemq youq gwnz cauz daem haeux, caemhcaiq aeu faexhanz daeuj roq. Ndigah, dwk faexhanz youq ndaw Vahcuengh youh heuh "guhlongj". Aenvih cauzrin naek lai, mbouj yungzheih buen doengh, yienghneix menhmenh gaij aeu daengqraez. Cungj fouxfaexhanz ciuhneix lai aeu daengq、faexhanz roxnaeuz faexsauq guh daugi, daengq dwg aeu faex daeuj guh baenz, faexhanz caeuq faexsauq aeu faexcuk guh baenz, biujyienj hingzsik lai yiengh, roxnaeuz faenlaeb youq song mbiengj daengqraez haenx roq daengq, roxnaeuz doxdwk hanz. Bouxbiujyienj gaenriengz gij yaemyiengj diuzzhanz roq daengq caeuq faexhanz doxdwk de cix diuqfoux, itmienh roq itmienh ciengq itmienh foux, mizseiz song vunz doiq dwk, mizseiz seiq vunz camca doiq dwk, miz seiz lai vunz lienz dwk; miz ndwn dwk、maeuq dwk、capmax dwk、cienq ndang dwk daengj, naek mbaeu、giengz nyieg、vaiq menh dox camca, ciuq gij hozdung dajndaem boenq vaiz roengz reih、rauq naz、doekgyaj、sou haeux、fad haeux、daem haeux、daemj baengz daengj doengh cungj dungcoz gocwngz neix. Faexfaexhanz mboujdan ndaej demgiengz ndangdaej, caemhcaiq yindung yamqdin doxdoengz, dungcoz gyaeundei, byaijdoengh lingzvued, hezdiuz swyenz, cezcou haenqrem, sing goksasa, gig souh vunz Bouxcuengh gyaezmaij.

（3）Fouxaennyenz

Fouxaennyenz dwg gij hingzsik diuqfoux ciuhlaux Bouxcuengh yiengh ndeu, lizsij raezranghrangh, dwg daj ciuhgeq ndawbiengz gij hozdung buizcaeq haenx daeuj, caeux youq gwnz dozveh bangxdat Dahcojgyangh dieg Bouxcuengh, couh miz cungj yienghsiengq aeu aennyenz daeuj guh'angq, doeklaeng yungh daeuj guh gij hozdung guh'angq caeuq lijyiz.

Fouxaennyenz aeu aennyenz ndawbiengz Bouxcuengh okmingz haenx guh daugi, roq gyong buenx foux, gag guh gag angq, riuzcienz youq Gvangjsih Dunghlanz、Duh'anh、Maj Sanh daengj dieg, daih bouhfaenh youq ndwencieng caeuq angqhoh fungsou seiz biujyienj.《Dangzsuh · Nanzmanz Lezcon》geiq miz: "Dwk aennyenz, boq gaeuhung, ciengq go diuq foux daeuj guh'angq." Mingzcauz Vangh Gvangjyangz《Lingjnamz Cazyungj》geiqloeg miz "gak mbanj ngoenzciet guh six lai guh'angq, caez roq aennyenz caez eu fwen".

Fouxaennyenz byaujyenj seiz, itbuen youz caet boux doxhwnj gapbaenz vujdui, ndawde seiq boux roq aennyenz, boux ndeu roq gyongnaeng, boux ndeu foux raeng roxnaeuz mauhfwn, boux ndeu foux mbok. Song aen roxnaeuz seiq aen baenz dauq, song aen nyenz ne gak youz song boux vunz doengzcaez roq aen nyenz, heuh duzmeh duzboux; seiq aen nyenz guh cuj ne, seiq boux vunz moix boux gak roq aen nyenz ndeu, heuhguh song duzboux ngeih duzmeh.

Gij neiyungz diuqfoux lai dwg dauq baij gij nungzyez swnghcanj hozdung gocwngz, lumjbaenz haiciengz、ndaemcin、ndaemhah、seizcou dajsou、doengyo、coux seizcin daengj bouhfaenh, yungh diuqfoux hingzsik biujyienh okdaeuj, hawj vunz simhoengz、siengjmuengh, cungj dwg rengzzhoengh.

217

（4）Fouxaendomq

Fouxaendomq dwg cungj foux ndawbiengz Bouxcuengh, senq youq Sungdai couh gaenq hwng youq ndawbiengz Bouxcuengh, cujyau riuzhengz youq Gvangjsih Dwzbauj、Cingsih、Denzdungh、Denzyangz、Lungzcouh、Dasinh、Duh'anh、Majsanh daengj dieg.

Aendomq dwg gij huqsaenq aicingz gyoengq lwgmbauq lwgsau Bouxcuengh, moix bungz daengz ndwencieng roxnaeuz hawfwen "Sam Nyied Sam", daegmbauq lwgsau Bouxcuengh couh comz guhdoih doiq fwen gangjok cingz gyaezmaij. Danghnaeuz dahsau Bouxcuengh lawz gyaez daegmbauq lawz, couh yaek dawz haizbaengz、sujbaq daengj saenzcingz cug youq gwnz aendomq swhgeij caenfwngz saeqsim siuq haenx, doq eu fwen doq diuq foux, bau aendomq hawj daegmbauq swhgeij gyaez haenx. Daegmbauq ndaej giuz le, hix doq eu fwen doq diuqfoux, dawz laex hoiz gingq baih mehmbwk. Goekgaen fouxaendomq couh daj gizneix ok, lai youq ndaw hawfwen guh. Fouxaendomq comz foux caeuq dijyuz guh'angq youq itheij. Bau aendomq seiz, miz cienjgiuz、ngauxgiuz、bau giuz、ciep giuz seiq aen dungcoz diuqfoux.

（5）Fouxmbaetcaz

Fouxmbaetcaz cujyau dwg hwng youq Gvangjsih Yilinz daengj dieg, dwg cungj foux gag guh'angq ndawbiengz, youq mwh ndwencieng biujyienj. Bingzciengz youz bouxsai ndeu song boux mehmbwk biujyienj, ciengqgo diuqfoux giethab, bouxsai heuhguh mbauqmbaetcaz, bouxmbwk heuhguh saumbaetcaz, daugi faenbied miz cikcienz、beizva、sujbaq、saihoengz daengj. Cujdiz cujyau dwg biujyienh gij swnghcanj lauzdung gocwngz vunzraeuz, mizseiz cab haeuj gij cingzcez daegdaengq fanjyingj bouxcoz sai mbwk doxgyaez bae. Gij dungcoz de lauxsaed daihfueng, youh ndei riu. Mbauqmbaetcaz ciengz aeu ga saenzdwddwd、goz gyaeujhoq guh gij dungcoz daemqdet, diuqfoux byaij bae riengjret. Gaiq cikngaenz ndaw fwngz youq mwh biujyienj "fouxhaifwz" ndaej dangguh faggvak, biujyienj cauj caz seiz ndaej guh rag fungsieng, dungcoz ndei riu, mizyinx dangqmaz. Saumbaetcaz lai biujyienh gij yamqdin diuqfoux najnyaen、saepsoiq riengjret haenx, lai yungh "yamq cib cih" "yamq daemhdin cienq", gaiq beizcaijsaek ndaw fwngz menh vad fwt

haep，lumjbaenz dujfwj mbinyagyag、valiux mbinfefe，yiengh diuqfoux
unqnem ndeiyawj，yienghceij lai yiengh，cungfaen biujyienh ok lwgsau
sienhsoh dwggyaez、ndeigyaez dangqmaz. Mwh diuqfoux seiz ciengq go，
roxnaeuz boiq singgyong singlaz，ciengzmienh heiqfaenh gig nauhyied，
guh'angq haemq haen.

3. Gij daegdiemj vwnzva diuqfoux Bouxcuengh

Yisuz diuqfoux dwg buenxriengz vunzloih sevei swnghcanj caeuq
swnghhoz doengzbouh miz okdaeuj，doengzyiengh gij diuqfoux Bouxcuengh
hix dwg youq gwnz giekdaej gij simleix suciz caeuq vwnzva neihanz
Bouxcuengh，buenx miz aen minzcuz Bouxcuengh cauxbaenz fazcanj，cix
bienqbaenz gij vwnzva yisiz hingzdai ndaw ngoenznaengz swnghhoz gyoengq
vunz noix mbouj ndaej haenx. Ndigah，funghgwz diuqfoux Bouxcuengh
doekrag youq gij cwngci vwnzva、cunghgyau vwnzva caeuq swnghcunz
vanzging ndawbiengz Bouxcuengh.

（1）Duzdwngz baiqfug

Diuqfoux Bouxcuengh miz heiqsik ciuhnduj hoenghhwd，yienh ok gij
yienghsiengq ciuhnduj haemq yienhda. Doek goek ra rag，gij foux Bouxcuengh
dwg youq ndaw heiqfaenh fapmo ciuhnduj caeuq swyenz cungzbai mizok caeuq
hungmaj. Bouxcuengh daj ciuhgeq roengzdaeuj haemq yawjnaek mo，sojlaiz
dwgsaenq fangz saenq mo cix riuzmingz lajmbwn.《Giujgoh》《Vahcujgoz》
daengj gij saw ciuhgeq，doiq vunz ciuhgonq Bouxcuengh saenq cungj
cunghgyau miz lai duzsaenz，gij fungsug yawjnaek cungj cunghgyau fapmo
cungj geiq roengzdaeuj. Gij foux Bouxcuengh caeuq goengmo caeq saenz
hozdung maedcaed doxgven. Mwh ciuhgeq，gij swnghcanjliz suijbingz gyoengq
beksingq ciuhgeq Bouxcuengh gig daemq，doiq swhyienzgyaiq gak cungj
yienhsiengq，lumjbaenz deihdoengh、raemxrongz fwtfat、hojsanh bauqfat
daengj，lienz ngoenznaengz swnghhoz doengh gij daihswhyienz saenzmaed
lumj daengngoenz ok、daeng-ngoenz doek、bongj rumz、doek fwn、byajraez、
byajmig daengj doengh gij bienqvaq mbouj liux neix fouzfap gaijsiz，daegbied
dwg doiq vunz youq gyanghwnz guh fangzhwnzloq caeuq binghlaux dai bae，
engq dwg roxnyinh geizheih raixcaix. Ndigah，gyoengqde couh hainduj guh gij

vansiengj fouz bien fouz hamq, gig saenq fanh yiengh doxgaiq miz lingzhoenz、 lingzhoenz mbouj mied caeuq saenq lai duz saenz. Ndawbiengz Bouxcuengh gij saenzlingz cungzbai de lai youh cab, miz duzsaenz dienseng、 saenz ndawbiengz、 saenz hen ndang daengj, gij yizsiz baiqfug hix riengz gij goengnaengz gak duz saenz mbouj doengz cix mbouj doengz. Goengmo buizcaeq gingq saenz seiz cungj dwg doq diuq doq ciengq, angqsaenz cawz nanh gouz fuk.

Haujlai foux Bouxcuengh cungj caeuq gij duzdwngz baiqfug Bouxcuengh maedcaed doxgven. Lumjbaenz cungj foux ciuq yiengh duzgvej diuq gwnz dozveh bangxdat Dahcojgyangh haenx, couh dwg gij vunz Lozyez ciuhgeq, doiq duzsaenzgvej baiqfug bae depgaenh caeuq guh' angq, daeuj gouz aeu goengleih. Hoeng youq gwnz aennyenz Hancauz geiqsij gij foux ciuq yiengh roegcaeuq haenx, cix daejyienh le vunz ciuhgeq Bouxcuengh baiqfug roeg seizciet roegcaeuq, maqmuengh ndaej miz gij lingzsingq roegcaeuq, dabdaengz aen muzdiz sien rox dienheiq bienqvaq、 mbin gvaq byasang、 mbin youq gwnz mbwn caeuq ndoj yak bungz ndei. Goekgaen gij fouxaennyenz caeuq fouxduzgvej riuzcienz youq ndaw biengz Bouxcuengh haenx, caeuq Bouxcuengh baiqfug duzgvej、 ciuqei gij yienghceij duzgvej miz gvanhaeh, caemhcaiq fouxaennyenz caeuq fouxduzgvej dingzlai caeuq cietfwen duzgvej caeuq caeq duzgvej doengzseiz guh.

（2）Fanjyingj guhhong

Lwgminz Bouxcuengh gyaez guhhong, caemhcaiq dawz gij dungcoz swnghcanj swnghhoz dangguh foux. Fouxfaexhanz、 fouxdaemhaeux、 fouxlauzgungq、 fouxmbaetcaz daengj, dingzlai ciuqei lauzdung dajndaem ndawde sawjyungh gij gunghgi caeuq dungcoz haenx, riengz gij cezcou sing gyong laz angqvauvau haenx, ciuq gij dungcoz siengcwnghsing denjhingz ndaw lauzdung gocwngz haenx, byaujdaz aen sim angqhoh ciet ndei、 angqhoh fungsou caeuq siengjmuengh gvaq saedceij vuenyungz. Fouxfaexhanz ciuq aeu faexhanz youq gwnz cauz roq; fouxdaemhaeux cix aeu faexsak daem rum, ciuq gij lauzdung gocwngz dawz haeuxgok daem baenz haeux; fouxmbaetcaz, aeu byacaz、 lamzcaz daengj guh daugi, fanjyingj gij yienghsiengq lwgsau Bouxcuengh song fwngz mbaet caz、 genj caz caeuq youq gwnz roen mbaet caz ndaej fungsou, gyaep coemj duzmbaj. Caiq lumj fouxsoujbaq Bouxcuengh, dwg aeu soujbaq guh daugi, soujbaq youq ndaw swnghcanj swnghhoz Bouxcuengh ciengzseiz aeu daeuj uet hanh、 dukgyaeuj、bau doxgaiq daengj, biujyienh le vunz Bouxcuengh gij saedceij guhhong haemq fungfouq.

（3）Cienzcingz

Bouxcoz Bouxcuengh youq seizhoengq guhhong, ciengz eu fwen diuqfoux daeuj gangj ok gij cingzgamj bonjfaenh, ndawde fouxaendomq ceiq ciengz raen. Fouxaendomq aeu huqsaenq aicingz aendomq guh daugi, youq seiz eu fwen ra ndaej vunz ndaw sim le, lwgmbauq lwgsau couh bau aendomq hawj vunz ndaw sim. Gij yienzeiq fouxaendomq dwg youq gwnz hawfwen sai mbwk song mbiengj doxsoengq huqlaex, dawz doengh gij huqlaex caeuq rinndaek neix bau hwnjdaeuj, bau seiz cij mbouj yungzheih bienliz fueng'yiengq, ndigah ciuhgeq Bouxcuengh heuh neix guh "bau sujbaq", doeklaeng cix gaij yungh huqsaenq aiqcingz aendomq. Fouxfaexsaux hix dwg cungj foux fouxsai mbwk bouxcoz Bouxcuengh youq ndaw ngoenzciet ciengz diuq ndeu, cungj foux neix aeu lai vunz boiqhab cij guh ndaej baenz, song ga bouxdiuqfoux seuqsak riengjret dwk youq ndaw faexsaux diuq bae diuq dauq, daegmbauq rox diuq fouxfaexsaux haenx ciengzseiz aenvih uklingz dinfwngz riengjret、wngqbienq vaiq cix ndaej gyoengq sausau haengjgyaez. Fouxfaexsaux aeu yinhyoz daeuj buenx diuq, ndaej coicaenh gyoengqvunz lijgaij yinhyoz cezcou, hezdiuz yindung, demgiengz yinhlizganj, bienqbaenz cungj fuengsik mizyauq gyoengqvunz gyaulouz swhsiengj、suhfaz cingzgamj.

Vwnzva diuqfoux aeu seiqguengq dangguh fuzhau, caeuq gij swnghcanj fuengsik caeuq swnghhoz fuengsik aen minzcuz daegdingh dox hab'wngq. Gyoebhab daeuj yawj gij foux Bouxcuengh, mbouj miz saek aen mbouj hamz miz gij riz lizsij swnghdai Bouxcuengh laegngau. Riengz gij ginghci suijbingz ndawbiengz Bouxcuengh ndaej daezsang caeuq cwngci、vwnzva ndaej cinbu, gij sinzgenz cujyi gyoengqvunz hainduj bienqvaq, diuqfoux Bouxcuengh cugbouh yiengq bienqbaenz ndawbiengz、gij foux Bouxcuengh cugbouh coh seiqsug、swnghhoz bae fazcanj bienqvaq. Seizneix, diuqfoux daih dingzlai cungj genj youq itdingh ngoenzciet ciengzhab guh, lai dwg demgya cingzngeih, gyauhliuz swnghcanj swnghhoz gingniemh、gyauhliuz gamjcingz guh muzdiz, doengh gij hozdung gag guh'angq foux minzcuz neix, daihdaih fungfouq le gij vwnzva swnghhoz Mbanjcuengh.

Ngeih、Vwnzva foux Bouxcuengh doiq Ywcuengh yingjyangj

Foux dwg gij gihbwnj hingzdai vwnzva ndawde aen ndeu. Lwgminz Bouxcuengh rox eu fwen diuqfoux, cauh ok le gij foux ndawbiengz lai saek lai yiengh, ndaej naeuz, doengh gij foux neix doiq gij yihliuz baujgen caeuq yindung Ywcuengh fazcanj guh ok le gung' yen hungnaek.

1. Foux Bouxcuengh hawj Ywcuengh ndaej didnyez caeuq fazcanj

Youq mwh ciuhnduj, gij sevei swnghcanjliz dieg Bouxcuengh gig daemq, mo cix hwng hwnjdaeuj, gyoengq vunz saenq baed saenq fangz, couhcinj baenz bingh lo, yw bingh hix dwg aeu gij hingzsik fapmo bae yw. Dangseiz, doengh gij vueddoengh dwknyaen、buizcaeq、baiqgouz、ywbingh daengj, daih dingzlai cungj dwg doenggvaq diuqfoux bae guh, doengh gij fouxduzgvej、fouxroegcaeuq、fouxaennyenz cungj louz miz gij geiqhauh bouxmo buizcaeq. Gij daegdiemj vwnzva fazcanj Bouxcuengh dwg yw mo caemh goek、yi mo caemh youq, doiq guhbaenz Ywcuengh yingjyangj hungnaek. Hoeng aenvih nienzdaih gyaenanz, caemhcaiq giepnoix sawcih geiqsij caeuq saedhuq guhcingq, cijndaej gaengawq fungsug minzfungh bae yawj gij daihgaiq de. Ciuhgeq Bouxcuengh guh mo faen yahsien caeuq goengmo, cawjgya miz bingh roxnaeuz miz cainanh, cingj yahsien caeuq saenz caeuq fangz doiqvah, cam gij yienzyouz baenz bingh haenx, caiq genj ngoenzndei cingj goengmo guh fapsaeh, gaj cukseng gingq caeq, gienq duzfangz deuz, siu cai cawz nanh, foux giemq cax, coemh rek youz, gaeb fangz gaemh gvaiq, neix couh dwg hozdung guhmo. Cienzgangj ndawbiengz Bouxcuengh goengsamgyaiq rox gyaep fangz cawz gvaiq, bauj beksingq anningz, dawz de guh canghywsien, cix laeb miuh dinghgeiz daeuj caeq. Youq aen biengz gaeuq, Ywcuengh doiq moux di bingh saedcaih haemq miz yaugoj, hoeng ciengzseiz aeu aen hingzsik ywmo daeuj oknaj, lumj bonj saw《Lingjbyauj Gi Manz · Cab Gangj》Liuz Sizfanh geiq youq, "Bouxmanz aeu ywdoj daeuj yw doek laemx deng sieng caeuq baezdoeg vaigoh daengj sojmiz binghcab, cungj miz yaugoj geizheih, hoeng hix aeu maezsaenq daeuj gangj okdaeuj" "gou gaenq raen gvaq boux baenz baezdoeg, daeuj ra goenggeq Bouxcuengh yw bingh, boux de daengz, boux baenz bingh aeu gaeqboux、ngaenzhauz、raemx、haeux、gak yiengh saeh baij youq gyang ding. Bouxguh-mo sien aeu ngaenz dwk daeh bae, duet haizcauj youq gwnz namh, aeu raemx daeuj mieng, byoq giz in, gaem cax daeuj heh baez, lwed nong biu okbae, hoeng boux baenz bingh mbouj miz saek di haemzhoj. Nong okdaeuj liux le, aeu yw daeuj oep couh ndei". Yawj ndaej ok, doengh gij ywmo neix ciengzseiz rox yw bingh rox roengz yw, youq mwh de roengz fapmo seiz lai giem aeu yw bae yw, hoeng ywmo yw bingh cungj doenggvaq diuqfoux aeu gij hingzsik guhmo bae guh. Neix youq Cungguek moq laebbaenz gaxgonq, daegbied dwg youq diegbya bien gyae aen biengz Bouxcuengh engq dwg yienghneix. Gij fapmo cungj miz gij saekdiuh maezsaenq, yienznaeuz doiq yihyoz fazcanj miz gazngaih, hoeng youq ciuhgeq dieg Bouxcuengh yw mo doengz goek、yw mo caemh youq haenx, fapmo doiq Ywcuengh ndaej did nyez caeuq fazcanj miz cozyung ndei.

2. Foux Bouxcuengh coicaenh le yihliuz baujgen yisiz Ywcuengh cauxbaenz

Foux doenggvaq dungcoz seiqguengq gangj ok swhsiengj cingzgamj, demgiengz ndangdaej, coicaenh cauxbaenz gij yihliuz baujgen caeuq fuengzbingh yisiz Bouxcuengh. Vunz ciuhgonq Bouxcuengh daj ciuhgeq gyae doxdaeuj couh youq fueng dieg Lingjnanz, dieg neix dienheiq hwngq lai、bya lai ndoeng deih、gyaudoeng mbouj fuengbienh, gij diuzgienh senglix gig yakrwix, aenvih gij bonjnaengz senglix, gyoengqde mboujduenh ra aeu gij fuengfap senglix doiq bonjfaenh mizleih haenx. Youq ciengzgeiz sizcenj ndawde, gyoengqde cugciemh dijvei daengz diuqfoux dwg cungj hozdung miz ik ndangdaej simleix ndeu, ndaej demgiengz ndangdaej, sawj singgwz bienq ndaej hailangh, ndangdaej bienq ndaej unqnem soengswt, hawj ndangdaej ndaej daengz gaijndei. Ndigah, youq mwh seiz hoengq guhhong, roxnaeuz youq ndaw ngoenzciet, gyoengqvunz couh ciengq go diuq foux, roxnaeuz ciuq dwk nyaen, roxnaeuz ciuq guh guhhong, roxnaeuz ciuq guh doenghduz, daeuj gyauhliuz gamjcingz, cuengqsoeng simcingz, ndigah doiq gij binghbuj dieg Bouxcuengh miz yingjyangj youqgaenj. Bouxcuengh haemq noix baenz gij binghcab bingh ndawndang, daegbied dwg gij bingh cingzceiq fuengmienh engqgya noix, neix caeuq gyoengqde gyaez guhfwen gyaez diuqfoux miz gvanhaeh maedcaed.

3. Foux Bouxcuengh coicaenh le yenzcwz Ywcuengh cauxbaenz

Canghyw doiq heiq yinsiz gig laeg, doiq heiq gig yawjnaek, nyinhnaeuz heiq dwg gij doxgaiq codaeuz gapbaenz ndang' vunz bonjyienz, ndang vunz dwg youz heiq gapbaenz. Heiq youh aeu doengh cij swnh, aeu soeng guh ceih, nyinhnaeuz gij heiq mbwn、deih、vunz sam bouh bietdingh aeu baujciz dungdai hezdiuz bingzyaenx (couh dwg onjdingh) cijndaej dabdaengz gengangh cangdai. Foux Bouxcuengh cungj miz itdingh dungcoz dauqloh, gij dungcoz de giemgoq daengz fwngz、gyaeuj、hoz、aek、ndokbuenz、ga daengj gak giz, doiq simcingz soengswt、doengrat lwed gig miz bangcoh, ndigah ndaej miz diuheiq cozyung gig ndei, ndigah diuqfoux daj ciuhgeq couh ndaej daengz vunz Bouxcuengh yawjnaek, Mbanjcuengh gizgiz cungj dwg fwen caeuq foux, doenggvaq ciengq go diuq foux diuzcez、gikfat caeuq doeng doh gij heiq ndangvunz, hawj de cingqciengz yinhhengz, caeuq gij heiq mbwn、deih baujciz doengzbouh, baenzneix baujciz ndangdaej cangqheiq, cugciemh guhbaenz aen yenzcwz diuzheiq yw bingh. Seizneix, diuz heiq yenzcwz baenz le aen yenzcwz youqgaenj fuengz bingh ywbingh Ywcuengh, vih lwgminz ginzcung dieg Bouxcuengh ndangcangq guh ok gung'yen youqgaenj.

Ciet Daihngeih   Ywcuengh Caeuq
Vwnzva Dijyuz Bouxcuengh

It、Vwnzva dijyuz Bouxcuengh

1. Goekgaen vwnzva dijyuz Bouxcuengh

Dijyuz Bouxcuengh caeuq fungsug Bouxcuengh miz gvanhaeh cibfaen maedcaed, de youq vwnzva Bouxcuengh caeuq fungsug swnghhoz ndawde doekrag gig laeg, miz di dijyuz hozdung dwg yungh gij hingzsik fungsug ndaw-biengz bae guh caeuq fazcanj, fungsug dijyuz hozdung youq ndaw swnghhoz lwgminz Bouxcuengh caeux couh raem miz, fanjyingj le gij swnghcanj sizcenj、

sevei swnghhoz、cungjcuz sengfat caeuq cunghgyau sinyangj lwgminz Boux-
cuengh, lumjbaenz vaiz doxdaemj couh dwg hangh dijyuz yindung fungsug
minzcuz miz Bouxcuengh daegsaek ndeu, fanjyingj le gij swnghcanj fuengsik
ndaem naz Bouxcuengh. Bouxcuengh dwg aen minzcuz ndaem naz ndaem
haeux denjhingz ndeu, caeux youq aen seizdaih rin moq, donh dah duenhgwnz
Dahraemxhoengz couh miz ndaem haeux guh nungzyez. Bouxcuengh daj
ciuhgeq daeuj couh youq dieg Lingjnanz youq, dieg neix diegbya haemq lai,
Vahsug Gvangjsih naeuz: "Byasang Yauz, byonghbya Myauz, Bouxgun youq
dieg-bingz, Bouxcuengh Dungcuz youq ndawrungh." Cae naz ndaem reih dwg
diuz roen senglix Bouxcuengh ndeu, gyoengqvunz daengz seizneix itcig cungj
baujciz gij nungzyez swnghcanj fuengsik aeu haeux guh cawj neix, cauxbaenz
le cungj vwnzva ndaem haeux caet yiengh doxdoengz、neihanz fungfouq haenx
（hix couh dwg "aen gien vwnzva ndaem naz"）, duzvaiz couh dwg gij
hongdawz cujyau nungzyez swnghcanj Bouxcuengh, ndigah gij dijyuz yindung
hanghmoeg caeuq cwzvaiz doxgven haenx gaenriengz doekseng. Gaengawq
《Gingsei Baeuqroxdoh》 geiq roengzdaeuj, Baeuqroxdoh cauh vaiz le, couh
son vunz ciuhgeq Boux-cuengh aeu vaiz lawh vunz rauq naz、cae reih, vaiz
rauq naz、cae reih aeu yungh rengz, vihliux rox duz vaiz lawz rengz hung youh
lingzvued, Baeuqroxdoh couh son vunz aeu vaiz doxdaemj daeuj bingzdingh.
《Gingsei Baeuqroxdoh》 dwg bouh saw ciuhgeq siujsoq minzcuz Cungguek
ndeu, baenz saw youq Mingzcauz, Baeuqroxdoh ndaw ginghsih deng
Bouxcuengh gingq guh saenzcauxbiengz、saenzgoengcoj caeuq duzsaenz
cunghgyau ndeu, dwg Baeuqroxdoh cauh' ok le diendeih gak yiengh doxgaiq.
Ginggvaq gaujcwngq nyinhnaeuz, Gamjcuengh Gvangjsih dwg giz dieggaeuq
vwnzva Baeuqroxdoh caeuq giz diegcoj goengcoj Bouxcuengh caeuq goengcoj
yinzvwnz Baeuqroxdoh ciuhnduj minzcuz Dahcuhgyangh liuzyiz. Yawj ndaej
raen, cungj dijyuz hozdung vaiz doxdaemj Mbanjcuengh gig caeux couh gaenq
miz okdaeuj, caemhcaiq itcig hwng daengz seizneix. Baez daengz mwh seiz
hoengq, youq gwnz bo gvangqlangh、ndaw doenghnaz dauqcawq cungj yawj
ndaej raen vaiz doxdaemj doxdax.

Lwgminz Bouxcuengh youq ciengzgeiz swnghcanj swnghhoz ndawde, gyauq ok le gij sizcenj cingsaenz gamj bae damqcaz caeuq ndiepgyaez lauzdung. Lwgminz Bouxcuengh gaenx guh gyaez hong, gvaq cieng gvaq ciet roxnaeuz miz hozdung angqhoh, cungj aeu guh bau aendomq, doxdax vad ruzlungz, gip daengmbwn, hoenx gienz daengj conzdungj dijyuz hozdung cangqndang, doenggvaq dijyuz lienh ndang demgiengz rengz ndang, muzlienh ceiqheiq, fuengz bingh, doengh gij dijyuz hozdung neix swhyienz couh baenz le gij conzdungj yangjswngh baujgen fuengfap lwgminz Bouxcuengh.

2. Gij dijyuz hozdung minzsug ciengz raen

Lwgminz Bouxcuengh youq ciengzgeiz swnghcanj swnghhoz ndawde, cugciemh cauxbaenz gij conzdungj dijyuz hozdung daegbied swhgeij. Doengh gij hozdung neix lai saek lai yiengh, gawq dwg gij vwnzyiz hozdung lauzdung, hix dwg gij soujduenh hawj lwgminz Bouxcuengh ndaej ciengx ndang, ndaej gyagiengz ndangdaej. Gij dijyuz hozdung minzsug Bouxcuengh ciengz raen miz bau aendomq, doxdax vad ruzlungz, gip daengmbwn, hoenxgienz, ciengj bauqva, doiq fwen, fouxsaeceij nem daenj haizbenj vaiq buet daengj, lajneix gaisau bau aendomq, doxdax vad ruzlungz, gip daengmbwn, hoenxgienz.

（1）Bau aendomq

Bau aendomq dwg gij conzdungj dijyuz hanghmoeg beksingq Bouxcuengh gyaez guh ciengz raen ndeu, youq dieg Bouxcuengh dauqcawq riuzcienz. Bau aendomq lizsij gyaeraez, ndaej ra goek daengz 2000 lai bi gaxgonq. Ciuhgeq Bouxcuengh, ciengzseiz youq mwh hoenxciengq caeuq dwknyaen, vut cungj binghgi "dozmbin" ciuhgeq aeu luengz cauh haenx, yienhdaih bau aendomq hix couh dwg daj gizneix daeuj.

Bau aendomq seizneix yungh daeuj cienz cingz, guh'angq aenndang ndaw sim, ginggi cangq ndang. Daugi aendomq lai dwg aen giuzva yungh fwngz guhbaenz, aen luenz raen ceiq lai, hix miz aenbomj, aen seiqcingq, yiengh lingzhingz daengj. Aendomq hung lumj gaemxgienz, ndaw cang cehfaiq, haeux-fiengj, byakhaeux daengj, gwnz, laj song gyaeuj faenbied cug miz saihoengzloeg caeuq soijhoengz. Lwgminz Bouxcuengh youq gwn haeux sat le doxbau doxciep aeu daeuj guh'angq, miz gij cozyung gaeudoeng gamjcingz.

Hoeng youq moix bi ndwencieng, "Sam Nyied Sam", bet nyied cibngux

daengj cietndei conzdungj，lwgminz Bouxcuengh cungj aeu baenzgyoengq giet-
doih guh hawfwen，youq ndaw singgo sang，sai mbwk bouxcoz caez bau
aendomq，gangj ok cingzeiq.

Aenvih miz di minzcuzsing、miz yinx caeuq genjdanh yungzheih guh，ginggvaq
gaijbien le，bau aendomq gaenq baenz gij doxdax hanghmoeg Gvangjsih Siujsoq
Minzcuz Conzdungj Dijyuz Yindungvei，doengzseiz hix dwg gij byaujyenj
hanghmoeg Daengx Guek Siujsoq Minzcuz Conzdungj Dijyuz Yindungvei.

（2）Doxdax vad ruzlungz

Doxdax vad ruzlungz dwg conzdungj minzsug dijyuz hanghmoeg Bouxcuengh，
cujyau youq Vuzcouh、Nanzningz daengj dieg Bouxcuengh riuzhengz. Doxdax vad
ruzlungz hix dwg cungj conzdungj fungsug hozdung Bouxcuengh youq ngux nyied
co'ngux gawjhengz haenx. Gvendaengz gij laizloh de，miz lai cungj gangjfap，
gojndaej ragoek daengz mwh aen biengz daeuznduj yaek sat，miz gij vueddoengh
buizcaeq Cauz Ngoz、caeq Giz Yenz、caeq saenzraemx roxnaeuz saenzlungz daengj
hozdung buizcaeq. Doxdax vad ruzlungz gonqlaeng cienz haeuj Yizbwnj、Yeznanz、
Yinghgoz daengj，dwg aen hanghmoeg doxdax cingqsik 2010 nienz Gvangjcouh
Yayinvei. Seizneix，doxdax vad ruzlungz gaenq deng liedhaeuj ndaw mingzloeg gij
feihvuzciz vwnzva yizcanj guekgya gaep bae.

Doxdax vad ruzlungz youq moix bi ciet ngux nyied co'ngux ciuhai. Lungz-
couh hung iq mbouj doxdoengz，itbuen dwg gaeb raez、saeq gaeb，gyaeuj ruz
cang gyaeujlungz，rieng ruz cang rienglungz. Bouxvadruz vunzsoq mbouj
doengz，moix ruz geij cib vunz mbouj doengz. Doxdax gveihcwz dwg youq
gvidingh giliz ndawde doengzseiz hai ruz，bae daengz diegdaemx gonqlaeng
gietdingh baiz mingz ndeu.

（3）Gip daengmbwn

Gip daengmbwn dwg aen conzdungj dijyuz hozdung daegbied Bouxcuengh，
youq Mbanjcuengh dauqcawq riuzcienz，itbuen youq aen ciet angqhoh caeuq
aen ciet fungsou ciuhai. Gij daugi gip daengmbwn dwg daengmbwn，fungsug
Bouxcuengh nyinhnaeuz daengmbwn siengcwngh gitleih caeuq souhgyaeu.
Daengmbwn ciuhgeq couh miz lo，ciuhgeq aeu aen daengmbwn naeuz
vunzmbanj nyi gij rizdin caeggeq，doeklaeng couh cugciemh yienjbienq baenz

gij hozdung guh' angq gip daengmbwn.

Doxdax gip daengmbwn seiz, ciengz aeu mbanj guh danvih cujdui daeuj doxdax, boux guh doxdax geij cib vunz mbouj dingh, lai dwg gak mbanj doengh boux ndangcangq maenh'ak. Daugi guh aen daengmbwn genjdanh, aeu faexcuk guh gyaq, baihrog nem caengz ceij ndeu, lajdaej cuengq aen daengyouz iq, yienghceij lumj doengjraemx. Daengmbwn guh ndei le, dawz daengyouz ndaw daeng diemj dawz, riengz dohraeuj ndaw daeng swng sang, daengmbwn couh swng doxhwnj fubfeb, mwhneix doengh boux daeuj doxdax gak aen dui couh haenqrengz gyaep, caemhcaiq benz bya dangh raemx, cig caj daengyouz ndaep daengmbwn doek roengz namh couh ndaej gip aeu, boux sien gip ndaej daengmbwn couh hingz.

（4）Dwkgienz Bouxcuengh

Dwkgienz Bouxcuengh dwg cungj dijyuz hozdung conzdungj Bouxcuengh, hix dwg cungj gienz daegbied ndeu, lizsij gyaeraez, ndaej ragoek daengz song cien nienz gaxgonq soj veh gij dozveh bangxdat Dahcojgyangh Bouxcuengh Gvangjsih. Gaengawq《Ningzmingz Couh Ci》geiq naeuz:"Byaraiz liz aen singz haj cib leix, gij bangxdat gwnz dah veh miz yienghvunz saekhoengz, cungj lohndang, roxnaeuz hung roxnaeuz iq, roxnaeuz gaem giemq gaem cax、roxnaeuz gwih max. Caiqlix song hamq bangxdat henz dah neix lai miz." Youq ndaw denjhingz vehmienh gij doz gwnzdat Dahcojgyangh, gij yienghsiengq bouxvunz ndang sang raixcaix, cingqmienh yienghceij lumj gij yienghceij capmax ndwn nei, song ga loq goz baenz yiengh cap max, song gen loq goz gingz coh baihgwnz lumj angjfwngz yiengh va'ngaeux, dwg gij goengsik bouxvunz ndwn ndaej ceiq maenh, cungsim swhyienz gietcomz youq heiqhaij danhdenz, dwg fuk doz goengfou yienghbanj denjhingz ndeu. Youq ndaw dozveh lij baijok fag cax、giemq、cungqraez、feihbyauh、gung caeuq diuznaq daengj doxgaiq. Vunz ciuhgeq Bouxcuengh coengmingz, aeu dozveh bangxdat daeuj gangj baenz cawjdaez, haifat ok dauq hozdung cangqndang ndeu —— dwk gienz Bouxcuengh, cax、giemq doengh gij neix cix baenz le gij doxgaiq goengfou gvenq yungh dwk gienz haenx. Dauqloh dauq goengfou dwk gienz Bouxcuengh neix miz geij cib cungj, gij dungcoz de maengh'ak, hingzsiengq lauxsaed，goenggyaq cingcuj，onjsaed onjmaenh，gaemxgienz ndongj、seiqlig haenq、lai gyawj moeb、ak aeu faj fwngz moeb、noix diuq，dwk gienz seiz giethab yungh Vahcuengh fatyaem，ciq singheiq okrengz. Gienz Bouxcuengh ciuhneix youh yienjbienq ok gak cungj liuzbai mbouj doengz，hawj haujlai ginzcung souh' ik.

3. Gij Daegdiemj Dijyuz Ndawbiengz Bouxcuengh

Gij dijyuz hozdung minzsug Bouxcuengh miz vwnzva neihanz gig lai，biujyienh ok minzcuzsing、conzdungjsing、diyizsing、yizlozsing、laiyienghsing daengj daegdiemj. Riengz sevei fazcanj caeuq lizsij bienqvaq，mbangj di conzdungj dijyuz hozdung cugciemh saet aen muzdiz yienzlaiz guh' angq saedyungh haenx，yienjbienq baenz gij dijyuz yindung byaujyenjsing caeuq ginggising cungj gig giengz. Lumj bau aendomq ceiq caeux dwg hamz miz gij vwnzva sai mbwk dox gyauhvangj Bouxcuengh，siengcwngh cungj aicingz swnghhoz gvaq saedceij vuenyungz；seizneix bau aendomq，cix engq lai aeu bae biujyienj caeuq guhcaemz. Youh lumj doxdax vad ruzlungz，yienzbonj dwg gij hozdung buizcaeq ciet ngux nyied co'ngux caeq Cauz Ngoz、caeq Giz Yenz、caeq saenzraemx roxnaeuz saenzlungz daengj；seizneix gij dijyuz hozdung ciet ngux nyied co'ngux doxdax vad ruzlungz，cix dwg lai aen ruz buek hoenx gwnz dah，hamq dah vunz cien vunz fanh，sing gyong laz sing hemq mbouj dingz mbouj duenh，miz gij dijyuz ginggising yienhda.

Ngeih、Vwnzva dijyuz Bouxcuengh doiq Ywcuengh yingjyangj

Dijyuz，Vahcuengh heuhguh "yahning"，eiqsei couhdwg ciengzseiz hozdung. Lwgminz Bouxcuengh gaenx hong，sai mbwk laux coz cungj gyaez dijyuz. Bungz daengz gvaq cieng gvaq ciet roxnaeuz miz maz hozdung angqhoh，lwgminz Bouxcuengh cungj aeu guh bau aendomq、doxdax vad ruzlungz、gip daengmbwn daengj conzdungj cangqndang hozdung. Bouxcuengh dijyuz vwnzva doiq Ywcuengh yingjyangj miz lai fuengmienh.

1. Bouxcuengh dijyuz coicaenh baenz aen lijlun Ywcuengh

Gij vwnzva dijyuz Bouxcuengh hamz miz haujlai yihyoz swhsiengj Bouxcuengh，caemhcaiq coicaenh guhbaenz aen lijlun Ywcuengh. Senq youq mwh Senhcinz，Gvangjsih Cungzcoj rangh dieg Bouxcuengh comzyouq neix，dozveh bangxdat

Dahcojgyangh，couh miz gij doz goengfou yungh ndaej gig ndei，boux cien'gya Ywuengh okmingz Cinz Baujlinz nyinhnaeuz，Dahcojgyangh liuzyiz youq ndaw bidaengngoenz ndeu，daj muengzcungq ginggvaq hahceiq dauq daengz siujsawq gonqlaeng，cungj miz aen seizhaeuh daegdingh，daengngoenz cingq daengz dangdieg gwnz dingj diuz sienq swjvuj，hawj mbwn、deih、vunz caez youq diuz sienq hungz-gvanh dazyinx neix，seizneix lienh goeng gij hungzgvanh lijlun hab denhdij lizyoz haenx，lienh goeng yaugoj ceiq ndei。Goeng Cinz dawz gij coh de heuhguh "Goengfou Swjvuj Genzgunh Ywcuengh"，vunz baihlaeng haengj bungj aen lijlun neix。Aen dijyuz hanghmoeg mizmingz Gvangjsih haenx hoenx gienz Bouxcuengh couh dwg daj gizneix daeuj。

Goengfou Swjvuj Genzgunh Ywcuengh giengzdiuh diendeih mbwn、deih、vunz sam doengzbouh，coicaenh le gij yozsuz lijlun "sam heiq doengzbouh。" Aen lijlun sam heiq doengzbouh Ywcuengh dwg aen haedsim lijlun Ywcuengh，dwg aen swyenzgvanh mbwn vunz daegbied Ywcuengh ndeu，dwg daj vunz ciuhgeq Bouxcuengh doiq diendeih caeuq aenmbwn gij buzsu yinsiz haenx daeuj，yungh daeuj cekgangj gij neihanz、dox gvanhaeh nem gij yindung bienqvaq gvilwd gij heiq diendeih mbwn、deih、vunz sam bouh caeuq gij heiq ndaw ndang vunz mbwn、deih、vunz sam bouh neix，dwg cungj hongdawz gangjleix Ywcuengh yungh daeuj cekgej cungj yienghsiengq ndang vunz swnghlij binglij caeuq cijdauj fuengz bingh yw bingh ndeu。"Sam heiq doengzbouh" lijlun nyinhnaeuz，mbwn、deih、vunz sam heiq swyenzgai dwg doengzbouh yinhhhengz，hoeng ndang'vunz youh faen baenz baihgwnz dwg mbwn、baihlaj dwg deih caeuq cungqgyang dwg vunz，gij heiq sam bouh hix dwg doengzbouh yinhhengz。Youq swnghlij fuengmienh，cijmiz mbwn、deih、vunz sam bouh caeuq swyenzgai（mbwn、deih）doengzbouh yinhhengz，hanhhaed sengmaj mbouj dingz，ndang vunz cij ndaej dabdaengz cungj ginggai ndangcangq，mboujne，couh baenz bingh daengx ndang。

2. Dijyuz hozdung fungfouq le gij hamzeiq Ywcuengh ciengx ndang baujgen

Ywcuengh youq fuengzre bingh fuengmienh, rom ndaej le haujlai ginghyen caeuq cihsiz. Dijyuz hozdung itcig dwg cungj baujgen fuengfap ciengx ndang baujgen youqgaenj ndeu, beksingq Bouxcuengh haengj guh conzdungj dijyuz hanghmoeg, senqsi rox daengz doenggvaq dijyuz muzlienh, gawq ndaej deudoeng roenloh, diuzhuz heiqlwed, bingzyaenx yaemyiengz, diuzsim onj saenz, lij ndaej demgiengz ndangdaej ndei, yawhfuengz baenzbingh. Daenj haizgieg doxbuet、bau aendomq、doxdax vad ruzlungz、gip daengmbwn daengj conzdungj cangqndang hozdung cungj dwg gij dijyuz hanghmoeg lwgminz Mbanjcuengh maijguh ndeu, "dijyuz cangq ndang" itcig dwg gij vujgi ak Ywcuengh fuengz bingh. Doenggvaq dijyuz donlen, ndok noh ndang' vunz ndaej daengz muzlienh, ndaej baij cwk doeng heiq、soeng hoh、muzlienh eiqceiq, mizyauq coicaenh aeu moq lawh gaeuq, coicaenh heiqlwed doengrat, demgiengz rengzndang, hawj ndangdaej mbouj yungzheih deng gij yinhsu baenz bingh ciemqhaih caeuq gauxca, hawj vunz caeuq swyenz vanzging、sevei vanzging huzndei baenz aen cingjdaej, baenzneix dabdaengz aen muzdiz hawj ndang cangq ndang bienq ak、fuengz bingh yw bingh、souhgyaeu. Ndigah dijyuz donlen bienqbaenz cungj fuengfap mizyauq fuengz bingh yw bingh Ywcuengh ndeu, daihdaih fungfouq le gij neihanz ciengx ndang baujgen Ywcuengh.

Canhgauj vwnzyen:

[1]Cangh Swnghcin. Bouxcuengh Dunghsij [M]. Baekging: Minzcuz Cuzbanjse, 1997.

[2]Vangz Hanyuz, Vangz Dunghlingz. Gij Ywcuengh Cingq Haivat Cingjleix [M]. Nanzningz: Gvangjsih Minzcuz Cuzbanjse, 1994.

[3] Lij Gunhyungz. Gij Goekgaen Fouxaennyenz Bouxcuengh [J]. Minzcuz Yisuz, 1988 (1): 194 - 199.

[4]Cinz Caijlonz. Vwnzva Diuqfoux Bouxcuengh Yenzgiu [J]. Minzcuz Yisuz, 1997 (3): 123 - 136.

[5]Sung Ningz. Gij Neihanz Swyenzgvanh Caeuq Gij Wngqyungh Sam Heiq Doengzbouh Ywcuengh [J]. Cunghyih Cazci, 2013, 54: 1183 - 1185

[6]BangzYijcouh, Sung Ningz. Codamq "Caengz Bingh Cix Yw" Ywcuengh [J]. Cungguek Minzcuz Yihyoz Cazci, 2008, 14 (7): 5 - 6.

[7]Lij Meijgangh, Sung Ningz. Damq Cek Gij Swhsiengj "Caengz Bingh Cix Yw" Ywcuengh [J]. Cungguek Cunghyih Gihcuj Yihyoz Cazci, 2014, 20 (8): 1034 - 1035.

[8] Cinz Naijcangh, Cwng Cauhyungz, Ciz Dwzcingh, daengj. Gij Vwnzva Dahraemxhoengz Gaujcaz Caeuq Yenzgiu [J]. Gvangjsih Minzcuz Yenzgiu, 2000 (2): 77 - 79.

[9]Sung Ningz. Daj Dozveh Bangxdat Byaraiz Yawj Gij Swhsiengj Yihyoz "Caengz Bingh Cix Yw" Ywcuengh [J]. Liuzningz Ywdoj Dayoz Yozbau, 2008, 10 (10): 49 - 51.

Cieng Daihcib'it Gij Yihyoz Vwnzva Wnq Doiq Ywcuengh Yingjyangj Caeuq Dauqngeix

Ciet Daih'it Yihyoz Vwnzva Wnq Doiq Ywcuengh Cauxbaenz Caeuq Fazcanj Yingjyangj

Ywcuengh song cien lai bi fazcanj lizsij dwg aen gocwngz mboujduenh cungjgez gij gingniemh bonj minzcuz bonjndang fuengz bingh yw bingh, doengzseiz mboujduenh supsou gij yihyoz vwnzva gizyawz minzcuz baihrog, baenzneix cix mboujduenh fazcanj caeuq caezcienz.

It、Ywdoj doiq Ywcuengh miz maz yingjyangj

Doiq Ywcuengh cauxbaenz caeuq fazcanj yingjyangj ceiq daih couh suenq Ywdoj lo, it fuengmienh aenvih vunz Bouxgun senj haeuj Gvangjsih ceiq lai, lingh aen fuengmienh dwg cauxbaenz Ywdoj lijlun nienzdaih haemq caeux, caeuq Ywcuengh doxdoiq daeuj gangj, Ywdoj miz senhcinsing, Bouxcuengh supsou caeuq gaenhwnj senhcin vwnzva caemh hab sevei fazcanj gvilwd. Ywdoj doiq Ywcuengh gij yingjyangj de cujyau miz lajneix sam aen fuengmienh.

1. Gangj yaemyiengz diuzhuz

Yaemyiengz diuzhuz dwg gij haedsim lijlun ndaw Ywdoj ndeu, bauhamz le yaemyiengz baenz aen cingjdaej ndeu、yaemyiengz doiqdingj、yaemyiengz doxrag、yaemyiengz siu maj caeuq yaemyiengz cienjvaq haj aen fuengmienh Ywjdoj nyinhnaeuz, ndaw biengz gak cungj doenghyiengh doxseng doxgaek, ndang vunz cij miz yaemyiengz bingzyaenx, cij ndaej baujciz ndangcangq. Ywcuengh supaeu cungj gangjfap yaemyiengz, cix mbouj lumj Ywjdoj yienghhaenx gauhdu gaigoz caemhcaiq yungh youq daengx aen gihcuj lijlun caeuq duenq bingh yw bingh dijhi, cix dwg genjdanh lijgaij baenz youq mwh baenz bingh, yaem vuengh yiengz nyieg caeuq yiengz vuengh yaem nyieg song cungj cienjvaq cingzgvang，mbouj caeuq haj hangz doxseng doxgaek lienzhaeh youq itheij. Itbuen daeuj gangj，boux cingq deng doeg haenq roxnaeuz boux baenz bingh cogeiz，lai biujyienh baenz bingh yiengzcingq；boux dengdoeg cingq haw rox-naeuz boux baenz bingh geizlaeng，lai biujyienh baenz bingh yaemcingq.

2. Cungj gangjfap ginh cwnz doxbang doxbouj

Ndaw dan ywdoj gak cungj yw lumj ginh cwnz doxbang doxbouj，gak boux gag hengz gij cizcwz bonjfaenh，neix dwg aeu cwngzyenz youq sevei cizsi diegvih sang daemq、cizcwz daeuj doiqwngq gij cozyung yw cujyau caeuq mbouj cungyau. Gij dan Ywcuengh caeuq gij ginh cwnz doxbang doxbouj fueng Ywdoj doxlumj haenx mbouj doengz de dwg，gij gvanhaeh "ginh cwn doxbang doxbouj" bienqbaenz le "bohmeh" gvanhaeh. Aenvih dieg Bouxcuengh daj ciuhgeq daengz seizneix liz Cunghyenz hingzcwng cungsim gyae lai，sevei cizsi haemq genjdanh，sevei gezgou aeu gij gyadingz baihlaj gak aen "baeuqlaux" guh cawj，"baeuqlaux" doiq gak ranz gak hoh mbouj miz hingzcwng gienzlig，dan dwg aeu gij visaenq caeuq ningzciliz bonjfaenh daeuj ciuyinx vunzmbanj，ndigah gyadingz gezgou youq ndaw dieg Bouxcuengh ciemq diegvih gig youqgaenj，hoeng gyahdingz cujyau cwngzyenz gvanhaeh "bohmeh" hix doxwngq deng yinxhaeuj gij cujfangh gvanhaeh Ywcuengh daeuj.

3. Gangj gingmeg suhez

Ywdoj nyinhnaeuz ndang vunz miz cib ngeih diuz meg caeuq bet diuz meg geizgiuj，doengh gij gingmeg neix miz gij goengnaengz gaeudoeng gwnz laj ndaw rog、lienzhaeh gij gi'gvanh ndawdungx caeuq doenghengz heiqlwed haenx，suhez dwg gij heiqlwed daepbwt gingmeg ndangvunz soengq daengz、comz youq giz rog ndang.

Youq mwh ndangdaej miz bingh seiz，ndaej youq giz gingmeg byaij doengh haenx dingh hezvei，doenggvaq cim cit doi naenx daengj fuengfap，gikcoi hezvei，diuzcingj gingmeg heiqlwed yinhhengz，baenzneix hawj ndangdaej dauqfuk cingqciengz. Caeuq gij neix dox hab'wngq de dwg，Ywcuengh nyinhnaeuz ndaw ndang bouxvunz miz "lohlungz"（couh dwg aen hidungj soengq lwed）、"lohhuj"（couh dwg sinzgingh hidungj）song diuz roen fungsaek，song diuz roen neix youq rog naeng ndang' vunz san baenz muengx，diemj duq couh dwg hezvei. Ywcuengh doenggvaq fap yw baihrog daeuj gikcoi hezvei，ndaej hawj song loh cawz cwk siu saek，yinhhengz doengswnh，baenzneix dabdaengz gij cozyung fuengz bingh yw bingh. Caeuq ginghmeg Ywdoj doxbeij，song loh Ywcuengh engq ndaej daejyienh cungj swhveiz fuengsik lwgminz Bouxcuengh lauxsaed cizgvanh haenx. Aen fap yw baihrog Ywcuengh supsou le gij gingniemh dingh hezvei Ywdoj，dawz mbangj di hezvei Ywdoj cuengq haeuj ndaw dingh hez fanveiz bae. Lumjbaenz Ywcuengh aeu fap mae ywdiemjcit yw gij bingh oksiq seiz，itbuen aeu gij hezvei gvaengz saejndw Ywcuengh cij miz haenx，hoeng danghnaeuz doiq boux buenxmiz aekcaet siengj rueg haenx，couh gya cit gij hezvei neigvanhhez roxnaeuz hez cuzsanhlij Ywdoj gag miz haenx.

Ngeih、Yihyoz Daugyau doiq Ywcuengh miz maz yingjyangj

Daugyau dwg aen cunghgyau Cungguek youq bonjdeih sengmaj，gyoengq Daugyah ligdaih doiq siuh dau baenz sien caeuq souhgyaeu guh damqra，hawj Daugyau youq yihyoz lingjyiz ndaej daengz haujlai cingzcik，doiq Cungguek conzdungj yihyoz miz yingjyangj gyaelaeg. Daugyau doiq vwnzva Bouxcuengh yingjyangj mbouj dwg gij Fuzgyau caeuq gizyawz cunghgyau doiq vwnzva Bouxcuengh yingjyangj soj ndaej daengz. Yihyoz Daugyau doiq Ywcuengh gij yingjyangj de cujyau miz song aen fuengmienh.

1. Cungj swhsiengj "mbwn vunz caezcaemh"

"Vunz ciuq deih bae guh，deih ciuq mbwn bae guh，mbwn ciuq dauh bae guh，dauh ciuq swhyienz bae guh" dwg gij haedsim lijlun Daugyah，yihyoz Daugyau nyinhnaeuz vunz dwg aen Genzgunh iq ndeu，dwg diendeih swhyienz ndawde aen bouhfaenh ndeu，vunz wnggai swnh'wngq gij gvanhaeh caeuq gvi-lwd diendeih swyenz，hawj de dabdaengz aen ginggai mbwn vunz caezcaemh cij ndaej cawz bingh souhgyaeu. Caeuq gij neix doxhab haenx dwg，Ywcuengh nyinhnaeuz gij heiq vunz baengh gij heiq diendeih ndaej sengmaj，ndangvunz hix dwg aen diendeih iq ndeu，boux vunz bingh geq dai cungj souh gij heiq diendeih daeuj ciengx caeuq hanhhaed，lumjbaenz gij heiq ndangvunz ndaej caeuq gij heiq diendeih doengzbouh, couh ndaej baujciz gengangh cangdai, fanj gvaqdaeuj couh baenz bingh. Daj neix yawj ndaej raen, gij cingsaenz saedcaet cungj lijlun baenz bingh yienzaen caeuq baenz bingh gihlij dwg aeu gingqcungh swhyienz、 hab' wngq swhyienz caeuq dawzdingh swhyienz, caeuq gij cezyoz swhsiengj yihyoz Daugyah dwg diuz meg ndeu doxcienz, dwg aen fap Daugyah dauh fap swhyienz youq yihyoz lingjyiz gij gidij wngqyungh caeuq fazveih.

2. Sinyangj Yw Bingh

Conzdungj yihyoz ciengz hamz miz gij cezyoz caeuq saekdiuh cunghgyau gig haenq haenx, baengh sinyangj bae yw bingh, ndaej lijgaij baenz leihyungh gij cunghgyau sinyangj bouxbingh daeuj yw gij bingh swnghlij roxnaeuz sinhlij. Daugyau gig saenq saenzsien, saenq doenggvaq fouzmieng、 gouz saenz siu cai ndaej hawj vunz cawz bingh siu cai. Daugyau fouzmieng、 gouz saenz siu cai youq dieg Bouxcuengh hwng miz gij vwnzva beigingj gig naekna. Gij sinyangj vunz ciuhgeq Bouxcuengh aeu fanh yiengh miz lingz caeuq lai saenz cungzbai guh giekdaej, siengsaenq mboujlwnh dwg swyenz caihaih roxnaeuz dwg gij bingh bouxvunz cungj caeuq lingzhoenz miz gvanhaeh, ndigah mo yw caez byaij、 yw saenz song cungj cungj ndaej gaij youq aen lizsij seizgeiz maqhuz raez ndawde, baenz gij cujyau yw bingh fuengsik lwgminz Bouxcuengh. Haeuj daengz Sungdai le, doiq yw mo gig hwng, Sung Vuengzciuz saedhengz le aen cwngcwz iudaeuz canghyw gimq mo, lai baez fatbouh le aen faplingh gimq mo, vih yihyoz fazcanj baetcawz gazngaih lo. Ywcuengh hix youq aen seizgeiz neix cugciemh daj ndaw ywmo doglaeb okdaeuj, byaij hwnj diuz roen leixsingq fazcanj bae. Sung Daibingz Hinghgoz cogeiz, Fan Minz guh Yunghcouh couhgvanh giem nyaemh suijluz conjyinsij, it fuengmienh roengzlingh gimq mo, lingh it fuengmienh dawz gij cienzyiengj swhgeij cawx yw hawj vunzbingh yw bingh, yw ndei baenz cien vunz. De lij dawz danfueng gaek youq gwnz rin cuengq bangx ding, hawj gij vunz dangdieg rox daengz yihyoz youqgaenj, caemhcaiq cugciemh saenq yw yungh yw. Youq Sung vuengzciuz caenhrengz doihengz, gij fungheiq Gvangjsih baihbaek、 baihdoeng digih deng Hancuz vwnzva yingjyangj haemq daih, baenz bingh mbouj ra canghyw, dan bae buizcaeq duzfangz cugciemh ndaej siucawz, Gvangjsih baihsae digih daengz Cungguek moq laebbaenz gaxgonq yw mo itcig ciemq miz diegvih youqgaenj.

Sam、Yihyoz fuzgyau doiq Ywcuengh miz maz yingjyangj

Yihyoz Fuzgyau dwg aen yihyoz dijhi aeu ciuhgeq Yindu gij Yozsoz mizgven baenzbingh、ywbingh、danyw guh giekdaej, aeu Fuzgyau lijlun guh cijdauj ndeu. Gyoengq beksingq Bouxcuengh ciuhgeq doenggvaq diuz roen seicouz gwnzhaij gvangqlangh dwk caeuq gij guekgya rogguek guh gyaulouz. Gaengawq gaujcwng, gij Fuzgyau Gvangjsih dwg youq Handai bi satbyai ginggvaq gwnz haij cienz haeuj Hozbuj, caiq daj Hozbuj riengz diuz roenloh Gyauh Gvangj youq diegndaw Gvangjsih cienz okbae. Fuzgyau cienz haeuj Gvangjsih le, youq gij cunghgyau ciuhnduj Bouxcuengh yingjyangj lajde gig vaiq yungzhaeuj ndawbiengz, bienqbaenz saedyungh. Gaengawq《Gvangjsih Dunghci. Cunghgyau Ci》gyoebsuenq, Dangzcauz seizgeiz Gvangjsih caezlaeb miz Fuzgyau caehmiuh seiq cib haj gan, Sungdai seizgeiz Gvangjsih caezlaeb miz Fuzgyau caehmiuh it bak sam cib it gan. Buenxriengz vwnzva Fuzgyau youq Gvangjsih riuzcienz, yihyoz Fuzgyau hix iemq daengz ndaw yihyoz dijhi Bouxcuengh bae. Ywcuengh supsou yihyoz Fuzgyau dwg mizhanh, yihyoz Fuzgyau doiq Ywcuengh yingjyangj dan hanh youq yawjbingh soujduenh, cix mbouj dwg haedsim lijlun, diemj neix caeuq yihyoz Daugyau mbouj doengz. Yihyoz Fuzgyau doiq Ywcuengh gij yingj- yangj de cujyau miz song aen fuengmienh.

1. Gangj cwk saek baenz bingh caeuq fap yw baihrog

Yihyoz Fuzgyau doenggvaq gijgwn、lienhguh、ywdoj、nunaenx caeuq naemjngeix daengj daeuj baujciz sam daih sengmingh naengzliengh doxdaengh, baenzneix cix baujciz ndang'vunz gengangh cangdai. Nunaenx youq ndaw yihyoz Fuzgyau ciemq miz diegvih gig youqgaenj, de nyinhnaeuz ndang' vunz gingmeg riuzdoengh gij naengzliengh de, danghnaeuz raen miz saek caeuq gazngaih, couh yaek ok gengangh vwndiz, aeu lwgfwngz naenxat giz doxwngq de ndaej bangcoh diuzcingj gij naengzliengh ndaw ginghloz, hawj de cingqciengz riuzdoengh, caemhcaiq cawzseuq gij saek cwk ndaw miengloh riuzdoengh, miz ywbingh baujgen song cungz cozyung. Ywcuengh nyinhnaeuz, mwh ndangvunz lohlungz、lohhuj deng cwk saek nyinx baenz duq seiz, heiq lwed yinhhengz deng gaz, cauhbaenz ndangdaej giz doxwngq baenz bingh. Ywcuengh fap yw nyinx meg couh dwg doenggvaq lwgfwngz bae lumh, cazra yinxhwnj song loh yinhhengz aen cauqbingh deng gaz, yienzhaeuh doenggvaq naenxndang、cimcamx、gok mbok daengj siucawz giz baenz bingh, dabdaengz gij yaugoj doeng maz、leix nyinz cingjfuk、cawz bingh dingz in.

2. Gangj rang dwk yak caeuq fap ywrang ywfap

Yihyoz Fuzgyau gig yawjnaek ywrang cozyung yw bingh, nyinhnaeuz "rang" dwg gij meizgai ndawgyang lwgsae caeuq baedcuj Fuzdoz. Coemh yieng daeuj oenq nyouq, aeu ywrang cat、swiq ndang, aeu liuhhom haeuj yw, cungj miz gij gunghyau ndaej siu cai cawz bingh. Mwh Cinz Han, gij ywrang yw geizheih rog guek ginggvaq diuz roen seicouz gwnz haij mboujduenh cienz haeuj Cungguek. Mwh haj daih seizgeiz Lij Sinz gaengawq gij ginglig bonjfaenh, caenndang raen miz cix sij bonj saw 《Goyw Roghaij》, bonj saw neix sou aeu le gij ywrang daj Dunghnanzya、Sihya daeuj haenx gig lai, lumjbaenz Dinghyangh、yujyangh、gomauzyangh、gomizdezyangh、gogyangq cinyangh、goganhsunghyangh、goanhsizyangh、gomizyangh daengj. Rog guek ywrang daihliengh haeuj daengz ndaw guek daeuj, fungfouq le Ywdoj baujgu. Bonj saw 《Gij Dan Daibingz Veiminz Hozcigiz》 Bwzsung sij miz danyw caet bak caet cib bet aen, ndawde gienj daih'it dwg 《Yw Gij Binghfungh》 geiq miz danyw bet cib gouj aen, gij ywrang rog guek ciemq 20%. Dieg Bouxcuengh lai maj miz gak cungj ywrang doenghgo, gwnzbiengz nyinhnaeuz ywrang ndaej gyaep yak cawz uq, lai mbaet aeu yungh daeuj fuengz bingh baujgen, miz aen daegdiemj vunzlai yungh lai caeuq mbouj dwg conhyezva. Ywrang Bouxcuengh aeu daeuj yw baihrog seiz, cujyau aeuj daeuj raek caeuq oenq. Raek ywrang dwg cimdoiq gij bingcingq mbouj doengz de youq gwnz ndang raek gij ywrang mbouj doengz de. Bouxcuengh mbangj di digih cigdaengz 20 sigij 70 nienzdaih cogeiz, raek ywrang cungj lij dwg cungj soujduenh youqgaenj fuengz bingh baujgen ndeu, daegbied dwg doengh boux nienzgeij iq ndang nyieg haenx engq ciengz raen, doengh gij ywrang neix cungj dwg gwnz ndoi ndaw namh mbaet ma. Ywrang oenq swiq gvangjfan aeu daeuj yw gak cungj bingh naengnoh mbouj cwxcaih, daegbied dwg youq aen seizciet moix bi seizcin gyau seizhah heiqcieng haemq na seiz, ranzranz hohhoh aeu mbawngaih、mbawmakbug、gocwzlanz、goyiengzfuz daengj gij huq rang hai congh, vaq cumx haenx cuengq youq bakdou laj yiemhranz, caemhcaiq aeu de baek raemx swiq ndang dem. Dieg Bouxcuengh itbuen bungz miz gij saeh oepsoep roxnaeuz nyinhnaeuz mbouj ndei, hix aeu yungh gij doxgaiq mbawmakbug daengj gorang daeuj baek raemx swiq ndang roxnaeuz swiq fwngz cawz oepsoep. Cawz raek ywrang caeuq cawj ywrang daeuj oenq swiq le, Bouxcuengh youq ngoenznaengz gwnndoet ndawde, gvangqlangh sawjyungh gak cungj doenghgo rang lumj gobatgak、gogviq、yiemzsae、gofeq、byaekbat、sijsu、byaekhom、gobozhoz、gohazrang daengj aeu daeuj hengz heiq cangq mamx, cawz heiqsing. Vunz Bouxcuengh haengj gwn byaseng, itdingh boiq doenghgo rang singjsien, dan dwg gak cungj boiqliuh rang couh miz caet bet cungj. Bouxcuengh lij haengj yungh gak cungj hing, lumjbaenz hinggeq、hingndaem、hinghenj、sagieng daengj.

Ciet Daihngeih   Gij Gwzgvanh Diuzgen Gizyawz Yihyoz Doiq Ywcuengh Miz Maz Yingjyangj

Ywcuengh 2000 lai bi fazcanj dwg aen gocwngz bienqvaq ndeu, baihndaw bienqvaq dwg aenvih dieg Bouxcuengh ginghci sevei fazcanj caeuq gyoengqvunz doiq swyenzgai、ndang' vunz bonjfaenh yinsiz ndaej daezsang, baenzneix coicaenh le Ywcuengh fazcanj gig ndei; baihrog yinxfat gij bienqvaq haenx dwg aenvih supaeu caeuq yungzhab gij vwnzva baihrog, gaijbienq le gij rizdin fazcanj Ywcuengh. Aenvih mbouj miz cihsaw geiqloeg, ngoenzneix raeuz daj gak cungj yihyoz dijhi fukcab ndawde, ndaw mwngz miz gou, ndaw gou miz mwngz, gig nanz cinjdingh duenqdingh gij gidij nienzdaih、neiyungz caeuq hingzsik dangnienz gyoengqde dox yingjyangj haenx, hoeng gojyij haengjdingh, dieg Bouxcuengh gij gyaudoeng diuzgienh fuengbienh vaiqdangq、gij vunz senj diegyouq lai caeuq vwnzva baedauq doiq gij vwnzva fazcanj hingzdai Bouxcuengh yingjyangj gig daih, hoeng vwnzva hingzdai gaijbienq, bietdingh yaek yinxhwnj veiswngh fungsug、fuengfap caeuq soujduenh duenq bingh yw bingh aeu gaijbienq.

It、Gij gyaudoeng fuengbienh

Ciuhgeq gwnzdieg gyaudoeng aenvih byadah gazngaih, dah couh baenz diuz roen gyaudoeng youqgaenj lienzciep baihdoeng baihsae baihnamz baihbaek. Diuz roenraemx dieg Bouxcuengh vangraeh camca, seiq doeng bet dad, daj ciuhgeq doxdaeuj couh dwg diuz roenloh youqgaenj namz baek minzcuz senj diegyouq caeuq yinh huq baedauq. Gunghyenz gaxgonq 214 nienz, vihliux gaijgez aen vwndiz bouj hawj baihnamz Lingjnanz, Cinzsijvangz baij vunz bae hai diuz dah Lingzgiz. Hwnqbaenz diuz Lingzgiz, dwg Gvangjsih lizsij fazcanj ndawde gaiq lohbaiz ndeu, doiq dieg Bouxcuengh ginghci sevei fazcanj miz yingjyangj gyaelaeg. Lingzgi ndaej doeng ruz gvaqlaeng, gij ruz Cunghyenz ginggvaq dah Sienghgyangh、Lingzgiz, haeuj daengz Dahraemxhoengz、Nanzbanzgyangh、Liujgyangh、Nanzliuzgyangh、Sihgyangh daengj, baihsae bae daengz Yinzgvei Gauhyenz, baihnamz roengz daengz Bwzbuvanh ok Haijgouj, baihdoeng daengz Gvangjcouh, baenz diuz roenloh youqgaenj Cunghyenz digih caeuq Sihnanz digih ok haij. Mwh Handai seizgeiz, Gvangjsih Hozbuj、Gveigangj、Vuzcouh gaenq fazcanj baenz aen sanghyez mouyiz gangjgouj cwngzsi youqgaenj ndeu, daegbied dwg Hozbuj baenz aen candenj diuz roen seicouz gwnz haij. Daj Hozbuj hai ruz, ndaej daj Nanzhaij riengz baihsae Bwzbuvanh byaij, ginggvaq hamq baihdoeng Yindu bae daengz Swhlijlanzgaj, baenz diuz roenruz con gvaq Majluzgyaz haijyaz soh doeng song aen haij haenx. Mwh Dangz Sung seizgeiz, lienzciep Yizcouh、Denzdungh、Nanzningz、Ginhcouh geij giz deihfueng, diuz lohraemx ginggvaq Ginhcouh ok haij neix, baenz diuz roen fuengbienh guek raeuz caeuq rog guek gizyawz guekgya baedauq, Ginhcouh vihneix baenz aen gangjgouj youqgaenj ndaw guek rog guek guh gaicawx. 《Lingj Vai Daih Dap》 geiq miz: "Famzdwg gij doxgaiq hawj vunz ndaej sengmaj, cungj siengj daeuj daengz Ginhcouh, gij ruz baedauq mbouj duenh." Gij gyaudoeng fuengbienh vaiqdangq haenx, vih dieg

Bouxcuengh ginghci fazcanj、vwnzva fanzyungz daezhawj le diuzgen ndei.

Ngeih、Minzcuz senjyouq caeuq gyauhliuz

Daj aen seizdaih gaeuq yungh rin liz seizneix 50000 bi haenx suenq hwnj, cojcoeng Bouxcuengh couh swnghhoz youq baihnamz guekcoj. 1965 nienz, Gveilinz Si Cwnghbiznganz fatyienh 18 fouq goetgangq vunzloih, youq ndaw 14 aen ndokgyaeuj vunz, miz 6 aen youq gwnz giz ndok dingjgyaeuj miz gij congh vunzgoeng siuq byoengq. Cungj yienhsiengq neix, caeuq 5000 bi gonq giz dieggaeuq vwnzva Davwngouj Sanhdungh giz oknamh de doxlumj, caeuq gij yihyoz Sihfangh ciuhgeq hai ndokgyaeuj dwg mbouj dwg miz gvanlienz dwg mbouj dwg aenvih cungj hingzveiz mwh caengz miz lizsij vunzloih senj diegyouq caeuq gyauhliuz cix miz okdaeuj ne doengh gij vwndiz neix aenvih giepnoix swhliu, nanz ndaej gaujcwngq, hoeng daj 《Sangsuh》《Seiging》《Yizcouhsuh》《Mozswj》daengj lizsij swhliu gaujcaz, cungj geiqloeg miz Lingjnanz roxnaeuz Gvangjsih caeuq diegndaw dox baedauq. Daj Cinz Han seizgeiz hwnj, Cunghyenz digih aenvih hoenxciengq、ndoj hoenxciengq luenh caeuq ginghci cungsim senj daengz baihnamz, gij vunz senj haeuj Gvangjsih lienzdaemh mboujduenh.《Sijgi》geiqnaeuz, youq gunghyenz gaxgonq 214 nienz, Cinzsijvangz laeb Gveilinz Gin、Nanzhaij Gin、Sieng Gin, "aeu 50 fanh vunz souj haj ndoi, caeuq Bouxyied cabyouq", vihliux hawj gyoengq bouxbing ansim capsouj, youh "hawj vunz gouz cauzdingz, gouz boux mehmbwk caengz miz gvan haenx 3 fanh vunz, bang bouxbing nyib buh fong buh. Cinz vuengzdaeq ndaej hawj it fanh haj cien vunz". 1273 nienz, Mungzguj hoenx baihnamz, dangdieg gihminz vih ndoj hoenxciengq luenh daih gveihmoz senj haeuj baihnamz haeuj daengz Gvangjdungh、Gvangjsih、Fuzgen daengj dieg. Cawz ok gijneix le, haknyaemh、hakdengmienx、vunzseng'eiq caeuq doengh boux miz coih deng cuengqlangh daengz Gvangjsih haenx demlai, gaengawq 《Hansuh》《Swhci Dunghgen》daengj geiqloeg, daj Sihhan Yangzsoz Yenznenz (gunghyenz gonq 24 nienz) daengz Sinhmangj (gunghyenz 23 nienz) geij cib bi ndawde, aenvih miz coih senj diegyouq daengz Hozbuj Gin dabdaengz 11 vunz. Cawz gij lwgminz Cunghyenz senjyouq

241

baihnamz caixvaih, Bouxcuengh, Dungcuz, Myauzcuz, Yauzcuz, Daijcuz, Mulaujcuz daengj minzcuz gyangde mboujduenh senj haeuj senj ok, cauxbaenz le gij yienghceij gak minzcuz camca comzyouq haenx.

Daihliengh yinzyenz senj diegyouq caeuq gyauhliuz, youq vwnzva fuengmienh daiq daeuj le gyauyungz doxbungq. Cunghyenz vwnzva yungh gij senhcinsing de caeuq gij iemqhaeujsing haemq giengz de, gig vaiq couh deng lwgminz Bouxcuengh ciepsouh caeuq supsou. Gaengawq dieg Bouxcuengh gaujguj ndaej raen, Gvangjsih youq ndaw gij vwnzvuz Cinz Han seizgeiz oknamh haenx, miz haujlai gij daegdiemj caeuq vwnzva Cunghyenz doxdoengz haenx, lumjbaenz fungh dwg gij yienghsiengq dajcang ceiq ciengz raen、ceiq miz daegsaek ndaw Cuj vwnzva, Hozbuj Ndoimuenghvaiz aen moh Sihhan ok namh doiq daengluengz duzfungh ndeu, dwg gij saedhuq baengzgawq vwnzva Bouxgun iemq daengz Gvangjsih. Gaij yungh hak cuengqlangh le, haujlai hak cuengqlangh youq dieg Bouxcuengh laeb hagdangz banhhag, supsou lwgnuengx Bouxcuengh hagsib vwnzva Yuzgyah, seiq saw haj ging, hawj cungh、sin、yinz、yi、leix、ci daengj hingzveiz gveihfan Yuzgyah youq Mbanjcuengh cugciemh baenz fungheiq, nyoenx ok buek yozcej miz vwnzva siuhyangj haemq sang ndeu, lumjbaenz Mingzcauz cinsw Veiz Cauh、Veiz Gvangj、Cangh Senh、Lij Vwnzfung daengj cungj dwg vunz Yizsanh (seizneix Yizcouh). Hoeng, vwnzva Cunghyenz youq Gvangjsih digih fazcanj mbouj bingzyaenx, cujyau cizcungh youq Gvangjsih digih doengbaek、cungqgyang、doengnamz, hoeng Sihbu digih souh vwnzva Cunghyenz yingjyangj mbouj lai.

Cawz le vwnzva Cunghyenz, vwnzva Fuzgyau hix doiq vwnzva Bouxcuengh miz le itdingh yingjyangj. Gaujguj ndaej raen, Gvangjsih Hozbuj、Hocouh、Gveigangj、Vuzcouh、Gveilinz、Cauhbingz daengj dieg aen moh Sihhan ok namh le haemq lai doxgaiq lumj liuzliz, majnauj、hujbwz、suijcingh, daegbied dwg Gvangjsih Aen moh Handai Hozbuj henz hamq Bwzbuvanh raen ndaej ceiq lai, doengh gij doxgaiq neix hix dwg gij "caet bauj" Fuzgyau ndaw Fuzgingh geiqsij haenx, guj dwg daj Yindu caeuq seiqhenz digih daeuj. Ndigah, ndaejj guj daengz Sihhan seizgeiz Fuzgyau gaenq daj rog haij cienz haeuj Gvangjsih digih, youq Dangzcauz dabdaengz seiz hwng'vuengh, gvaqlaeng fazcanj loq menh. Fozgyau cienz haeujdaeuj, doiq gij cunghgyau sinyangj vunz ciuhgeq Bouxcuengh miz le itdingh yingjyangj, lumjbaenz saenq fanh yiengh miz lingz、soengq bouxdai hwnj mbwn daengj. Hoeng, Fuzgyau doiq vwnzva Bouxcuengh yingjyangj miz itdingh hanhdoh, Bouxcuengh cij dwg daj saedyungh bae supsou caeuq gaijcauh vwnzva Fuzgyau guh genjleh.

Ciet Daihsam　Dauqngeix Gizyawz Vwnzva Yihyoz Doiq Ywcuengh Yingjyangj

It、Gizyawz vwnzva yihyoz doiq Ywcuengh gij yingjyangj mbouj ndei de

Yaek cauxbaenz vwnzva, bonjfaenh couh dwg aen gocwngz mboujduenh supsou、gaijcauh、yungzhab gij vwnzva daj rog daeuj, youq ndaw fazcanj gocwngz de Ywcuengh haemq lai bae supsou、gaijcauh、yungzhab le gij cingzgoj gij yihyoz minzcuz wnq. Yiennaeuz baenzneix, souh swnghcanjliz suijbingz caeuq yinsiz suijbingz yingjyangj, gwnz lizsij miz di gvanhdenj loengloek、veizsinh ndeu doiq fazcanj Ywcuengh cauhbaenz le gij yingjyangj mbouj ndei de, lumjbaenz Daugyau yihyoz gij fouzmieng、lumjbaenz gij fouzmieng、gouz gaij yihyoz Daugyau caeuq gij yenzsij cunghgyau Bouxcuengh giethab le miz yingjyangj gig daih, youq ndaw duenh lizsij gig raez ndeu gazngaih le gij yamqdin Ywcuengh byaij baenaj. Hoeng daj daengx diuz riz Ywcuengh fazcanj daeuj yawj, gij yihyoz vwnzva daj rog guek daeuj haenx caeuq gij vwnzva Ywcuengh dox giethab, lij dwg gig daih fungfouq caeuq fazcanj le Ywcuengh bonjndang.

Ngeih、Gizyawz yihyoz vwnzva cunggik Ywcuengh

Vwnzva Ywcuengh youq fazcanj gocwngz ndawde aenvih vwnzva mbouj gagsaenq, yungzheih youq supsou baihrog vwnzva gocwngz ndawde ra mbouj raen ngaeuz swhgeij, baenzneix couh cugciemh caemmued gij youhsi caeuq daegsaek bonjfaenh. Youq daihliengh Bouxgun Cunghyenz senj daengz baihnamz le，miz dingz vunz Bouxcuengh ndeu ciepcuk le gij senhcin vwnzva Cunghyenz haenx，gig roxnyinh gingqcungh，it fuengmienh cizgiz hagsib cienzboq vwnzva Cunghyenz，lingh fuengmienh deng cunghsinhlun vwnzva Bouxgun Cunghyenz yingjyangj，cix yawjcuij gij fungsug vwnzva minzcuz bonjfaenh. Youq fueng dieg baihnamz Gvangjsih dieg comzyouq Bouxcuengh haenx lumj ranghdieg Sangswh、Ningzmingz、Fuzsuih，20 sigij 50 daengz 60 nienzdaih lij miz haujlai ginzcung rox yungh deu cim、camz cim、gvetsa daengj fuengfap yw di bingh ciengz raen ndeu，hoeng youq dangqnaj Sihyih senhcin haenx gag najmong dangqmaz，nyinhnaeuz gij hingzveiz bonjfaenh dwg maezsaenq、mbouj gohyoz，mbouj caiq cizgiz vih ginzcung yw bingh. Gwnz lizsij Bouxcuengh giepnoix gij cihsaw dungjyiz，gak dieg vah cengca gig daih，cienzboq caeuq fazcanj yihyoz miz gunnanz gig daih，ndigah mbangj di danyw fuengfap yw bingh ndawbiengz yihsuz youq gizyawz vwnzva yihyoz giengzseiq iemq haeujbae le cix cugciemh saetcienz，haujlai danyw fuengfap yw bingh cawz lingzding geiqsij youq gij geiqloeg minzcuz wnq，gaenq mbouj ndaej bae gaujcaz lo. Dangyienz miz di ywfap caeuq soujduenh mbouj ndaej hab'wngq sevei fazcanj，gaenq mbouj ndaej vih ginzcung fuzvu laehvaih，lumjbaenz gij hongdawz cimngvax caeuq bwnduzcenh ciuhgeq Ywcuengh dangguh fagcim ndaemq yungh，seizneix gaenq deng gij doxgaiq senhcin de dingjlawh；Ywcuengh haengj yungh gij lwednoh doenghduz ndaw ndoeng，lumjbaenz duzfw、ngwz、duzlinh daengj haeuj yw，seizneix gaenq mbouj hab gij cwngcwz iugouz guekgya baujhoh doenghduz rog ndoi ndaw bya. Ndigah，cwnggoz yinsiz gij fazcanj lizsij Ywcuengh caeuq gij diegvih youq daengx aen yihyoz dijhi ndawde，bencwng bae doiqdaih gij gvanhaeh Ywcuengh caeuq vwnzva yihyoz minzcuz wnq，wnggai dwg gij swhsiengj yinsiz moix boux Ywcuengh wnggai miz haenx.

Canhgauj vwnzyen：

[1]Liu Gozyiz. Fuzgyau Youq Gvangjsih Fazcanj Caeuq De Caeuq Siujsoq Minzcuz Vwnzva Gvanhaeh [J]. Fuzyoz Yenzgiu，2002（1）：228－239.

[2]Fang Hungzgvei，Gu Youjsiz. Lizsij Caeuq Vwnzva Bouxcuengh [M]. Gvangjsih Minzcuz Cuzbanjse，1997.

[3]Cuh Mingzsuiz，Se Cunhmingz. Gvangjsih Dunghci Cunghgyau Ci [M]. Gvangjsih Yinzminz Cuzbanjse，1995.

[4]Fungz Lizginh. Gij Ywdoj Gyauhliuz Cungguek Ciuhgeq caeuq Dunghnanzya [J]. Nanzyangz Vwndiz Yenzgiu，2002 (3)：8‑19.

Cieng Daihcibngeih　Cienzciep Caeuq Fazcanj Vwnzva Ywcuengh

Ywcuengh dwg cungj minzcuz yihyoz daegbied ndeu, de dwg lwgminz Bouxcuengh youq ndaw swnghcanj swnghhoz sizcenj raezrangh cauxbaenz caeuq fazcanj hwnjdaeuj, dwg conzdungj yihyoz guek raeuz aen gapbaenz bouhfaenh youqgaenj ndeu. Seizneix, conzdungj yihyoz vwnzva youq buek raemxlangh ginghci cenzgiuzva lajde bungz daengz gij diuhcan doenghbaez caengz miz gvaq, yihyoz Saefueng baengh gij youhsi gohgi fuengmienh, gaenh bak bi daeuj youq daengx seiqgyaiq fanveiz gig vaiq wngqyungh, miz 2000 lai bi louz roengz gij Ywcuengh youq ndaw ciengz vwnzva sijlij neix baenzlawz gaemdawz seizgei caeuq diuhcan, ceng' aeu ndaej fazcanj engq daih, vih vunzloih ndangcangq guh ok gij gung' yen swhgeij, dwg aen vwndiz itdingh aeu nyinhcaen ngeixnaemj haenx.

Ciet Daih'it　Gij Cujyau Vwndiz Cienzciep Caeuq Fazcanj Vwnzva Ywcuengh Bungzdaengz Haenx

Cungguek moq laebbaenz gvaqlaeng daegbied dwg gaijgwz hailangh doxdaeuj, youq dangj caeuq guekgya gvansim baihlaj, Ywcuengh miz le haemq ndei fazcanj, laebbaenz le gij cienmonz gohyoz yenzgiu、linzcangz、gyauyoz gihgou swhgeij, Ywcuengh gaenq baenz Gvangjsih yihliuz veiswngh dijhi aen gapbaenz bouhfaenh youqgaenj ndeu, gij Ywcuengh fuzvu bujgizsing ndaej daengz daezsang. VwnzvaYwcuengh youq ndawbiengz caemh ndaej daengz caenh' itbouh senhconz caeuq doigvangq, lumjbaenz cietfwen Vujmingz "Sam Nyied Sam"、liggaeuq ngux nyied congux hawyw Cingsih daengj.

Danhseih, Ywcuengh youq cienzswnj caeuq fazcanj ndawde hix bungz daengz mbangj di vwndiz gaenj aeu gaijgez.

It、Mbouj ndaej cwnggoz yinsiz gij diegvih vwnzva Ywcuengh youq lizsij fazcanj ndawde

Gungganq yihyoz fazcanj youq gwnz lizsij gaenq dabdaengz suijbingz haemq sang gvaq，caemhcaiq doiq Ywdoj fazcanj miz gvaq itdingh yingjyangj caeuq coicaenh cozyung. Lumjbaenz 《Vangzdi Neigingh · Suvwn · Danyw Geizheih Hablun》 geiq miz "ndigah gouj cim，hix daj baihnamz daeuj "，Gvangjsih Vujmingz Majdouz Yangh oknamh 2 fag cimluengz cimcit Sihcouh seizgeiz，hix cwngmingz le gij geiqloeg aen lizsij neix. Vunzcoj Bouxcuengh youq yw hwngq ndat、gak cungj binghfatsa fatmoengx daengj fuengmienh cwkrom le gingniemh haemq lai，cauxbaenz le dauq duenq bingh yw bingh fuengfap yaugoj yienhda，haemq miz deihfueng daegsaek ndeu. Lumjbaenz youq Hancauz，vunz ciuhgeq Bouxcuengh couh rox gwn haeuxlidlu、geux maklangz ndaej fuengzceih fatsa. Daj Cincauz hwnj couh okyienh le gij vwnzyen geiqloeg vunz Lij Lingjnamz yungh ywdoeg caeuq ywgaijdoeg，dieg Cunghyenz doiq gij ywgaijdoeg Bouxcuengh daegbied haenhndei，gwnz lizsij geiq miz gij ywbwzyoz ranz Cinz gyah、lweddaimau、vamwnhdazlaz daengj. Youq mwh gij yihliuz sizcen fueng dieg Bouxcuengh haeuj daengz gij sawdenj Hansij，doengzseiz gij yw dieg Bouxcuengh hix mboujduenh soengq daengz dieg Cunghyenz，lumjbaenz dienzcaet、gogviq、maklozhangoj、aekex、gomehnaeuh、lagdujbyaj、batgak、maknganx daengj youq Ywdoj ndawde ciemq miz diegvih gig youqgaenj.

It fuengmienh，dieg Bouxcuengh gij yihliuz sizcen de fungfouq le gij yihyoz vwnzva dieg Cunghyenz；lingh aen fuengmienh，gij Ywdoj cienz haeuj dieg Bouxcuengh caeuq gij vwnzva Ywcuengh dox yungzhab，cugciemh cauxbaenz le "betgvei cunghyih yozsuz liuzbai" gag laeb mbaw geiz ndeu，fungfouq caeuq fazcanj le vwnzva Ywdoj. Dieg Bouxcuengh ndaem doenghgo miz lai，seiq geiq va hai mbouj baih，ndaw Ywdoj daswh Banh Vwnzsiu haengj yungh doengh cungj va lumj vasuhingh、valingzsiuh、vameizgvei、vafuzsouj daengj yw bingh，ywyauq haem ndei；cimcit liuzbai Gvangjsih souh cim camz Ywcuengh yingjyangj，youq dingh hezvei、camz cim、louz cim

daengj fuengmienh maqhuz miz daegsaek; aen liuzbai ndok sieng coih
ndoksaeu Ywdoj singq Veiz Gvangjsih, yungzhaeuj le gij gingniemh caeuq
souffap yw bingh ndoksieng nyinx sieng ndawbiengz Ywcuengh, youq gwnz
ndoksaeu deng sieng gij bingh doiqhingzsingq de miz yozsuz yingjyangjliz
haemq daih. Hoeng, hojsik dwg, gij ronghgywg vwnzva Ywcuengh haenx
gaenq miz mboengq ndeu mued youq ndaw faenx lizsij. Daj Cinzsijvangz
doengjit Lingjnamz hwnj, fueng dieg Bouxcuengh couh nabhaeuj le aen gwzgiz
guekcoj doengjit fazcanj, aenvih ginghci vwnzva fazcanj doeklaeng, caiq gya
miz vahsaw gazngaih, haujlai hak Bouxgun doiq gij yihliuz hingzveiz caeuq
swnghhoz fungsug dieg Bouxcuengh nanz ndaej lijgaij, ciengzseiz yawj baenz
"manzhuk" bae foujdingh. Mbangj di lizsij geiqloeg vihliux couxhab gij simleix
ra geizheih, gangjlwnh gij fungsug saenzcingz fueng dieg Bouxcuengh cix cej
ndaej gvaqmauh、caemhcaiq yawjcuij. Funghgen sevei ligdaih dungjcicej doiq
gij vwnzva caeuq gyauyuz lwgminz Bouxcuengh saedhengz gaemhnaenx caeuq
gimqhaed, Cau Yi 《 Yenzbau Cazgi 》 geiq miz: "Beksingq yienznaeuz
doegsaw, mbouj cinj bae gaujsi. Lau gij vunz de dang hak cix ndaej gaijbienq
gij huciz de." 932 nienz, Gveihi ginhfaz youq Sanhgyangh laeb "gaijliengz
fungsug veijyenzvei", gvidingh vunz dangdieg itlwd gaij daenj buh Bouxgun,
mbouj ndaej doxiu eu fwen caeuq doxiek gyanghaemh cejsau daengj. Souh
gijneix yingjyangj, dieg Bouxcuengh vwnzva gyauyuz doeklaeng, vunz
Bouxcuengh gig noix rox gij lizsij vwnzva bonj minzcuz, lizsij hihvuzcujyi
swhsiengj youqgaenj, mbangj di fungsug yihliuz veiswngh ciengzseiz caeuq
huklaet、doeklaeng daengj lienzhaeh youq itheij, vwnzva Ywcuengh cijndaej
youq ndawbiengz ngutngeuj gannanz fazcanj. Dang'yienz, youq ndaw fazcanj
gocwngz vwnzva Ywcuengh, souh swnghcanjliz suijbingz caeuq nyinhrox
suijbingz hanhhaed, giz dieg de mienx mbouj ndaej miz gij cunghgyau sinyangj
ndawbiengz caeuq gij saekdiuh veizsinhcujyi, "canghyw yimq caez byaij,
ywsien song gej" youq ndaw duenh seizgeiz haemq raez ndeu hwng hwnjdaeuj,
hoeng raeuz aeu yawj daengz gij cizgiz yaugoj ndaw de cingsaenz caeuq sinyangj
yw ndei haenx, doengzseiz rox daengz canghyw sien caemhcaiq saedhengz dwg
gij doxgaiq vunzloih sevei fazcanj daengz itdingh gaihdon cij miz okdaeuj, dwg

vunzloih doiq swyenzgai yinsiz mbouj gaeuq、gingqcungh swyenz cungj simleix doxdoengz neix.

Cungguek moq laebbaenz gvaqlaeng, Dangj caeuq guekgya vih siujsoq minzcuz conzdungj vwnzva fazcanj baetcawz gazngaih, Ywcuengh hix ndaej daengz aen fazcanj bingzdaiz gvangqlangh ndeu. Raeuz wnggai cienzmienh hidungj bae yinsiz caeuq liujgaij Ywcuengh, bencwng bae doiqdaih gij vwndiz ndaw fazcanj Ywcuengh, gawq aeu yawj daengz mienh cizgiz caeuq guhbaenz de, hix aeu yawj daengz mienhsiuhgiz caeuq gughanh haenx de, daihdamj sizcen, cawz gyaj louz caen, aeu ndei vut yaez, hawj vwnzva Ywcuengh engq hab' wngq sevei fazcanj caeuq muenxcuk yinzminz sihyau.

Ngeih、Daihliengh yihyoz gingniemh dijbauj ndawbiengz cwkrom haenx yaek saetcienz

Bouxcuengh vunz lai, faenbouh diegdeih gvangqlangh, gwnz lizsij lienzdaemh miz 1000 lai bi dwg cungj dujswh cidu "faen daeuj guenj", hawj dieg Bouxcuengh faengat baenz giz hung roxnaeuz iq dieglingx hakdoj ndeu, Bouxcuengh gak buloz cauxbaenz le aen vwnzva sengmaj gwzgiz gak boux gag guh、mbouj dox yingjyangj haenx. Diegdeih yienghsiengq dieg Bouxcuengh fukcab, gij fungsug yihliuz veiswngh hix gak miz mbouj doengz, lumjbaenz Gveisihbwz digih bya sang ndoeng deih, seiq geiq faenmingz, youq gyaep hanz cawz cuxm fuengmienh cwkrom le gij vwnzva ciengx ndang aeu gak cungj laeujyw caeuq cazyouz guh daibyauj haenx; Gveidunghnanz digih hwngq lai cumx lai, youq siu huj cawz cumx fuengmienh rom ndaej gij vwnzva ciengx ndang aeu liengzcaz、bau dang caeuq gvetsa guh daibyauj haenx.

Ndaej baenzneix gangj, aen biengz Bouxcuengh cangz miz gij yihyoz vwnzva baujcangz gig lai, doengh gij bauj neix dwg lwgminz Bouxcuengh raeuz geij cien bi daeuj cwkrom gij gingniemh duenq bingh yw bingh, aenvih 20 sigij 90 nienzdaih gaxgonq mbouj caengz cauxbaenz gij lijlun hidungj, caengz ndaej geiqloeg haeuj ndaw saw ciuhgeq, seizneix haivat cingjleix doengh gij yw bauj neix bungz daengz mbangj di vwndiz mbouj yungz yawjlawq. Soujsien dwg gangjvah gazngaih, "Bwzyez" aen cuzyenz neix caiq gya 1000 lai bi dujswh cidu

hawj Gvangjsih baenz aen swngjgih Cungguek fanghyenz cungjloih haemq lai
haenx，doengz dwg Bouxcuengh，mbouj doengz yienh、yangh ndawde gangj
vah fouzfap gyauhliuz gaeudoeng cungj cingzgvang neix raen lai cungj mbouj
geizheih. Haujlai canghyw ndawbiengz cij naengz yungh vadoj gangjok cohyw
roxnaeuz cohbingh，doengh boux yenzgiu yinzyenz mbouj miz gij vah caeuq
beigingj doxdoengz haenx gig nanz cinjdeng bae fanhoiz. Daihngeih dwg aenvih
boux canghyw ndawbiengz Bouxcuengh lai dwg yungh gij dan ndaw ranz gag
cienz，mbouj nyienh goenghai naeuz vunz nyi，hoeng seizneix haujlai bouxcoz
liz ranzmbanj，liz gij minzcuz vwnzva bonjfaenh gyae bae. Gaenriengz gyoengq
canghyw ndawbiengz bi dem bi bienq geq，daihliengh riuzcienz youq
ndawbiengz gij dandog、niemhfueng、dangeizheih yaek ciengzlwenx siusaet，
neix yaek dwg aen ienqhoij lizsij ndeu.

Sam、Miz mbangj vwndiz dwg vwnzva Ywcuengh bonjfaenh gag miz aeu caenh'itbouh gaijgez

　　Sawfaenz dwg gij caidij vwnzva ndaej onjdingh lienzdaemh cienzciep，baez
lizhai cihsaw，haujlai cienzciep yaek miz bienliz roxnaeuz gatduenh. Cungguek
moq laebbaenz gaxgonq，ndaw lizsij Bouxcuengh mbouj miz gij saw doengjit
gveihfan，vwnzva Ywcuengh baengh bak gangj rwz dingq doxcienz geij cien bi，
ndaw neix nanzmienx miz bienliz，haujlai bienfueng、yw bingh fuengfap
ngoenzneix raeuz cij ndaej daj ndaw sawdenj Bouxgun yawj daengz di ndeu，
hoeng gij engq lai de gaenq mued youq ndaw diuzdah raez lizsij. Ngoenzneix，
raeuz daj ndawbiengz vat aeu、cingjleix gij vwnzva Ywcuengh，it fuengmienh
dwg caen gyaj nanz faen，aenvih haujlai duenq bingh yw bingh fuengfap caeuq
danyw cungj lij aeu caenh'itbouh yenzgiu niemhcingq；lingh it fuengmienh dwg
cungj Ywcuengh gaenq cingjleix okdaeuj ndeu，cwkrom gij gingniemh
dauqdaej lij dwg ciemq bijcung haemq daih，gij giekdaej lijlun caeuq gij
cozyung gihlij de lij dwg loengxdoengj、moengzloengz，mbouj ndaej yungh gij
lozciz yiemzgek daeuj doileix gij gvilwd baihndaw bencwng fazcanj bingh.
Couhcinj dwg gij ywfap gifaz lai cungj lai yiengh，hab'wngq aeu daeuj yw gij
bingh haemq lai cungj maeyw diemj cit Ywcuengh、aeu cim camz Ywcuengh

daengj, vanzlij biujyienh baenz cungj cangdai cigsoh saedyungh ndeu. Mboujlwnh dwg cungj yihyoz vunqsik lawz, aeu senglix fazcanj, sien aeu ndaej dawz gij gingniemh cwkrom swnghwnj baenz lijlun, hawj de miz bujben dazyinx yiyi; daihngeih dwg youq lijlun cijdauj lajde yungh itdingh fuengfap yw bingh mizyauq bae fuengz bingh yw bingh. Ndigah, caenh' itbouh haivat cingjleix, guh caezcienz aen lijlun dijhi Ywcuengh, hawj de engq mizyauq bae cijdauj gij sizcen linzcangz, dwg gij cujyau yinvu mboengq seizgan maqhuz raez ndeu.

Ciet Daihngeih　Cienzciep Caeuq Fazcanj Vwnzva Ywcuengh Gij Yenzcwz Wngdang Ciuqei Haenx

It、Gingqcungh aen gvilwd bienqvaq vwnzva Ywcuengh

Moix cungj vwnzva cungj dwg gij doxgaiq youq laj gij yinmoz lizsij caeuq yienhsaed giethab cij miz okdaeuj. Gij neihanz gezgou vwnzva Ywcuengh, raeuz ndaej yungh doz 12 – 1 daeuj biujsiq, caengz ceiq baihrog de dwg vuzciz vwnzva Ywcuengh, cujyau baudaengz yawjbingh ywbingh caeuq gij gangbat cauhguh yw daengj; cungqgyang dwg gij vwnzva cidu cujciz Ywcuengh, cujyau baugvat yawjbingh ywbingh fuengfap、yungh yw gveihcwz caeuq mbangj di fungsug yihyoz; haedsim dwg lijlun dijhi Ywcuengh.

Aen vwnzva yihyoz dijhi cingzsug ndeu, wngdang dwg youz gij haedsim lijlun de cijdauj, aeu gij vuzciz diuzgen aen seizdaih neix guh giekdaej, aeu hab seizdaih lunzlij gveihfan guh fuengfap soujduenh. Gij haedsim lijlun de ginggvaq geij daih vunz yihliuz gingniemh cwkrom, miz lizsij yiyi. Vwnzva Ywcuengh dwg aen gocwngz hailangh lienzdaemh cienjbienq ndeu, riengz seizdaih fazcanj, vunzraeuz doiq swnghming gohyoz yinsiz mbouj duenh haeujlaeg, sevei lunzlij gvanhnen mboujduenh bienqvaq caeuq vuzciz diuzgen gig fungfouq mwnhoengh, gij yw Bouxcuengh yungh gangbat、duenq bingh yw bingh hingzveiz caeuq gij veiswngh fungsug、haedsim daengj hix gaenriengz mboujduenh bienqvaq. Itbuen daeuj gangj, gij vuzciz caengzmienh cawqyouq baihrog de ceiq yungzheih caeuq baihrog fatseng fanjying caemhcaiq riengz baihrog gaijbienq cix bienqvaq，gij lijlun dijhi cawqyouq haedsim diegvih haenx haemq nanz miz bienqvaq，gij vwnzva cujciz cidu Ywcuengh caengz cungqgyang riengz vuzciz caengzmienh、seizdaih lunzlij gvanhnen gaijbienq cix miz bienqvaq.

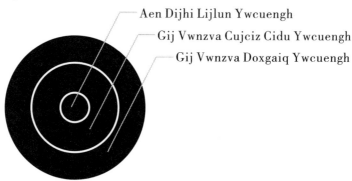

Aen Dijhi Lijlun Ywcuengh
Gij Vwnzva Cujciz Cidu Ywcuengh
Gij Vwnzva Doxgaiq Ywcuengh

Doz 12－1　Fuk Doz Neihanz Gezgou Vwnzva Ywcuengh

Ndigah，youq ndaw gocwngz cienzciep caeuq fazcanj gij vwnzva Ywcuengh，raeuz aeu ciuqcoengz gij gvilwd vwnzva fazcanj，youq gwnz caengzmienh vwnzva doxgaiq，caenhliengh leihyungh gij cwngzgoj yienhdaih sevei，dangguh gij soujduenh caeuq diuzgen gag caezcienz caeuq fazcanj. Gij fuengfap yawjbingh、gij gveihcwz yungh yw、gij fuengfap cauhguh yw caeuq gij fungsug yihyoz veiswngh caengz cungqgyang，cix aeu yenzgiu raenggenj，vut gyaj louz caen，yungh raez yo dinj；aen lijlun dijhi ceiq haedsim haenx dwg gij ceiq ndei caeuq gij daegsaek Ywcuengh，doiq Ywcuengh daeuj gangj miz bujben yiyi，dwg aen giekdaej yihyoz vwnzva Ywcuengh ndaej lienzdaemh fazcanj，aeu siujsim bencwng，mbouj ndaej seizbienh doenghngauz.

Ngeih、Dawzndei aen fazcanj fuengyiengq vwnzva Ywcuengh

Youq laj buek raemxlangh yienhdaih gohyoz gisuz，yihyoz Sihfangh doenggvaq cungj seiqdaeuz gig ak haenx gienj haeuj daengx aen seiqgyaiq bae，hawj conzdungj yihyoz fazcanj daiq daeuj le gij cungdongj beij gwnz lizsij mbouj miz saek baez cungj engqgya giengzdaih haenx. Mbangj di gvanhdenj doiq louzroengz caeuq fazcanj minzcuz yihyoz daezok le ngeizvaeg，haujlai minzcuz yihyoz baudaengz Ywdoj souh le gaujniemh.

Youq gwnz vwndiz cienzciep caeuq fazcanj Ywcuengh, aeu louzsim dawz-ndei fueng'yiengq, fuengzre song cungj ginghyang: It dwg veizsinhcujyi swh-siengj. Gyoengq vunz ciuhgeq souh swnghcanjliz caeuq yinsiz suijbingz yingj-yangj, mbouj ndaej gwzgvanh bae biengjloh baenz bingh yienzaen caeuq baenz bingh gihlij, dawz gij yienzaen baenz bingh gyoebgyonj baenz gij doxgaiq mauhgvaq swhyienz, baez baenz bingh couh cingj goengmo caeq baed caeq saenz roxnaeuz gyaep fangz yw bingh. Ciuhgeq mbangj di minzcuz yihyoz youq gwnz lizsij gaenq miz cingzcik haemq sang gvaq, hoeng aenvih dingzlouz youq gingniemh suijbingz caengzmienh, mbouj doiq gij gihlij binghcingq guh gwz-gvanh haivat caeuq faensik, baengh cujgvanh doiduenh roxnaeuz gvihawj gij ligliengh mauhgvaq swyenz, baenzneix cix byaij haeuj diuz roenloek veizsinhcujyi bae, doeklaeng deng gij yihyoz wnq dingjlawh. Cungj veizsinhcujyi swhsiengj neix youq duenh seizgan gig raez ndeu ndawde gazngaih le Ywcuengh fazcanj. Dawz goengmo caeq duzfangz roxnaeuz gyaep fangz yw bingh gvihaeuj veizsinh swhsiengj bae, ngoenzneix gaenq miz bujben yinsiz, hoeng doiq gij veizsinhcujyi lingh cungj hingzsik ciengzciengz yungzheih yawjlawq, neix couhdwg mbouj ndaej cingqdeng yinsiz gietdingh caeuq yingjyangj gij bingh yinhsu, dawz mbangj di gocwngz roxnaeuz moux it fuengmienh bae mauhgangj, hawj de bienq cieddoiq bae, cauhbaenz lijlun caeuq sizcen duenq bingh yw bingh dox faenliz. Ngeih dwg hihvuzcujyi. Biujyienh baenz foujdingh minzcuz vwnzva conzdungj caeuq lizsij yizcanj, engq lij nyinhnaeuz vwnzva Ywcuengh dwg aen gainen gyajsiengj, gaenbonj mbouj nyinh 2000 lai bi lizsij caeuq mizyouq vwnzva Ywcuengh, roxnaeuz aeu Ywcuengh moux aen gaihdon、moux aen fuengmienh gij mbouj ndei de daeuj foujdingh cienzbouh bae, neix gizsaed dwg yihyoz Sihfangh ceiq ndei cujyi cungj biujyienh ndeu. Ndigah, youq cingjleix Ywcuengh ndawde, raeuz aeu dawz baujciz gij cinghvaz caeuq daegsaek Ywcuengh guh cienzdaez, aeu cungj daidu gingqcungh lizsij、aeueiq yienhsaed, yungh gij swhveiz yiemzmaed nyinhcaen, yungh gij soujduenh lai yozgoh yungzhab, supsou yendai gohyoz gisuz cwngzgoj, cauxlaeb aen yenzgiu fuengfap dijhi hab Ywcuengh daegdiemj haenx, doiq Ywcuengh gihcuj lijlun guh yienhdaih gejgangj, faen cingcuj aeu dauqcungz yinsiz roxnaeuz vut bae bouhfaenh ndeu, cauxlaeb aen yihyoz vwnzva dijhi Ywcuengh hab seizdaih iugouz ndeu, genhgez fanjdui yungh aen mingzdaeuz yendaiva dawz Ywcuengh seiqguengq raemj din raemj fwngz baenz gaiq baenz ndaek le nem haeuj yihyoz Sihfangh dijhi bae.

Ciet Daihsam   Gij Fuengfap Caeuq Roenloh Vwnzva Ywcuengh Ciepswnj Caeuq Fazcanj

It、 Gaujhoengh gij vwnzva ndei ciuhgonq Bouxcuengh

Gij vwnzva ciuhgeq Bouxcuengh dwg geij cien bi daeuj gyoengq beksingq Bouxcuengh sinhoj gaenxguh caeuq roengzrengz dajcauh ndaej daeuj, neiyungz fungfouq, cingzcik yienhda. Bouxcuengh conzdungj vwnzva gij daibyauj maenhndei de lumj vwnzva ndaem haeux、 vwnzva aennyenz、 vwnzva ganlanz、 vwnzva yihyoz daengj, doiq vunzloih cinbu caeuq vwnzmingz cienzboq gaenq miz cozyung hungloet gvaq. Vwnzva Ywcuengh daj gij vwnzva conzdungj Bouxcuengh daeuj, dwg aen gapbaenz bouhfaenh youqgaenj lwgminz Bouxcuengh ndawde ngoenznaengz swnghhoz.

Riengz 21 sigij gij yendaiva cincwngz guek raeuz mboujduenh gyavaiq, gij swnghhoz fuengsik lwgminz Bouxcuengh hix cingqcaih menhmenh fatseng bienqvaq, conzdungj vwnzva Bouxcuengh youq ndaw swnghhoz gyoengqvunz miz cungj ginghyang bienq nyieg, aen hoenggan vwnzva Ywcuengh lixyouq deng caenxat. Conzdungj vwnzva Bouxcuengh maenhndei mwnhoengh fazcanj, mboujdan dwg aen vwndiz minzcuz doxgiet、 minzcuz nyinhdoengz, caemhcaiq hix dwg aen vwndiz yihyoz vwnzva gengangh lixyouq caeuq fazcanj. Fanzyungz fazcanj gij vwnzva ndei ciuhgeq Bouxcuengh, caeuq yendaiva mbouj dwg dox doiqdingj, yendaiva dwg seizneix vunzloih sevei fazcanj baez ginglig doxdoengz ndeu, dwg doengh aen guekgya cingqcaih fazcanj ginglig baez vwnzva daih bienq ndeu, de dwg vihliux doengzcaez yiengjsouh gij gohyoz gisuz cwngzgoj vunzloih sevei gaenq ndaej daengz haenx, gij muzdiz de dwg leihyungh yendai gohyoz gisuz daezsang gij swnghhoz cizlieng gyoengqvunz, ndigah yendaiva dwg diuz roenloh vunzloih sevei fazcanj ndeu, mbouj dwg muzdiz.

Gij vanzging vunzloih senglix haenx cien ca fanh bied, gij vwnzva loihhingz mbouj doengz caeuq vanzging mbouj doengz dox hab'wngq, baujlouz vwnzva lai yienghsingq, couh lumj baujlouz gij vuzcungj gwnz digiuz ityiengh, doiq vunzloih daeuj gangj dwg gig miz bizyau. Ndigah, doiq gij haedsim ndaw cingsaenz vwnzva maenhndei lwgminz Bouxcuengh, lumjbaenz yiengh leixniemh gaenxgiemh doxhuz、sienhsoh yungznyaenx、yawjnaek swyenz、doxgiet doxbang、 ndiepgyaez swnghhoz、caeuq yiengh fungsug、cidu、ngoenzciet daejyienh gij haedsim vwnzva neix wnggai guh senhconz doigvangq, dauqcungz gapbaenz gij lijsiengj gyaepgouz caeuq sevei gveihfan dangdaih lwgminz Bouxcuengh. Yawjnaek baujhoh gij caidij vwnzva yizcanj siujsoq minzcuz, daegbied dwg doiq gij dwzciz vwnzva Bouxcuengh hamz miz fungfouq gij baujgen neihanz ciengx ndang haenx, lumjbaenz gwn cazyouz、raek daehrang、ngux nyied coxngux aeu raemxyw swiq ndang daengj wnggai guh senhconz, doiq gvet sa、 gok mbok daengj ciengx ndang baujgen fuengfap haenqrengz doigvangq, hawj de bienqbaenz gij soujduenh youqgaenj ndaej hawj lwgminz Bouxcuengh baujgen ciengx ndang haenx. Doiq doengh gij hanghmoeg vwnzva maenhndei youh ginghci gyaciz haemq daih haenx, ndaej doenggvaq fazcanj vwnzva canjnieb, dawz vwnzva youhsi cienjvaq baenz canjnieb youhsi.

Ngeih、Haivat cingjleix vwnzva Ywcuengh

Vwnzva Ywcuengh dwg mbouj dwg ndaej haemq ndei bae cienzciep fazcanj, ceiq youqgaenj dwg de dwg mbouj dwg ndaej mizyauq bae cijdauj gij yihliuz sizcen gyoengqvunz, vih vunzlai fuengzbingh ywbingh daezhawj gij gaijgez fueng' anq ndaej doigvangq youh guh ndaej mizyauq de. Ndigah, youq ndaw sizcen duenq bingh yw bingh caenh'itbouh cwngmingz gij ywyauq de, caemhcaiq daezsang gij fuzvu naengzlig Ywcuengh youq ndaw yihliuz veiswngh dijhi dwg aen gvanhgen cienzciep caeuq fazcanj Ywcuengh. Ywcuengh guek raeuz daih'it aen mbouj miz saw daeuj geiq, dwg aen dijhi minzcuz yihyoz doenggvaq cingjleix guh baenz haemq caezcienz ndeu, seizneix doiq Ywcuengh guh yenzgiu lij cawqyouq aen gaihdon guh caezcienz caeuq cungsaed. Haujlai duenq bingh yw bingh gifaz、bienfueng niemhfueng yaek caj raeuz caenh' itbouh bae yungh yendai gohyoz soujduenh doiq de guh dinghsingq、dinghliengh yenzgiu, hawj aen lijlun Ywcuengh engq hidungj, duenq bingh yw bingh engq gwzgvanhva, swnghcanj caeuq sawjyungh Ywcuengh engqgya byauhcunjva, baenzneix bae baetcawz gij gazngaih Ywcuengh caeuq yendai yihliuz dijhi doxciep, daezsang gij fuzvu naengzlig Ywcuengh.

Lumjbaenz, youq ndaw Ywcuengh gij ywfap yw fatsa ceiq miz daegsaek de. Ndawbiengz Bouxcuengh miz gij vah naeuz "fanh bingh daj sa hwnj", ndawbiengz Ywcuengh doiq gij bingh fatsa faenloih gig fukcab, miz baenz bak cungj baenz lai. Binghsa Ywcuengh cujyau dwg daj ndaw bak gyoengq vunz gwnz biengz cingjleix daeuj, aenvih gangjvah mbouj doengz caeuq gij yawjfap gag ca, miz gij vwndiz doiq gij gainen de yinsiz mbouj doengjit, binghcingq faenloih mbouj gveihfan, gij gainen caeuq neihanz cohbingh myoxmyad, gij daegcwng binghcingq mbouj mingzbeg daengj, gazngaih le Ywcuengh cienzswnj caeuq fazcanj. Doiq gij sahwngq、sahanz、saduzbing、sahungzmauz、biucez daengj youq gwnz duenq bingh yw bingh ciengzseiz raen haenx, wnggai doiq gij gainen caeuq neihanz cohbingh、gij biujyienh caeuq daegcwng seiz duenq bingh yw bingh、gij baenz bingh yienzaen caeuq gihlij、gij gvilwd yawj bingh yw bingh daengj guh gveihfanva yenzgiu, doengzseiz laebhwnj aen cang coux swhliu binghsa duenq bingh yw bingh rarom saenqsik, youq gwnz giekdaej neix mboujduenh caezcienz gij duenq bingh yw bingh fatsa、gij yenzcwz caeuq banhfap yw binghsa, baenzneix laebhwnj aen byauhcunj yawj bingh fatsa ciengzseiz raen de, dajgauj dingh ok fueng' anq duenq bingh yw bingh gveihfanva binghsa ciengzseiz raen de. Dang' yienz, gij gveihfanva yenzgiu Ywcuengh hix mbouj dwg daiq miz cezdui singqcaet, doiq doengh gij yenzgiu caengz ndaej haeuj daengz gveihfanva, caeuq gij ginwngz duenq bingh yw bingh caeuq bienfueng niemhfueng ndawbiengz seizneix lij caengz ndaej cwngmingz gij yw bingh ywbingh yaugoj de, raeuz hix aeu siujsim doiqdaih, dauqdaej vwnzva Ywcuengh dwg ginggvaq seiqdaih gingniemh cwkrom, baerz di baez diemj cienz roengzdaeuj, hoeng raeuz yinhyungh yienhdaih gisuz doiq de guh gveihfanva yenzgiu cij ngamqngamq hwnjdin, engq hozgvang yihyoz beij gohyoz gisuz fukcab，aen gaihdon seizneix raeuz wnggai yungh gohyoz gisuz soujduenh daeuj cekgej、laeb caezcienz vwnzva Ywcuengh，cix mbouj dwg yungh gohyoz gisuz soujduenh daeuj hanhhaed、din gej vwnzva Ywcuengh. Riengz daengzcog gohyoz gisuz fazcanj caeuq gyoengq vunz doiq swnghming gohyoz yinsiz mbouj duenh haeujlaeg，doiq vwnzva Ywcuengh aiq miz yenzgiu fuengfap moq、fatyienh moq caeuq yinsiz moq.

Sam、Fazcanj vwnzva gyauyuz Ywcuengh

Fazcanj vwnzva gyauyuz Ywcuengh wnggai daj sam fuengmienh lajneix bae guh：

1. Daezsang gij caengzsoq vwnzva gyauyuz Ywcuengh

Aenvih Bouxcuengh youq gwnz lizsij mbouj miz gij saw dungjyiz haenx，Ywcuengh itcig youq ndawbiengz bak son rwz dingq cienz roengzdaeuj，cigdaengz 20 sigij 80 nienzdaih gvaqlaeng，Gvangjsih Cunghyihyoz Dayoz dawz gohyenz cwngzgoj Ywcuengh nabhaeuj Ywdoj conhyez gocwngz dijhi，daj yozsuz gyangjco、fujsiuhgo daengj gyauyuz hingzsik hwnjdin，ginggvaq 30 lai bi mboujduenh cungjgez caeuq daezswng，seizneix gaenq guh le Ywcuengh bwnjgoh caeuq sozsw yenzgiuswngh caengzsoq gyauyuz. Hoeng gij gyauyuz caengzsoq seizneix vanzlij mbouj ndaej muenxcuk gij sihyau fazcanj Ywcuengh saehnieb cangqcwt，cijmiz hawj Ywcuengh gyauyuz dabdaengz bozswswngh caengzsoq，cijndaej engq ndei bae caenh'itbouh daezswng yihyoz lijlun yenzgiu、seiz duenq bingh yw bingh wngqyungh doigvangq、yozvuz yenzgiu haifat suijbingz，baenzneix couh hawj gij lijlun Ywcuengh ndawbiengz engqgya caezcingj、hidungj caeuq gohyoz.

Ywcuengh gyauyuz，wnggai dawz ndawbiengz canghyw gyauyuz nabhaeuj gij guenjleix aen duivuj Ywcuengh yinzcaiz bae，mboujduenh daezsang gij yezvu suijbingz caeuq yezvu naengzlig gyoengqde，gujli doengh boux canghyw Ywcuengh ndawbiengz aeu daiq lwgsae son'gyauq yw bingh bonjsaeh daengj fuengsik，dawz vwnzva Ywcuengh daihdaih doxcienz roengzbae. Doiq gij duenq bingh yw bingh gisuz gaenq haemq baenz haenx，wngdang dangguh habngamj gisuz youq gak gaep yihliuz gihgou cizgiz doigvangq.

2. Gya'gvangq aen fanveiz gyauyuz Ywcuengh

Ywcuengh gyauyuz wngdang mboujdan gughanh youq hagdangz gyauyuz, caemhcaiq lij wnggai baudaengz gensez aen duivuj Ywcuengh ndawbiengz caeuq gensez cungj vwnzva Ywcuengh ndaw yihliuz veiswngh gihgou. Canghyw ndawbiengz Ywcuengh dwg gij caidij youqgaenj vwnzva Ywcuengh, hix dwg gij gihyinh hawj vwnzva Ywcuengh mwnhoengh fazcanj. Gungganq yihyoz gyauyuz, wnggai dawz ndawbiengz canghyw gyauyuz nabhaeuj gij guenjleix aen duivuj yihyoz vunzcaiz bae, mboujduenh daezsang gij yezvu suijbingz caeuq yezvu naengzlig gyoengqde, gujli doengh boux canghyw cangqdaih ndawbiengz aeu daiqdaeuz son' gyauq saehnieb daengj fuengsik, dawz yihyoz vwnzva daih cienz daih. Doiq gij gisuz maj ndaej ndei yw bingh yw bingh haenx, wngdang dangguh habngamj gisuz youq gak gaep yihliuz gihgou cizgiz doigvangq.

3. Cauhmoq aen hingzsik gyauyuz Ywcuengh

Ywcuengh gyauyuz dwg daj ndawbiengz daeuj, gij vwnzva cihsiz Ywcuengh gaenq cingjleix haeuj gyaucaiz、haeuj ndaw godangz haenx dauqdaej dwg mizhanh, seizneix gauhdwngj yozyau gij beizyangj fuengsik cizcunghsing de hix miz itdingh gizhansing. Ndigah, gyauyuz Ywcuengh engq wnggai biennaek youq sizcen gyauyoz caeuq roengz mbanj guh diucaz. Youq gensez lauxsae duivuj fuengmienh, doiq doengh boux canghyw ndawbiengz caen miz conhcangz haenx wnggai cingj haeuj yozyau giem guh lauxsae, hawj gyoengqde boiq miz lwgsae gauhyozliz, guh gij cienzswnj yenzgiu yozsuz swhsiengj caeuq gij gingniemh duenq bingh yw bingh boux conhgyah Ywcuengh mizmingz nienzlaux, gyagiengz lwgsae ciep gij gingniemh yw bingh saefouh. Doengzseiz, gauhdwngj yozyau wnggai ciusou itdingh beijlaeh rox Vahcuengh roxnaeuz gij hagseng miz vwnzva beigingj Bouxcuengh haenx, gungganq gij vunzcaiz bonjdieg, doiq haivat cingjleix Ywcuengh ndawbiengz mizleih.

Canhgauj vwnzyen:

[1]Cinz Cujyenz. Doiq Conzdungj Vwnzva Bouxcuengh Geij Diemj Dauqngeix [J]. Ginghci Caeuq Sevei Fazcanj, 2013 (12): 144 – 146.

[2]Fu Gvangjvaz. Lwnh Gij Minzcuz Dungzva Cwngcwz Aen Cwnggenz Gveihi Moq [J]. Gveihaij Luncungz，2008，24 (5)：74 - 78.

[3]Bangz Yijcouh，Vangz Cunhlingz. Vwnzva Ywcuengh Daihgaiq Lwnhgangj [J]. Cungguek Cunghyih Gihcuj Yihyoz Cazci，2009，15 (10)：800 - 802.

第一章　绪　论

第一节　壮医药文化的诠释

一、文化的含义

"文化"一词，应该说是当今世界上使用频率最高的词之一。"文化"一词源于拉丁语的"colere"，最初是指土地的耕耘和改良，后来逐步扩大，包含加工、修养、教育和礼貌等多种含义。17世纪，德国法学家普芬多夫提出："文化是人的活动所创造的东西和有赖于人的社会生活而存在的东西的总和。"19世纪中叶是第一次文化热的时代，英国人类学家泰勒被公认为现代文化学的鼻祖。他在其著作《原始文化》中给文化下了定义："所谓文化或文明，乃是包括知识、信仰、艺术、道德、法律、习俗以及包括作为社会成员的个人而获得的其他任何能力、习惯在内的综合体。"

20世纪，各国关于文化的定义趋于多元。《法国大百科全书》认为，"文化是社会群体所特有的文明现象的总和""文化是一个复合体，它包括知识、信仰、艺术、道德、法律、习俗，以及包括作为社会成员的人所共有的一切其他规范和习惯"。德国1971年出版的《迈尔百科辞典》认为，文化是"人类社会在征服自然和自我发展中所创造的物质和思想财富"。1973年出版的《苏联大百科全书》认为，广义的文化"是社会和人在历史上一定的发展水平，它表现为人们进行生活和活动的种种类型和形式，以及人们所创造的物质和精神财富"，而狭义的文化"仅指人们的精神生活领域"。

我国著名学者梁漱溟先生在《中国文化要义》中说："文化之本义，应在经济、政治，乃至一切无所不包。"由此可见，文化的含义在本质上是比较宽泛的。目前，在我国对于文化有两种比较流行的定义：一是《辞海》的解释，广义指人类社会历史实践过程中所获得的物质、精神的生产能力和创造的物质财富、精神财富的总和，狭义指精神生产能力和精神产品，包括一切社会意识形式：自然科学、技术科学、社会意识形态。二是《现代汉语词典》的解释，文化是"人类在社会历史发展过程中所创造的物质财富和精神财富的总和，特指精神财富，如文学、艺术、教育、科学等"。

二、壮医药文化的概念

伟大的医学家巴甫洛夫曾经说过："有了人类，就有医疗活动。"医药是人类与生俱来的需求，每个民族在历史上都有自己的医学创造和医药积累。壮族是一个具有悠久历史和灿烂文化的民族，它源于我国南方古百越族的西瓯、骆越部族。考古发现，早在旧石器时代，壮族地区就有古人类活动。远古时期，壮族地区生存条件恶劣。唐代刘恂的《岭表录异》记载："岭表山川，盘郁结聚，不易疏泄，故多岚雾作瘴。人感之多病，腹胀成蛊。"在与疾病做斗争的过程中，壮族先民逐步积累了丰富的医药知识和经验，形成了独特的壮医药文化体系。

壮医药文化是壮族传统文化中与医药相关的精神文化、组织制度文化和物质文化的总和，是壮族先民的生理病理观、病因病机论、诊疗方法和与之相关的心理指向、符号标记、民风民俗和药物器具等物质或非物质的表现形态，是壮医药与壮族各种文化交融、结合、渗透形成的产物。

壮医药文化一方面是壮民族在历史上创造的医药文化，它对人体生命现象进行了观察和追踪，对人与自然的关系进行了思考与总结，本质上属于医学范畴，对本民族的生存繁衍做出了不可磨灭的贡献；另一方面，壮医药又蕴含了民族智慧、精神价值和思维方式等无形的内容，因而又具有较丰富的人文因素。总之，壮医药文化既有自然文化，又有人文文化；既有物质文化，又有非物质文化，还有非物质文化寓于物质文化之中难以分割的双重文化。

壮医药文化是壮民族创造的物质财富和精神财富之一，因此无疑也是人类文化特别是壮族文化的重要组成部分。

三、壮医药文化的基本类型

1. 精神文化

壮医药精神文化是壮医药哲学基础、生理病理观、治疗理念的反映，其核心部分是壮医药理论体系。

壮医药精神文化总的来说是唯物辩证的。

　　首先，就壮医对自然与人的认识而言，壮族先民认为，宇宙由天空、地面和水域"三界"组成，是客观物质的，而不是虚无缥缈的意识状态。人体相应地分为三部，人气与天地之气息息相通，"人不得逆天地"，人的生命周期受天地之气涵养和制约，天地之气是不断变化的，人作为万物之灵，对天地之气的变化有一定的主动适应能力。

　　其次，就壮医对人体生理病理认识而言，壮医认为，内脏、气、血、骨、肉是构成人体的主要物质基础。位于颅内和胸腔、腹腔内相对独立的实体都称为脏腑，没有很明确的"脏"和"腑"的区分观念。颅内容物壮语称为"坞"，含有统筹、思考和主宰精神活动的意思。如精神病出现精神症状，壮医统称为"坞乱"或"巧坞乱"，即总指挥部功能紊乱的意思。壮语称心脏为"咪心头"，有脏腑之首的意思。壮语称肺为"咪钵"，肝为"咪叠"，胆为"咪背"，肾为"咪腰"，胰为"咪曼"，脾为"咪隆"，胃为"咪胴"，肠为"咪虽"，膀胱为"咪小肚"，妇女胞宫为"咪花肠"。这些内脏各有自己的功能，共同维持人体的正常生理状态。当内脏实体受损伤或由于其他原因引起功能失调时，就会引起疾病。骨（壮语称为"夺"）和肉（壮语称为"诺"）构成人体的框架和形态，并保护人体内的脏器在一般情况下不受外部伤害。骨肉还是人体的运动器官。壮医认为，血液（壮语称为"勒"）是营养全身骨肉脏腑、四肢百骸的极为重要的物质，得天地之气而化生，赖天地之气以运行。壮医对气（壮语称为"嘘"）极为重视。气是动力，是功能，是人体生命活动力的表现。气虽然肉眼看不见，但是可以感觉得到。

　　壮族是我国最早种植水稻的民族之一，知道五谷禀天地之气以生长，赖天地之气以收藏，得天地之气以滋养人体。其进入人体得以消化吸收的通道称为"谷道"（壮语称为"条根埃"），主要是指食管和胃肠。水为生命之源，人体由水道进水、出水，与大自然发生最直接、最密切的联系。水道与谷道同源分流，在吸取水谷精微营养物质后，谷道排出粪便，水道主要排出汗、尿。气道是人体与大自然之气相互交换的通道，进出于口、鼻。三道畅通，调节有度，人体之气就能与天地之气保持同步协调平衡，即保持健康状态。三道阻塞或调节失度，则三气不能同步而疾病丛生。

　　壮医称龙路与火路是人体内虽未直接与大自然相通，但却能维持人体生机和反映疾病动态的两条极为重要的内封闭通路。壮族传统认为龙是制水的，龙路在人体内即是血液的通道（故有些壮医又称之为血脉、龙脉），功能主要是为内脏骨肉输送营养。龙路有干线及网络，遍布全身，循环往来，中枢在心脏。火为触发之物，其性迅速（"火速"之谓），感之灼热。壮医认为，火路在人体内为传感之道，即现代语言所说的"信息通道"。其中枢在"巧坞"。火路同龙路一样，有干线及网络，遍布全身，使正常人体能在极短的时间内感受外界的各种信息和刺激，并经中枢"巧坞"的处理，迅速做出反应，以此来适应外界的各种变化，实现"三气同步"的生理平衡。

壮族地区位于亚热带，山林茂盛，气候湿热，动植物腐败产生瘴毒，野生有毒的动植物和其他毒物尤多，如毒草、毒树、毒虫、毒蛇、毒水、毒矿等。无数中毒致病甚至死亡的实例和教训，使壮族先民对毒有着特别直接和深刻的感受。邪毒、毒物进入人体后，是否发病取决于人体对毒的抵抗力和自身解毒功能的强弱，即取决于人体内正气的强弱。另外，虚是壮医的两大致病因素之一，虚即正气虚或气血虚，虚既是致病的原因，同时也是病态的反映。毒和虚使人体失去常度而表现为病态。

最后，就壮医的治疗观念而言，在原始社会至封建社会时期，壮族先民不能对一些疾病进行合理解释，认为是鬼神作祟或受了毒咒，通过实施巫术可以驱邪除恶，这是客观唯心主义的反映。随着壮医对人体生理病理和病因病机认识的进一步深入，壮医对疾病的治疗逐步形成了"调气、解毒、补虚"的治疗原则，并有效地指导了临床治疗疾病。

2. 制度文化

壮医药制度文化主要包括壮医诊治方法、用药规则以及一些医药卫生习俗。

壮医诊治方法多样且富有特色。壮医认为，人体是一个高度协调的生命体，除病灶异常外，在身体的任何部分发生病变，都会在体表有所表征，通过观察体表和一些简单的测试可以推断疾病。壮医诊术可以分为望诊、闻诊、询诊、按诊、探诊等五大类以及目诊、脉诊、甲诊、指诊、腹诊、野芋头试诊、石灰水试诊等数十种具体诊法。壮医治疗方法可以分为草药内服、外洗、熏贴、佩药、骨刮、角疗、灸法、挑针等几十种方法。

壮族地区地处亚热带，气候温和，雨量丰沛，草木生长茂盛，四季常青，药物资源十分丰富。壮医喜欢就地取材，逐渐形成喜用鲜药的习惯，如仙人掌、蒲公英、鲜生地、鲜芦根、鲜石斛、鲜藿香等，这些药既可用于内服，又可用于外敷。壮医在长期的临床实践中，积累了对药物功效的认识并编成歌诀广为流传："辛行气血能解表，跌打风湿并散寒。酸主固涩能收敛，止泻固精疗虚汗。苦寒祛湿能攻下，治疗实热排便难。麻能镇痛散痈疖，并疗舌伤与顽痰。涩主收敛能抗菌，止血烧伤能消炎。咸味化痞散瘰疬，通便泻下可软坚。甘味和中亦滋补，调和百药能矫味。淡味祛湿亦利水，镇静除烦且安眠。"壮医还总结出药物形态与功用关系的歌诀："有毛能祛风，浆液可拔脓。中空能利水，方茎发散功。毛刺多消肿，蔓藤关节通。对枝又对叶，跌打风湿痛。叶梗都有毛，止血烧伤用。诸花能发散，凡子沉降宏。方梗开白花，寒性皆相同。红花又圆梗，性味多辛温。"壮医还把药物分为公药、母药以及主药、帮药、引药，根据需要进行药物配伍，以提高药物治疗的效果。

壮医药卫生习俗丰富多彩。在生活卫生方面，壮族人民喜断发，服饰尚青黑色，居干栏建筑。在防病保健习俗方面，佩药、赶药市、悬艾虎。在饮食养生习俗方面，讲究岁时饮食，如农历正月底采白头翁、艾叶和米为粽；农历三月初三采金银花、青艾等制成糯米糍粑；农历四月初八为浴佛节，炊乌米饭，食之以辟疫；农历五月初五，老少饮菖蒲酒、雄黄酒以辟疠疫。壮族人民善于制作药膳，如龙虎（蛇、猫）斗、龙凤（蛇、鸡）会、三蛇（眼镜蛇、金环蛇、灰鼠蛇）酒等。

3. 物质文化

壮医药物质文化也可称为有形文化，是指与医药相关的有形之物，主要包括诊疗工具、药物及其采制加工器皿等。

由于壮族历史上没有统一的语言文字，医药知识主要靠民间的口耳相传，而口耳相传的知识在每个时代或在不同的个体身上都会有不同的理解和诠释，从今天民间流传的神话故事、风俗人情来看，我们很难准确地描述壮医药文化发展的历史轨迹。然而，壮医药物质文化却向我们清晰地再现了古代壮族地区的医药卫生情况，广西南宁市武鸣区马头乡西周至春秋古墓中出土的青铜针、贵港市西汉古墓出土的铁冬青和银针充分说明壮族地区曾有过先进的医疗卫生水平。壮医广泛使用各种针、药线、瓷碗、骨弓、药锤及熏蒸、药物敷贴、药佩、药刮、牛角、竹罐等医疗工具，相当部分至今仍在沿用。在药物方面，田七（又名三七）、肉桂、八角茴香、薏苡仁、罗汉果、珍珠、蛤蚧等均为主产于壮族地区的名贵药材，早已为壮族群众所了解和广泛应用。如明代李时珍的《本草纲目》记载："田七，生于广西南丹诸州，番峒深山中，为金疮要药。"它们均具有实物的属性，属于壮医药物质文化的主要形式。新中国成立以来，科学技术的普及和发展大大丰富了壮医药物质文化，现代化的制药机械和造型精美、结构科学的诊疗器械正悄然改变着壮医药物质文化的内涵。

第二节　壮医药文化的发展历程

壮医药文化的形成在历史上是一个不断发展和变迁的过程。变迁源于内因和外因，来自内因的变迁是由于壮族生产力的发展、社会的进步和壮医药水平的提高，从而推动着壮医药文化不断丰富和发展，是一种由简单到复杂的过程，这种变迁是按照壮医药文化自身的规律发展的，是稳定而持续的；来自外因的变迁是壮医药文化在来自不同形态的其他民族医药文化的冲击和渗透下产生变化的过程，这种变迁是有限的，更多地产生于壮医药文化的物质技术层面或非核心理论层面，这是壮医药文化得以保持自身特色而存在的基础。从纵向历史发展来看，壮医药文化可以分为远古至先秦的萌芽阶段、秦至隋代的初级阶段、唐至民国的丰富发展阶段、新中国成立以来的整合发展阶段。

一、萌芽阶段（远古至先秦时期）

医药文化的产生与人类生产文化的出现相伴相随。距今 50000～20000 年，壮族地区已经有多处人类活动的踪迹。考古发现，在壮族聚居地区已发现的旧石器地点有 100 多处，仅在百色、田阳、田东、平果等 4 个市（县）境内的右江两岸的河流阶地上就发现了 75 处，并采集到各种类型的打制石器 1100 多件。这说明早在旧石器时代，壮族先民就已经会选择大小适中的砾石进行捶击，制造出粗糙的、适用的刃部和尖端，以便在生产和生活中用于砍砸、挖掘。在使用过程中，他们发现这些砾石碰撞了人体某些部位可以使某些原有的病痛减轻或消失；他们在劳动及与野兽搏斗中常被石块、碎石击伤，但在碰撞或流血之后，也可使某些原有的病痛减轻或消失。这些出于偶然的生活经验，经过壮族先民若干年类似经历不断重现后，引起了先民的重视，进而反复实践并总结流传下来，成为现在的针刺疗法。

到了新石器时代，随着生产力水平不断提高，随着壮族先民增强了与大自然、野兽斗争的本领，生活来源有了保障，经济生活相应地发生了一定的变化。新石器时代文化相比前期旧石器时代文化，有了明显的进步，同时也大大地促进了医药卫生的发展。这个时期，壮族先民发明了人、畜分居的干栏式建筑，这是壮族先民在恶劣环境下求得生存的重要卫生保健手段。同时，人、畜隔离也体现了壮族先民的卫生保健意识。壮族先民发明了石器的磨光技术及陶器。在桂林甑皮岩、柳州鲤鱼嘴、南宁豹子头等遗址出土了大量丰富多彩的磨光石器。在这些遗址出土的陶器（片），是目前我国发现的年代最为古老的陶器（片）。有了陶器，人们就可以用它来煮食物，利于食物的消化，增进人体的健康，同时伴随着壮族地区陶瓷文化的崛起，壮医陶针疗法逐渐出现，因疗效显著，简便易行，至今仍在壮乡民间流传不衰。

周朝末期至春秋时期，壮族地区的社会发展开始步入金属时代，金属的冶炼，不仅使壮族先民的文化生活向前迈进了一步，而且使针刺治疗工具有了改进。广西南宁市武鸣区马头乡的西周至春秋时期古墓中，出土了两枚精致的青铜针，据考证是壮族先民的针刺工具，这反映了古代壮族先民在医药方面的成就与社会的发展是密切相关的。

先秦时期，壮族社会还处于部落联盟时代，生产力水平十分低下，壮族先民对自然界的各种现象，如地震、洪水暴发、火山爆发等，甚至最平常的日出、日落、刮风、下雨、雷鸣、闪电等无穷变化的大自然奥秘无法解释，特别是对人在夜间做梦和生老病死更是感到神秘莫测。因此，他们便开始无边无际的幻想，最终臆断世界之外一定存在着某种超自然的力量和神秘的境界主宰自然和社会，于是巫文化产生了。巫文化对壮医产生了重大的影响，如左江花山壁画表现了壮族先民对日、月、星辰的崇拜。有专家认为，除了舞蹈动作，还有些可能是诊疗图，既有施术者和持器（具）者，又有受术者，结合崖壁画的祭祀场面，联系壮族先民的巫文化特点，应当说崖壁画有巫医治病的内容。巫文化对壮医药的影响，首先是"巫""医"合一，然后是"医""巫"并存，最后是"医"盛于"巫"。

二、初级阶段（秦代至隋代）

由于历史和地理条件等方面的原因，壮族地区的社会发展比较缓慢，在商周时期，中原地区已进入奴隶制社会，而地处岭南的壮族地区还属蛮荒之地，处于原始社会末期的部落联盟或军事民主阶段。直到公元前 221 年秦始皇统一了中国，壮族地区才开始处于中央封建王朝的直接统辖之下，从而使经济社会得以快速发展。

自秦至隋代，随着生产力的发展和进步，壮族先民开始有了良好的卫生保健和环保意识，从广西合浦望牛岭西汉晚期墓出土的具有消烟作用的铜凤灯到广西钟山东汉墓出土的陶厕所模型，均反映了壮族先民良好的卫生习惯。另外，一些卫生用具的出土，从另一个角度反映了壮族先民早在 2000 年前就养成了一些良好的卫生习惯，如广西贵港市新村 11 号东汉墓出土的陶虎子（溺器，即现在使用的尿壶）、广西贵港市罗泊湾西汉墓出土的鎏金铜挖耳勺、广西荔浦县兴坪汉墓出土的陶痰盂等。这些对卫生保健的认识，在当时社会发展缓慢、生产力落后、医疗卫生条件差的情况下，是非常难能可贵的。

这一时期壮族先民对于疾病对人体健康的危害已经有了一定的认识。《后汉书·马援传》云："出征交趾，士多瘴气""军吏经瘴疫死者十四五"。隋代巢元方《诸病源候论》指出，瘴气是由"杂毒因暖而生""皆由山溪源岭瘴湿毒气故也"。但这一时期人们对于疾病的认识比较笼统，对疾病的类别区分不清，把致病因素统称为"瘴气"，把病名统称为"瘴疫"。晋代葛洪在《肘后方》中记载了壮族先辈治疗脚气病、防治沙虱毒（恙虫病）的经验，对毒、解毒方法也多次提及。

同一时期，壮族地区新的药物品种不断增加，原有的药物也增加了新的用途。在《山海经》《神农本草经》中有不少先秦时期壮族地区的药物和壮族先民用药经验的记载。在秦、汉、魏、晋、南北朝，关于壮医药物的记载就更丰富了。晋代稽含著的《南方草木状》记载了吉利草、蘸、豆蔻花等许多壮医用药。晋代葛洪在《诸病源候论》中记载了壮族先民防治瘴、蛊、毒的用药经验。1976 年，在广西贵港市罗泊湾一号汉墓中出土了大批植物种子和果实，经鉴定有不少是药用植物，说明当时在壮族地区已普遍使用植物药防病治病，药物疗法已有了一定的根基。

秦至隋代，汉文化对壮族地区产生了重大的影响，由于州学、县学的设立，儒家思想得到了广泛的宣传。随着壮族与中原汉族交流的不断深入，壮族地区的社会、政治、文化、习俗以及医药等情况，通过汉人的著述，得以传播和保留下来，自《山海经》《神农本草经》之后，壮医药见之于文献记载越来越多。

三、丰富发展阶段（唐代至民国时期）

唐代至民国时期，随着壮族地区经济、政治、文化的发展，壮医药从草创走向形成，壮医药文化不断丰富繁荣，达到了鼎盛时期。

唐、宋时代是我国封建经济繁荣的时期，壮族地区的经济也有了较大的发展，壮医药知识也由零星积累逐渐系统化，壮医理论已处于萌芽状态，壮医对壮族地区常见和多发的瘴、毒、蛊、痧、风、湿等病证的防治达到了相当的水平。唐代文学家、政治家柳宗元被贬到柳州任刺史后，曾亲自收集壮族民间验方，并在自己身上使用，留下了记述疗疮案、脚气案和霍乱案的《柳州救三死方》。宋代范成大的《桂海虞衡志》指出："瘴，二广惟桂林无之。自是而南，皆瘴乡矣。"又说"两江（按：指左江、右江）水土尤恶，一岁无时无瘴""瘴者，山岚水毒与草莽诊气，郁勃蒸熏之所为也，其中人如疟状"，明确指出了瘴气症状如疟疾。宋代周去非的《岭外代答》不仅较为详细地记述了瘴疾的壮医治疗方法，而且指出了瘴的病因病机："盖天气郁蒸，阳气宣泄，冬不闭藏，草木水泉，皆禀恶气，人生其间，日受其毒，元气不固，发为瘴疾。"这些文献记载虽然不是直接出自壮医之手，但是作者在壮族地区为官多年，对当地风土人情有所了解，因而是具有参考价值的，反映了当时壮医对瘴病的认识水平。与此同时，壮医方药学开始出现雏形，《新修本草》是唐显庆二年（657 年）由苏敬等 22 人编纂，历时 2 年完成，由朝廷颁发的药典。它是世界上最早的国家药典，共载药 850 种，其中收载了部分壮族地区药物，如蚺蛇胆、滑石、钓樟根皮、茯苓、桂、蒜、槟榔、白花藤、莎草科、苏方木、狼跋子等。《本草拾遗》也收录了出自壮族地区有名的陈家白药和甘家白药。

元、明、清时期，壮族地区进入了千年土司制度时代。这个漫长的历史阶段，也正是壮医药发展较快的时期。在土司制度下，官方设有医药机构，官方和民间有一定数量的专职医药人员，明代以后广西各地的州、府、县志对此都有明确的记载。据不完全统计，明代嘉靖十年（1531 年），广西壮族聚居的 40 多个州（府、县）土司均设有医学署，如庆远府、思恩县、天河县、武缘县、永淳县、南宁府等（均为壮族聚居地）。特别值得一提的是，这些医学署的医官"本为土人"，即由本民族的医生担任，这对于壮医药的发展是一个促进因素，这也说明土官对本民族的传统医药，相对来说还是比较重视的。

明、清时期，壮医对人体生理病理和本地常见病、多发病已有深刻的认识，根据病证和病因病机把它们区分为痧、瘴、蛊、毒、风、湿等，并总结出了望诊、目诊、脉诊、甲诊、指诊、腹诊等诊断方法和草药内服、外洗、熏帖、佩药、骨刮、角疗、炙法、挑针等治疗方法，创制了大量的验方、秘方。壮医药经过漫长的发展历史，到了晚清和民国时期，已初步形成了比较完整的体系，医学著作及名医随之产生，为壮医药的初步形成打下了基础。

在唐至民国时期的漫长发展历史过程中，伴随着医药知识的积累和应用，人们对壮医药日益重视，与壮医药相关的文化亦日趋繁荣，其突出表现是有关壮医药起源的神话传说"神医三界公""爷奇斗瘟神"开始在壮族地区流传，出现了对名医、神医、药王的崇拜和纪念。清代的《宁明州志·上卷·祠庙》中记载："医灵庙在东门外附近城脚。"清代的《邕宁县志·卷四十三·祠祀志》谓："药王庙，在北门大街，东岳庙左侧。"清代的《柳州县志·卷三》称："药王庙，在西门内。"清代以前，壮族地区基本上没有西医，中医也为数不多。这些被立庙纪念的神医、药王，尽管没有标出姓名，但在很大程度上可以说是民间名医，在壮族地区即是壮医。他们医术高明、医德高尚，能为患者解除疾病痛苦而受到群众的敬仰。又如在忻城土司衙门附近，现仍保存有一座清代修建的三界庙，三界是一位精通治疗内科、外科、五官科等疾病的神医，名气很大，因此得以立庙享受百姓香火。三界庙能修到土司衙门旁边，亦可以从侧面反映出这位神医在壮族人民心目中的崇高形象。这一阶段，赶药市习俗开始形成。壮族地区境内山多林密，百草丛生，药材资源十分丰富。每年农历五月初五，壮乡各村寨的乡民都去赶药市，将自采的各种药材运到圩镇药市出售，或去买药、看药、闻药。壮乡民俗认为，农历五月初五的草药根肥叶茂，药力很大，疗效最好，这天去药市，饱吸百药之气，就可以预防疾病，一年中能少生病或不生病。久而久之，赶药市就成了壮乡民俗，每到农历五月初五这天，即使无药出售的壮族人民，都扶老携幼赶往药市去吸百药之气，这种群防群治的良好风俗，至今仍被壮乡保留。

四、整合发展阶段（新中国成立以来）

壮医药文化虽然有悠久的历史、丰富的内涵，但是在新中国成立前，由于对少数民族的偏见和歧视，一直没有得到政府应有的重视。新中国成立以后，在党的民族政策和中医政策的指引下，壮医药文化的发掘整理和研究工作得到了政府有关部门的重视和支持。特别是从 1984 年全国民族医药工作会议之后，壮医药的发掘整理在 20 世纪 50～70 年代民间中草药调查和个人撰写零星文章的基础上，进入了有组织、大规模的调查研究和全面系统整理阶段。

新中国成立前，虽然在地方志中看到土司衙署内有医药设施的记载，但是至新中国成立前夕，这些机构早已荡然无存。为了继承和弘扬壮医药，1984 年广西中医学院成立了壮医药研究室，首批国医大师班秀文教授被任命为研究室主任。1985 年，该研究室招收了我国医史上第一批壮医史硕士研究生。1985 年 4 月，经广西壮族自治区卫生厅批准，我国第一家壮医门诊部在广西中医学院本部正式开诊。著名壮医药线点灸疗法专家龙玉乾、著名壮医挑针疗法专家罗家安、著名壮医杂病专家郭庭璋等应聘到该门诊部工作。

1985 年，经广西壮族自治区人民政府和国家科委批准，我国首家省区级民族医药科研机构——广西民族医药研究所在南宁市成立。1993 年 2 月，中国中医研究院决定将该所作为研究院的民族医药研究基地，加挂"中国中医研究院广西民族医药研究所"的牌子。

1986 年下半年，广西壮族自治区卫生厅成立了少数民族医药古籍普查整理领导小组，全区共抽调 200 多人组成专业调查队伍，历时 6 年，对大量分散在地方志、博物志、正史、野史、中医药著作以及有关民族、民俗、考古等资料中的壮医文献进行了收集整理，对数千名民间壮医进行了造册登记，对大量的民间验方、秘方以及药物标本进行了汇编和收藏。

经过艰苦细致的文献搜集和广泛深入的实地调研考察工作，科研人员从数百种地方志和其他有关汉文资料中，汇集了大量记载壮医药的文字资料，收集壮医药验方、秘方上万条，发掘整理了多种壮医行之有效的独特诊疗方法，获得了一批壮医药文物和手抄本，对 3000 多名较有专长的壮医名医进行了造册登记。在此基础上，发表了《靖西县壮族民间医药情况考察报告》《关于壮族医学史的初步探讨》《壮药源流初探》《壮族先民使用微针考》《广西自然地理与壮族医药》《土司制度下的广西民族医药》《壮医理论体系概述》《浅谈壮医三道两路学说的具体运用》等论文，出版了《发掘整理中的壮医》《广西民族医药验方汇编》《壮药选编》《广西壮药新资源》《壮族医学史》《中国壮医学》等壮医药专著。广西中医学院和广西民族医药研究所的科研人员，运用传统和现代的方法手段，对壮医药线点灸疗法和壮医药罐疗法进行了深入发掘、整理、研究，取得了丰硕的成果，并逐步在临床上推广应用。1995

年 5 月，在国家中医药管理局批准召开的"南宁全国民族医药学术交流会"上，广西民族医药研究所的科研人员做了《壮医基础理论初探》的报告。该报告是在多年调查研究的基础上撰写的，比较全面系统地阐述和论证了壮医的理论体系——"三气同步""三道两路""毒虚致病"等理论。这标志着壮医药的发掘整理研究，已从整体上提高到了一个新的水平。

经过 30 多年的努力，壮医药在古籍发掘整理、理论体系构建、诊疗方法研究、药物研究、临床应用推广等诸多方面取得了重大成果。同时随着壮族文化与壮医药的关系、壮医药文化价值及其开发利用等方面的研究不断开展和深入，使古老的壮医药文化在不断挖掘历史积淀和吸取先进文化精华的整合过程中得到丰富和发展。

参考文献：

[1] 梁庭望. 壮族文化概论 [M]. 南宁：广西教育出版社，2000.

[2] 郭建庆. 中国文化概述 [M]. 2 版. 上海：上海交通大学出版社，2005.

[3] 黄汉儒，黄景贤，殷昭红. 壮族医学史 [M]. 南宁：广西科学技术出版社，1998.

[4] 庞宇舟. 壮医药文化概念和内涵初探 [J]. 中国民族民间药，2007 (6)：322 - 324.

[5] 庞宇舟，王春玲. 壮医药文化概述 [J]. 中国中医基础医学杂志，2009，15 (10)：800 - 802.

第二章　壮医药文化的特征与表现形态

第一节　壮医药文化的特征

一、悠久灿烂的历史

壮医药有着悠久灿烂的历史。作为远古时代就生活在壮族地区的土著民族，壮族先民居住在崇山峻岭地区，这些地区江河纵横、草木茂盛、潮湿多雨、瘴疬横生、毒虫猛兽出没无常，恶劣的自然环境和生存条件，迫使壮族先民创造了原始的医疗手段。可以说，就起源而论，壮医药和华夏其他民族的医药是同时或相继出现的。

从远古时代开始，经过先秦以前的草创萌芽，秦汉至隋代的实践积累，唐宋至民国的形成与发展，新中国成立以后的挖掘整理和提高，壮医药文化从无到有，从简单到丰富，从零星到系统，走过了漫长辉煌的发展历程。

在每个不同的历史时期，壮医药文化不论是在物质上还是在精神上，都有自己的独特之处，既丰富了壮族文化内容，又打上了壮族传统文化的烙印。

二、浓厚的地域特色

壮族是中华民族的重要组成部分，其社会历史发展基本上与中原汉族一致，但是由于特殊的地理环境和政治、经济、文化状况等因素，壮族的社会历史发展具有一些明显的特点，这些特点对壮族文化的形成和发展有着重大的影响。

壮族有自己独特的文化，以稻作文化为例，壮族是世界上最早种植稻类的民族之一，也是我国最早创造稻作文明的民族之一，世代以水稻为主食。近年来，国内外学者根据考古资料和史籍有关野生稻分布的记载以及考察研究，认为亚洲栽培稻起源于从中国杭州湾到印度阿萨姆邦这一广阔的半月形地带。壮族所居的岭南地区，气候温暖，雨量丰沛，土地肥沃，水源条件好，适宜稻谷生长。壮族先民早在 4000 年前就会稻作农耕，防城亚荒山、马兰嘴山、杯就较山的贝丘遗址发现的磨盘、石菩就是壮族先民种植水稻的证据。经过漫长的稻作农耕，壮族形成了由稻作产生的有关谷物生产发展的一系列问题，以及由于稻作生产影响所及的民间生活方式和种种习俗的稻作文化。稻作文化对壮族的生产、生活、礼仪、民族性格和深层心理，都产生了深刻持久的影响。

稻作文化是壮族文化的重要标志，是壮族文化形成的基础，不仅对壮族文化产生了深远的影响，而且还给壮医药文化赋予了浓厚的地域特色。稻，根在地，养在天，利于人。稻作文化使壮族先民对阴阳有了较早的认识，形成了阴阳概念。明朝的《广西通志·卷十七》记载壮族民间"笃信阴阳"。壮族称水田为"那"，稻作文化即"那"文化。"那"有最基本的"三横两纵"经纬线，"那"文化是壮医"三道两路"理论的基本定格。壮族先民在日常生活中观察到，水稻禀天地之气以生长，赖天地之气以收藏，得天地之气以滋养人体，而人体则赖"谷物"以养，一日三餐不可或缺，于是将谷物得以进入人体并消化吸收之通道称为"谷道"（壮语称为"条根埃"）。水稻离不开天地之精气涵养和水的滋润，人身亦有与天地进行气和水交换的通道，称为"气道"（壮语称为"条河卡"）和"水道"（壮语称为"条亡林"）。稻作文化离不开水和火，壮族先民崇拜龙，认为龙能制水，而人身有血液运行的通道，壮医称之为"龙路"（壮语称为"条默陆"）。火为触发之物，其性迅速，人身有信息传感通道，其性似火，壮医称之为"火路"（壮语称为"条晕陆"）。壮医"三道两路"的理论就源于壮族先民对人与自然的朴素认识和实践经验总结。

不仅稻作文化给壮医理论赋予了浓厚的地域特色，而且壮族文化中隐含了大量的医疗卫生价值取向的习俗文化、歌谣文化、节庆文化、饮食文化、人居文化、体育文化也具有浓郁的地域民族特色。如在壮族饮食文化中，桂西北地区的壮族人有喝羊糜汤、生羊血的习俗，在外族人看来，实在难以下咽，但对于当地的壮族人来说，羊糜汤清热养胃，生羊血补虚健体，是难得的保健佳肴。

三、丰富的医学内涵

1. 朴素的天人自然观

壮族先民在长期的医疗实践中形成了独特的天人自然观。壮医认为,自然界的空间分上、中、下三部,被称为"天、地、人"三部,这三部之气是同步运行的。而人体也分为上、中、下三部,上部为天(壮语称为"巧"),下部为地(壮语称为"胴"),中部为人(壮语称为"廊"),人体的天、地、人三部之气也是同步运行的。在生理上,人体的天、地、人三部只有与自然界(上、中、下)同步运行,制约化生,生生不息,人体才能达到健康境界;在病理上,若天、地、人三气不能同步运行,则百病丛生。壮医的天人自然观实际上与中医的天人合一同属"整体观念"范畴,而壮医更加突出人与自然及人体各部位的平衡关系,而且把"天地人三气不同步论"作为病机的重要方面。

2. 独特的生理病理理论

(1)阴阳为本理论。壮医认为,万物皆可分阴阳,万变皆由阴阳起,此即阴阳为本理论。壮族先民在生产生活中广泛使用阴阳解释天人关系,说明人体生理病理。如自然界,天为阳,地为阴;白天为阳,黑夜为阴;火为阳,水为阴。人体内部,背为阳,腹为阴;外为阳,内为阴。疾病方面,分阳证、阴证。因此,壮医认为大自然的一切变化都是阴阳变化的结果,人体的一切生理病理变化、疾病转归都是阴阳变化的结果。著名壮医罗家安在其所著的《痧证针方图解》一书中,明确以阴盛阳衰、阳盛阴衰、阴盛阳盛对各种痧证进行分类,作为辨证的总纲。

(2)三气同步理论。三气同步是指只有"天、地、人"三气协调平稳运行,才能保证人体的最佳生命状态。"天"指天气,"地"指地气,二者合称天地自然之气。"三气"指天、地、人三气,同步指保持协调平衡。三气同步,即天、地、人三者协调平衡的状态。三气同步理论内涵包括:人禀天地之气而生,为万物之灵;人的生命周期受天地之气的涵养与制约,人气与天地之气相通;天地之气为人体造就了生存和健康的一定"常度";人本身也是一个小天地,是一个有限的小宇宙单元;人体结构与功能的统一,先天之气与后天之气的协调,使人体具有一定的适应与防卫能力,从而达到天、地、人三气同步的健康境界。三气同步形成了壮医的生理病理观,成为壮医诊断治疗的重要理论依据之一。

（3）"三道两路"理论。三道，是维持人体生命活动的营养物质化生、贮藏、运行以及糟粕排泄输布的通道，即谷道、气道、水道。两路，指龙路与火路，是人体内虽未直接与大自然相通，但却能维持人体生机和反映疾病动态的两条极为重要的内封闭通路。"三道两路"中，谷道是食物消化吸收及精微输布的通道，也是糟粕排泄的通道；气道是人体一身之气化生、输布、贮藏的处所；水道则是人体水液的化生、贮藏、输布、运行的场所；龙路是体内血液运行的场所，也是约束血液运行的通道，其中枢在心脏（咪心头），其功能主要是为内脏、骨肉、官窍输送营养物质；火路是体内传感各种信息，以维持人体内外环境之间的平衡，以及调节体内生理平衡的通路。"三道两路"各司其职，分工合作，生理上互相配合，密切联系；病理上常可相互影响，相互传变。

（4）对脏腑、气血、骨肉和脑的认识。壮医认为，脏腑、气血、骨肉是构成人体的物质基础。其中，位于颅内、胸腔、腹腔内相对独立的实体称脏腑。脏腑各有不同的生理功能，在生命过程中，各负其责，各有所主。气（嘘）是功能，是动力，是生命活力的表现；血（勒）是营养全身脏腑骨肉、四肢百骸的重要物质。骨（夺）肉（诺）构成人体框架和外形，是人体运动器官，保护内脏器官不受伤害，人体的谷道、气道、水道、龙路、火路等运行于其内。骨肉损伤，可导致人体重要通道的损伤而引发其他疾病。脑（巧坞），壮医将人的精神活动、语言及思考能力，归结为"巧坞"的功能。"巧坞"是髓汇聚的场所，主精神思维，是精髓和神明高度汇聚之处，如出现精神症状，壮医称为"巧坞乱"。

3. 别具一格的病因病机学说

壮医认为，毒和虚是危害机体健康，导致疾病的重要病因病机。"毒虚致百病"是壮医主要的病因病机理论。毒邪有广义和狭义之分，广义的毒邪是指一切致病因素的总称；狭义的毒邪是指对机体产生毒性作用的一类致病物质的总称。毒邪种类繁多，但致病机理大都相似，有的损伤皮肉；有的危害脏腑功能和"三道两路"；有的毒性剧烈，遭受毒邪后立即发病，甚至导致死亡；有的毒性比较缓和，起缓慢毒性作用。毒邪之所以致病，主要是因为其损害人体正气，危及脏腑功能或损伤形体。由于各种毒邪的性质不同，在临床上表现出各种不同的典型症状和体征。

虚既是发病的原因，也是病理的结果和病态表现。壮医特别注意"虚"在病因病机中的重要作用。作为病因，虚可以导致脏腑功能减退，也可以导致防卫外邪的能力下降，从而使人体更容易感染外邪和毒邪，进而形成虚、毒并存的局面，病理表现为二者相互影响的恶性循环。正气不足，适应能力和调节能力低下，人体容易对外界的情志刺激产生较为剧烈的反应而引发情志病。作为病理结局，虚既可以导致发病，也可以导致死亡。如正气亏虚，"邪气"内生而发病。因为正气不足，对脏腑官窍功能活动的调节能力下降，脏腑官窍功能失常，就可以产生各种病理产物而发病。当正气亏虚到一定程度，失去了对人体的调节能力时，就可能导致死亡。

壮医认为，毒和虚是导致疾病发生的主要原因，毒和虚使人体失去常度而表现为病态，如果这种病态得到适当的治疗，或者人的自我防卫、自我修复能力能够战胜邪毒，则人体常度逐步恢复，疾病趋于好转而痊愈，否则，终因三气不能同步，导致人体气脱、气竭而死亡。

4. 特色鲜明的诊断和辨病方法

壮医对眼睛（勒答）极为重视，认为眼睛是天地赋予人体的窗口，是光明的使者，是天、地、人三气的精华所在。人体脏腑之精上注于目，所以眼睛能包含一切，洞察一切，也能反映百病。同时，眼睛长在头（巧坞）上，直接受头指挥，因此在疾病诊断上，壮医把目诊提到十分重要的地位。壮医目诊通过观察病人眼睛血管的分布、走向、大小、颜色、弯曲度、斑点等细微变化来诊断全身疾病，所谓"一目了然"。目诊可以确诊疾病，可以推测预后，也可以确定死亡。人体内的脏腑气血、"三道两路""巧坞"功能等，都可以通过目诊而获得相对准确的信息。壮医重视目诊，但并不排斥其他的诊断方法，如问诊、闻诊、脉诊、甲诊、指诊、腹诊等都具有一定的特色。

壮医强调以辨病为主，文献记载和实地调查搜集到的壮医病证名称达数百种之多，其中不少病证名称具有浓厚的岭南地方民族特色。就内科疾病来说，概括起来主要有痧、瘴、蛊、毒、风、湿六大类。壮医的辨病类似于西医的辨病，患什么病就用什么药，故壮医治病常专病专方专药，辨病是决定治疗原则和选方用药的主要依据。

5. 有效指导实践的治疗原则

壮医根据对人体生理病理和病因病机的认识，提出了调气、解毒、补虚的治疗原则，并有效地指导临床实践。

调气，即通过各种具体的治疗方法（多用针灸、刺血、拔罐、引舞气功等非药物疗法），调节、激发或通畅人体之气，使之正常运行，与天地之气保持三气同步。气病在临床上主要表现为疼痛以及其他一些功能障碍性疾病，一般通过针灸、刺血、拔罐和药物调气即可恢复正常。

解毒，即通过内服药物或外治疗法，减少毒邪入体，或加快毒物的排泄，或化解体内之毒，从而达到三气得以恢复同步运行，疾病得以康复的目的。毒病在临床上主要表现为红肿痛热、溃烂、肿瘤、疮疖、黄疸、血液病等急性炎症和器官组织器质性病变以及同时出现的功能改变。通过药物或非药物解毒治疗，有些毒在人体内可以化解，有些毒则需通过"三道"来清除，毒去则正安气复而向愈。

补虚，即通过内服药物或以食疗的方法，补充体内亏虚的气血，调整人体不平衡的三气，以使三气能正常运行，与天地保持三气同步。以虚为主要临床表现的，多见于慢性病、老年病以及邪毒祛除之后的恢复期，治疗上以补虚为首务。壮医重视食疗和使用动物药，认为人应顺其自然，通过食疗来补虚最为常用，这在补虚方面尤其适用。因人为灵物，同气相求，壮医认为以血肉有情的动物药来补虚最为有效。

6. 丰富的药物知识、用药习惯和独创的用药配伍

壮医认为，壮药的治疗作用是通过药物的性味，调整人体阴阳偏胜和三气不同步、"三道两路"不通畅等病理状态而实现的。药有动物药、植物药和矿物药，以功用区分为有毒药、解毒药、治瘴气药、治跌打损伤药、清热药、补益药、治痧证药、祛风湿药、杀虫药等。壮族地区的药物品种繁多，有毒的动植物也很多，壮族人民在长期的实践中大胆应用本地出产的毒药治病，并积累了丰富的经验，形成了独特的毒药应用理论。壮医还善于使用解毒药，认为有什么样的邪毒致病，必然有相应的解毒药治病，即所谓"一物降一物"。

壮族地区草木繁茂，四季常青，使壮医形成了喜用鲜药的习惯。壮医在长期的用药实践中发现某一种药配上另一种或几种药使用效果会更好，通过历代不断总结，逐渐形成自己独到的药物配伍方法和方剂。壮医认为，人只有两种病证——阴证和阳证。因此处方中设有公药、母药，相对应用于阴证、阳证。壮医的药物配伍讲求简便廉验，一般由主药、帮（配）药、引药和解毒药组成一个方，各类药物在方中作用明确，主次分明，互相兼顾。一般四

五味药即成一方，很少超过 10 味药。

7. 对针灸形成发展的特殊贡献

进入新石器时代之后，随着壮族地区陶瓷文化的发展，壮族先民的陶针疗法开始出现，到战国时代已较为流行，并对中医"九针"的形成产生了积极影响。据对现存的壮医陶针的考证，其针形与九针之道——镵（chán）针极为相似。壮医陶针至今仍在民间使用。南宁市武鸣区马头乡西周古墓中出土的 2 枚精细的青铜针，据考证为壮族先民的针刺用具，结合《黄帝内经》中"故九针者，亦从南方来"的论述，说明壮族地区是针刺疗法、九针的发源地之一。2000 多年来，壮族先民不仅具有较高的制针技术，而且从总体上来看，其针刺疗法乃至医药整体水平在当时处于先进行列。

四、多彩的医药习俗

1. 生活卫生习俗

（1）断发。《庄子·内篇·逍遥游》记载，"宋人资章甫而适诸越，越人断发文身，无所用之"，所谓"断发"者，"剪发使短，……而不束发加冠之意也"。根据《汉书·地理志》记载，从吴越到岭南九郡，越人都有"断发"的习俗。从广西宁明花山岩画上的人物像来看，壮族先民——骆越人的发饰确实有"断发"情况存在，不管壮族先民最初基于何种原因而"断发"，由于"断发"后头发易干且易于体温散发，适应于骆越地区湿热为主的环境气候，因此"断发"习俗符合卫生要求。

（2）服饰尚青黑。壮族有植棉纺纱的习惯，用自种自纺的棉纱织出来的布称为"家机"，古代、近代壮族人民多以蓝靛做染料，染成黑色或蓝色，黑色是壮族服饰的主色调。至今，这种主色调仍保留在那坡县与龙州县等地的壮族群体中，如百色市那坡县黑衣壮、崇左市龙州县金龙一带自称"布代"的壮族人民。据记载，蓝靛为十字花科植物菘蓝、草大青以豆科植物木蓝、爵床科植物马蓝或蓼科植物蓼蓝等叶所制成的染料，具有清热解毒的作用。因此，壮族的青黑色服饰具有解毒作用，可防避蚊虫，适合于壮族地区的气候环境。

（3）居干栏建筑。壮族先民根据壮族地区的地理环境和气候条件，很早就发明了干栏建筑，这种建筑的特点是分上、下两层，上层作为人的居所，下层贮放农具或圈养牲畜。《魏书·僚人篇》记载："僚者，盖南蛮之别种……依树积木，以居其上，名曰干栏。"干栏建筑不仅可避虎狼蛇虫侵袭，而且远离地面，还可以防避毒邪瘴气，同时使得人畜分离，从而起到了卫生和保健的作用，不少壮族地区至今仍保留着这种居住习俗。

2. 崇巫尊祖习俗

（1）尚巫术。巫术是原始宗教的一项重要活动内容，先秦时期，骆越人盛行巫术，笃信鬼神。壮族先民由信仰鬼神而产生了巫文化，古时壮巫分巫婆和魔公，主家有病痛或灾难，请巫婆和神对话，问明病灾的缘由，再择吉日请魔公行法事，杀畜禽敬祭，劝离神仙，禳解厄难，舞刀剑，烧油锅，镇妖赶鬼。直到近现代，壮族地区的巫风仍有所遗存。巫文化对壮医药的影响，首先是"巫""医"合一，然后是"医""巫"并存，最后是"医"盛于"巫"。

（2）文身。壮族先民在史前社会就有文身的习俗，宋代《太平寰宇记》载，邕州左江、右江各州"其百姓恶是雕题、凿齿、画面、文身"。文身习俗的形成最早是出于氏族、部落的图腾标志或称图腾徽号，目的是为了求得图腾神的保佑，所谓"以避蛟龙之害"者是也；同时又便于彼此间进行交际和通婚过程中认同和区别。由于文身需用浅刺针具做工具，更重要的是文身活动带有宗教性质，在一定的历史时期激励壮族人民去效仿，因此文身对壮医浅刺疗法的形成和发展起到一定的促进作用。

（3）捡骨重葬。壮族地区至今流行"二次葬"（捡骨重葬）的习俗。即人死3年后，子女将死者遗骨捡出，装入陶罐（壮话叫作"金罐"），选择坟山宝地重新安葬。捡骨重葬体现了壮族人民尊祖和讲究坟山风水的民俗，这一习惯客观上促进了壮医对人体骨骼的正确认识。

3. 防病保健习俗

（1）重预防。壮族地区山高林密，多雨酷热，壮族人民在晨间瘴气雾露弥漫时外出赶路，必口含生姜以辟秽；野外耕作，为防暴雨淋湿后伤风感冒，常取姜葱汤淋浴及热服，以祛寒湿；溽暑天月，高温多雨，对饮用之水，壮族人民必先用白矾过滤，并多吃生大蒜头，以防虫毒在体内滋生；当疫疫流行之时，走村串寨回家，常用草药汤洗澡，以避秽解毒；年老体弱者，常用辟秽解毒或舒筋活络之品垫席而睡；正在发育的儿童，则于胸腹佩戴芳香解毒之品。

（2）赶药市。壮族地区草木繁茂，四季常青，药材资源十分丰富。每年农历五月初五这天，壮乡各村寨的乡民都去赶药市，将自采的各种药材运到圩镇药市出售,或去买药、看药、闻药。当地的习俗认为,端午节的草药根肥叶茂,药力宏大,疗效最好。这天去药市,饱吸百药之气,就可以预防疾病,一年之中能少生病或不生病。久而久之,赶药市就成了壮乡民俗,其中尤以靖西市的端午药市最为著名。每到端午节,即使无药出售的壮族人民,都扶老携幼赶往药市去吸百药之气。赶药市既是交流药材知识和防治经验的好机会,也是壮族人民崇尚医药的体现。

(3)悬艾虎。悬艾和饮菖蒲酒是壮族端午节非常重要的一项活动。《靖西县志》记载:"五月五日,家家悬艾虎,持蒲剑,饮雄黄酒,以避疠疫。"农历五月初五的清晨,壮族人民在鸡还没有叫之前就要将艾采摘回来,用艾叶、艾根做成人形或老虎的形状(俗称"艾虎"),并悬在门楣的中央;将菖蒲制成宝剑挂在屋檐下。这一天还要用艾叶、菖蒲、大蒜烧水洗澡,并将水洒在房前屋后。其实,这样做是非常符合夏季卫生要求的。端午节后,天气转热,正是各种病菌生长繁殖的时期,用中草药煮水喷洒,可有效地遏制病菌的生长乃至消灭病菌,清洁环境卫生。这与在端午节饮菖蒲酒是同一个道理。菖蒲性温和,可以化痰、祛湿、润肺、祛风寒,对预防夏季外感病有一定的作用。

4. 防疫防毒习俗

(1)佩药。壮族聚居地地处岭南,属于亚热带地区,山峦起伏,江河溪沟密布,林木茂盛,加之气候多雨潮湿,空气中湿热交蒸,酿成瘴毒。感受瘴毒而发的疾病称之为"瘴气",是当时壮族地区的常见病和多发病。《后汉书·马援传》载,"出征交趾,士多瘴气""军吏经瘴疫死者十四五",可见瘴气危害之甚。壮族先民总结了具有民族特色的祛瘴法。每年春、夏季将自采的草药扎成药把挂于门外或放置房中,以辟秽祛瘴。常用的药物有菖蒲叶、佩兰叶、艾叶、青蒿叶等。家中若有未成年孩童,则令其佩戴各种香药制成的药囊,意在扶正祛瘴。常用的药物有檀香、苍术、木香等。在瘴疠流行季节,村寨里无论男女老幼,都佩戴药囊,以避邪防瘴,预防或减少瘴疫的发生。这些防瘴习俗一直沿用至今。

(2)鼻饮。在壮族地区,流传着一种洗鼻及雾化吸入以防病的方法,即煎取某些草药液令患者吸入洗鼻,或蒸煮草药化为气雾,令患者吸入,以预防一些时疫疾病。这种方法在古代称为"鼻饮"。鼻饮在古越族中流传,史书、志书多有记载,最早见于汉代的《异物志》,"乌浒,南蛮之别名,巢居鼻饮"。宋代周去非的《岭外代答》对鼻饮的方法做了比较详细的描述："邕州溪峒及钦州村落，俗多鼻饮。鼻饮之法，以瓢盛少水，置盐及山姜汁数滴于水中。瓢则有窍，施小管如瓶嘴，插诸鼻中，导水升脑，循脑而下入喉……饮时必口噍鱼鲊一片，然后才安流入鼻，不与气相激。既饮必嘻气，以为凉脑快膈，莫若此也。"这种奇特的卫生民俗包含着物理降温和黏膜给药等科学知识，对鼻病、喉病、呼吸系统病证都有一定的疗效。

（3）嚼槟榔。在广西龙州、防城、上思和宁明等地的壮族村庄里，盛行着"客至不设茶，唯以槟榔为礼"的习俗。《平乐县志》说："气多痞瘴，槟榔之嚼，甘如饴飧。"从药用价值来看，槟榔能辟秽除瘴，行气利水，杀虫消积。可以说，壮族人民嚼食槟榔的一个重要原因是用槟榔来防治瘴气。

5. 饮食养生习俗

（1）岁时饮食。壮族地区自古以来就有注重岁时饮食养生的习俗，如农历正月底采白头翁、艾叶和米为粽，白头翁、艾叶均为壮医常用药物；农历三月初三，人们多采金银花、青艾等制成糯米糍粑，传说吃此糍粑能祛病而身体健康；农历四月初八为浴佛节，壮族习俗是炊乌米饭，食之以辟疫；农历五月初五，老少饮菖蒲酒、雄黄酒以辟疠疫。壮族岁时饮食养生的习俗，既讲究食物的调养，又讲究药物的作用，符合壮医养生保健的精神，深受群众的欢迎。

（2）壮族药膳。壮族人民在长期的生活实践中总结出不少由食物、药物和调料组成的具有防病治病、强身益寿功效的药膳，如龙虎（蛇、猫）斗、龙凤（蛇、鸡）会、三蛇（眼镜蛇、金环蛇、灰鼠蛇）酒，又如流行于右江一带的"果粑"（牛奶果、糯米）、"花团"（糯米、南瓜花、花生、芝麻、猪排骨）。由于壮族地区新鲜草药和动物药十分丰富，因此常用鲜草药和血肉有情之品治疗疾病。例如，以山羊肉、麻雀肉、鲜嫩的益母草、黑豆相互配合作饮食治疗，可以防治妇女不孕；各种蛇肉汤或乌猿酒，可以防治骨关节疾患，治疗历年不愈者；猪肉或老母鸭、水鸭、鹧鸪肉煲莲藕，可以防治阴伤干咳。

五、明显的壮汉文化交流印记

壮族作为中华民族大家庭的一员，其文化深受中华汉文化的影响。从出土的文物来看，先秦汉文化早已浸润岭南。广西武鸣勉苏出土了具有中原商代风格的青铜器皿，兴安出土了商代兽面纹铜卣，钦州大寺镇出土了商代中原风格石磬，说明商代中原文化已影响到广西南部，表明壮汉文化的交流始于先秦时期。随着汉字的传入、学校的建立、儒家和道家等思想的传播，壮族文化吸收了汉文化的适用部分，经过长期的社会历史发展，形成了壮族文化在表面上与汉文化无异，而在思想观念等深层结构方面仍保持着壮族文化的特点。

壮汉文化交流对壮医药文化的形成和发展产生了不可忽视的影响。先秦时期的一些古籍记载了壮族先民早期的医疗实践活动。从目前已有的资料来看，壮医药的记载始于汉代，然后历代有所增加。据文献记载，晋代的葛洪等医药学家、唐代的柳宗元等文人流官，都曾把中医药传播到壮族地区。宋代咸平初年，广南西路转运使陈尧叟"集验方刻石桂州驿"，邕州知府范旻"下令禁淫祀""市药以施治""并刻疗病方书，置诸厅壁"。明代李时珍的《本草纲目》是一部内容丰富、收载广泛的医药学巨著，收载了不少岭南地区的壮族草药，最突出的是壮族人民对名贵壮药——田七的开发和应用。在与汉族的长期交往和壮汉文化的交流中，有大量关于壮医药的真实资料以汉文形式记载于各种文献之中，有的则以文物的形式展现出来。

由于壮族聚居和分布地区处于亚热带，虽然平均气温较高，但是四季仍较分明。日月穿梭，昼夜更替，寒暑消长，冬去春来，使壮族先民很早就产生了阴阳的概念，加上与中原汉族文化的交流及受其影响，阴阳概念在生产、生活中的应用就更为广泛了。阴阳的概念也被运用到壮医学上，形成了"阴阳为本"的基本理念，该理念作为解释大自然和人体生理病理之间种种复杂关系的说理工具。

第二节　壮医药文化的表现形态

作为壮医药与壮族传统文化交融、结合、渗透形成的产物，壮医药文化的表现形式是多彩多样的。有的以相对独立的物质或非物质的形式表现出来，如一些治疗器具如药线、骨弓、药锤等；大部分则隐含在其他文化丛的表现形式当中，以神话、习俗、山歌、药市等形式表现出来。具体而言，壮医药文化可以分为物态文化、神话文化、巫医文化、符号文化、口碑文化、习俗文化、歌谣文化、药食文化、生殖文化、体育文化等。

一、物态文化

物态文化是人类在长期改造客观世界的活动中所形成的一切物质生产活动及其产品的总和，是文化中可以具体感知的、摸得着、看得见的东西，是具有物质形态的文化事物。壮医药在漫长的发展过程中，逐步形成了各种治疗工具和治疗方法，从原始社会时期的石片、骨器、骨针、陶器，到先秦两汉的青铜针、银针，直至今天广泛使用的各种针具、药线、牛角、竹罐、药锤等壮医医疗工具以及药物熏蒸、药物熏洗、药物敷贴、药佩、药刮、滚蛋等治疗方法，都是具有物质实体的文化事物。北宋时期的《欧希范五脏图》所绘内容主要为人体内脏图谱，这是我国医学史上第一张有记载的实绘人体解剖图，也是壮医药发展史上具有标志性意义的实物图谱。壮族地区地处岭南亚热带，药物资源十分丰富，不少壮药较早地得到开发利用，有些还成为著名的中药，在《神农本草经》收载的 365 种药物中，壮族地区盛产的菌桂、牡桂、薏苡仁、丹砂、钟乳石等被收录。田七、肉桂、八角茴香、薏苡仁、罗汉果、珍珠、蛤蚧等均为主产于壮族地区的名贵药材。特别值得一提的是田七，其主产于壮族聚居的广西百色市田阳、田东、那坡、德保、靖西一带，是一味著名的壮药，是壮族对我国传统医药乃至世界传统医药的重要贡献。以上这些治疗方法、药材均具有实物的属性，属于壮医药物质文化的主要形式。

二、神话文化

神话是古代人们对世界起源、自然现象和社会状况的主观想象和幻想，是各民族文化长河中的瑰宝。神话传说深刻地体现着一个民族的早期文化，并在以后的历史进程中积淀在民族精神的底层，转变为一种集体的无意识，深刻地影响文化整体的发展。在壮族地区流行有神医三界公的传说，这是壮民族与医药相关的神话文化的代表。传说中的三界公乃仙童转世，曾于山中遇仙，授以五彩带、仙棒、仙桃和金字书法宝，三界公吃下仙桃变成神医，专为贫苦乡人治病。治病时在病人患处缠上五彩带，以仙棒轻轻敲三下，则骨折脚跛的人就能奔走，浮肿病人就能恢复健康，多年的瞎子就能重见光明。在瘟疫盛行期间，三界公广发"驱瘟灵"，使患者药到病除，起死回生，且分文不取，深受乡人的爱戴。为了纪念这位神医，祈求保佑，消灾祛病，壮族地区多处修建有"三界庙"，至今忻城县土司衙门旧址附近仍保存有一座清代修建的"三界庙"，常年香火不断。神医三界公的传说生动地反映了壮族人民对真、善、美的追求，成为承载壮族人民防病治病思想的重要载体和表达方式。

三、巫医文化

人类文化中，最早试图征服自然界的手段是巫术。巫医现象从远古时期就已产生，是人类文化的一个组成部分，它曾对传统医学的形成起到孕育与催生的作用。巫医与神职医生是世界上几乎所有民族早期都出现过的职业。壮族地区巫医文化古已有之，壮族先民对于自然界的种种现象无法理解，于是他们就想象在这些自然现象的背后，一定有某种威力无比的神秘的神灵在起作用，从这种"万物有灵"的认识，推想人自身及行为与自然界之间存在着各种神秘的关系。壮族先民重巫，文献不乏记载。汉代越巫之风，亦曾轰动京师。明朝邝露的《赤雅》记载："汉元封二年（公元前109年）平越，得越巫，适有祠祷之事，令祠上帝，祭百鬼，用鸡卜。斯时方士如云，儒臣如雨，天子有事，不昆命于元龟，降用夷礼，廷臣莫敢致诤，意其术大有可观者矣。"可见壮族巫文化影响之深广。清代，南方壮族地区仍盛行巫风。直到现代，壮族地区仍见巫之遗风。至今，广西城乡还可见到一种治小儿夜啼的符咒法，把写有"天皇皇，地皇皇，我家有个小哭王，路人行过念一念，一觉睡到大天光"的符咒丢在路口或贴在路边的树干、电线杆、墙壁上，路人走过念一念，小孩的夜啼病就好了，这是巫医文化的一个例证。刘锡蕃在《岭表纪蛮·杂述》里对巫医治病的过程有较为详细的记载："蛮人以草药医治跌打损伤及痈疮毒外科一切杂疾，每有奇效，然亦以迷信出之。"并有目睹为证："予尝见一患痈者，延僮老治疾。其人至，病家以雄鸡、毫银、水、米、诸事陈于堂。术者先取银纳袋中。脱草履于地，取水念咒。喷患处，操刀割之，脓血迸流，而病者毫无痛苦。脓尽，敷以药即愈。"壮族医学与巫术的关系是十分密切的，医巫同源、医巫并存是壮族医学发展过程中的一大特点。以巫术驱邪或治病，曾是壮族社会历史上一种十分普遍的现象。从医学发展的观点来看，巫医的存在确实阻碍了壮族医学的发展，但如果用历史唯物主义和辩证唯物主义的观点去看问题，巫医的产生和发展又是壮族医学产生和发展过程中一个不可替代的历史。

四、符号文化

符号是指具有某种代表意义或性质的标识。德国哲学家卡西尔在《人论》中说"人是符号的动物"。符号是人类约定俗成的对象指称，也是人类表达思想的工具。符号的创造总是与一定的文化意义相联系的，生活中人们可以通过相互交流，体认或传播符号所蕴含的信息、情感或态度。亦即，符号能够反映一定时间与空间中，某一族群社会相对稳定的思维方式、价值取向与情感诉求。作为工具性存在的符号，每一种符号体系都有特殊的意义，符号创造在某种程度上意味着种种文化创造。在广西左江流域一带，共发现了 180 处笔触粗犷、风格浑朴的巨型壁画，其中宁明县花山崖壁画的规模在国内崖壁画中首屈一指，在国外亦属罕见。经考证，这些崖壁画属于先秦时期瓯骆先民所作。对崖壁画的文化内涵，其中一个观点认为它是壮医为防病强身绘制的功夫动作图。利用舞蹈导引气功等方法防治疾病，是古代壮医的一大特色。有学者将之与春秋战国时期带气功铭文的玉佩和长沙马王堆汉墓导引图帛画并列为中国三大气功文物。花山崖壁画是古代壮族人民与疾病做斗争的方式方法的形象化表述，显示了壮医药文化的独特风貌与内涵。

五、口碑文化

"口碑"一词，《古汉语大词典》《辞源》《汉语大词典》等工具书均有注解。比较集中的解释是，比喻群众口头上的称颂。另外，"口碑"还泛指众人的议论、群众的口头传说、社会上流传的口头热语。广西壮医医院的谢爱泽认为，"口碑"是指"口耳相传（包括家传、师承），没有文化记载，代代相传（者）"，而壮医药口碑资料是以民族语言为载体的，通过口耳相传流传下来的壮医知识。壮族民间医药经验历经千年流传至今，最主要的原因是民间存在着丰富的口碑资料。口碑资料中有的是医者亲身经历的记录，有的仅仅由口头转述。例如，罗勒、佛手、九里香治疗腹痛和肚胀；小茴香和水田七，胃痛服了真有益；花椒和干姜，胃寒是良方；茉莉花根和香附子，跌打扭伤痛即除。一些壮医的口碑资料并不只局限于壮医之间流传，而且在民间普通百姓中已经作为一种生活常识而世代相传。例如，用药物"斑鸠站"治疗疟疾是壮族地区群众普遍通晓的一种常识，壮乡人民知道田基黄、鸡骨草、黄花倒水莲、无娘藤、不出林等药物是治疗肝炎的要药。历经千百年的发展，壮族人民运用口碑形式传承壮医药已经在不知不觉中形成了一种文化氛围，涉及范围非常广泛，深入民间，形式多种多样，在很大程度上充实并延续了壮医药知识库，并且为壮医药理论的形成创造了条件。

六、习俗文化

习俗，顾名思义，是习惯风俗的意思。习俗文化是与生活紧密相连的文化现象，是一个民族经过长时间积累、吸取和改造后，在物质生活和文化生活方面广泛流行的共同的喜好、风尚、习气、禁忌和信仰。医药习俗文化是各民族人民在长期的生产、生活实践中形成的，被本民族或社会所认同并世代相传的，关于治病、防病、保健的相关知识文化的总称。壮族在漫长的历史发展过程中，形成了包括生活卫生、崇巫尊祖、防病保健、防疫防毒等丰富多彩的医药习俗文化（具体内容见第二章第一节）。壮医药习俗文化是在壮族地区特有的自然环境、地理环境、社会环境和民族文化背景下，壮族人民在长期的生产生活实践中，因地制宜，用不同的方式积累起来的关于治病、防病、保健的智慧结晶，具有多样的文化载体和文化表现形式，内涵丰富，既具有我国传统医药文化的典型特征，也具有明显的和地方独特环境紧密联系的文化特征。

七、歌谣文化

歌谣是民歌、民谣的统称。壮族是个能歌善舞的民族，壮族歌谣题材广泛、内容丰富，涵盖了壮族人民生活的一切领域。除了男女之间的感情交流，壮族的生活习惯、农耕工艺、民情世俗、社会形态乃至医药等均在歌谣中大量出现。壮族歌谣中包含大量的医事保健（如季节气候与疾病、婚姻生育、居住环境、房屋建设、情志）、医药理论、疾病症状、治疗技法、方剂及药物功效等方面的内容，在壮医药传承过程中发挥了重要的作用。"春分有雨病人稀，初一翻风又落雨，沿村病疫定然凶；立夏东风吹发发，沿村没有病人魔；季秋初一莫逢霜，人民疾病少提防；重阳无雨三冬旱，月中亢旱病人忙；凑巧遇逢壬子日，灾伤疾病损人民；初一西风盗贼多，更兼大雪有灾魔"，这首民歌讲述了气候变化与疾病的关系，教导人们在气候变化时要注意防病。"寒手热背肿在梅，瘘肌痛沿麻络央，唯有痒疾抓长子，各疾施治不离乡"是壮医药线点灸疗法取穴规律的总结。民歌中对药物功效记载的内容大致可分为两种：一种是概括药物功效的共性，如"每棵都成药，有苦也有辣，辣的能治痧，苦的能清热；有酸也有甜，酸的能吸汗，甜的能补气"；另一种是阐述单味药物的功效，如"痧证常用南蛇簕，医治跌打和骨折，含咽根本除骨鲠，瘰疬功效也不劣"。可以说壮族歌谣是一部壮民族古代原生态的百科全书。

八、药食文化

药食文化是人类医药文化中普遍经历过的阶段和重要特征。我国自古有"神农尝百草，一日而遇七十毒"识别药物的传说。在人类社会的早期，由于医疗经验的缺乏，先民总是在可食之物范围内，认识到某一食品除具有填腹充饥的作用外，尚有治疗疾病的效果，由此逐步积累了一些药食的初步经验。因此，食为药之先，对药用的认识是对食用认识深化的结果，而药物与食品之间又具有互补作用，从而形成了民族特色的药食文化。壮族是最早的稻作民族。稻类不仅是古代壮族人民充饥之食，而且还作为健脾胃、益肾气、延年益寿的食疗壮药，加工成药粥、药酒、药饭、药糕等药膳食用。如贺州市的黑糯米酿酒"沽于市有名色"，桂平黑糯米酿成的甜酒具有"补中益气而及肾"的功效。除粮食作物被壮族先民发现有良好的食疗保健作用外，水果、蔬菜、动物、调料等能给予人补充营养的大部分食品都有特定的食疗功效。橙能解鱼蟹毒；核炒研末冲酒服，可治闪挫腰痛；紫苏"食之不饥，可以释劳"；枸杞菜"味甘平，食之能清心明目"……壮族民间历来流传着生饮蛇血治风湿，老鼠滋补之功"一鼠当三鸡"，蚂蚁治风湿，蛤蚧、麻雀、公鸡蛋（公鸡睾丸）滋补壮阳等用药经验。由于特殊的气候和地理环境，壮族地区药食两用的动植物品种繁多、资源丰富，为药食文化的形成和发展提供了得天独厚的条件。

九、生殖文化

生殖是人类生存至今的一个古老而又永恒的话题。可以这样说，人类在地球上有多长的生存历史，生殖就有多长的历史。恩格斯在第一版《家庭、私有制和国家的起源》的序言中指出，生产本身有两种："一方面是生活资料即食物、衣服、住房以及为此所必需的工具的生产；另一方面是人类自身的生产，即种的繁衍。"在远古人类的洪荒初辟时代，人类自身的繁殖是社会发展的决定因素，远比物质资料的生产更为重要，"生育是种族的绝对义务，就像死亡是个人不可抗拒的命运一样"。生殖崇拜也就成为一种遍及世界的历史现象。壮族是一个历史悠久的古老民族，壮族民间对人类的生殖繁衍也有自己的理解。壮族民间信奉花婆神，她是专管生育儿女的女神，又称"花王圣母"。壮族民间认为儿女是花婆庭院里的花朵，枯荣全凭花婆主宰。婴儿出生，即在床头铺上纸花，逢年过节由母亲领孩子另祭花婆。孩子有病，也要祭请花婆保佑。壮族先民对于生殖的崇拜，在一些动物身上得到了体现。在壮族地区，一直流传着许多关于青蛙的传说，一方面，青蛙由于自身的体形以及强盛的生殖力，被先民视为女性或男性的化身；另一方面，人们又将其与壮族地区的生育神——雷神相联系，借此增强青蛙的生殖力，青蛙在壮族生殖崇拜文化中具有独特的地位。在骆越文化考古考察工作中，专家在环大明山地区发现男根形态的大型石祖一直被当地村民所供奉。另外，在宁明花山崖壁画上，能清晰地看到数千年前壮族祖先描绘的两幅人交媾图，这体现了壮族人民历来对人类的生殖有着非同寻常的崇拜。

十、体育文化

壮族先民很早就意识到通过体育锻炼可以增强体质，预防疾病。广西宁明县花山崖壁画所绘的人像，正面的多为两手上举，肘部弯曲成 90°～110°，两膝关节弯曲成 90°～110°，呈半蹲状；侧身的人像多排列成行，两腿向后弯曲，两手向上伸张。专家研究认为，不管是正面的人像还是侧面的人像，都是一种典型的舞蹈动作或功夫动作形象。舞蹈在早期医疗实践中的地位，从马王堆汉墓出土的导引图、华佗的五禽戏中可以得到证实。壮族地区由于特殊的自然地理环境，阴湿多雨，脚气、风湿、身重等为常见多发之病证，严重影响了人们的生产和生活。因此，壮族先民创造了这些具有宣导滞着、疏利关节作用的舞蹈动作，并作为永世流传的防治疾病的方法绘制下来。至今，壮乡人民仍喜爱体育活动及歌舞，常在节日里开展抛绣球、赛龙舟、踩高跷、舞龙、舞狮、拾天灯等传统健身活动，这与壮医十分强调"未病先防"的预防保健观念是密不可分的。

参考文献：

[1] 黄汉儒. 中国壮医学 [M]. 南宁：广西民族出版社，2000.

［2］蓝日春，刘智生，覃文波. 浅谈骆越文化与壮医药文化的关系［J］. 中国民族医药杂志，2008（12）：1-6.

［3］庞宇舟. 壮族医药卫生习俗述略［J］. 中国民族民间医药，2008（3）：3-5.

［4］何新. 艺术现象的符号——文化学阐释［M］. 1版. 北京：人民文学出版社，1987.

［5］林辰. 浅析壮族巫文化对壮医药发展的影响［C］. 第一届中泰传统医药和天然药物研究学术研讨会论文集，2006.

［6］刘珂珂，张梅. 人·符号·文化［J］. 江苏社会科学，2012（5）：28-31.

［7］谢爱泽. 壮族医药口碑资料研究［C］. 2005全国首届壮医药学术会议暨全国民族医药经验交流会论文汇编，2005.

［8］莫清莲，黄萍，黄海波. 略论壮族民歌在壮医传承中的作用［J］. 中国民族民间医药，2019（21）：25-27.

［9］马克思，恩格斯. 马克思恩格斯选集：第4卷［M］. 北京：人民出版社，1972.

［10］O. A魏勒. 性崇拜［M］. 史频译. 北京：中国文联出版公司，1988.

［11］廖明君. 动物崇拜与生殖崇拜［J］. 广西民族学院学报：哲学社会科学版，1995（3）：23-28.

［12］庞宇舟. 花山岩画壮医学内涵探析［J］. 光明中医，2008，23（12）：1871-1873.

第三章 壮医药与壮族哲学、宗教信仰文化

第一节 壮医药与壮族哲学

　　远古时期的广西地区，气候温暖，雨水丰沛，河流纵横，森林茂密，动物繁多，岩洞遍布，是原始人类理想的生息繁衍之地。壮族人民自古以来就生息繁衍在岭南这块广阔而肥沃的土地上，他们披荆斩棘，辛勤劳动，建设美好的家园。近代以来的考古发掘研究成果及壮族民间有关远古时代的神话传说，从不同方面向我们展示了壮族先民探索、征服大自然的艰苦历程。壮族先民在征服大自然的伟大斗争中，既创造了物质文化，也产生了一些淳朴、自然的观念，对宇宙的起源、人类万物的来源有了粗浅的看法。随着壮族社会的发展，人们实践的深入，壮族先民视野不断扩大，认识也逐渐加深，对自然和社会的种种现象有了自己的看法，即有了自己的世界观。当然，这种对世界的看法，还是带有朴素性的直观认识。壮族的哲学思想，也是中华民族哲学思想的一个重要组成部分。

　　壮医药的形成和发展，经历了漫长的历史时期。壮医药的形成，是以壮族先民千百年的生产生活及临床实践为基础的。壮族先民为了顺应自然，适应自然，就不得不探索大自然的奥秘，形成对可感的外部环境的认识，产生了与生息繁衍密切相关的各种意识形态，其中包括关于自身同自然界的关系，或者是关于人与人之间的关系，或者是关于自身的肉体组织的观念。

一、壮族哲学思想

　　黑格尔说："一个民族进入一个时代，在这时精神指向着普遍的对象，用普遍的理智概念去解释自然事物，比如说，要求去认识事物的原因。于是我们可以说，这个民族开始作哲学思考了。"在探索大自然的奥秘时，壮族先民最初的疑问来自于天地的形成和人类自身的起源，也是从天与人的思考中诞生了具有本民族特色的朴素的原始哲学思想。这种原始哲学思想以民间神话

传说为载体，流传至今。

1. 关于宇宙的起源说

壮族民间流传的神话传说很多，大多数以长篇叙事诗歌的形式流传，流传较广的有《开天辟地歌》《人神分家》《姆洛甲》《布洛陀》《妈勒访天边》《特康射太阳》《布伯的故事》《铜鼓的传说》等。

《布洛陀》这个古老的神话故事的梗概：很早很早以前，天地没有分家，先是宇宙间旋转着一团大气，那大气团渐渐地越转越急，转着转着，转成了一个大圆蛋。大圆蛋有三个蛋黄，后来大圆蛋爆炸开来，三个蛋黄分为三片，飞到上边的一片，成了天空；降到下面的一片，成了海洋；落在中间的一片，成了大地。天地分成三界，天空是上界，地上是中界，地下是下界。上界由雷王管理，中界由布洛陀管理，下界由龙王管理。那时，天矮地薄，人们砍柴时斧头常常碰着天，打桩纺织也常常凿穿地皮，弄得上界、下界的人不得安宁，日夜埋怨。于是，布洛陀就叫上界的人把天升高，高到"三十三条楠竹那么高，三十三簜头发吊不到"；叫下界的人把地加厚，厚到"三十三座石山那么厚，三十三簜黄藤穿不透"……这就是古代壮族先民的天地生成说，它有着浓厚的神话色彩，但在神话的外衣下，却也显现出唯物主义的曙光、哲学思想的萌芽。这种唯物主义的曙光，表现为壮族先民已认识到大气存在于天地形成以前，大气旋转而形成一个圆的像蛋的东西，它炸开后成为三片，三片分成天、地、海洋，成为万物，这不得不说是对天地生成的唯物的解释，蕴含着朴素的唯物自然观。壮族的"气本原说"不仅有朴素唯物论的思想萌芽，而且还有朴素辩证法的思想萌芽。壮族先民意象中作为宇宙本原的"大气"不是僵化不动的，而是交互运动且旋转（运动变化）得越来越急（事物内部矛盾运动越来越激烈）的，由此转成了一个大圆蛋（体积小、密度大）。大圆蛋在爆炸（质变）中产生天、地、海洋。壮族先民以直观具象的思维，用旋转、爆炸来描述物质的运动、发展和变化，并且把世界的形成归结于事物内部的矛盾运动。这种旋转、爆炸产生宇宙的观点，在某种程度上类似于当代关于宇宙起源假说中的"星云说"和大爆炸理论。这样的相似源自于人们对宇宙生成的思考都含有唯物辩证法因素，只不过壮族先民的辩证法思想是朴素辩证法的自然流露。

2. 关于人类的起源说

壮族先民在极其落后的生产方式之下，以直观、朴素的思维"取物观象", 对这个"宇宙之谜"做出了种种夸张的构想, 在神话的光环之下亦有哲学思想的闪光。壮族先民对人类起源的描述可分为原生人类和再生人类。

一是花婆姆六甲"抟土造人", 产生原生人类。壮族神话《布洛陀和姆六甲》中说: 古时候, 宇宙中有一个在旋转着的蛋, 后来爆开分为三片, 天地由此成为三界。中界的大地上长出一朵花, 花中间长出一个女人, 这个女人是世界上第一个人。她披头散发, 满身长毛, 很聪明。她尿湿了大地, 然后捏着湿土造出了人, 并用辣椒与阳桃分出了男女。

二是"兄妹婚配, 再生人类"。主管上界的雷王因恼怒放下大水, 淹没了人类, 只有一对兄妹躲进葫芦得以生存。为了再生人类, 兄妹俩顺从天意, 结为夫妻, 婚后生下一个肉团, 他们把它砍成肉片, 撒到野外, 结果落在江河的变成了鱼虾, 落在平地上的变成了人类。人们互相婚配, 人类就繁衍下来了。

这两种起源说相互联系, 都是不同历史发展阶段的产物。姆六甲"抟土造人"之说是壮族先民还不明白男女交合的生殖作用, 根据开花结果的采集经验认为花是人类的起源, 现今壮族依然保留着对花的图腾崇拜。"兄妹婚配, 再生人类"之说是原始群婚阶段的反映。这样, 在壮族神话传说体系中勾勒出人类的演化史: 气—天、地、海洋三界—花婆姆六甲—原始人类—再生人类。

3. 关于人与自然之间的关系

在长期的劳动和生活实践中, 壮族先民认识到了人与客观世界的辩证统一。人首先要适应自然环境, 尊重客观规律, 这种尊重主要表现于对神灵的敬畏而产生一系列祈福避凶的膜拜仪式, 这是唯心主义的表现。但从另外一个角度来看, 人类也有了自我觉醒的意识, 不断地改造客观世界, 使人类适应自然环境而发展。在壮族的神话传说中涌现出许多战天斗地、领导人们同自然抗争的英雄。如英雄人物布洛陀在天地形成后为了改善恶劣的生活环境, 带领人们治理天地, 找老铁树顶天压地, 用计轰雷公上天, 赶蛟龙进海, 撵老虎入林, 教导人们编衣、种植、取火, 让人们在大地上安居乐业。《布伯的故事》有这样的情节: 雷王不下雨, 布伯上天找雷王算账, 他抓住雷王的臂膀, 把剑架在雷王的鼻梁上。在《雷鼓的传说》中表现的是人们勇敢抗涝的故事, 特依三兄弟造鼓以斗雷神: "雷王的威风全靠鼓, 我们也做几面鼓, 我们的鼓声压住了雷王的鼓声, 他自然就输了, 不敢逞威风。"《特康射太阳》

中的特康是类似于汉族后羿的英雄。布洛陀、布伯、特依三兄弟、特康等英雄的事迹实际上是广大劳动人民与大自然抗争的缩影，虽然看起来离奇幼稚，但是都间接地反映出人类的进取精神，同时也歌颂了人们与大自然抗争的勇气。人们对自然由无限信仰到蔑视（代表自然力的）神灵并与其抗争，也是朴素唯物主义思想升华的过程。

二、壮族哲学文化的基本特点

1. 古朴的自然观念和对自然的崇拜

远古时代，由于社会生产力水平十分低下，科学知识极端贫乏，因此壮族先民对于各种自然现象，如打雷、闪电、刮风、洪水、干旱、山崩、地裂以及日月轮转等无法理解，于是他们就想象在这些自然力的背后，一定有一种威力无比的神秘的东西在支配着。他们认为打雷有雷公，闪电有电母，刮风有风婆，下雨有雷王，海有龙王，山有山神，地有地神，日月也有神，等等。壮族先民还认为草木、飞禽走兽也有神灵，把这些自然界及自然现象人格化、神化，从而产生了自然崇拜的观念。

2. 人能胜天地的思想

人能胜天地的思想，是壮族先民在长期与自然界的斗争中，不断总结经验而形成的。随着壮族社会生产力水平的提高，人们对于自然界认识的加深，壮族先民在战天斗地中逐渐认识到自己的力量，初步产生了人类能够战胜天地的思想。壮族先民的这种思想，不是从他们的生产、生活中直接反映出来的，而是通过许多故事传说间接地表现出来的。通过把现实社会中的人、物理想化，塑造出一些英雄人物和神化了的人物，与天斗、与地斗，获得胜利而表现出来的，反映出壮族先民朴素的人能战胜天地的思想。

壮族先民在与大自然的斗争中不仅有了人能战胜天地的思想，而且还能认识到人能够改变环境，战胜洪水猛兽。在叙事诗歌《岑逊王》中就记载了壮族先民战胜洪水猛兽的故事。故事说，古时江岩（今广西田阳县田州镇）有个人叫岑逊，他看见洪水时常泛滥，淹死无数生灵，人们不得不搬到山上去住，但又遭受毒蛇猛兽之害。于是，他发誓要治服洪水，消灭毒蛇猛兽。为了治理水害，他跋山涉水，走遍了壮乡村寨，观流泉，看山势，还向人们讲授洪水猛兽之害，克服了数不尽的困难，走了 720 天，和毒蛇猛兽搏斗了1044 次，终于胜利地回到了家乡。回家后，他开始挖山劈岭，疏通河道，治平了山洪，也消灭了猛兽。从此，人们安居乐业，过着太平的生活。这个故事道出了人们要战胜洪水、消灭野兽，首先就得了解水流山势、野兽出没的实情。而要了解这些情况，就得跋山涉水，察地形，观流泉，看洪水奔流的去路。从这一点来说，那时人们已朦胧地认识到要了解情况，就要深入实际的道理，初步懂得了要战胜洪水，首先要认识水流的性质和特点。虽然这种认识还是属于经验性的，但是距今几千年的壮族先民能有这种认识思想，无疑是十分宝贵的。当然这种认识不是一朝一夕就能达到的，而是壮族人民世世代代在生产斗争中长期积累经验的结果。总之，这个故事虽然含有浓厚的神话色彩，但是也反映了壮族先民已认识到自己的力量，有了人能胜天地的思想萌芽。

3. 巫文化在壮族哲学文化中占有重要地位

生产力水平十分低下的壮族原始先民，对自然界的各种现象，如地震、洪水暴发、火山爆发等，甚至对日常生活中的日出、日落、刮风、下雨、雷鸣、闪电等无穷变化的大自然奥秘都无法解释，特别是对人在夜间做梦和生老病死更是感到神秘莫测。因此，他们开始无边无际的幻想，最终臆断世界之外一定存在着某种超自然的力量和神秘的境界主宰自然和社会。在他们看来，风调雨顺能使万物顺利生长等有利于他们采集、生活的事是主宰自然的神秘力量对人类及大自然发善的表现；而洪水、地震等给人类造成的灾难，是主宰自然的神秘力量凶狠、愤怒的发泄。于是，他们便幻想着去寻找一种超自然的神力，并通过它来消灾除祸，驱瘟防病，排除饥饿，并能让气候、动物、庄稼、健康、寿命等遵从他们的意愿，使他们在心灵上得到安慰，在精神上有所寄托，这样就产生了巫文化。

巫文化的产生与当时生产力的发展水平低下，反映于意识形态上的自然崇拜中万物有灵的宗教观念未根除有关。壮族先民把一切自然现象人格化、神灵化，认为万物都有灵魂，企图以祭祀方式，去取得自然力的欢心，博得自然的恩赐，尤其是与生产相关的自然力，如山、川、日、月、雷、电、风、雨、水、火、土等，都认为有"神灵"。山有山神，水有水鬼，地有地母，都需要祭祀。这些原始信仰，往往是巫术与宗教不分，占卜、祭祀、超度亡灵都夹杂有巫术。

巫文化即巫术文化，巫文化的核心是信仰鬼神，其在壮族哲学文化中占有重要的地位，它不仅影响壮族的民间宗教文化、文学艺术，而且影响民俗、医药、饮食、器皿、经济生活、天文历法、教育、音乐、舞蹈、美术、民间文艺、工艺、功法等各个方面。

三、壮族哲学对壮医药的影响

壮族是中华民族的重要组成部分。由于壮族聚居地区特殊的地理环境和政治、经济、文化状况等因素，壮族的社会历史发展具有一些明显的特点，这些特点对壮族医药的存在和发展有着重大的影响。壮族医药具有明显的民族性和区域性，其形成及发展除了与壮族地区特定的社会历史有密切关系，还与其自然地理环境、气候特点、经济、文化、民俗等有密切关系。

不同的哲学文化都可能发展出其独特的哲学思维方式，壮族哲学对自然的认识、对人体的认识都深深地影响和渗透到壮医药当中，诸如壮族哲学中对于人与自然之间的关系——天、地、人三气同步的认识，人禀天地之气而生，为万物之灵的观点，人类在掌握自然规律的基础上可以改变自然的"人能胜天地"的认识，这些内容既是哲学领域研究的问题，也是壮医药学所探讨的内容，在壮族许多的口头叙事诗歌中都有反映。

第二节　壮医药与壮族宗教信仰文化

一、道教、佛教与壮族宗教文化

秦汉之后，随着封建中央王朝对壮族地区统治的不断加强和壮族与汉族在政治、经济、文化方面交流的不断加强，汉族道教和一些外来宗教先后传入壮族地区，与壮族地区原有的文化相结合，壮族文化和宗教互相影响，巫、师、道、佛互相混杂，形成了壮族民间宗教文化的复杂性与多元性。

1. 道教与壮族宗教文化

道教是最早传入壮族地区的外来宗教。道教产生于中原地区，东汉时期开始传入广西。据广西宗教研究学者考证，东汉时，刘根、华子期、廖平、廖冲、廖扶、滇姐、陀抠等人都曾在今容县都峤山修道。清嘉庆的《广西通志》卷二百四十《记博白县事》说："紫阳观，在城西南六十里。在紫阳岩南，汉刘宗远建。"由此可知，汉代广西已经有了道教传播。东晋时期，葛洪听说交趾（今越南）产丹砂，求为勾漏令，入岭南著书传道，促进了道教在岭南的传播。隋唐时期，道教主要是在桂东南一带传播；到了宋代，道教逐渐从东南向左江、右江流域和西北传播，并逐渐与壮族原始宗教文化融合。道教传入壮族地区后，很快就和壮族民间信鬼神、好淫祠、病鲜求医，专事巫现的原始信仰习俗联系起来，满足了壮族社会的需要，从而促进了壮族原始习俗、文化和道教的相互影响、相互渗透，促进了道教在壮族地区的传播及壮族哲学文化的发展。

道教在传入壮族地区后，也发生了很大的变化。道教为了满足壮族群众迷信鬼神的心理需要，先后吸收了壮族原始信仰和佛教的一些成分，任意发展道教内容，自由地改变道教的形式，既尊奉太上老君，同时又融入壮族原始宗教和佛教的一些内容，把道、师、佛等内容杂糅起来，使道教更能为封建统治阶级和壮族社会所接受。道教的道公，壮族称之为"公道"，为道者不出家，可以婚娶成家立业，不吃素，只忌食牛肉、狗肉，禁杀牲；主要是为人设斋打醮、操办丧事、超度亡灵、作会诵经、堪舆择日、免劫除灾等。其经文用汉字书写，诵时亦用汉语。因其专事念诵经符咒而少解经文，加之读音不准，念时装模作样喃喃谟谟，故民间又称其为"喃谟"。

2. 佛教与壮族宗教文化

佛教是外来宗教。学术界认为，佛教自印度传入中国：一是从印度西北经波斯越葱岭入新疆，进入甘肃、陕西、河南、河北等地；二是从印度东北经缅甸入云南、四川，再沿长江、汉水而下，传播于长江流域；三是从印度恒河越印度海域进入中国广州或越南再入中国两广地区；四是由印度沿海经马来半岛、南海群岛入中国东南沿海各省区。广西宗教界学者对大量出土的文物进行考证后认为，汉代末年，佛教便由海上经扶南（今柬埔寨）传入交趾郡合浦港，再从合浦港沿交广通道在广西内地传播。佛教传入壮族地区后，在壮族原始信仰和文化的影响下，迅速走向世俗化、巫教化。宋代之后，壮族地区最流行的佛教是禅宗和净土宗，前者见性成佛，后者称名念佛，将佛教从烦琐的经书中解脱出来，走向民间和世俗。明代以后，佛教进一步禅、净合一，儒、道、释合一，佛经简化为通俗易懂的劝善书，佛像多塑接近民众的观音、弥勒，修持简化为行善修德，普度众生。因此，壮族地区的佛教僧侣不一定是"和尚"，而是"花僧"，即可结婚成家立业，可吃荤，每月只选几天吃素。故《百粤风土记》说，广西"僧多留发，娶妻生子，谓之在家僧"。《投荒录》也记载："南人率不信释氏，虽有一二佛寺，吏课其为僧，以督责释之土田及施财。间有一二僧，喜拥妇食肉，但居其家，不能少解佛事。土人以女配僧，呼之为师郎。或有疾，以纸为圆钱，置佛像旁，或请僧设食。翌日，宰羊豕以啖之，目曰出斋。"其活动主要是为人受戒、超度死人、卜卦算命、做斋赶鬼、安祖葬坟。有的壮族地区做道场时，和尚、道公、巫师混在一起，文昌庙、观音庙、真武庙、关公庙、土地庙并列或置于同一神坛之上，与汉族地区正统的佛教大不一样。

从佛教和道教在壮族地区的传播来看，佛教的影响不如道教大。道教是中国本土宗教，它的基本理论与中国古代原始信仰中的神秘思想及巫术是一脉相通的，原始宗教中的自然崇拜对象基本上都被道教全部包容，加上道教传入壮族地区后能较全面地介入壮族社会的生产、生活，把壮族古老的原始宗教中的神灵和信仰及后来新产生的神灵与信仰全部融入道教信仰中，因此道教传入壮族地区后能较快地与壮族原始信仰融合——道教吸纳壮族原始信仰中的各种神祇为自己的崇拜对象，壮族原始宗教则借助道教的宗教仪式来完成信仰实践的过程。佛教在壮族地区影响不大，原因是多方面的。《广西通志·宗教志》认为："广西佛教虽从海路传入较早，但通道旁区域经济不发达，文化较闭塞，广大地区尚属土著民族势力。原始巫教呈压倒优势，外来佛教影响甚微。"佛教作为一种外来宗教，它和壮族的多神崇拜观念有一定的差异。虽然佛教在传入壮族地区的过程中也尽量吸纳壮族民间神祇，注意从壮族民间信仰文化体系中吸取养料，但是佛教和壮族传统文化的交流、融合还是不够的。虽然佛教早在汉代就传入广西，但是其寺院多分布在桂东南和桂北等汉族聚居区，壮族聚居区的佛教寺院较少。因此，佛教在壮族地区的传播面并不广，其教徒数量并不多。这不是说佛教在壮族地区的世俗化不成功，而是佛教和壮族的传统文化融合不够，不能全面地介入壮族的社会生产、生活。它对现实和未来世界的看法、解决问题的手段，都不能满足壮族民众的精神需求。壮族先民对待人生抱着积极的态度，他们热爱生活，在生产斗争中遇到种种无法解决的困难时，也会乞求神灵的帮助，如上山狩猎希望能猎获野兽且不被伤害，春种缺水希望雷神降雨。人们崇拜神灵的目的是为了解决现实生活中的实际困难，如果崇拜的神灵不灵，人们就会对它加以惩罚，迫使它为自己的现实需求服务。如久旱要求雷神降雨，若总是不降雨，人们便将庙中的神像捆绑倒吊，抬去游村，给人鞭打、泼水，令其上天通报雷王，限期降雨。这种以实用为主的信仰观念与佛教的因果报应观念是完全背道而驰的。反之，壮族原始信仰在与道教、佛教交流的过程中，广泛地吸收了道教、佛教的信仰资源，成为新的民间宗教信仰。壮族民众在参加宗教祭祀活动时，并不在意它属于哪一个宗教，而是在意它是否与地方及民族传统文化有关。壮族民众真正崇拜的是混杂了来源不同的信仰和仪式的民间宗教。

因此，佛教传入壮族地区后，其原有的宗教理论没有得到很好的发展，又不能适应壮族社会的生产、生活需要，佛教的影响不大就不足为奇了。

二、道教、佛教对壮医药的影响

1. 道教对壮医药的影响

随着道教传入壮族地区，道家的代表人物老子和庄子等人的思想也逐渐在壮族民间为人熟知，壮医药根植于壮族民间传统文化的土壤，我们可以从壮医的部分理论中看到道家思想对壮医药的影响。

（1）道家的宇宙观与整体观对壮医药的影响

道教的教理教义都是围绕生命展开的，生命问题是道教思想的枢纽。道教认为，人类只有顺应自然界的变化，才能达到颐养天年的最终目的。这与壮医理论中的"天、地、人三气同步学说"较为相似，"天、地、人三气同步"是根据壮语"人不得逆天地"或"人必须顺天地"意译过来的，其主要内涵如下：①人禀天地之气而生，为万物之灵。②人的生、长、壮、老、死生命周期，受天地之气涵养和制约，人气与天地之气息息相通。③天地之气为人体造就了生存和健康的一定"常度"，但天地之气在不断地变化。日夜小变化，四季大变化，是为正常变化；而地震、火山、台风、洪水、陨石雨等则是异常变化，是为灾变。人作为万物之灵，对天地之气的变化有一定的主动适应能力，如天黑了会引火照明，天热了会出汗，天冷了会加衣被，洪水来临会登高躲避，等等。甚至妇女月事也与月亮的盈亏周期有关。对于天、地、气的这些变化，人如能主动适应，就可维持生存和健康的"常度"；如不能适应，就会受到伤害并导致疾病的发生。④人体也是一个小天地，是一个有限的小宇宙单元。壮医认为，整个人体可分为三部：上部天（壮语称为"巧"），包括外延；下部地（壮语称为"胴"），包括内景；中部为人（壮语称为"廊"）。人体内三部之气只有同步运行，制约化生，才能生生不息。形体与功能相一致，大体上天气主降，地气主升，人气主和。升降适宜，中和涵养，则气血调和，阴阳平衡，脏腑自安，并能适应大宇宙的变化。⑤人体的结构与功能，先天之气与后天之气，共同形成了人体的适应能力与防卫能力，从而达到天、地、人三气同步的健康境界。

可见道教的"道法自然""天人合一"的哲学思想与壮医"天、地、人三气同步学说"有异曲同工之妙。

（2）道教"祝由符咒"对壮医药的影响

除了理论方面，道教的"祝由符咒"对壮医药也有一定的影响。"祝由符咒"是古时道家用来祈祷、祭祀，以祈求先祖庇佑、鬼神宽恕的法术，也被巫医和道医用作一种治病手段，他们认为通过"祝由符咒"可将蛊毒驱除体外。道教的"祝由符咒"除用以祈福攘灾外，主要用来为人治病。此法可使病人排除焦虑、紧张、忧郁等不良情绪，从而使气机调畅。

壮族传统信仰观念认为，灵魂能支配人的精神，并对生物体的生命起着庇佑的作用，是一种超自然的力量。如果一个人丧失了灵魂，其躯体就会丧失活动和生长能力，呼吸也就随之停止而死亡，因此魂能保命和保身体健康。"丢了魂"就会生病，而举行招魂仪式就能治病。壮族民间至今仍然流行着多种以"攘鬼降神"为主要内容，以祈求"神灵"庇佑、"病去人安"为目的不同形式的巫医活动。

（3）道教"服气导引"对壮医药的影响

"服气"是一种以气息吐纳为主，以导引、按摩为辅的养生技法；"导引"是用意念以自力引动肢体运动，以使气血平和。壮医也强调"未病先防"在养生保健中的重要作用。壮医通过一些传统的舞蹈动作来缓解和治疗部分疾病。根据宁明花山崖壁画及壮乡铜鼓上的舞蹈造型、气功图谱及沿袭至今的在农闲、节日里开展的一些传统健身活动，可知壮族人民崇尚气功，这与道教的"服气导引"是分不开的。

2. 佛教对壮医药的影响

佛教虽然早在汉代就已传入广西，但是壮族聚居区的佛教寺院并不多。在历史上，佛教在壮族地区的传播面并不广，其教徒数量并不多，其对壮族文化的影响不如道教。佛教对现实和未来世界的看法、解决问题的手段，都不能满足壮族民众的精神需要。但这并不能说佛教对壮医药没有影响，在佛教传播的过程中，佛教的部分教义和思想与壮医药的思想也有相似之处。

"四大"是佛教用语，指地、水、火、风这四种物质，佛教认为这四种物质是构成世界的基本元素，一切物质为"四大"所生，人身也是由"四大"

构成,"四大"平衡则人体健康,"四大"失衡则发病。这种"四大"理论与壮医药的"三气"同步理论有相似之处。壮医"三气"同步主要是通过人体内的谷道、水道和气道及其相关的枢纽脏腑的制化协调作用来实现的。谷道(壮语称为"条根埃")主要是指食管和胃肠,其化生的枢纽脏腑在肝、胆、胰。水为生命之源,人体有水道进水、出水,与大自然发生最直接、最密切的联系。水道与谷道同源而分流,在吸取水谷精微营养物质后,由谷道排出粪便,水道则主要排出汗、尿。水道的调节枢纽为肾与膀胱。气道是人体与大自然之气相互交换的通道,进出于口、鼻,其交换枢纽脏腑为肺。"三道"畅通,调节有度,人体之气就能与天地之气保持同步协调平衡,即健康状态;"三道"阻塞或调节失度,则"三气"不能同步而致疾病丛生。

可见佛教"四大"的病因学说与壮医的"三气"同步理论异曲同工,除此之外,佛教普度众生的慈悲思想和救死扶伤的医学道德观对壮医的医德医风也有积极的影响。

三、壮族巫术文化与壮医药

1. 壮族巫术文化

一方面,壮族先民由信仰鬼神而产生了巫文化,在原始社会图腾崇拜的基础上,壮族先民有关巫的思想观念根深蒂固,至今仍可见其遗风。另一方面,从流传至今的壮族民间叙事歌谣、传说和民间故事等口头文学中,可以窥见壮族先民怎样处理自然、社会、人体以及它们相互之间的关系。

据研究,左江崖壁画表现了壮族先民对日、月、星辰的崇拜,对此古籍不乏记载,直到近现代,壮族地区的巫风仍有所遗存。巫文化对壮医药的影响,先是"巫""医"合一,后是"医""巫"并存,最后"医"盛于"巫"。古时壮巫分巫婆和魔公,主家有病痛或灾难时,请巫婆和神对话,问明病灾的缘由,再择吉日请魔公行法事,杀畜禽敬祭,劝离神仙,禳解厄难,舞刀剑,烧油锅,镇妖赶鬼。壮族民间传说三界公能驱邪除魔,保境安居,奉为医神,而立庙祭祀,旧时壮族地区较大的村寨都立有药王庙,每年定期祭祀,这就是巫文化的反映。从考古发掘资料来看,春秋战国之后,广西壮族地区就已出现巫觋。据我国考古学家研究,广西左江流域崖壁画中的舞蹈人群图像应是宗教祭祀图像,画面中心装束特殊、气宇轩昂的高大正身人像应是祭典的主持者,是主持祭典的巫觋和领舞人。据考证,该崖壁画是壮族先民在战国至两汉时期创作绘制的，至今已有 2000 多年的历史。壮族先民重巫，文献中不乏记载，汉代越巫风曾在中原地区广为传播。《史记》卷十二《孝武本纪》中记载："是时既灭南越，越人勇之乃言'越人俗信鬼，而其祠皆见鬼，数有效……，乃今越巫立越祝祠，安台无坛，亦祠大神上帝百鬼，而以鸡卜。"可见壮族巫文化影响之深广。清代，壮族地区仍盛行巫风。直到现代，壮族地区仍见巫之遗风。

2. 壮医药与壮族巫文化的关系

医巫同源、医巫并存是壮族地区文化发展的特点，对壮医药产生了重大的影响。壮族医药中医巫并存的情况长期存在，壮医药对某些疾病确实有较好的疗效，往往以巫医的形式出现，这在新中国成立以前，特别是边远山区的壮族民间更是如此。宁明花山崖壁画的人物形象，除了舞蹈动作，还有些可能是诊疗图，既有施术者和持器（具）者，又有受术者。结合崖壁画的祭祀场面，联系壮族先民的巫文化特点，应当说崖壁画有巫医治病的内容。刘锡蕃《岭表纪蛮·杂述》对此有明确的记载："蛮人以草药医治跌打损伤及痈疽疮毒外科一切杂疾，每有奇效，然亦以迷信出之。"并有目睹为证："予尝见一患痈者，延僮老治疾，其人至，病家以雄鸡、毫银、水、米、诸事陈于堂。术者先取银纳袋中，脱草履于地，取水念咒，喷患处，操刀割之，脓血迸流，而病者毫无痛苦。脓尽，敷以药即愈。"这确实是对历史上壮医治病的比较客观的记载，直到现代，壮医仍然在某种程度上保留着这种独特的治疗形式，不同的是，念咒的角色由患者的亲属来担任。如果把这种治疗形式视为纯粹的迷信加以摒弃，无疑会连同其中合理的医学内容一起丢掉。念咒语、喷符水并不妨碍壮医的施术和用药，也不能否定壮医的确切疗效，有些历史记载说壮族"病不服药，惟事祭赛"是片面的，至少是夸大了巫的作用。

参考文献：

[1] 黄庆印. 论壮族哲学思想特点及其研究意义 [J]. 广西民族学院学报：哲学社会科学版，1995 (1)：36 - 39.

[2] 马克思，恩格斯. 马克思恩格斯选集·德意志意识形态节选：第 1 卷 [M]. 北京：人民出版社，1995.

[3] 黑格尔. 哲学史讲演录：第 1 卷 [M]. 北京：商务印书馆，1983.

[4] 民族院校公共哲学课教材编写组. 中国少数民族哲学和社会思想资料选编

［M］. 天津：天津教育出版社，1988.

［5］李富强. 人类学视野中的壮族传统文化［M］. 南宁：广西人民出版社，1999.

［6］朱名遂，谢春明. 广西通志·宗教志［M］. 南宁：广西人民出版社，1995.

第四章　壮医药与壮族稻作文化

中央民族大学梁庭望教授在《水稻人工栽培的发明与稻作文化》一文中提出："中国是世界上最早发明水稻人工栽培的国家；最早发明水稻人工栽培的是江南越人的先民，江南越人是当今江南汉族和华南西南壮侗语诸族（壮族、侗族、布依族、傣族、黎族、仡佬族、水族、仫佬族、毛南族）的祖先，壮侗语诸族的先民对中国最早发明水稻人工栽培做出了重大贡献。"中国是世界上最早发明水稻人工栽培的国家，稻作文化是中华文明和世界文明的重要文化遗产。稻作文化是骆越文化的重要标志，出土文物及研究表明，古骆越地区有广泛的野生稻存在，骆越人较早认识野生稻，和苍梧人、西瓯人一起，最先发明了水稻人工栽培法，为中华民族和全人类做出了巨大的贡献。

第一节　壮族稻作文化及其特征

壮族先民把野生稻驯化为栽培稻，是我国最早创造稻作文明的民族之一。生产方式决定文明类型。壮族是稻作民族，他们称水田为"那"，冠以"那"字的地名遍布珠江流域及整个东南亚地区。文化生态学视野中的壮族文化，不仅表现为一种稻作文明类型，而且以其整体性显示出区域文化的个性特质，"那"字地名蕴藏的稻作文化和民族文化的丰富内涵，成为生息于这一地区的人们共同的鲜明标志和历史印记，故我们称之为"那文化"。

壮族先民居住的珠江流域属亚热带，地理气候环境适宜水稻种植。这一地区自古以来就是我国典型的稻作文化区，野生稻分布广泛，是稻作农业的起源地之一。壮族先民在长期采集野生稻谷的过程中，逐渐认识和掌握了水稻的生长规律，"从潮水上下"，垦殖"雒田"，栽培水稻。湖南省南部道县玉蟾岩遗址和广东省英德市牛栏洞遗址发现距今约1万年的稻谷遗存，根据历史文献记载、考古发现和体质人类学研究，这一地区的原始人类就是壮侗语诸族先民，汉族、瑶族、苗族等民族是秦汉以后才陆续进入这一地区的，证明壮族先民是这一地区稻作文明的创造者。史书记载的"雒田"，实为越语的

"麓那"，意即山岭谷地间的一片田的半音半义的译称。至今，在广西、广东等古越人居住的珠江流域广大地区，仍保留着大量的含"麓"（雒、六、禄、渌、绿、鹿、罗）的地名。含"那"（意为水田）字的地名则更是不计其数。此外，汉语古籍如《山海经》《诗经》《说文解字》中的"耗""膏""糇"等字，是壮语称野生稻、稻、稻谷、稻米、稻米饭的汉字记音。遍布壮族各地的冠以"那"字的地名，大者有县名、乡（镇）名，小者有圩场、村庄、田峒、田块名，形成了特有的地域性地名文化景观，构成了珠江流域特有的一种文化形态。而华南到东南亚"那"地名分布的广大地域，则形成了"那文化圈"，具有深层的文化内涵。壮族及其先民在长期的历史发展过程中，形成了一个据"那"而作，依"那"而居，赖"那"而食，靠"那"而穿，因"那"而乐，为"那"而用，因"那"而涵化的以"那"为本的生产生活模式及"那文化"体系。

一、据"那"而作的生产文化

其主要表现为双肩石斧和大石铲文化。双肩石斧等新石器工具的出现，产生了原始农业，野生稻被驯化为栽培稻。为适应稻作农业的发展，壮族先民不断创造由简单到复杂、由低级到高级的生产工具。新石器晚期出现的大石铲文化，就是壮族先民稻作生产方式及其功利目的的产物。20世纪50年代以来，在邕江及其上游流域发现60多处距今约5000年的颇具规模的大石铲遗址。大石铲通体磨光，棱角分明，曲线柔和，美观精致。特别是那种形体硕大、造型优美、磨制精致的石铲，成为一种艺术珍品，令人惊叹不已。大石铲是从双肩石斧演变而来的，是适应沼泽地和水田劳作的工具，随后演化为一种祭祀神器，它注入了古老壮族先民对大石铲的无比崇敬，对丰稔的虔诚祈求，对劳动的热情。大石铲的产生，标志着新石器时代壮族先民生产力的巨大进步，稻作农业发展已具有一定的规模和水平，标志着他们源于稻作生活的祀神意识、审美观念和艺术创造达到了相当的高度。

二、依"那"而居的居住文化

其主要表现为干栏文化。壮语称房屋为"栏"，把在一个底架上建造的住宅称为"干栏"，或称"更栏"，意为架设在上方的房子。壮族的聚落主要分布在水源丰富的田峒周围，其干栏则沿着田峒周围的山岭，依山势而建，其建筑形式是用木柱穿斗架楹，构成离地面相当高的底架，再在底架上建造住宅，楼上住人，楼下圈养牲畜和贮存物件。这种建筑形式为适应南方山区潮湿多雨、地势不平的环境而营造，具有防潮、防兽害、防盗、利于通风采光和节约用地的特点。《魏书·僚传》记载，最初是"依树积木以居其上，名曰干阑。干阑大小，随其家口数"。经过长期的历史发展，干栏从建筑过程到其整体和局部的结构及功能特征，都具有丰富的文化内涵。干栏建筑反映了壮族先民对自然环境的适应力，是我国古代建筑遗产的重要组成部分，这种建筑形式如今在我国南方山区乡村中仍在应用。

三、赖"那"而食的饮食文化

20 世纪 60 年代起，考古工作者就在邕宁、武鸣、横县、扶绥等县（区）沿邕江及其上游左江、右江两岸新石器时代早期贝丘遗址中发现了石杵、石磨棒、石磨盘、石锤等加工谷物的工具，在桂林市甑皮岩遗址出土了距今 9000 多年的新石器时代早期的陶片。根据遗传学资料，当时这一地区加工的谷物主要是稻谷，因为麦、粟等是后来传入这一地区的，而根据民族考古学，陶器是适应食用谷物的需要而出现的。这些表明壮族地区早在距今 9000 多年的新石器时代早期便开始食用稻米，并发明了与食用稻米有关的杵、磨、锤、陶罐等加工工具和炊煮工具。成书于公元前 1100 多年的《诗经》中的《大雅·公刘》中有"乃积乃仓，乃裹餱粮"的"餱粮"（又写作"糇粮"），源于古越族语言，与北方的"粮"同义，至今壮族仍称稻、稻谷、稻米、稻米饭为"糇"或"膏"。这就说明，壮族先民在远古时代就学会将稻米煮熟食用，而且随着稻的传播，传入我国中原地区，并被记录于《诗经》之中。壮族和傣族民间都有"水里有鱼类，田里有稻米"的俗语，这就是壮族先民"饭稻羹鱼"，赖"那"而食，以"那"为中心的饮食文化的生动反映。壮族先民适应自然环境，反复地筛选、培育糯稻，并广泛种植，使之成为生活中的重要食物，形成了以糯米为主食的粮食加工制品。除以糯米作为主食外，还用糯米做五色糯米饭、糍粑、粽子等，形成了喜食糯米的一系列民间习俗文化。

四、靠"那"而穿的服饰文化

壮族先民稻作农业的发展，带动了棉、麻纺织业及服饰加工业的发展。

壮族地区富含细长纤维的麻类资源丰富，不仅有野生麻，而且还有人工种植的麻，因此麻纺织业有着十分悠久的历史。壮族地区新石器时代文化遗址中就出土了石制和陶制的纺轮，是用于麻纤维旋转加捻的工具。《汉书·地理志》记载："粤地……处近海，多犀、象、玳瑁、珠玑、银、铜、果、布之凑。"颜师古注："布谓诸杂细布皆是也。"我国古时称布的主要是麻、苎、葛等植物纤维织品，《小尔雅》记载"麻（苎）葛曰布"，说明壮族很早以前就能用麻类纤维织布了。广西平乐县银山岭战国墓出土的遗物中，男墓有兵器而无陶纺轮，女墓有陶纺轮而无兵器，反映了当时壮族先民男女自然分工，女子主要从事纺织的社会现象，说明麻纺织业已有了较大的发展。《尚书·禹贡》说扬州"岛夷卉服，厥篚织贝"，这里的扬州是指淮河以南至南海的广大地区，贝就是吉贝、劫贝、古贝的简称，古贝当其音译，织贝即用棉花制成的织品，壮侗语族的壮语、布依语、临高语、傣语、黎语，以及越南的侬语、岱语，老挝的老语，泰国的泰语等称棉、棉花等，是同源词，并与吉贝、劫贝、古贝的"贝"有关，说明这些民族在迁居各地之前，种植和使用棉花已经是他们共同的生活中的一部分。因此，可以说壮族先民是最早种植和使用棉花的民族之一。

五、因"那"而乐的节日文化

节日文化体现整个民族文化的全民性、认同性。壮族节日文化和稻作农耕生活密切相关，是物质文化、行为文化和观念文化混为一体的表现形态，是稻作文明类型和壮族文化群体的象征。围绕着稻作农耕，在壮族先民的观念中形成了一系列的崇拜对象，并形成了以祭祀这些崇拜对象为中心的节日活动。例如，红水河一带从农历正月初一到十五过蛙婆节，举行祭祀蛙神活动；新年祭祀牛栏；春节过后举行开耕仪式；插秧时举行祭祀秧田活动；农历五月、六月秧苗返青时过禾魂节和牛魂节，举行祭祀禾苗和祭祀牛魂仪式；稻谷结实泛黄时过尝新节；农历十月霜降收获以后过糍粑节。每个节日都举行一定的仪式并有相应的壮族歌谣，不少地方在插秧、收割时都举行隆重的峒场歌会，通过这些活动以满足他们对物质生活和精神生活的追求。

六、为"那"而用的宗教文化

壮族的宗教有三个层次：①原始宗教；②原生性民间宗教，即麽教和师教；③人为宗教，即道教和佛教。原始宗教的自然崇拜、鬼神崇拜、图腾崇拜和生殖崇拜大抵只是残余形态，它们受到渔猎文化的涵化，也受到稻作文化的涵化。唯有祖先崇拜比较"顽强"，并且被纳入稻作文化系统之中。祭祖先的目的在于祈求人丁兴旺、老少平安、稻谷丰登、禽畜繁衍，也同样用稻米制品及其转化物去祈求这两种生产的繁荣。至于原生性民间宗教和人为宗教，其教义和仪式的中心也都是祈求人丁兴旺、老少平安、稻谷丰登、禽畜繁衍，也同样用稻米制品及其转化物去祈求这两种生产的繁荣。从总体上来看，都纳入稻作文化系统之中。《壮族麽经布洛陀影印译注》收入的 29 种经书中，物的生产部分是以水稻为中心的，各部在造天地之后，便造田、菜园、干栏、牛、泉水、水车、谷仓，接着先招稻魂，然后招牛马魂、猪魂、鸡鸭鹅魂，最后招鱼魂，可见水稻的中心地位明显。

七、因"那"而涵化的艺术文化

壮族的文学艺术充满浓厚的稻作文化氛围，首先是神话。古越人崇拜蛙，尤其壮族，蛙是全民族最尊崇的图腾。神话说，壮族三大神是三兄妹，大哥雷公是天神，二哥布洛陀是地神，三妹图额是水神（鳄鱼、犀牛、河马的合体），大哥与三妹私通，生了个怪胎蛙神。它本与父亲住在天上，后来被派到人间做天使，田间有虫它去捉，田间缺水它叫父亲放水。后来被尊为"祖先"，壮话称它为"龚叟"，意思是"你们的祖爷"。三兄妹显然是渔猎文化的代码，蛙则是稻作文化的代码，这里用神话来演绎壮族从渔猎经济到稻作农耕的演变。壮族稻种来源的神话叫作《狗偷稻种》，说稻种是狗到天上偷来的，因此从前广西西北部壮族人民新谷登场的第一顿米饭得先打一碗喂狗，感谢它偷来稻种。由于壮族先民带狗打猎中发现狗身上粘着野生稻粒，引起人们的注意而发现稻种。在壮族的洪水神话《布伯的故事》里，起因是雷王制造天旱导致田裂，布伯上天强迫雷王下雨，雷王制造洪水报复。而在传说故事、民歌等艺术中，与稻有关的作品比比皆是。花山崖壁画上人身蛙形的蛙神图像、铜鼓上的蛙立雕，都是稻作文化的体现。

第二节　壮医药与稻作文化

大量的考古资料也已证明，壮族是一个典型的稻作民族。据专家考证，广西左江、右江地区及邕江流域是壮族先民——西瓯、骆越民族的原始家园和稻作农业的起源中心之一。稻作文化是西瓯、骆越民族的基本或者说主要的文化特征。

一、稻作文化与壮医药起源

据考证，早在距今 9000 多年的新石器时代早期，广西壮族地区就出现了最初的稻作农业，其后壮族稻作文化历代均有发展。直至今天，稻作文化对壮族社会生活方方面面的影响仍然根深蒂固。医药的起源，与原始农业及畜牧业的发展有着十分密切的关系。关于医药起源的传说很多，《帝王世纪》记载："伏羲氏……乃尝味百药而制九针，以拯夭枉焉。"《史记纲鉴》记载："神农尝百草，始有医药。"《史记·补三皇本纪》记载："神农氏以赭鞭鞭草木，始尝百草，始有医药。"在关于医药起源的传说中，较多的是关于伏羲氏和神农氏的传说。后世多数人认为，神农氏可视为原始农业的代表，而伏羲氏则为早期畜牧业的代表，表明医药的起源与原始农业和原始畜牧业有密切的关系。这些有关医药起源的传说，不仅是我国传统中医药起源的写照，而且也是壮医药起源的真实写照。

在氏族社会的末期，壮族地区的工具制作技术已有所进步，原始农业和渔猎经济都有了较显著的发展。壮族地区原始农业的发展，使壮族先民在农作物栽培的过程中，有条件对更多的植物进行长期细致地观察和进一步的尝试，使部分野生植物药由野生变为人工栽培，从而认识更多的植物药。而渔猎经济的兴起，又为壮族先民提供了较多的鱼肉类食物，在实践中，壮族先民又认识了一些动物药。经过反复的实践与观察，并对这些原始朴素的经验加以总结，逐渐有了壮族药物的起源。

二、稻作文化与壮族养生防病

通过长期的生产、生活实践，壮族人民用自己非凡的智慧，不仅创造了悠久灿烂的壮族文化，而且还创造了与稻作文化密切相关的、人们喜闻乐见的、具有民族内涵的壮族传统体育文化，产生了打铜鼓、打扁担、踩风车、蚂蝈舞、抛绣球等风格独特的壮族传统体育项目。这些壮族传统体育项目非常接近自然，或是劳动的再现，或是技术动作的升华，大多数是反映稻作过程中的农耕、祭祀、民俗等。因此，壮族传统体育项目成为壮族人民生活中重要的组成部分而世代相传。

打铜鼓源于 2000 多年前的西瓯、骆越民族举行祭祀和召集战斗的活动。战国时代绘制的广西左江流域花山崖壁画群中，展现打铜鼓的场面比比皆是。秦汉以后，封建王朝对岭南的统治不断加强，政治逐步稳定，社会经济不断发展，各民族之间广泛开展经济、文化交流，打铜鼓活动也在各民族间广泛开展。众多研究已证明，铜鼓文化是源于稻作农业的一种文化。铜鼓纹饰中太阳、雷纹、水波纹以及蛙纹等都与稻作文化有关。壮族民间收藏铜鼓时，有用稻草绳拴其耳，或将铜鼓倒置盛满稻谷的习俗，谓之"养鼓"。铜鼓的功能主要是在家中用稻谷养铜鼓以增加其灵性，或者与神灵沟通，或者传递信息。壮族先民创制的铜鼓，最初是作为炊具之用，以后逐渐扩展到以鼓娱神，以鼓祈雨，以鼓聚众，以鼓号令军阵，以鼓歌舞，以鼓作为权力与财富的象征，等等。稻作文化与铜鼓文化的形成与发展，是一个相互影响、相互促进的过程。壮族民间有一句俗语："铜鼓不响，庄稼不长。"由铜鼓而形成的打铜鼓活动，可以说与稻作农业有很大的关系。打铜鼓现已成为壮族人民喜闻乐见的一项民族传统体育活动。如今红水河流域的东兰、天峨、巴马、凤山等地，壮族聚居区每年的蚂蚜节依然盛行打铜鼓。击打时，铜鼓后面还有一个人持木桶套于鼓后，这样一敲一拉，发出"咚呼""咚呼"的音响节奏。鼓声协调悦耳，击鼓者伴着旋律边鼓边舞。他们充分施展自己的拿手技艺，时而左旋，时而右转，动作刚劲敏捷，快慢相间，鼓声此起彼伏，节奏分明；鼓阵庄严雄浑，动人心魄。打铜鼓动作粗犷古朴，情调高昂，体现出壮族人民淳朴、刚毅和勇敢顽强的民族精神。打铜鼓活动不但可以增强人的力量、灵敏性和耐久力等，而且还可以培养人们坚毅、果敢、勇于进取和积极向上的优秀品质。

扁担是人类最早使用、也是保持时间最久的运输工具之一。由谷物加工劳动形成的打扁担是深受壮族民间喜爱的体育活动，是一种由壮族稻作生产劳动发展演变而来的体育活动，因器具用扁担，故名"打扁担"。打扁担起源于"打春堂"，壮话叫"特榔"，也称"谷榔""谷鲁榔"，当地人又称打扁担为"虏烈""打虏烈"。打扁担的场地可大可小，人数为四人、六人、八人、十人不等，以双数为宜。打扁担时，大家围在长凳两边每人拿着扁担，双手握扁担中部，按传统节奏用扁担两端敲打长凳，打法变化多端。打扁担活动的传统套路是根据壮族人民的劳动过程来设计的，有"打春堂""全家乐"

"大团圆""插秧""车水""打谷""庆丰收"等。动作有上下对撑，有站立和下蹲，有原地和行进，还有转身和跳跃，加之伴以锣鼓和不时发出的"咳咳"呼声，表现出强烈的节奏感。节日的打扁担活动是模拟农事活动中的耙田、插秧、戽水、收割、打谷、舂米等姿势动作，既是对稻作生产过程的模拟再现，也是对全年生产活动的总结，更是祈望通过轰轰烈烈、喜庆热闹的类同性表演庇佑来年的稻作生产。

水稻种植需要耐心、细心、恒心。长期的稻作农耕，磨砺了壮族人民的性格，形成了温和内向、吃苦耐劳、耐心忍性、互助礼让、外柔内刚的民族性格。水稻是一种比较娇气的农作物，种植需要经过整秧田、浸种、育秧、耙田、插秧、返青、分蘖、幼穗分化、孕穗、抽穗、乳熟、黄熟、完熟等10多个大小阶段和程序。从秧苗如针开始的几个月里，人们就必须像抚育婴儿那样精心护理，随时注意气温、排灌、催肥、耘田、防虫、防病、防倒伏。收割期还要防禽畜祸害和梅雨天气，耐心细致，急躁不得。水田和旱地不同，前者要选择阳光充足、地面较平、靠近水源、不旱不涝的地方，不是随便找一块地就可以耕田的，因而要求人们的居住地相对稳定，尽量减少流动。这就形成了人们温和内向、不喜流动、不爱张扬、耐心忍性的性格。现在人们看到的桂林山水、八宝风光，殊不知古代这些地方森林环绕，数百里无日色，炎热多雨，瘴气弥漫，虫蛇怪兽遍地横行，并非人类理想的生存之地。宋代，广西仍被称为"大法场"（宋代周去非的《岭外代答》），唐代、宋代、元代、明代时期广西是贬谪犯人的地方。唐代诗人沈佺期被流放路过广西北流时写道："昔传瘴江路，今到鬼门关。此地无人老，迁流几客还。"在这样的条件下，人们要冒酷热瘴气泡在水田里，其辛苦可想而知。天长日久，壮族人民磨炼出吃苦耐劳的品格，表面温和，内心坚强；没有攻击性，但在维护自己的劳动成果时十分勇敢。因此，《赤雅》曰："假兵鸷悍天下称最。"这就是壮族人民外柔内刚的直接体现。汉族是农业民族，壮族也是农业民族，在文化上容易相通，壮族人民学到了儒家的温良恭谦，甚至把二十四孝改编为24首长诗，这在中原地区也是没有的。

从河姆渡文化的发掘中得知，在七八千年前，百越民族的祖先已有种植水稻的历史。到骆越时代，壮族先民不仅会种植水稻，而且大量种植棉花和纺纱织布，把稻作文明推向更高的程度。谷以养命，布以御寒，谷从土生，故壮族人民也被称为"土人"。古人称水田为"那"，意为山岭谷地间的一片田，"那"字蕴藏着壮族先民稻作文化的丰富内涵。由"那文化"产生的陶器文化和大石铲文化，对烧煮食物、饮食卫生的发展起到了促进作用，尤其是壮族先民发明陶器后渔猎熟食的进步，更有利于人体各组织器官特别是大脑的发育成长，预防和减少了肠胃病的发生，体现了壮族先民养生防病观念的初步形成。值得一提的是，壮族先民奇特的"防治未病"的卫生习俗——鼻饮。《汉书·贾捐之传》云："骆越之人，父子同川而浴，相习以鼻饮。"《魏书·僚传》亦云："僚者，盖南蛮之别种……其口中嚼时并鼻饮。"宋代范成大著的《桂海虞衡志》云："南人习鼻饮，有陶器如杯碗，旁植一小管若瓶嘴，以鼻就管吸酒浆。暑月以饮水，云水自鼻入咽，快不可言，邕州人已如此。"宋代周去非著的《岭外代答》云："鼻饮之法，以瓢盛少水，置盐及山姜汁数滴于水中，瓢则有窍，施小管如瓶嘴，插诸鼻中，导水升脑，循脑而下入喉。富者以银为之，次以锡，次陶器，次瓢。饮时……然后水安流入鼻，不与气相激。既饮必噫气，以为凉脑快膈，莫若此也。"鼻饮具有"凉脑快膈"的功效，这是壮族先民为了抵御南方湿热地气和动植物腐臭之气混合而成的瘴毒及防暑降温而创造的一种保健习俗。至今，壮医使用的洗鼻雾化疗法，对鼻病、喉病、呼吸系统病证均有一定的防治效果。

第三节　壮医理论与稻作文化

一、稻作文化孕育了壮医"三道"理论

稻作文化是骆越文化的重要标志，是中华文明和世界文明的重要文化遗产。出土文物及研究表明，古骆越地区有广泛的野生稻存在，骆越人较早认识野生稻，与苍梧人、西瓯人一起，最先发明了水稻人工栽培法，为中华民族和全人类做出了巨大的贡献。南宁市亭子圩遗址出土的原始稻谷脱壳工具，经碳-14年代测定，年代为距今 11000 年，仅次于湖南省道县壮族苍梧部祖先留下的距今 20000～12000 年的炭化稻粒，比江西省万年县距今 10000 年的稻谷遗址早了至少 2000 年。早在骆田时代，骆越人就已经掌握了整治田畴技术，利用潮水涨退选择田块。《史记·南越王传》索引《广州记》云："交趾有骆田，仰潮水上下，人食其田，名为'骆人'。"广西民族学家覃乃昌先生说："壮族地区早在距今 9000 多年就出现了原始的稻作农业，成为稻作农业的起源地之一。"

　　由于水稻在壮族生活中的地位举足轻重，对壮族人民心理产生了深刻的影响，形成了对水稻的特殊观念。①稻米高贵观念。壮族人民认为稻米来自天上，非人间作物，因而在一切粮食作物中，稻米等级最高，故祭祀、宴请贵客一定要用大米食品。②稻魂观念。壮族人民认为，田有田神，禾有禾神，开耕前要祭祀，减收要招禾魂。③稻人互渗观念。中国古代普遍有天人感应观念，这种观念体现在《周易》中。壮族人民对水稻就保留了这种观念。古时歌圩，要让男女青年在田间模拟交媾，认为这样禾苗灌浆才饱满。插秧时如果让穿白衣人先下田，不仅失收，而且还要遭到报应。有的地方认为歌圩上唱歌越多，禾苗越高兴、越丰收。有的地方还认为稻草或禾苗可以避邪，挂一把于门外可避百鬼；有的人挂一小把稻草在腰间，可避野鬼，走路时心中有安全感。④稻米即生命的观念。壮族人民普遍认为稻米代表人的生命，故以之添寿。壮族老人过生日时，要由子女在师公诵经时往其寿门缸里面添新米，故壮族人民把做寿称为"补粮"，意思是里面的米可以掏出一点熬粥补寿，但绝对不能掏空，否则意味着生命即将终结，不吉利。因此，壮族把人的幸福长寿就叫作"稻米命"，苦命就叫作"（野）菜命"。这些观念到现在并没有发生很大的改变。

　　壮族稻作文化的兴起，不仅对壮医药的起源起到了积极的促进作用，而且对壮医药后来的发展也有着深刻的影响。壮族是一个典型的稻作民族，稻作文化直接与"食"有关，随着稻作技术的不断进步，壮族人民餐桌之物越来越丰富，并逐渐总结出"食"对养生保健、祛病逐邪的作用。壮医素有"药补不如食补"之说，即与稻作文化及饮食文化有密切的关系。壮族稻作文化还与壮医理论的形成有密切的渊源关系。据考证，壮族是我国最早种植水稻的民族之一，壮族先民在实践中直观地观察到，水稻察天地之气以生长，赖天地之气以收藏，而人体则赖谷物以养，一日三餐不可或缺，于是将谷物得以进入人体并消化吸收之通道直接称为"谷道"。壮族先民在实践中还观察到，大自然中水和气对农作物的生长是非常重要的，没有水和气，或者水、气过多或过少，都对农作物的生长非常不利。同样，水和气对人体也是非常重要的，于是在壮医理论体系中，将人体另外两条极重要的水液交换和气体交换的通道称之为"水道"和"气道"。"谷道""气道""水道"三道理论是壮医理论的核心内容之一，其提出源于壮族先民对人与大自然的朴素认识和实践经验的总结，我们可以明显地看出其带有壮族稻作文化的痕迹。

二、稻作文化与壮医阴阳理论

太阳每天清晨从东方升起（重生），给大自然以光明和温暖，傍晚从西边落下（死亡），给大自然以黑暗与死寂，具有死而复生的能力及给万物以生机的能力；同时先民的农耕生产，特别是稻作生产对阳光的需求和依赖，希望太阳多给人们一些光和热，让人们有吃有穿、身体健康。先民们就自然而然地对"生生之谓易"的太阳产生了敬畏的心理，从而萌发了崇拜太阳的思想，尊之为神，称"太阳神"。古人崇拜太阳，必然要仔细观察太阳，研究太阳的运动。而"阴阳"二字就是对太阳运动（生与死）的形象描述。白天，太阳升起（生），光芒四射属"阳"字表述的意蕴，自然界呈现一派生机与活力；黑夜，太阳落山（死），光芒被遮属"阴"字表述的意蕴，自然界呈现一派死气与萧条。于是自然而然地形成了自然界万事万物都是在太阳的生与死即阴与阳的变化中而变化着的，自然而然地太阳上升成为宇宙主宰之神的地位。太阳的光和热不仅是农作物生长的条件，而且太阳的规律运行本身亦为定居的农夫们提供了最基本的行为模式（所谓"日出而作，日入而息"）、基础的空间和时间观念，因此太阳成为人类认识宇宙秩序，给自然万物编码分类的坐标符号。由于人类是借助于太阳的升落而确定东西方位和昼夜之别的，因此它实际上是空间意识和时间意识得以建立的最主要的天然尺度。正是有了日神信仰，才使本来原始朴素的"阴阳"概念上升成为对中国传统文化影响至为深远的阴阳学说。作为一种系统的方法论，阴阳学说形成于晚周秦汉之际，但其基本概念早就孕育在中国上古日神信仰观念的母腹中了。

稻生长在南方，南方气候炎热，昼白夜黑，阴生阳长，因稻作文化的不断发展，由此延伸出了壮医阴阳理论。明代的《广西通志·卷十七》曰，壮族民间"笃信阴阳"。稻作文化使壮族先民对阴阳有了较早的认识，形成了壮医最初的阴阳概念。阴阳对立，阴阳互根，阴阳消长，阴阳平衡，阴阳转化，揭示了大自然万物变化的规律。壮医以阴阳认识人的生老病死、机体的脏腑功能以及人与自然变化的关系，逐步发展形成了阴阳为本理论，并成为壮医的基本理论。

参考文献：

[1] 梁启成，钟鸣. 中国壮药学 [M]. 南宁：广西民族出版社，2005.

［2］罗世敏. 大明山的记忆［M］. 南宁：广西民族出版社，2006.

［3］苏秉琦. 中国文明起源新探［M］. 北京：生活·读书·新知三联书店，
　　1999.

［4］黄汉儒. 中国壮医学［M］. 南宁：广西民族出版社，2001.

［5］梁庭望. 壮族的稻作文化和社会发展探索［J］. 文山师范高等专科学校学
　　报，2006，19（3）：1－5.

［6］梁庭望. 中国稻作文化的保护与开发利用［J］. 河池学院学报，2006，26
　　（4）：63－68.

第五章　壮医药与壮族习俗文化

第一节　壮族习俗文化

一、壮族习俗概述

习俗，即习惯、风俗。著名壮族学者梁庭望教授指出，风俗习惯是人们根据自己的生活内容、生活方式和自然条件，在一定的社会物质生产水平下，自然而然地创造出来的，世代相传，成为约束人们思想和行为的规范。通常我们把民间的各种风俗习惯也称为民俗，它包括生产、生活、礼仪、岁时、社会、信仰、游艺和文艺等方面。

一方水土养一方人。我国地域辽阔，民族众多，56 个民族犹如 56 朵鲜花，竞相争艳，装点着祖国大好河山。由于自然条件与社会环境（生产力及物质文化水平等）的差异，各个民族在长期的历史发展过程中，形成并传承了自己独特的行为习惯和生活方式。《晏子春秋》云"百里而异习，千里而殊俗"，道出了不同地区不同民族习俗的差异性。壮族是祖国大家庭中的一朵奇葩，其习俗文化源远流长，是壮族人民精神生活、物质生活和行为方式的重要表现形式。壮族民俗在服饰、饮食、居住、婚嫁、丧葬、信仰、生产、交通、贸易、社会组织及文化艺术等方面，自然地表露出壮族人民的心理特征、行为方式和语言习惯，是壮民族特征的基本构成要素之一，是将壮族人民联结起来的一条纽带，他们可以从这些民俗中找到认同感。

二、壮族习俗文化的特性

壮族习俗文化具有本民族个性。第一，它与古越人有密切的传承关系。如在语言、文学、生活习俗上可以看到古越人文化的延续。第二，封建性相对较少。如妇女在社会生活中有较大的发言权。第三，地区性的差别较大。某一风俗在壮族各支系各地区中常表现出不同的形态，使壮族风俗具有多样性，这可能与地理环境有较大的关系。第四，具有内向性和隐蔽性。如壮族人民不会从鲜明的外在形象或者张扬的行为个性等方面给人以强烈的印象。第五，受汉族风俗影响较大。如几乎所有的汉族节日都把壮族人民的节日列入日程。

壮医的形成和发展也离不开壮族文化这块肥沃的土壤。壮医与壮族地区的习俗文化有着密切的关系。如壮族习俗"信鬼神，重淫祀"是壮医与巫医并存的根源，断发、文身、服色尚青黑、鼻饮、喜居干栏、捡骨重葬等习俗，亦与医药有关。我们学习壮族的习俗文化，不仅可以了解壮族人民丰富多彩的精神世界、物质创造和行为特点，而且还可以窥探壮医形成和发展的根源及其赖以生存的文化基础。

第二节　壮医药与壮族药市习俗

一、药市传说

壮族地区草木繁茂，四季常青，药材资源十分丰富。每年农历五月初五这天，壮乡各村寨的乡民都去赶药市，将各自采的各种药材运到圩镇药市出售，或去买药、看药、闻药。壮族民间习俗认为，端午节的草药根肥叶茂，药力宏大，疗效最好。这天去药市，饱吸百药之气，就可以预防疾病，一年之中少生病或不生病。

壮族药市的形成与壮族民间流传的"爷奇斗瘟神"的故事有关。古时候有一位医术高明的老壮医"爷奇"，带领壮族人民大量采集各种山间草药，跟一个在每年农历五月初五就来肆虐人间的瘟神——"都宜"（壮语意即"千年蛇精"）做斗争。这瘟神"都宜"很厉害，凡是有人居住的村寨，它都要去喷射毒气，散布瘟疫，放蛊害人。一家一户对付不了它，一村一寨也奈何它不得。"爷奇"常年为乡亲们治病，并仔细观察"都宜"的恶行，发现它特别害怕艾叶、菖蒲、雄黄、半边莲、七叶一枝花等草药，于是就教会人们采集这些药材，或挂在家门，或置备于家中，以对付"都宜"的袭击；在"都宜"到来之前，或以草药煎汤内服，或煮水洗浴，就可预防瘟疫流行，即使患了病，也会很快痊愈。因为有的村寨采集的药材较多，有的村寨采集的较少，就出现采集不到齐全的品种，"爷奇"就建议大家在农历五月初五把家里的药材都摆到街上来，这样一来可以向瘟神"都宜"示威，二来可以互通有无，交换药材品种，交流防病治病的经验。"都宜"发现各个村寨的群众居然贮备了那么多草药，而且联合起来对付它，气焰就不那么嚣张了，最后只好逃之夭夭。"爷奇"不但教会人们采药，而且教会人们种药，被壮族人民尊为"药王"。后来，赶药市便成了壮乡民俗。如今，壮族聚居的靖西、忻城、隆林、贵港等地都有药市，其中尤以靖西的端午药市最为著名、规模最大。

二、药市与壮医药

据考证，靖西端午药市始于宋朝，盛于明、清时期。每到端午，当地和周边的那坡、德保、大新等县以及云南富宁县等地的草医药农，将各自采的各种野生新鲜的草药运到靖西县城交易。附近村寨的壮族人民扶老携幼赶往药市去吸百药之气，或向壮医药农请教医药知识，或带回各自所需的草药。赶药市既是交流药材知识和疾病防治经验的好机会，也是壮族人民崇尚医药的体现。

靖西端午药市的形成和发展得益于良好的群众基础和优越的地理环境。靖西市壮族人口占总人口的 99.4%，是壮族主要聚居地之一，当地壮族人民一直延续着端午赶药市的习俗，每年参与药市节的群众多达数万人。靖西位于桂西南边陲、云贵高原东南边缘，大部分处于北回归线以南，属亚热带季风气候，地势较高，平均海拔 800 米，年平均气温 19.1 ℃，年均降水量 1600毫米，极为适宜生物的多样性生长。优越的地理气候条件，使得该市中药、壮药资源十分丰富，拥有物种资源 3000 多种，被誉为百草之乡，为当地各族群众采集、利用植物药及其药市文化提供了丰富的资源条件。有学者经过实地调查，发现进入药市交易的药用植物多达 564 种，其中有名贵药材（如田七、蛤蚧），也有大宗药材（如金银花、薏苡仁），还有常用地道壮药（如钻地风、九节风、黄花倒水莲、藤杜仲、鸡血藤、岩黄连等）。截至 2014 年，靖西已成立中草药种植专业合作社 5 家，建立连片种植中草药材示范基地 14个，种植中草药材品种 20 多种，总面积达 1400 公顷。靖西端午药市的发展，对当地壮医药的开发利用发挥了重要作用。

第三节　壮医药与壮族生活习俗

一、文身

文身，又叫刺青。在人体皮肤上绘制花纹图案，然后以针刺破皮肤，再用颜料（古代人多用青黛）涂染，待创痕愈合后，即成永久性花纹。壮族先民文身的习俗，见于大量的历史文献记载。《汉书·地理志》曰："（越人）文身断发，以避蛟龙之害。"宋代《太平寰宇记》记载，邕州左江、右江各州"其百姓恶是雕题、凿齿、画面、文身"。古代壮族先民除了狩猎，还有一部分人以渔业为生。在南方的江河湖海，常常有很多蛟龙（即鳄鱼）出没，伤害渔民。渔民出于对蛟龙的敬畏，故在身上画它的形象，打扮成"龙子"，祈求蛟龙视为同类，不要伤害自己。文身习俗的形成最早是出于氏族、部落的图腾标志或称图腾徽号，目的是为了求得图腾神的保佑，如所谓"以避蛟龙之害"者是也；同时又便于彼此间交际和通婚过程中认同和区别；再后来就像衣服上的花纹和银饰一样，被当作一种美的时尚。由于文身需用浅刺针具作工具，更重要的是文身活动带有宗教性质，在一定的历史时期会激励壮族人民去效仿，故文身对壮医浅刺疗法的形成和发展起到了一定的促进作用。

二、断发

断发是古代壮族先民的风俗，即截短头发之意。《庄子·内篇·逍遥游》载"宋人资章甫而适诸越，越人断发文身，无所用之"，所谓断发者，"剪发使短……而不束发加冠之意也"。根据《汉书·地理志》的记载，从吴越到岭南九郡，所有的越人都有断发的风俗。从广西宁明花山岩画上的人物像来看，壮族先民骆越人的发饰确实有断发情况存在。黄现璠著的《壮族通史》指出："断发文身，这是南方海边、大河的近水居民的风尚，同时也是原始民族图腾崇拜的反映。"可见，壮族先民断发的最初目的与文身的相似，追求"以象龙子"，这是古代越人崇拜图腾的一种心态。我们还可以从医疗卫生的角度来看待这一奇特习俗。壮族聚居地区气候属亚热带湿润季风气候，年平均气温在20 ℃左右，夏季日照时间长，雨量丰沛。壮族先民断发亦可能与天气湿热有关，因断发可以使体温易于散发，常被汗湿的头发更易干爽，同时不易于被钩挂而挫伤，符合卫生要求。

三、凿齿

凿齿与断发、文身一样，也是古代壮族先民的一种毁身为饰的方法。凿齿有两种情况：一种是凿去前齿，再装上假牙。《山海经·海外南经》记载："羿与凿齿战于寿华之野，羿射杀之，在昆仑虚东。"（注："凿齿，亦人也，齿如凿，长五六尺。"）《太平广记·雅州风俗》记载："邛雅之夷僚，妇人娠七月而产……长则拔去上齿，加狗牙以为华饰。今有四牙长于诸牙而唇高者，则别是一种，能食人。无长齿者不能食人。"这一类"凿齿人"有吃人的恶习。另一种凿齿情况是成年后拔去前齿，作为成年或已婚的标志。张华的《博物志·异俗》记载："僚子……及长，皆拔去上齿牙各一，以为华饰。"元代李京的《云南志略·诸夷风俗》说道："土（都）僚蛮，叙州南、乌蒙北皆是，男子十四、五，则左右击去两齿，然后婚娶。"《太平广记·贵州风俗》（贵州，今广西贵港市）记载："有俚人，皆乌浒，诸夷率同一姓，男女同川而浴，生首子则食之，云宜弟……既嫁，便缺去前一齿。"《番社采风图考》又说："番俗，男女成婚日牵手……男女各折去上齿相遗，取病痒相关之意。"凿齿习俗，追求的是一种质朴的"残缺美"，反映了壮族先民特殊的审美情趣，也是一场别开生面的"成人礼"。另外，凿齿还有一种目的，就是为了便于服药治病。这一说法在《新唐书·南蛮列传下平南僚》中有记载："又有乌武僚，地方瘴毒，中者不能饮药，故自凿齿。"由此可见，早在唐代以前，壮族先民对瘴毒防治已有一定的认识。瘴病重症，可能出现抽搐昏迷、口噤不开等症状，导致药食不能进入。故人们先行凿齿，以便应急时患者能顺利服药。

四、鼻饮

古代南方壮族先民以及其他一些民族有一种奇特的习俗，即鼻饮。有学者认为鼻饮是模仿大象用鼻饮水的仿生行为。有关鼻饮的记载始于汉代，如《异物志》记载："乌浒，南蛮之别名，巢居鼻饮。"《汉书·贾捐之传》记载："骆越之人，父子同川而浴，相习以鼻饮，与禽兽无异。"到了宋代，周去非的《岭外代答》对鼻饮的方法做了比较详细的描述："邕州溪峒及钦州村落，俗多鼻饮。鼻饮之法，以瓢盛少水，置盐及山姜汁数滴于水中。瓢则有窍，施小管如瓶嘴插，诸鼻中，导水升脑，循脑而下，入喉……饮时必口嚼鱼鲊一片，然后水安流入鼻，不与气相激。既饮必噫气，以为凉脑快膈，莫若此也。"由此可以看出，鼻饮流行于壮族聚居地区（邕州溪峒及钦州村落），并介绍了鼻饮液的配制法及饮服法，指出鼻饮的医疗价值即"凉脑快膈"。鼻饮之法，非但饮水，还可饮酒。宋代陆游的《老学庵笔记》记载："辰、沅、靖州蛮有仡伶、有仡僚……邻里共劝，乃受，饮酒以鼻，一饮至数升，名钩藤酒，不知何物。醉则男女聚而踏歌。"这段话描写了当时南方壮族先民以鼻饮酒，不限男女，载歌载舞的热闹场面。清朝陆次云的《峒溪纤志》曰："咂酒一名钓（钩）藤酒，以米、杂草子为之，以火酿成，不刍不酢，以藤吸取。多有以鼻饮者，谓由鼻入喉，更有异趣。"可见，鼻饮之习俗一直延续到清代。

壮族地区炎热多雨，湿热地气和动植物腐臭之气混合而成瘴毒，素有"瘴乡"之称。从周去非所记载鼻饮中加入山姜药物来看，鼻饮应是民间壮医所总结的一种针对瘴疾和中暑的防治方法。在壮族地区，至今流传着一种洗鼻及雾化吸入以防病的方法，即煎取某些草药液令患者吸入洗鼻，或蒸煮草药化为气雾，令患者吸入以预防一些时疫疾病。这种方法究其源流，与古代鼻饮不无关系。这种奇特的卫生民俗包含着物理降温和黏膜给药等科学因素，对鼻病、喉病、呼吸系统病证都有一定的疗效。

五、嚼槟榔

槟榔在岭南地区的栽培、嚼食已有很久远的历史。早在东汉时期，杨孚在《异物志》中就有关于岭南越人嚼槟榔的记载。明代王济的《日询手镜》记载："岭南人好食槟榔，横人尤甚。"壮族人过去行聘、结婚，槟榔为必备之物。清代的《白山司志》记载："土人结婚……行聘亦以槟榔为重。富厚家以千计。用苏木染之，每八枚包以箬叶，每二三十叶为一束，缚以红绒。"槟榔用为聘礼，女方只要收下槟榔，即表示承认婚约。壮族人民平时待客也以槟榔为先。在广西龙州、防城、上思、上林和宁明等地的壮族村庄里，盛行着"客至不设茶，唯以槟榔为礼"的习俗。徐松石的《粤江流域人民史》说："壮人喜食槟榔及蒌叶，现在两粤此风仍盛。"民国的《上林县志》记载："凡交际，亦以槟榔为先。客至，茶话及宴会，俱以槟榔致敬。"从谐音来看，"槟"者，"宾"也；"榔"者，"郎"也。古人称贵客为宾为郎，故以槟榔待客，表示对客人的尊重和敬意。从药用价值来看，槟榔能辟秽除瘴、行气利水、杀虫消积。如唐代刘恂的《岭表录异》记载："槟榔交广生者……自嫩及老，采实啖之。以扶留藤、瓦屋灰同食之，以祛瘴疠。"《平乐县志》说，当地"气多痞瘴，槟榔之嚼，甘如饔飧"。可以说，壮族人民嚼食槟榔的一个重要原因是用槟榔来防治瘴气。

六、居干栏

干栏，是南方少数民族包括壮族的传统民居，乃由原始人类的巢居逐步演变而成的一种建筑类型，具有鲜明的地方特色和民族风格，在中国古代史书中又有干栏、高栏、阁栏、葛栏和麻栏等名称，当是由少数民族语言音译而来。在壮语中，"干栏（gwnzranz）"是对木结构楼居式建筑的称谓，意即"上面的房屋"。"干栏"一词最早见于《魏书》："僚者，盖南蛮之别种……依树积木，以居其上，名曰干栏。"明代邝露在《赤雅》中也说："辑茅索绹，伐木架楹，人栖其上，牛羊犬豕畜其下，谓之麻栏。"明代田汝成在《炎徼纪闻》中指出："壮人……居室茅缉而不涂，衡板为阁，上以栖止，下畜牛羊猪犬，谓之麻栏。"在壮族聚居的广西合浦、平乐、贵港、梧州、钟山、贺州、兴安、桂林、西林、都安等地，发现大量秦汉时期的墓葬，其中出土的陶制干栏式建筑模型，说明壮族历史上有"居干栏"的居住习俗。这种干栏建筑一直沿袭到现在。如今壮族地区的群众，仍然习惯于使用这种建筑形式。

干栏建筑的主要特征是分上、下两层的楼式建筑，上层住人，下层贮放农具等器物及圈养牛、猪等牲畜，居住面距地面若干米。壮族先民发明干栏建筑，与壮族聚居地——南方的自然环境有关。南方气候温暖潮湿，河流、湖泊众多，森林繁盛，植被覆盖率高，加上森林中湿热蒸郁，使得植物茎、叶腐败，动物尸体腐烂，容易产生致病的毒气——瘴气。另外，森林地区是毒蛇猛兽栖集之地，为了人畜的安全，壮族先民在建筑设计时除考虑避寒暑外，还要考虑能适应这种自然条件。正如《新唐书·南平僚传》说："土气受瘴病，山有毒草及沙虱、蝮蛇，人并楼居，登梯而上，号为干栏。"干栏建筑因地制宜，上层居室住人，通风凉爽，日照充足，适应南方的地理环境和气候变化，既防潮以减少风湿病的发生，又居高能防避瘴气，并且能避猛兽虫蛇之害；下层圈畜，堆放杂物，防止牲畜四处乱窜、随地粪便，维护村寨的环境卫生，具有独特的地方民族特色，也充分体现了壮族先民独特的卫生防病智慧。

第四节　壮医药与壮族服饰习俗

服饰，即服装（衣服）和装饰（修饰）。服装包括衣、裤、裙、帽、围巾、手套、腰带、鞋、袜、绑腿等；装饰包括发型、首饰、背包（背袋）等。服装衣着是一个民族最具特色的外在形象，展现了一个民族的精神内涵。

壮族是一个开放包容的民族，在与其他民族的交流过程中，善于汲取汉族等民族文化，其中壮族服饰也受到较深的汉族时尚元素的影响。如今某些经济较发达地区，壮族人民衣着已逐渐被汉化，外表上已难以区分出是壮族人还是汉族人，但有些壮族地区的服饰仍保留着自己的民族特色。特别是在桂北、桂西和桂南的边远山区，由于自然条件的制约，与外界交流互通较少，社会生活改变相对缓慢，这些地区的壮族服饰仍然保持着古代沿袭下来的传统特色。勤劳智慧的壮族人民爱生活、爱劳动，也有着爱美的天性，我们可以从壮族传统服饰的材质、式样、颜色等方面感受到壮族人民的审美情趣和生活态度。

一、卉服

壮族服饰材质以麻、棉、竹为主。这种以草木纤维制成的衣服即称为"卉服"。壮族人民最早纺织所用的原料为苎麻、葛麻，麻类布是壮族地区使用最久、最广泛的布类，比棉花还要早。据考证，汉代壮族地区即产苎麻布，从宋代开始，苎麻就是广西的传统产品，广西是全国苎麻的重要产区。麻布易散热，其所织夏衣，"轻凉离汗"，符合南方湿热的气候特点。棉织品又叫吉贝布，吉贝（或古贝）即今之棉花。壮族的棉布在唐代就已闻名京师，诗人白居易曾用桂布（即吉贝布、棉布）缝衣，并赞道："桂布白如雪，吴绵软如云。"壮族人民以竹为布，晋代就已出现。到了唐代，贺州等地竹布被列为贡品。宋代的《太平寰宇记》记载："今之僚，布以竹，灰为盐。"这里的"僚"指邕州壮族人民。清代的《嘉庆一统志》记载了平乐、恭城"县妇能以竹作衫"。可见，竹布是壮乡的特产。直到现代，尽管各种合成纤维不断涌现，但麻、棉、竹等仍是壮族服饰的重要原料。这些原料均为可种植再生的天然产品，由此壮族人爱护环境、崇尚自然的理念可见一斑。

二、左衽通裙

壮族服饰式样讲究实用与美观。古代壮族地区服饰的特点是男子左衽（衣前襟开向左），女子着通裙。《战国策·赵二策》记载："披发文身，错臂左衽，瓯骆之民也。"《旧唐书》一百八十五卷记载："南平僚，男子左衽，女子横布两幅，穿巾而贯首，名曰通裙。"到了清代，壮族服饰无论男女，头上均挽髻和包头，上身穿短衫，衫长仅及脐，下身穿短裙或百褶长筒裙。近现代壮族服饰式样有以下特征：上衣为右衽无领阑干衣，袖宽，衣长一般仅及腰间，亦有些地方长至膝盖，领口、袖口、襟边以及下摆边缘均镶有各色花边。下身穿长裤、裤脚宽大，在膝盖处绣有一大一小的花边。裤外套短裙，均用五色绒线绣上花纹图案，亦有用蜡染把铜鼓上的花纹图案印在裙上。不穿裙者往往在腰间系上围裙，围裙上用各种颜色的绒线或丝线绣上精美的花纹图案，中年妇女头上均挽髻并有包头的习惯（见石景斌的《壮族服饰介绍》）。壮族服饰的式样特点之一就是衣袖、裤脚宽松，使四肢得到最大限度的舒展，这样更便于在山里行走和田间劳作，讲究实用。另外，服饰上多或绣或染各种花边图案，图案题材主要是花草树木、鸟兽虫鱼、山水流云、日月星辰等自然界当中与人们的生活息息相关的内容，这样的款式既朴素大方，又符合审美的需要，同时也反映了古代壮族先民热爱大自然，人和天地万物互相融合的思想。

三、色尚青黑

在壮族传统服饰中，以黑色、蓝色为最具代表性的颜色。黑色是土地的本色，也是壮族服饰的主色调，代表着庄重和严肃。每逢喜庆或祭祀等重大节日，人们都会穿上黑色盛装。至今，这种主色调仍保留在那坡与龙州等地的壮族人民群体中，如百色市那坡县黑衣壮族人民、崇左市龙州县金龙一带自称"布代"的壮族人民。而蓝色是最亲近大自然的颜色。在日常生活中，很多壮族人也经常穿着蓝布服装，披戴蓝布头巾，穿蓝布肚兜或围裙。蓝色素、黑色素是以十字花科植物菘蓝、草大青、豆科植物木蓝、爵床科植物马蓝或蓼科植物蓼蓝等叶子加工提炼而成，俗称"蓝靛"（其主要成分是靛蓝）。用蓝靛浸染出来的布料，具有色调沉着、色彩清新亮丽的特点。《本草拾遗》说，蓝靛"敷热疮，解诸毒"，可见蓝靛具有清热解毒的作用。因此，壮族的青黑色服饰具有解毒的作用，可防避蚊虫，适应壮族地区的气候环境。

第五节　壮医药与壮族防疫习俗

一、悬艾虎

壮族民间普遍认为，艾可以避邪气，故有悬艾、佩艾禳邪的习俗。对于身体虚弱常患病的小孩，大人常特意缝制内装有艾叶的小香囊佩挂于小孩身上，作用是避邪气以保小孩平安。有些壮族妇女背小孩走远路，也在背带后面插上一根艾枝。凡认为有邪魔入室的人家，也必须在大门口外两侧悬挂艾叶。送葬归来时，通常用艾叶就着清水擦手，或用柚子叶煮水洗手以祛邪气。悬艾和饮菖蒲酒是壮族端午节非常重要的一项活动。《靖西县志》记载："五月五日，家家悬艾虎，持蒲剑，饮雄黄酒，以避疠疫。"农历五月初五的清晨，壮族人民在鸡还没有叫之前就要将艾草采摘回来，用艾叶、艾根做成人形或老虎的形状，俗称"艾虎"，悬在门楣的中央；将菖蒲制成宝剑挂在屋檐下。古人认为虎能够吞噬鬼怪，将艾与虎两种避邪物相加，其避邪功能更强。这一天还要用艾叶、菖蒲、大蒜烧水洗澡，并将水洒在房前屋后。其实，这样做是非常符合夏季卫生要求的。端午节后，天气转热，也正是各种病菌生长繁殖的时期，用中草药煮水喷洒，可有效地消灭、抑制病菌的生长，清洁环境。这与端午节饮菖蒲酒是同一个道理。《常用壮药临床手册》记载，菖蒲"味辛苦，性微温。调巧坞，祛风毒，调气机，除湿毒，除瘴毒"。菖蒲可以化痰、祛湿、润肺、祛风寒，对预防夏季外感病有一定的作用。

二、佩药

佩药习俗起源于远古时代人类以植物（包括一些药物）为衣（即卉服）时，发现某些植物穿挂在身上，有独特的防病治病作用，并作为民族文化传承下来。壮族人素有"卉服"及佩挂绣球、香囊的习俗。宋人周去非在《岭外代答》中记载："上已日（农历三月初三），男女聚会，各为行列，以五色结为球，歌而抛之，谓之飞驼。男女目成，则女受驼而男婚已定。"这段话大致是说，每逢春节或"三月三"歌节时，壮族青年男女都到野外举行抛绣球活动，以绣球作为青年男女传情达意的信物，不少青年男女结为夫妻。最初绣球、香囊的填充物多为木屑、米糠、香草，最早有文献记载的绣球内包有豆粟、棉花籽或谷物等农作物种子等。后来发现在其中填充某些药物，佩挂以后对预防感冒、强身健体有较好的作用，就逐渐发展成为一种群众喜闻乐见的防病治病习俗。一般来说，佩药部位多为颈项、手腕和胸腹部。如家中有小儿体弱多病，可用苍术、白芷、细辛、藿香、佩兰、甘松、石菖蒲等适量，共研细末，装袋，以丝线佩挂于颈项或戴于手腕，具有强身健体的作用。在疫疠流行期间，取贯众、皂角、薄荷、防风、朱砂、艾叶、石菖蒲各适量，研成极细末，装入小香囊内，挂于颈部前方，能避瘟防病，可作为疠疫流行期的综合预防措施之一。

三、隔离辟秽

古时候，壮族群众家中若有染患疠疫者，都会在居室门前插上红纸标杆，谢绝外人入内，居室内焚烧苍术、白芷、艾叶、柚子皮等以辟秽祛瘴。在传染病流行期间，染病之家常谢绝外人登门，邻村之间暂不来往；若有人从远处归来，常止于村寨之外，甚至数里之遥，待家人提衣更换，并将换下的衣物或蒸或煮，用意在于隔离邪秽，消除毒邪，防止疫气传染；如有本村人客死外地，尸体不得抬入家门，必须在村口外面搭棚停尸办丧事。这种习俗的形成，是因为古代群众对在外客死者是否由于传染病所致没有办法弄清楚，便统一采用这种拒毒抗病于村外的做法，这对于预防传染病有积极的意义。从隔离辟秽习俗中，我们可以看出，古代壮族人对疠疫等传染病的预防已有一定的认识，并采取了有效措施，从消毒、隔离等方面防止疾病的传染流行。

第六节　壮医药与壮族丧葬习俗

一、壮族的丧葬习俗

壮族的丧葬习俗体现了壮族社会的伦理观念。在壮族人民看来，葬礼是人生中最重要的一个礼仪，其形式因地域的不同而有所差异，各有特点，但大体上都包括报丧、装殓、入棺、停枢、出殡、埋葬等，有些地方还请道公做道场念经。壮族人民在死者的葬式上，有岩洞葬、悬棺葬、土葬、屈肢蹲式葬、水葬、二次葬（捡骨重葬）等。而在壮族民间，最普遍采用的葬式还是二次葬。

二、捡骨重葬促进壮医对人体骨骼的认识

在壮族的丧葬习俗中，土葬是目前仍然普遍存在的主要葬式之一。土葬分为一次葬（即大葬）与二次葬（即小葬，又叫捡骨重葬）。民国的《上林县志》引除衡坤《旧志》："惟亲者，则为瘗棺于浅土。三年后起土开棺，拾遗骨于瓦坛而寄诸土，谓之小葬。富贵之家，则盛以美材，停诸室外，必择吉地而始葬，谓之大葬。"可见大葬主要是富贵人家葬式，而二次葬（捡骨重葬）是绝大多数百姓的选择。捡骨的日期多在葬后第三年的清明节前后，也有另择吉日的。捡骨时由子女及亲属动手，先把颅骨从棺中捧出，他人才能动手。先用稻草、碎布、砂纸、刀片等把遗骨擦干刮净，晾在竹筐里。然后依人体自下而上的次序，将遗骨装入"金坛"，颅骨在最上面，盖好后运到家族坟地中，或另择风水宝地下葬，培土堆成圆形坟丘。二次葬体现了壮族人民尊祖和讲究坟山风水的民俗，这一习惯客观上促进了壮医对人体骨骼的正确认识。

参考文献：

[1] 潘其旭，覃乃昌. 壮族百科辞典 [M]. 南宁：广西人民出版社，1993.

[2] 梁庭望. 壮族风俗志 [M]. 北京：中央民族学院出版社，1987.

[3] 庞宇舟. 壮族医药卫生习俗述略 [J]. 中国民族民间医药，2008 (5)：3 - 5.

[4] 王柏灿. 壮族传统文化与壮族医药 [C]. 全国壮医药学术会议暨全国民族医药经验交流会论文集，2005：17 - 27.

[5] 石景斌. 壮族服饰介绍 [J]. 中南民族学院学报，1990 (1)：26 - 29.

[6] 巫惠民. 壮族干栏建筑源流谈 [J]. 广西民族研究，1989 (1)：89 - 94.

第六章　壮医药与壮族歌谣文化

第一节　壮族歌谣文化

"歌谣"是民歌、民谣和儿歌、童谣的总称，是伴随着人类语言产生而产生的最早的艺术形式之一，是民间音乐文学的重要体裁之一。在古代，"歌谣"既相关又相别，合乐为歌，徒歌为谣，即配合音乐伴奏的谓之"歌"，没有音乐伴奏清唱的谓之"谣"。现代无论合乐与否，统称为"歌谣"。其形式短小，词句简练，讲究押韵，格律上有独特的表现。壮族歌谣是对壮族口头创作有韵作品的称呼，也称山歌，如《中国俗文学辞典》中的表述："山歌主要是我国南方对民间歌谣的总称。"壮族歌谣是一种用有节奏、有韵律的语言来反映思想感情与生产、生活的文学式样，其音调和谐，韵律自然，充满了鲜明的壮民族特色，洋溢着浓厚的生活气息；其内容丰富，全面、深刻地反映了壮族的社会历史、时代生活和风土人情等。

壮族聚居的广西被誉为"歌的海洋""民歌的故乡"，被称为铺满琴键的土地。生活在这片土地上的人们以"善唱"闻名于世，人们在歌声中生活，以歌代言，以歌择偶，被誉为具有诗性思维的民族，在漫长的历史发展进程中，在生产、生活实践中，创造出了灿烂的壮族歌谣文化。壮族歌谣文化是壮族文化中历史最悠久的文化之一，是与壮族歌谣相关的一系列文化事象。

一、壮族语言文字

壮族是生活在华南珠江流域的原住民族，聚居范围东起广东省连山壮族瑶族自治县，西至云南省文山壮族苗族自治州，北达贵州省黔东南苗族侗族自治州从江县，南抵北部湾，广西壮族自治区是壮族的主要分布区。壮族作为一个民族，其最重要的基本特征就是有本民族的共通语言——壮语。

1. 壮族的语言

壮语是一种有着悠久历史的优美语言，它是壮族人民在共同的生活、生产中创造的。壮语在中国语言分类上属于汉藏语系壮侗语族壮泰语支，以右江—邕江为界，分南部和北部两大方言。南部方言分布在右江、邕江以南地区和云南省文山壮族苗族自治州南部，北部方言分布在右江、邕江以北地区和云南省的邱北、师宗、富宁、广南（北部）以及广东省的连山、怀集等地。每种方言中，又分为若干个土语，北部方言分为七个土语，南部方言分为五个土语。同一方言中的不同土语之间的语音、词汇差别小，可以通话；不同方言的土语差别大，难以通话。

2. 壮族的文字

壮族曾有自己的早期文字符号，由于秦始皇统一岭南后推行"书同文"而未能发展且逐渐萎缩。由于社会交往的需要，在唐代，壮族借用汉字的形、音、义和六书构字法创造了一种与壮语语音一致的"土俗字"，如宋代范成大在《桂海虞衡志》所言："边远俗陋，牒诉券约专用土俗书，桂林诸邑皆然。今姑记临桂数字，虽甚鄙野，而偏傍亦有依附。"土俗字，汉人称为古壮字，壮族人自称为"sawndip"，就是生字的意思。古壮字由于其构字形式复杂，随意性大，不宜阅读，故没有发展成为统一规范通行的壮民族文字，多为壮族巫师、艺人用于书写经书、编山歌、记事、记录壮语地名等。产生于明代、流传于右江河谷的《嘹歌》，就是以土俗字抄本传世的；壮族的创世史诗《布洛陀经书》，也是根据民间不同版本的古壮字手抄本整理出来的。

二、壮族歌谣

1. 壮族歌谣的起源

越人好歌，壮族人民自古就善于用歌来展现自己的生产、生活和抒发自己的情感，其起源最早可以追溯到壮族原始社会劳动时的呐喊，换言之，在洪荒时代，人类还没有产生语言，就已经知道利用声音的高低、强弱等来表达自己的思绪和情感了。虽然呐喊不能算是歌，但是孕育出了壮族歌谣的种子。关于壮族山歌的起源主要有两种观点：一是对偶婚说。对偶婚说认为，壮族山歌文化起源于远古的族外择偶（对偶婚制）活动。二是娱神说。娱神说观点认为，壮族山歌文化源于古代的民间宗教信仰，古人为了生产和生活的需要，通常祈求神灵保佑，便以歌赞神和乐神。有文字记载的壮族歌谣约产生于汉代，据西汉文学家刘向的《说苑·善说》记载，公元前528年，在楚国令尹鄂君子皙举行的舟游盛会上，越人歌手对鄂君拥楫而唱了一首《越人歌》。韦庆稳在 1981 年中国社会科学院出版社出版的《民族语文论集》中发表了《〈越人歌〉与壮语的关系试探》一文，指出《越人歌》是借汉字记音的方法记录的，不但语音、语法、词性等与壮语完全一致，而且格律和押韵方式也与当今流传的壮族歌谣相同，是一首古代壮族民歌。由此而知，悦耳动听的壮族音乐从壮族先民越人流传至今已有近 3000 年的历史了。

2. 壮族歌谣的内容与形式

壮族歌谣种类繁多，有诉苦歌（包括长工苦歌、媳妇苦歌、单身苦歌、叹苦歌、怨命歌等）、情歌（包括散歌、套歌、探问歌、赞美歌、讨欢歌、示爱歌、定情歌、交友歌、发誓歌、分别歌等）、风俗歌（包括庆贺歌、祝寿歌、仪式歌、敬酒歌、迎宾歌、送客歌、摇篮曲、哭丧歌、哭嫁歌等）、生产劳动歌（包括农事歌、农闲歌、时令歌、节气歌、喜雨歌、苦旱歌等）、盘问歌（又称问答歌、碰头歌、猜谜歌、斗智歌，以对唱形式表现）、历史歌、时政歌、童谣、革命歌曲等。

由于南北壮语方言的差异，壮族歌谣有"欢""西""加""比""论"等不同称呼，形式多样，韵律独特，曲调优美，语言生动形象。"欢"或"比"，多为徵调色彩，常用徵调式和宫调式；"西（诗）""加""论（伦）"常用羽、商调式，多为羽调色彩。

（1）欢

"欢"流行于广西北部红水河两岸及以北区域，其歌词式样繁多，句式和句数多样，讲究腰脚押韵或头脚押韵。其特点是歌词结构简练，重叠复沓，一咏三唱，环环相扣，韵律抑扬顿挫，朗朗上口，便于抒发感情，突出主题，加深印象。无论是吟诵还是歌唱起来，都富有音乐感，悠扬动听。

（2）西

"西"是流行于广西南部壮族方言区的歌体，从唱词的韵律和结构来看，"西"比"欢"活泼，没有腰脚押韵或头脚押韵的要求，只要求上联（前两句）末字与下联（后两句）末字互相押韵即可。形式结构为两句一联，可长可短，句数不定。其歌词吟唱朗朗上口，韵律铿锵悦耳，多用于对歌。

（3）加

"加"是流行于邕宁、扶绥、大新等汉壮杂居一带地区的歌体，形式短小精悍，旋律强，曲调流利委婉，歌声装饰音较少，多用于表现爱情、生活。

（4）比

"比"流行于广西桂北一带的河池、东兰、巴马、融安等地，曲调严格，其歌词多为五字句，讲究腰脚押韵，曲调纤细委婉，装饰音较多。

（5）论

"论"流行于那坡、崇左、大新、宁明、凌云等桂西南的中越边境一带，其音调高亢，旋律跳动大，一曲多变，装饰音较多，曲调委婉多变，富有抒情性，格式多为五言、七言句型，押尾韵，常用于对歌。

（6）多声部山歌

多声部山歌流行于广西 6 个地区 30 多个县，唱腔 100 多种，有二声部和三声部，音乐曲调优雅，织体简单朴素，线条清晰，艺术风格独特，具有高度的思想性，艺术形式比较成熟。

3. 壮族歌圩

歌圩壮语称为"圩欢""圩逢""笼峒""窝坡"等，是在特定的时间、地点举行的群体性的唱歌聚会和社交活动，是群众相互接触、交流思想、传承文化、传播知识及传情达意的场合。据 1934 年编的《广西各县概况》记载，广西有歌圩活动的地方有 26 个县，遍布广西各地。其起源与远古氏族的生产生活方式、节日集会、宗教祭祀、族外婚制等有渊源关系。举办歌圩的时间主要在春、秋两季，根据歌圩举办的时间可分为节日性歌圩和临时性歌圩。节日性歌圩在节日期间举行，如"三月三"、蛙婆节、牛魂节、元宵节等，或缘于祈年，或出于某种纪念，基本上是根据当地的岁时农事的节期来开展。这种歌圩规模大，往往有数千人参加，人们歌唱的热情相当高，通常是连唱几天几夜。临时性的歌圩主要有劳动歌会、圩市会唱、婚娶会唱等与生活联系紧密的歌圩，其规模较小、人数较少，作为人们抒发情感、唱和应答、交流经验、传授知识的场合。临时性歌圩使唱歌不因农忙而消失、停止，也使唱歌不仅仅是人们农闲之时的消遣，而是真正融入人们生活之中，与生活形成了一个密不可分的整体，因而壮民族的生活总是充满着歌声，人们的精神世界总是徜徉在歌海里。

壮族歌谣尽管缺乏详细的文字记载，但是依靠口头吟诵在民间世代相传，从先秦一直唱到今天，正是借助了遍布壮族各聚居区的歌圩活动。歌圩的存在和发展，对继承和发扬优良的民族传统文化、保证壮族文化的传承起着重要的作用，促进了人们的情感交流和激发个人追求自由、抒发情怀。

第二节　壮医药与壮族歌谣文化的关系

一、壮族歌谣与壮医药的传承

承载文化因素最多的是语言文字，记载壮医药的文字有两种：一种是汉字，公元前214年，秦始皇统一岭南，壮族结束了其自主发展阶段，纳入中央集权制的统治之下。秦始皇为开发岭南，先后多次向岭南派遣军队、民众，前后共150多万人，岭南从此为壮汉杂居之地。随着岭南与中原地区广泛的文化交流，壮医药知识传入中原，成为中医药的组成部分，如《素问·异法·方宜论》记载"南方者，天地所长养，阳之所盛处也，故九针者亦从南方来"，这里的"南方"包括了壮族所在地。查阅文献，可在中医文献与汉文史料中找到许多有关壮医药内容的记载，如《本草经集注》《肘后救卒方》《岭表录异》《岭外代答》《檐曝杂记》《桂海虞衡志》及广西的地方志、博物志等。另一种是壮族的古壮字，但壮族的古壮字使用范围小，主要用于记录壮族的创世神话、传抄宗教经典、民歌，用来记录、编写民间故事、传说、民谣、谚语和戏剧等，主要使用者是布摩及民间艺人，因此用古壮字记载的壮医药内容是少量的、零散的，至今没有发现专门的古壮字记载的医药书籍。

壮族历史上没有形成本民族规范统一的通行文字，其古壮字使用范围小，而汉字是秦代才传入且不为壮族老百姓所掌握。壮族的历史、风俗、政治、经济、文化、生产生活技术、防病治病经验技术等主要靠口耳相传的方式传给后代。

语言既是文化的组成部分，又是民族文化的活载体。壮族有自己的语言，早在先秦时代，壮族先民就形成了自成体系的语言文化。壮族人民语音功能发达，酷爱唱歌，壮族人从咿呀学语就开始用山歌传情达意，高兴时唱，忧愁时唱，人多时唱，独自一人时也唱。人们以生产、生活为背景，缘事而发，随编随唱，有感而歌，用歌问路访寨，用歌迎宾接客，用歌寻偶择配……壮家儿女自幼即置身歌海之中，耳濡目染，遂形成幼年学歌、青年唱歌、老年教歌的传统习俗。

壮族歌谣在壮族的发展历史中具有重要的意义，它不仅是表达感情、交流思想的工具，而且还肩负着另外一项艰巨的使命——记载历史，如刘锡蕃所言："壮乡无论男女，皆认唱歌为其人生观上之主要问题。人之不能唱歌，在社会上即枯寂寡欢，即缺乏恋爱求偶之可能性，即不能通今博古，而为一蠢然如豕之顽民。"壮族歌谣的题材十分广泛，内容丰富多彩，艺术表现形式多样，生动而深刻地反映了社会生活以及自然界的各个方面。歌曲除抒发感情的"情歌"外，还有讲述历史的"古歌"、传授技术的"劳动生产歌"、自然界的"天文地理歌"、预防疾病的"医药保健歌"、社会的"伦理道德歌"等，充满了壮族人民的知识和智慧。此外，调研中还发现，一些民间壮医把收集来的或自己编撰的壮医歌诀进行分门别类，用来传授给学习者，使之容易记忆。如柳州的老壮医卢金山将自己创编及收集的民间壮医歌谣分成"入门歌诀""药物歌诀""方剂歌诀""肺病方歌""肝胆病秘方山歌"等。

歌谣——诗化了的语言，在壮族医药文化的传承中显得尤为重要。壮族祖辈积累下来的卫生保健知识、疾病诊治方法等能代代延续传播，壮族歌谣这种不受时间地点的限制、通俗易懂易记的诗化语言，起到了十分重要的作用。正如柳州壮医卢金山教授徒弟的歌中所唱："柳州有座鱼峰山，山下有个小龙潭。山脚潭边唱山歌，医药山歌早已传。自从盘古开天地，药王传医又传药。广西歌仙刘三姐，她用山歌唱医药。"

1. 壮族歌谣中的卫生保健知识

衣食住行是健康的重要条件，是卫生保健的重要内容，这些日常生活中的保健内容在壮族歌谣中随处可见，如生产劳动中的"四季农事歌""节气歌""十二月对唱歌""造屋歌"，生活歌中的"十月怀胎歌""十二时辰歌"，情歌中的"赞美歌""离别歌""相思歌"，习俗歌中的"哭嫁歌""盘问歌"，等等。在这些歌曲中讲述了饮食、衣着要随着季节更替而相应变化，房屋的环境、朝向与健康密切相关，妇女怀孕的整个过程的变化及注意事项等有关日常生活方方面面的内容，在歌谣吟唱的过程中，人们轻松地获得了日常卫生保健知识。

（1）述婚姻史，倡对偶婚

壮族的传世史诗《布洛陀经诗》和流传在宜州和金城江一带的《盘同古》揭示了壮族由杂婚至对偶婚的进步过程。杂婚时代"那时人间还没有伦理，那时家公与儿媳共枕席，那时女婿与岳母共床眠"，同辈兄妹婚时代"只剩下伏羲两兄妹，兄妹两人结夫妻，他俩商量结夫妇，夫妻同居三年整，夫妻同床满四年，妻子怀了孕，怀孕整整九个月，生下儿子像磨刀石，怪儿降生在半夜，伏羲夫妻好奇怪，为何生儿不像人，为何生儿变成磨刀石……"同时《盘同古》指出只有不同族群之间的婚配才利于人类的生存繁衍，告诫人们不可近亲结婚，内容如同现代宣传近亲结婚不利后代繁衍的山歌："非亲婚嫁可以论，真正老表别结婚。科学已经证明过，痴仔大多近亲生。不论家族或亲戚，相互结婚总不宜。如果哪个不相信，苦酒自酿喝一世。有一些人不相信，结婚硬去找表亲。结果生出痴呆仔，既害自己又害人。"

（2）重视孕育，创怀胎歌

生育是关系到种族繁衍的大事，因此在壮族各地区的"生活歌"中大都有"十月怀胎歌"。"十月怀胎歌"的唱词概括了胚胎在母体中的生长变化过程，孕妇在胚胎每月生长中的不同变化、反应和生活中的注意事项。这类歌谣对孕妇在怀孕期间及生产胎儿时都有很好的指导作用，如流传在崇左一带的十月怀胎歌："一月怀胎在娘身，一点阴阳造化成；好比草木逢春茂，乾坤造成始由根。二月怀胎在娘身，朦胧血脉裹元精；娘始怀胎吐苦水，方知身上有妊娠。……九月怀胎在娘身，预安产室在房中；走亲访戚娘怕去，担心胎儿半路生。十月怀胎在娘身，娘在房中腹疼频；腹痛阵阵如刀割，头晕眼黑失三魂。……"

（3）房屋建筑，防潮避兽

壮族的传世史诗《布洛陀经诗》中的《造万物》，记载了壮族先民在相当长的时间里是居住在野外的，居住地气候炎热，多雨潮湿，树丛茂密，野兽横行，人们的安全及健康受到严重的威胁。聪明的壮族先民利用高大的树木构木为巢，在树上居住。

"古时还没有造房屋，百姓没有地方睡觉，人们没有房屋居住，夜里走到半路就睡在半路，夜里走到森林就睡在森林里，布洛陀在上面看见了一切，派下一名巢氏王，他教人们建住地。那时没有铁和钢，在高高的山上砍树，巢氏王把树枝弯下相勾连，用木签来做榫，将茅草盖在屋上面，人在下边居住，造房屋和谷仓，就从那时开始，划分公婆与夫妻。"

巢居这种干栏式的建筑结构，与地面保持一定距离，通风透气、采光良好，具有防潮、防蛇、防兽、防病等作用，是非常适合南方潮湿环境的居住方式。

（4）房屋朝向，依山傍水

壮族人民对与日常生活息息相关的住房是十分重视的，从建房的选址、落基、材料及房屋的结构、采光等都事先商议计划好，这从流行于右江流域的平果、田东等地的壮族民歌《嘹歌》中可以得到佐证。《嘹歌》中有专门的《房歌》，这是一首从开始商议建房到房子建成的全过程的长歌，包括商议、伐木、开凿、买牛、踩泥、打瓦、烧砖、安磉、合架、围墙、赞房、保宅等十二个部分，是男歌手或女歌手应邀到女方或男方村子做客时对唱的。对房子的建设、作用等各方面进行歌咏的民歌在壮族各地都有："蛇居有深洞，蛟龙居深潭，为什么起房，为遮雨挡风；狗在窝过夜，猫睡在火旁，为什么起房，为让人安居。"

随着生产的发展，人们发现房屋所处的环境、方位及建房的时辰等对身体健康都有影响，因此在建房时会慎重考虑上述因素。如"树高鸟就爱，海阔龙就恋，在此建新房，华堂更生辉；树高鸟就爱，海阔龙就住，在此建新房，风来福气到；爹建房坐北，面朝向阳山，爹屯里建房，总不会生病；爹建房坐北，面朝向阳山，爹屯里建房，牛知去知回；爹建房坐北，面向广阔地，爹平地建房，朝向向太阳""房屋大门向东方，建房主要靠采光，白天门窗打开了，阴天同样亮堂堂""建房靠山靠得稳，才有缘分进屋来""建房坐北面南方，六畜兴旺人安宁。建房选得好方向，财丁两旺人欢畅"。

（5）关注气候，防病保健

"立春节气最头先，春寒为过还冷天；惊蛰突然变冷天，老牛最怕这一变；体弱多病放寒冷，体壮也要多保健……白露秋风渐渐起，雨量渐少天气变；立冬过后雨量少，冷风吹拂人身寒……""春分有雨病人少，初一翻风又落雨，沿村病疫定然凶；立夏东风吹发发，沿村没有病人魔；季秋初一莫逢霜，人民疾病少提防；重阳无雨三冬旱，月中亢旱病人忙。凑巧遇逢壬子日，灾伤疾病损人民。初一西风盗贼多，更兼大雪有灾疴""二三月里换节气，鸟换绒毛人换衣，脱掉棉衣穿单件，潇潇洒洒赶歌圩；二三月闷热，穿土布嫌痒，穿洋布嫌粗，穿绸衣凉爽……七月逢立秋，日行渐南斜，夜长日渐短，找长袖来穿；十月北风寒，靠干柴取暖，十月劲风吹，用竹篙拍棉，穿棉衣过年，盖棉被过冬"。这些民歌讲述了气候变化与人们的穿着、疾病的关系，教导人们在气候变化时要注意防病，这与壮医的基础理论"阴阳为本，天、地、人三气同步"的天人自然观是一致的。

2. 壮族歌谣中的壮医基础理论

壮族歌谣中的壮医基础理论零星分散，有的体现在日常的歌圩中，如问：

"阿哥样样认得清，妹今来问哥分明，开天辟地是哪个，阴阳日夜谁人分？"答："盘古开天又辟地，那时阴阳两边分，白天有了太阳照，夜里又有月亮明。"或日常韵词对答"一天公一地母，公不离母，秤不离砣"，这些虽然还不是壮医的阴阳为本的理论，但是却潜移默化地指导着壮医的临床实践。

另外，有的是民间壮医在医疗实践中的经验总结，大都掌握在个别壮医的手中，这部分的内容独具特色，指导着壮医的诊断治疗，如"寒手热背肿在梅，痿肌痛沿麻络央，唯有痒疾抓长子，各疾施治不离乡"是壮医药线点灸疗法取穴规律的总结，指出治疗疾病要根据病情，循龙路、火路取穴，发冷、发热、肿块、肌肉萎缩、皮肤病的治疗取穴不一样。百色陈林摘录了其岳父潘振香老壮医一首关于《孩儿发畜病辨证法》的歌诀给笔者："抽兰密肚啼，睡红牙气畜；孩儿察色形，白头沙锁病。"在这首五言四句的歌诀中，体现了潘振香老壮医对初生婴儿多发疾病的高度概括。他认为初生婴儿多发兰、密等畜病（当地壮医将初生婴儿发病称发畜）及白头、沙锁病，辨证主要观察婴儿的形体及色泽，歌诀后附有所述疾病的表现及辨证、治疗方法。这些歌诀是师傅用以传授徒弟的，其内容有时需要经验总结和歌诀编唱者解释才能让人明白。

3. 壮族歌谣中的药物方剂

稻作民族注重气候等因素对农作物收成的影响，壮医秉承了壮族的实用观念，他们看重疾病的治疗效果，因此非常重视药物功效和方剂疗效，在几千年漫长的医疗实践中积累和总结了本地区常见药物的功效并形成自己独具特色的组方原则，用歌谣记载的有关壮医方剂疗效和药物功效的内容特别丰富。如东兰县的韦炳智医生就将自己收集的部分壮药资料加以整理编辑，书名为《民间医药秘诀》，由广西民族出版社于1989年出版，全书共收载220味药，按功效分为17类，全书以歌诀的形式呈现，如"痧证常用南蛇簕，医治跌打和骨折，含咽根本除骨鲠，瘰疬功效也不劣""伤寒可用野芋头，感冒结核疗效优，误服过量易中毒，速饮酸醋能解救"。

民歌中对药物功效记载的内容大致可分为两种：一种是概括药物功效的共性，如"天上飞禽，补阳益气，水里游物，大补血阴，诸兽胎盘，总是大补，乳汁补津，以骨补骨，肝补肝脏，腰子补肾，血补血液，筋补强筋，以脑补脑，鞭睾茎睾，对应用药，走医绝招""叶茂有毛能止血，草木通心善祛风。叶枝有刺皆消肿，叶里藏浆拔毒功。圆梗白花寒性药，热药根方花色红。

根黄清热退黄用，节大跌打驳骨雄。形态识别可辨认，药中五味各分清。辛散气浓解表药，辛香止痛治蛇虫。苦凉解毒兼清热，咸寒降下把坚攻。淡味多为利水药，甘温健脾补中宫"。另一种是阐述单味药物的功效，如"味甘性平土人参，润肺止咳又调经，少乳遗尿痛疝症，病后滋补功效深""患了疟疾不用愁，请君服用一箭球，跌打外敷也有效，身患菌痢把它求""辛酸性平狗仔花，清热消肿顶呱呱，能治疟疾荨麻疹，木薯中毒快用它""狗肝菜长园边地，清热利尿甚急需，小儿痢疾可对症，目赤疮疡效不低"。

二、壮族歌谣对情志的影响

壮族地区生活环境恶劣，有"瘴乡"之称，是历代朝廷被贬官员的流放地，纵观整个壮族发展的历史，自秦始皇公元前214年统一岭南，广大的壮族先民就受到中央政权及本族统治者的双重统治及压迫，生活苦不堪言。他们不断为争取自己的权利而进行抗争，宋代有侬智高起兵反抗，清代有洪秀全领导的金田起义。生活之地的荒凉，山间劳作的艰辛，中央王朝和地方豪权双重统治的压迫，生活在壮乡的人们虽然生活艰辛困难，但是却充满欢歌笑语，这与他们喜好唱歌有密切的关系。

1. 唱山歌是良好的社交活动

壮族是稻作民族，多居住于河谷盆地或丘陵地带，在相对封闭的地理环境里劳作，难得相互交往。壮族先民长期在南岭的"溪峒"间从事农耕，劳动繁重，山野空漠，歌声可以帮助人们驱走疲乏，鼓舞劳动士气，提高劳动效率。而生活在群体的社会里，需要向外界反映自己的身体和精神，并使自己适应所生存的现实世界。听歌、唱歌活动就是实现这种情感交往的桥梁，人们利用农作的间隙、传统的节日、喜庆聚会等时机用歌声来交流，表达、宣泄内心情感，在情感交流中互相同情、理解和支持，促进心理健康。

壮族是一个在歌海中生活的民族，唱山歌是壮族人民交际和表情达意的方式，是他们日常生活的一部分。众多汉文史料对此都有记载，《岭外代答》记载："广西诸郡，人多能合乐。城郭村落祭祀、婚嫁、丧葬，无一不用乐，虽耕田，亦必口乐相之。"在壮乡，人们逢事必唱歌，习惯以歌代言，用山歌表达他们的喜怒哀乐和对生活的要求、愿望，用山歌来结朋交友、寻找意中人、记录历史文化等，形成了以歌会友、以歌传情、以歌择偶的风俗。

唱山歌为人们搭建了良好的社交平台，在壮乡各地都有规模宏大的定期歌圩。到了歌圩日，人们穿着节日盛装从四面八方赶来听歌、唱歌，用歌来表达思想、交流感情，歌颂大自然和生活中的美好事物，鞭笞生活中的丑恶现象。壮族人民在歌圩的阵阵欢歌笑语中获得彼此的敬意与友情，获得自我实现的成就感，增强了自信心，提高了自我评价。

社会的认同和自我肯定是良性刺激，可以使人产生正面的情感或情绪，可以促进身体的气血流通，有利于身心健康。现在很多医院和机构运用歌唱疗法来治疗抑郁症。

2. 歌谣是壮族祛烦怡情的方式

《岭表纪蛮》云："蛮人生活痛苦，居地荒凉，工作繁多，若不以唱歌宣其湮郁，则绝无祛烦怡情之余地。"平时，壮族人民多居住于河谷盆地或丘陵地带，在相对封闭的南岭"溪峒"间从事农耕，"处穷独而不闷者，莫过于音声也"。他们在劳动中或独自轻吟或合唱："不得唱歌人会老，唱起山歌转后生；好比后园种韭菜，割它一头又转青。地要翻犁土才松，花要日晒花才红；禾要加肥苗才壮，人要唱歌才威风。姐心就像红薯藤，刘头掐尾种还生；不唱山歌脸苦苦，听到歌声又开心。""炒菜无油菜不软，煮茶无糖茶不甜。做活唱歌驱疲倦，欢欢乐乐过一天。"伴随着歌声，繁重的劳动变得轻松起来，空漠的山野有了生机，歌声帮助人们驱走了劳动带来的疲乏，鼓舞了劳动干劲，提高了工作效率。

古代壮族居住之地有"瘴乡"之称，是历代朝廷被贬官员的流放地，自然灾害时有发生，也常常遭遇人生困境。壮族人以山歌来笑对种种艰辛和苦难，化解烦恼，"出门用歌来走路，睡觉用歌当床铺。结亲用歌当彩礼，过年用歌当食物""山歌不唱心不开，大路不走起青苔；路起青苔人跌倒，山歌不唱沤心怀""唱歌好，好比热茶暖透心；唱歌好比抖大气，几多忧愁一扫清""柴火不晒最难烧，人不唱歌容易老，酸甜苦辣任君唱，万般忧愁随风飘""人穷不会穷一世，天冷只会冷一时；寒冬腊月下花种，春来就会开满枝""唱首山歌解心忧，喝口凉水解心头，凉水解得心头火，唱歌解得万般愁"。

"饭养身，歌养心""只有家中断茶饭，哪有人间断歌声"……壮族把唱歌看得与吃饭同等甚至更重要，人们将在生产、生活中看到的、听到的、感悟到的情景，随编随唱出来，常常你一问、我一答地进行对唱，如《岭外代答》云："选相歌和，含情凄婉……皆临机自撰，不肯蹈袭，其间乃有绝佳者。"歌谣中生动的譬喻和描写，常常给予唱者和听者极大的感动，使貌似单调的生活和劳动充满着浓厚的生活情趣，散发出乐观向上的气息。

3. 山歌吟唱的形式利于调畅气机，宣泄不良情绪

情志病的发病机制为内脏气血，尤其是五脏气机失调。《素问·举痛论》指出："百病生于气也，怒则气上，喜则气缓，悲则气消，恐则气下，惊则气乱，思则气结。"忧伤、思虑、惊恐等不良情绪憋在心里会导致人体气机升降失调，进而引起脏腑气血失衡，伤及内脏，导致疾病发生。山歌吟唱的形式具有通达血脉、畅通人体气机、振奋精神、疏通不良情绪、防治身心疾病的作用，如《乐书·第二》所言："音乐者，动荡血脉，流通精气，而正如和心也。"

壮族山歌内容丰富多彩，不仅有情歌、叙事歌、农事歌、生活歌、风俗歌等，还有悲歌和挽歌。悲歌是由于人们感情被压抑、生命被侵袭、身体被摧残、理想遭破灭与渴望自由生活、生命安全之间的倒错，叩击着灵魂之门，从而抒发出来的一曲曲深沉悲愤与激昂的生命之歌。挽歌也叫哭丧歌，是壮族人民用歌声表达痛失亲人后内心的悲戚，在丧事上唱的歌。

当人们在生活中遭受挫折和不幸，受到打击时，最容易产生悲哀、凄婉、怨怼、哀痛、愤怒等不良情绪，壮族的悲歌就是根据作者的亲身经历，把自己内心世界的感情体验与音乐融为一体，创编成歌曲，以歌为媒介将内心难以用语言表达的情感真切地倾诉出来。有学者认为壮族抒情悲歌的创作和传唱，有益于歌唱者心灵苦闷的发泄，是作者和传唱者求得心灵解脱和安慰的一种尝试，当歌者完全沉浸在其中演唱时，其内心的苦痛郁闷得到了宣泄，情绪随之舒畅，恰如清代吴尚先所言："七情之病，看花解闷，听曲消愁，有胜于服药者矣。"

唱歌不仅可以消愁解闷，而且还能陶冶性情，如孔子言："安上治民，莫善于礼，移风易俗，莫善于乐。"音乐是情感的语言，它可以抵达人的心灵、拨动人的神经，使心灵的负担减轻，促使人们在优美的旋律中向平和的态度转化。当今社会因生活节奏快、竞争激烈等致情志疾病高发，世界各地如芬兰、德国等组织了"发牢骚合唱团"，合唱团的宗旨是"把烦恼写出来，将牢骚唱出来"，牢骚歌唱完后，情绪得到了释放，人们就会感觉心情愉悦，海阔天空，性情平和。

情志致病是中医病因学说的重要组成部分，是指因喜、怒、忧、思、悲、恐、惊七情变化而导致疾病。壮医的病因学说是"毒虚论"，认为"毒"邪是

发病的重要条件，体"虚"是疾病发生的内在因素，两者相因而为病，是导致人体生病的必要因素。壮医病因学说对情志致病不是很重视，与壮族酷爱唱山歌很少罹患七情所致的病证有关。

参考文献：

［1］陆斐，王敦．壮族歌咏文化的诗性思维与民族心理［J］．百色学院学报，2010，23（1）：31-35.

［2］莫清莲，黄萍，黄海波．略论壮族民歌在壮医传承中的作用［J］．中国民族民间医药，2009（21）：25-27.

［3］莫清莲，戴铭，农敏坚．壮族民歌中的保健医事记载［J］．中国民族民间医药，2009（23）：5-6.

［4］张声震．布洛陀经诗译注［M］．南宁：广西人民出版社，1991.

［5］萧凤培．广西民间文学作品精选：融安县卷［M］．南宁：广西民族出版社，1992.

［6］雷庆多．广西民间文学作品精选：崇左县卷［M］．南宁：广西民族出版社，1998.

［7］农敏坚，谭志表．平果嘹歌·长歌集·三月歌［M］．南宁：广西民族出版社，2004.

［8］韦炳智．民间医药秘诀［M］．南宁：广西民族出版社，1989.

［9］莫清莲，林怡，戴铭．壮医病因学初探［J］．中国中医基础医学杂志，2014，20（3）：293-295.

［10］中国歌谣集成广西卷编辑委员会．中国歌谣集成：广西卷［M］．北京：中国社会科学出版社，1992.

［11］韦苏文．壮族悲歌论［J］．民族艺术，1992（2）：114-124.

第七章　壮医药与壮族节庆文化

第一节　壮族节庆文化

　　节庆，即节日、庆祝日。节日是相对于常日而言，它是古人通过对天候、气候、物候的周期性转换之观察与把握而逐渐约定俗成的。节庆民俗则是与农业文明发生、发展同步萌芽出现的，最终形成了一系列适应自然环境、调节人际关系、传承文化理念的禁忌、占候、祭祀、庆祝、娱乐等活动项目。不同的时节，有不同的节庆民俗活动，且以年度为周期，循环往复，周而复始。一个民族的节庆文化与该民族所处的自然环境、生产和生活方式、原始信仰有着密切关系，与其所具有的文化与社会功能密切相关。壮族的节日莫不如此，在内容和形式上体现出浓厚的本民族特色。壮族的节日已成为壮族文化的重要特征与标志，凝聚着壮民族的创造精神与深厚情结，承载着壮民族对人寿年丰、平安富足生活的不懈追求与期待。

一、壮族节庆分类

　　壮族传统节日大致可分为农耕季节性节日、宗教性节日、纪念性节日三大类。无论是何种类型的节日，其核心都是为了祈祷生产丰收、生活富足、人丁繁衍、家业兴旺、平安幸福。

1. 农耕季节性节日

　　壮族是稻作民族，其节庆日自然而然与稻作农业生产活动有着密切关系。这一类节日包括农历一月的蚂蚜节、二月的祭社节、三月的开耕节、四月的牛魂节和拜秧节、五月的农具节、六月的尝新节、八月的跳岭头节、九月的庆丰节等，主要是围绕农事季节来进行的。

2. 宗教性节日

　　主要是祭祖性的活动，包括农历三月的扫墓节、布洛陀诞辰节，六月的莫一大王节，七月的迎祖送祖节，等等，每一个节日都要在村寨祠堂或自家厅堂祭祀祖先，反映了壮族的祖先崇拜观念与习俗。

3. 纪念性节日

主要是纪念先辈和其他历史人物、事件。如"三月三"歌圩节是为纪念壮族歌仙刘三姐，故又称歌仙节；娅拜节是为了纪念宋代一位壮族女英雄娅拜；六郎节是为了纪念壮族民族英雄侬智高而设。

二、壮族节庆文化的特点

壮族的节庆文化历史悠久，源远流长，是壮族传统文化的重要组成部分，在其漫长的形成、发展过程中，逐步展现出自己鲜明的特点。

1. 鲜明的稻作农业特色

壮族地区地处亚热带，雨水充足，适宜水稻的种植。壮族是最早发明水稻种植的民族之一，日常生活、生产活动与稻作有着千丝万缕的关系。壮族有很多节庆活动都是围绕着生产季节和农作节奏来开展的，是稻作文化伴生的。如农历三月开耕节是春耕开始的一种仪式，由村寨中有威望的头人在村边一块水田里，先在田边摆上祭品，焚香祭拜天地，然后牵牛持犁在田间来回犁一道，标志当年的春耕正式开始。此后，各家各户方可开耕犁田。农历四月初八牛魂节是人们为表示对牛耕作之劳的感谢和犒劳，专门给牛休息一天，把牛牵到河里清洗，喂以精饲料，同时清扫牛栏。农历六月初六尝新节，此时田间稻谷接近成熟，人们到田间采摘率先成熟的稻穗回家，三穗挂在厅堂中的祖先神台上，其余脱壳与旧米一起煮成饭，先祭祖先诸神，然后全家享用，因为这是一年中最先成熟的稻谷，故称为"尝新"。农历十月庆丰节，此时晚稻已全部收割并晒干，人们举行隆重的庆祝丰收仪式，祭祀酬谢诸神保佑之功，打扁担、跳春堂舞，以示庆祝。

2. 强烈的祭祖情结

壮族人民认为，祖先死后，其灵魂还在阴间活动，会给人世间的子子孙孙福佑，消灾保平安。在过年过节的时候，壮族人都在中堂供起祖宗，摆供品，燃香火，焚纸钱。清明时节，到先辈墓前祭扫，摆上酒肉、五色糯米饭，表示对祖宗的思念。农历七月十四鬼节，烧几套纸糊衣裳，为祖宗的魂灵御寒；烧几沓冥币，给祖宗在阴间使用。平时，杀鸡、杀鸭、煮猪肉，也要敬祭一下祖先。因此，虽说壮族人民也有万物有灵的观念，也崇拜"花神""蛙神"，但壮族人民最信奉的还是自己的祖先。

3. 深刻的饮食文化印记

壮族人过节称"哏节"（gwnciet），"哏"（gwn）就是吃的意思。也就是说，壮族过节是以"吃"为核心。过节时，除了必备酒肉以祭祀祖先诸神灵，祈求庇护，同时还会准备丰盛酒菜犒劳自己，并宴请亲朋好友。壮族以"吃"为核心的节日习俗，究其原因，除有"民以食为天"的本能因素外，还与壮族的稻作农耕生产方式密切相关。由于稻作农业耕作技术要求高，生产周期长，劳动强度大，从开始的耕田插秧、中间的施肥灌溉，到最后的收割入仓，其间工序可谓繁杂，每一道工序都要付出艰辛的劳动。加上南方气候炎热，人们头顶烈日在水田中劳作，耗费的体力更大。这时，人们就要适度休整，增加营养，改善生活，才能够继续从事繁重的体力劳动。于是自觉地产生了全民性的、约定俗成的身心休息日，以适应人们休整的需要。在节日这一天，各家各户备有美酒和鸡肉、鸭肉、鱼肉等丰盛菜肴，同时用糯米包粽子、蒸糕点糍粑，犒劳自己。于是，节日成为人们放松身心、安心享受美食，享受辛勤劳作成果的快乐日子，也成了人们的一种期待，一种合家团圆、共享美餐、身心放松、幸福快乐的象征。壮族以"吃"为核心的传统节日，正是在人们的这种期待、享受和快乐中传承下来的。

4. 显著的群众性、集体性

千百年来，壮族先民与大自然进行了长期艰苦的斗争，在生产力低下的环境中，为了获取生活资料，为了自身的生存与发展，形成了群体协作、团结互助的优良传统。壮族最重要的生产习俗是"滚揉"（vunzraeuh）、"多揉"（doxraeuh），意为邀约相助，俗称"打背工""赔工"，是氏族社会集体劳动的遗韵。"多揉"范围很广，耕田、种地、收割、起房子、婚嫁、丧葬等，人们都喜欢用这种形式主动相帮。这种集体协作、团结互助的精神，也反映在节日活动中。壮族的多数节日活动都是以村落为单位进行的，如蚂蚜节，"三月三"歌圩节、布洛陀诞辰节、药市节、莫一大王节、庆丰节等。在节日活动中，全村男女老少共同参加，相互分工协作，由村中头人负责组织，由麼公或道公（师公）主持祭祀仪式，然后集体聚餐。通过集体性的节日活动，展现了村寨的经济实力、组织能力、人气和声誉，增强了族群内部和族群之间的凝聚力。

三、壮族主要节庆

壮族的传统节日较多，与其他民族的传统节日一样，都有其起源、发展与演变的过程，许多节日往往伴随着一个个美丽的传说故事，令人神往。

1. 春节

春节是壮族的岁首节庆，也是壮族最隆重的节日之一。壮族的春节，一般是从农历正月初一到正月十五，正月十五那天各家吃了专供祖神的"母粽"（特大粽子）后即告散年，意即新年节期聚庆终止。也有部分地区的新年节庆活动延至正月末，故通常又将整个正月作为庆新春节期，称为"过正月""吃正月"，壮语"cieng"（"正月"的简称）意即春节。

大年初一，是壮族一年中最隆重的节日。鸡鸣第一遍时算是新的一天开始，这时就要起床迎新年，穿好新衣、新鞋后，先给祖宗牌位烧香，点蜡烛，摆放贡品，然后燃放鞭炮。放炮后，小孩向长辈"恭喜"，长辈给小孩一些赏钱和鞭炮。无论男女老少，均盛装打扮，喜气洋洋。新媳妇和姑娘们争相奔向溪河泉边，挑新水，喝"伶俐水"，据说谁先得到新水，谁就会变得聪明伶俐。家族内和邻里间相互串门，给前辈拜年道贺，大人要给前来拜年的小孩发利是钱。拜年之后，各家拿着供品到村边庙堂祭神，祈祷新年人畜平安、五谷丰登。

在大年初一，各地壮族都有许多禁忌。如禁止扫地，认为此日扫垃圾出门，是家财外流的预兆；禁见鲜血，大部分壮族人认为，大年初一见鲜血不吉利，故禁止杀牲。因此，除夕时就要把大年初一要吃的鸡肉、鸭肉、鱼肉准备好；禁止借债、催债，一些地方认为，春节期间借债或被人催债，预示今年生产、生意不吉利，如果要借债或催债，需在除夕晚上以前和农历正月十五日以后。

春节期间，壮族人民还开展丰富多彩的文化娱乐活动。跳春堂舞（或打春堂），壮语叫"特郎"或"谷郎"（dwklongj），是壮族人民在春节期间用来庆贺新年、预祝丰收的舞蹈，至今仍流行于马山、都安、武鸣、上林、忻城、天等、平果等地。跳春堂舞时，最初是用捣米的木杵与舂米木槽互相敲打，名曰"谷郎"（壮语"谷"是"做"之意，"郎"为舂米槽）。后来为了方便，用扁担来代替沉重的木杵，用长板凳来代替笨重的木槽，因此有的地方又直呼为"打扁担"或"打虏烈"（"虏烈"即打扁担发出的声音）。舞者男女不限，人数不定，各执扁担，围绕木槽，上下左右，边唱边打，围观者在一旁喝彩助威，气氛非常热烈。其他活动还有舞狮、打铜鼓、武术等。

2. 蚂蚜节

蚂蚜（即青蛙）节是东兰、巴马、凤山、天峨、南丹等县壮族春节期间的一个习俗节日。壮族传说掌管风雨的是蚂蚜女神。每年的大年初一至初二，红水河沿岸壮族村寨通过祭祀它，祈求年年风调雨顺，岁岁五谷丰登，四季人畜兴旺。相传，蚂蚜女神是雷王的女儿，掌管雨水，使得大地风调雨顺。有一年，壮家有个叫东林的青年，因为丧母而痛苦不堪。他听到屋外蚂蚜"呱呱呱"地叫个不停，一时烦躁难耐，就用热水把蚂蚜浇得死的死、伤的伤、逃的逃。从此，蚂蚜不叫了，天再也不下雨了，人间便开始大祸临头。东林吓坏了，去求神祖布洛陀，得到神训应向蚂蚜女神赔礼道歉。于是，东林赶紧在大年初一敲起铜鼓，请蚂蚜女神回村过年，又请千人为死去的蚂蚜送葬。后来，人间又重新得到蚂蚜女神的保佑，风调雨顺。从此，当地的壮族人民年年要过蚂蚜节，祭祀蚂蚜。

蚂蚜节的活动大致可分为三个阶段。第一阶段为"找蚂蚜"。每当农历正月初一黎明，人们就敲着铜鼓成群结队去田里找冬眠的蚂蚜。据说，先找到蚂蚜的人是幸运的，被誉为雷王的女婿"蚂蚜郎"，成为该年蚂蚜的首领。第二阶段为"孝蚂蚜"和"抬蚂蚜游村"。人们把这只蚂蚜接回村，放入由黄金老楠竹精心制作的小棺内，再将小棺放入"花楼"中，指定两名歌手抬着装蚂蚜的"花楼"，由孩子们簇拥着游行于全村各户，并一路传唱祈求风调雨顺、人寿年丰的"蚂蚜歌"，然后拿出年糕、粽子、糍粑、米饼、彩蛋、白米、钱等让大家分享。从农历正月初一到正月底，白天孩子们抬着蚂蚜游村，到每家每户贺喜；晚上，则抬到蚂蚜亭下，人们跳"蚂蚜舞"和唱"蚂蚜歌"，以示为蚂蚜守灵。第三阶段为"葬蚂蚜"，为蚂蚜节活动的高潮。正月底这天，人们选择吉时，众人由"蚂蚜郎"带领，抬着蚂蚜"花楼"送到坟地安葬。下葬前，由主祭人挖开去年的蚂蚜坟，验看去年蚂蚜的遗骨，据其颜色预测今年的年景。如果蚂蚜的骨头呈金黄色，便预示今年是好年景，这时全场欢声雷动，铜鼓齐鸣；如果蚂蚜骨头呈灰色或黑色，便表示年景不好，于是人们就烧香祈求消灾降福。接着举行新蚂蚜的下葬仪式。葬礼之后，男女老少一起围着篝火唱歌、跳舞，送蚂蚜的灵魂上天。

3. 花婆节

传说壮族始祖母姆六甲是从花丛里走出来的，她掌管着人类生育繁衍的花园，专门为妇女赐花送子，人们尊之为赐花婆婆，妇女怀孕生育就是花婆婆赐予花朵的结果。后来姆六甲主管赐花送子之事，故其被奉为花婆神。农历二月廿九日（一说为农历二月初二）为花婆神的诞辰日，届时，壮族妇女备办鸡肉、鸭肉、鱼肉和香烛纸钱到花婆庙中举行隆重的祭祀仪式，并举办花婆施粥、放花灯、巡游等民俗活动，然后成群结队到野外采花来戴，祈求生育和保佑小孩健康成长。没有生育的妇女，是日要到野外采花来戴，以求花婆神赐花送子。若日后怀孕，为使小孩出生后有灵魂，须请师公到野外念经求花，还要在路边小沟做架桥仪式，把花从桥上接过来。小孩出生后，要在产妇床旁安上花婆神位，定期祭拜。

4. 清明节

清明节是祭扫祖坟的节日。壮族人民相当重视清明节，该节是继春节、鬼节之后祭祀亲人的隆重节日。壮族人民祭祖先，扫墓必以三牲供祭，大户人家则联宗祭祖，在坟山大摆宴席，凡过路者均被请去宴饮。一般扫墓均在清明节前后 15 天内进行。清明节期间，五色糯米饭、糍粑或艾叶糍粑是壮族人民必不可少的美食。壮族人通常会制作五色糯米饭，用以祭祖、招待亲友。过去，即便是穷人，没有大鱼大肉，清明上坟祭祖的时候也一定会摆放一碗香甜的五色糯米饭来祭拜长眠于此的亲人。

5. 歌圩节

农历三月初三又称"三月三"歌节或"三月三"歌圩，是壮族的传统歌节。歌圩节的来历说法不一。据说，在唐代，壮族出了个能歌善唱的刘三姐，她聪明过人，经常用山歌歌颂劳动和爱情，揭露财主们的罪恶，财主们对她又恨又怕。农历三月初三那天，乘刘三姐到山上砍柴，财主派人砍断了山藤，导致她坠崖身亡。后人为纪念刘三姐，于农历三月初三、初四、初五连续唱歌三天，形成歌圩。又有一说，在桂中偏北的融水苗族自治县安陲乡樵花岭一带，每年农历三月初三是这里的会期，已有几百年历史。传说刘三姐从三江侗族自治县去柳州市，船经樵花岭，唱了三天三夜的歌。为了纪念她，每年农历三月初三就定为赶歌圩的日子。歌圩节这一天，家家户户做五色糯米饭，染彩色蛋，欢度节日。歌圩节一般持续两三天，地点在离村不远的空地上，用竹子和布匹搭成歌棚，接待外村歌手。对歌者以未婚男女青年为主体，他们以歌传情，以歌为媒，以歌求偶。如果男女双方情投意合，就互赠信物，以示定情。歌圩规模大小不一，小的歌圩有一两千人，大的歌圩可达数万人之多。人们到歌圩场上赛歌、赏歌，人山人海，歌声此起彼伏，热闹非凡。歌圩所唱涉及内容也很广泛，有天文地理、神话传说、岁时农事、社会生活、伦理道德、恋爱婚姻等各个方面，几乎无事不歌。此外，歌圩上往往举行抛绣球、碰彩蛋、抢花炮、板鞋竞技、跳竹竿舞等有趣活动，还有壮戏、师公戏、采茶戏和其他歌舞表演。抛绣球主要是娱乐活动，也做定情信物。当姑娘看中某个小伙子时，就把绣球抛给他。在现代，抛（投）绣球是一种集体性的体育运动。碰彩蛋是互相取乐承欢，亦有定情之意。1985 年，广西壮族自治区人民政府将"三月三"定为广西文化艺术节。

6. 牛魂节

壮族人民认为牛并非人间凡品，而是天上的神物。传说牛于农历四月初八诞生于天上，因此这天是牛王的诞辰日。远古时期，陆地上没有草木，岩石裸露，黄土遍地，尘沙弥漫，人类生活受到极大的影响。牛王奉玉帝之命来到人间播种百草。玉帝指示它每三步撒一把草种，可它却一步撒三把草种。由于撒种过多过密，使得满山遍野杂草丛生，连人类耕种的田地也长满了杂草，禾苗受到损害。于是，玉帝便罚它在人间吃草，并替人类出力耕田耕地。这样牛便在人间以草为食，耙田犁地，一年辛苦到头，赢得了人们的尊敬。人们感激它的功劳，便在每年农历四月初八牛王诞辰日祭祀牛魂。于是，人间便有了牛魂节。牛魂节又叫作牛王节、脱轭节。这一天，主人给牛休息，各家各户把牛梳洗干净，把牛栏修整一新。寨老们对全寨耕牛评头品足，激励大家爱护耕牛。家家蒸制五色糯米饭，用枇杷叶包糯米饭喂牛。主人在牛栏外安个小矮桌，摆上供品，点香烛，祭祀牛魂。

7. 药王节

农历五月初五为药王节，亦称药师节、药市节，是壮族的传统节日。传说药王是壮医药神，他发现药草，为人治病，还向众人传授种药、采药、治病的知识。壮族地区较大的村寨都立有药王庙，每年农历五月初五端午节祭祀药王并进行采药防病活动。如广西隆胜各族自治县一带壮族群众此日上山采回乌桕、田基黄、葫芦茶、元宝草等草药煮水洗澡，据说可使皮肤光洁，不生疥疮。靖西市的壮族则在这天开设药市，专卖各种草药。药市这天，交易摊位有 2000 个左右，赶市者达 30000 多人次，上市的药材品种多达数百种，主要有黄花倒水莲、虎杖、苏木、骨碎补、十大功劳、大罗伞、小罗伞、金不换、绞股蓝、石菖蒲、大血藤、吹风藤、土甘草、土牛膝、土党参、土当归、救必应、丢了捧、九节茶、金果榄、田七、岩黄连等壮族道地药材。壮族民间习俗认为，端午节的草药，根肥叶茂，药力宏大，疗效最好。这一天人们到药市上饱吸百药之气，可以预防疾病。百姓还喜欢到药市上买药、认药，既可防病治病，又可增长知识。此外，药王节这一天各家各户还包"羊角粽"，做艾叶糍粑，在屋里熬醋液，烧柚子皮，在门边插艾草、菖蒲，以驱邪逐疫。

8. 六郎节

六郎节于每年农历六月初六举行，是壮族的传统节日，又叫过小年，亦有的称"六郎节""七郎节"。节日期间，三天不做任何农活（和春节一样），村村寨寨、家家户户宰鸭杀鸡，做五色糯米饭，进行祭祀活动，极为热闹、欢快。相传，壮族英雄侬智高突破敌人重围以后，六月里经过的地方在六月过节，七月里经过的地方在七月过节。宋朝皇帝十分忌恨侬智高，严禁人们纪念他。于是，壮族人民把六月节称为"六郎节"，七月节称为"七郎节"，以此纪念自己的民族英雄。酒肉饭菜备办就绪之后，祭祀活动开始。先由寨主在村头祭献壮族首领侬智高，尔后各家各户可在门前摆上竹榻祭献、祈祝祷。这天晚上，还要举行"驱鬼"的活动。活动以村为单位，杀鸡、猪、鸭、狗和用谷草捆成形形色色的魔鬼，敲锣打鼓，由"仆摩"念咒语进行驱赶。在某些壮族村寨还举行隆重的体育活动，如抢花炮、打篮球、赛马等。这一天，壮族妇女染五色糯米饭，互相比较所染的颜色，看谁的颜色最鲜艳。第二天还要将自己所染的五色糯米饭背回娘家拜年。

9. 莫一大王节

莫一大王节是广西柳江、龙江两岸壮族的传统节日，也称五谷庙节，于每年农历六月初二举行。莫一大王是壮族民间师公教神灵系统中一个富有民族特色的土俗神，号曰"通天大圣"。传说农历六月初二为莫一大王诞辰，因其拯救壮族人有功，且保佑五谷丰收，壮族人民感其恩德，故于村前建庙宇、在家中立神位供奉。每年行小祭，供祭鸡肉、鸭肉、猪肉；隔六年一大祭，大祭必全村寨集资杀猪宰羊。届时每家派一人参加，在莫一大王庙举行盛大的祭祀仪式，由村寨头人主持，请道公诵经祈祷。祭时按一年 12 个月，分别将猪和羊的肉、肝、肠、骨头等不同部位做成 12 道菜，逐一摆在供台上。待

12道菜供齐，即可焚纸行礼。祭毕，将每道菜平均分给各人品尝。

10. 农历七月十四

农历七月十四是壮族的祭祀性节日，俗称"鬼节"，又叫"七月半""七月节""中元节"。这是壮族人仅次于春节的大节。这个节日的内容包括祭祖和祀鬼。相传农历七月十四是壮族始祖布洛陀逝世的日子，故人们世世代代在这一天祭奠始祖。从农历七月十四开始大祭，供桌上摆满猪肉、整只鸡、整只鸭、米粉、发糕、糍粑、糯米饭，一直摆到农历七月十六。每次用膳之前，得先把供品热一下，只有祭过祖，才能进餐。又传说那些非正常死亡的鬼魂无家可归，成为孤魂野鬼，四处游荡作祟。为免遭其害，人们在这天祭祖的同时，兼祭孤魂野鬼。其做法是杀鸡杀鸭，蒸糕做馍，用彩色纸裁成四季衣裤鞋袜，家祭之后，入夜又到河边野祭，燃香点烛，焚烧纸衣，并让其灰烬随水漂流。另外，这一天凡已出嫁之妇必回家省亲，但过节后必须回去，当夜不能在娘家留宿。

11. 擂背节

在桂西一带擂背节又称为"布依"，是壮族的传统节日。"擂背节"，用壮语称为"吟勾到"，"吟"即吃的意思，"勾到"即新谷来到的意思，"吟勾到"即新谷来到了，尝尝新。因为在吃新谷、尝新米的节日晚上，青年男女都要举行擂背活动，所以又称"擂背节"。擂背节在每年农历七月十五举行。家家户户宰鸡杀鸭，做豆腐，蒸新米饭，供祭祖宗，合家欢宴，并用米饭喂狗和猫，以示不忘其守家捕鼠之劳。晚饭后，青年男女打扮一新，相聚在村旁的晒场或草坪上，在月光下或篝火旁举行擂背活动。男女互相挑逗嬉戏，你踩我的脚、我碰你的脚跟，进而我擂你的背、你擂我的背。男擂女的背道"吟勾到，扭勒俏"，女擂男的背念"吟勾到，扭勒保"。老人小孩也来围观助兴，满场欢声笑语。按习俗，男先擂女的背，表示男先看中女方；若女先擂男的背，表示女方爱上了男方；若双双互擂，表示互相爱慕。这时，如果男女双方互有爱慕之情，便会互相追逐跑出场外，到村头寨边对歌、吹木叶，窃窃私语，倾吐情话，互赠情物，播下爱情花种。

12. 农历八月十五

农历八月十五俗称中秋节、仲秋节、团圆节。壮族有过"八月十五"的习俗。壮族人民认为，每年农历八月十五，月亮是一年中最圆、最亮的一天，是一个很吉利的日子，天上地上，都很安乐祥和。这一天，在外的游子都要赶回家与家人团聚，共享天伦之乐。家家户户吃月饼，蒸粉做糕，杀鸡宰鸭，做丰盛的晚饭，赏月、祭月、拜月，祈求团团圆圆、和和睦睦。各地还有不少的娱乐活动。如广西德保县、靖西市一带，壮族过"歪囊海"请月娘下凡与民同乐。桂西、桂北的男女青年，择地举行歌会，对歌传情，因此很多地方把农历八月十五称为中秋歌节。孩子们则用柚子皮做面具、花灯，打陀螺，踩高跷，扮高公矮婆，尽情玩耍。

13. 农历九月初九

壮族有"九九归一，百岁成仙"的说法，农历九月初九这天主要是给老人祝寿，也叫祝寿节，是老人寿辰活动的延续和补充。没有老人的农家也过节，有老人的农户则特别讲究。儿子要给老人剃头、穿新衣服；已出嫁的女儿都要回来，并带一只鸡、几斤米，俗称"补粮"，给老人添粮增寿。席间，子女儿孙先给老人喂饭，然后才进餐，以示孝敬。若老人在这年满60岁，子孙们要杀鸡宰鸭为其祝寿，并给老人添置一个寿米缸，以后每年农历九月初九都要向米缸内添米，直至装满为止，谓之寿米。此缸米只有老人生病时才煮来吃，但不能吃完。

14. 庆丰节

农历十月间，晚稻谷全部收割完并晒干，人们举行隆重的庆祝丰收仪式，祭祀酬谢诸神保佑之功，打扁担、跳春堂舞，以示庆祝。是日，各家各户准备丰盛菜肴，宴请亲朋好友，谁家客人来得越多，宴席就越热闹，这家主人就越高兴，这预示着来年收成更好。

15. 大年三十

大年三十又称年晚，即腊月三十，这是壮族人民一年当中最繁忙而又最热闹的节日。这天，男女老少全家欢聚一堂，煮出初一那天吃的米饭，叫"压年饭"，这是预祝来年五谷丰登的意思。晚上，各家各户杀猪杀鸡，包粽子，做年糕，做米花糖，煎馍，缝制新衣，张贴春联，等等。入夜，以猪头、阉鸡、果品隆重祭祖，全家人一起吃年夜饭。然后大人围在火边，除夕守岁；小孩尽兴游戏，通宵不眠。各户在门前悬挂鞭炮，待鸡鸣时燃放，以鸡啼第一声时最先点响爆竹者为最吉祥，俗称"压鸡嘴炮"，并在火灶边摆放供品迎接灶王爷归来。之后，每鸡啼一遍，就燃放一阵爆竹，直至天明。

第二节 壮医药与壮族节庆文化的关系

一、壮医阴阳学说与中元节的渊源

农历七月十四是壮族的祭祀性节日，俗称"鬼节"，又叫"七月半""七月节""中元节"，是壮族人仅次于春节的大节。这个节日的活动包括祭祖和祀鬼。顾名思义，"鬼节"因节日活动内容与"鬼"有关而得名。相传农历七月十四是壮族始祖布洛陀逝世的日子。壮族民间还有传说，说人死后变成鬼，都要到阴间去，只有到农历七月初七至十五才能"放假"回到人间探望亲人，故人们世世代代在这一天祭奠远祖。又传说那些非正常死亡的人的鬼魂无家可归，成为孤魂野鬼，四处游荡作祟，常抓人做替身。为免遭其害，人们在这天祭祖的同时，兼祭孤魂野鬼。因南方有水的地方居多，据老人说，江河是贯穿阳间和阴间的地方。祭拜祖宗时，所用的纸钱、衣物是要靠鸭子驮过奈何桥的，因此在"鬼节"一定要吃鸭子。久而久之，吃鸭子就成了过"鬼节"不可缺少的一项内容。其实，壮族地区地处亚热带，每年农历七月正是雨季，常常继发山洪，因而经常有人跌落山崖、溺水而亡。"野鬼"之说，是老一辈为了告诫人们（特别是莽撞的青少年）不要到山溪、河流附近去玩耍，免得发生意外，惹祸上身。

"中元"源于道家的"三元"之说。道教经典称农历正月十五为上元，农历七月十五为中元，农历十月十五为下元。按阴阳之说，月朔（初一）与月望（十五）是阴阳交感的日子。月朔之日，阳气、阳神、天神、生命之神居于主宰地位；月望之日则阴气、阴神、地祇刑杀之神统驭一切。依此推理，祭祀女神、月神、刑杀之神及祖先亡魂的日子便安排在月望。

壮族聚居和分布地区处于亚热带，虽然年平均气温较高，但是四季仍较分明。日月穿梭，昼夜更替，寒暑消长，冬去春来，使壮族先民很早就产生了阴阳的概念。加上与中原汉族文化的交流及受其影响，阴阳概念在生产、生活中的应用就更为广泛，自然也被壮医作为解释大自然和人体生理病理之间种种复杂关系的说理工具。明代的《广西通志》卷十六记载，壮族民间"笃信阴阳"。著名壮医罗家安在其所著的《痧证针方图解》一书中，就明确以阴盛阳衰、阳盛阴衰、阴盛阳盛对各种痧证进行分类，作为辨证的总纲。从壮族重视过农历七月十四"鬼节"来看，壮医阴阳学说的渊源与壮族人日常生活当中的节庆习俗不无关系。如生者与逝者，所处的境界即分为阳间与阴间，所谓"阴阳相隔，人鬼殊途"；祭祀祖先的日子也选在阴气、阴神主事的月望之日即中元节；就连过中元节所吃的鸭子，也有着其独特功能——沟通阴阳两界的使者。可见壮医阴阳理论并非凭空而来，它来源于壮族人对自然界的认识，来源于壮族人的生产生活、思想理念，有着深刻的壮族文化基础。

二、壮医三气同步理论与农耕性节日

壮族是典型的稻作民族，日常的生活、生产活动在很大程度上离不开稻作这个主题。壮族的农耕季节性节日大多顺应自然界的变化，围绕着生产季节和农作节奏而巧妙安排。如农历一月过完年节（春节），休整完毕，农历二月即进入春耕时节。春耕结束后，农历三月即是歌圩节的欢娱时刻了，这时候人们载歌载舞，愉快享受农闲。春耕过后，人们感激牛在春耕中的辛勤劳作，便在牛王诞辰日农历四月初八这天祭祀牛魂，给牛休息。这一天各家各户把牛梳洗干净，把牛栏修整一新。寨老们对全寨耕牛评头品足，激励大家爱护耕牛。于是，农历四月便有了牛魂节。农历十月，晚稻谷已全部收割完并晒干，人们举行隆重的庆祝丰收仪式，祭祀酬谢诸神保佑之功，打扁担、跳春堂舞，以示庆祝。于是便有了农历十月的庆丰节。

壮族人民早就认识到，人是自然界的一员，必须与大自然和谐相处；但人是万物之灵，人只要善于认识、掌握、利用自然规律，就能解决与自然界的矛盾。于是自然界有四季更迭，寒来暑往，便有了农作活动的春耕夏种、秋收冬藏。从壮族农耕性节日的安排可见，壮族先民不仅认识并掌握了自然界的运动规律，而且也顺应着自然界的运动规律安排作息，反映了壮族民众那种张弛有度、应时而作的自然生活规律。这是壮族先民"人与大自然和谐相处"思想的体现。

我们从壮族人民这种在生产生活上"崇尚自然，顺应自然"的理念，可以看到壮医"人不得逆天地""人必须顺天地"的三气同步的端倪。天、地、人三气同步，是根据壮语"人不得逆天地"或"人必须顺天地"意译过来的。壮医认为，人与天地须同步运行，人不得逆悖天与地，此即三气同步。就人体内部而言，其上、中、下三部分，亦即天、人、地三部分，需保持协调平衡，身体才能健康无病，亦即三气同步。壮医关于三气同步的概念，最先是由广西名老壮医覃保霖先生在《壮医学术体系综论》一文中首次提出。著名壮医专家黄汉儒教授对三气同步的理论进行了系统地阐述，主要用于说明人与天地之间的相互关系及人体内部之间的相互关系。

壮医三气同步的理论源于壮医对天地的认识，与远古壮族先民对天地起源的看法及当时壮族先民朴素的宇宙观有关。天地二界必须保持同步平衡，才不会有自然灾害；再联系到人界，则人、天、地三者之间，需保持同步平衡，人才不会发生疾病。其实壮族先民早就自觉或不自觉地遵循这个规律，并且应用于农耕活动的安排当中，正如壮族《传扬歌》中所唱，"正月到二月，耕田抢下种""春风二三月，耕耘正当时，早种苗禾壮，晚种收枯枝"。人们既要顺应农事活动的自然规律，又要发挥主观能动性，改造自然，搞好生产，才能获得丰收。只要真正做到"物我合一"，粮食就会增产丰收，人民就会健康平安。

三、壮医药的应用与药王节

壮族人民很早就有同疾病及一切危害健康的事物做斗争的历史。在壮族众多的节庆活动中，我们也可以找到防病祛邪的内容。

药王节是壮族众多节日中壮医药内涵最丰富的节日，它包含了壮族群众对疾病防治的认识，对药物栽培的采摘，对药物的功能、用法的认识等内容。药王节活动中，以靖西端午药市历史最为悠久，影响最大。据考证，靖西端午药市始于宋朝，盛于明清。清代的《归顺直隶州志》记载："五月五日，家家悬艾虎，持蒲剑，饮雄黄酒，以避疠疫。"当地壮族群众认识到，农历五月初五正值仲夏，气候炎热而湿气重，这种气候条件有利于毒虫滋生，易于引发疠疫（传染病）流行。这个季节也是一些植物根茎成熟的时候，是采药的好时节，药物能发挥其最佳效果。农历五月初五，家家户户将艾草采摘回来，用艾叶、艾根做成人形或老虎的形状，俗称"艾虎"，悬在门楣的中央；将菖蒲制成宝剑挂在屋檐下，还要用艾叶、菖蒲、大蒜烧水洗澡，并将水洒在房前屋后。壮族人的这一节日习俗，是符合一定科学道理的。艾，《中国壮药学》载其能逐寒湿，理气血，止痛止血，并富含挥发油，可产生奇异的芳香，有驱蚊蝇、虫蚁的作用。《常用壮药临床手册》载其有调巧坞、祛风毒、调气机、除湿毒、除瘴毒等功用。大蒜也有解毒杀虫的作用。因此，用艾叶、菖蒲、大蒜烧水洗澡，并将水洒在房前屋后，对居住环境有消毒杀虫的作用，可抑制疾病的传染源，是符合夏季防病治病的卫生要求的。药市这天，交易摊位达 2000 个左右，赶药市者达 3 万多人次，上市的药材品种多达数百种，主要有黄花倒水莲、田七等道地壮药，对壮族地区道地壮药的开发利用有促进作用。

四、壮医养生保健与节庆活动

1. 饮食保健，防病治病

壮族的节庆文化与饮食文化是紧密结合的。节日期间，"吃"是核心内容，可以说壮族的节日，是"舌尖上的节日"。这既突出了"民以食为天"这个永恒的主题，又反映了壮族节庆文化的一个显著特点。壮族节日饮食文化丰富多彩，其中还包含一定的食疗保健内容。如春节期间家家户户必备的粽子，以传统的板栗猪肉粽最具代表性。包粽子用的粽叶——柊叶具有清热利尿，治音哑、喉痛、口腔溃疡以及解酒毒等功效。经过大半天的熬煮，粽叶的药用成分已融入糯米当中。栗子性温味甘，有养胃健脾、补肾壮腰、强筋活血、止血消肿等功效。因此，节日期间吃粽子，除了可以享受美味，补充丰富的营养，还具有粽叶、板栗等药食两用食材相应的保健治疗功能。五色糯米饭是壮族人民在节日招待客人的传统美食，特别是在农历三月初三几乎是家家户户必备。五色糯米饭因糯米饭呈黑、红、黄、紫、白 5 种颜色而得名，壮族人把它看作是吉祥如意、五谷丰登的象征。五种颜色所用的染料均是天然植物染料，如黄色染料用山栀子或姜黄，黑色染料用枫叶，红色染料、紫色染料是用同一品种而叶状不同的红蓝草（壮语叫"gogyaemq"）经水煮而成。《中国壮药学》记载，山栀子"苦寒，清热解毒，泻火，凉血止血，利尿"，姜黄"苦辛温，破血行气，通经止痛"。《常用壮药临床手册》记载，红蓝草"味苦、辛，性寒，调龙路，清热毒，祛风毒"。此外，红蓝草还有生血作用，清代《侣山堂类辩》曰"红花色赤多汁，生血行血之品"，《本草纲目》里说枫叶"止泄益睡，强筋益气力，久服轻身长年"。因此，经常食用五色糯米饭，可清热解毒、补血强筋骨、延年益寿。由此，壮族人民独特的养生保健智慧可见一斑。

2. 心理健康，精神安慰

壮族节庆活动中的一个重要内容就是祭祖拜神。壮族人民认为祖先的灵魂会影响到子孙后代，并且相信去世的祖先会继续保佑自己的后代，因此有了对自己祖先、对壮族始祖布洛陀的崇拜。在科学技术极其落后的先古时期，壮族先民认为青蛙是一种能呼风唤雨的神灵物；同时，每年春天，青蛙开始叫的时候，人们就知道播种插秧的季节到来了。由于青蛙有这种"能力"，于是它就成了壮族先民的图腾崇拜。人们对青蛙图腾的崇拜是祈求风调雨顺，获得丰收；拜花婆神是为了求子；对祖先的崇拜是表达亲情和怀念，希望庇佑子孙后代……这些祭祀活动，使人们得到心理上的安慰、精神上的净化，使人们对未来充满希望，对生活持乐观态度，有利于健康生活。

3. 休闲休整，恢复体力

不懂得休息，就不懂得工作。现代人更是强调劳逸结合。而勤劳智慧的壮族先民，很早就自觉地在繁重的稻作生产之余，借庆祝节日之际，品美食，访亲友，叙亲情，使身心得到休整，使体力得到恢复，为下一阶段的劳作而准备。年轻人在过节之时，也通过对歌、攃背、抛绣球等文体活动，找到自己心仪的伴侣，使得青年男女精神愉悦、阴阳协调、心理健康、家庭幸福。在这些节日活动中，自始至终，无论男女老少，到处都是欢声笑语。在笑声中，在欢呼雀跃中，人们情绪得到宣泄，心情无比爽朗，忘却了忧愁和烦恼，有助于人的健康长寿。

4. 强身健体，益智怡情

壮族的节日往往伴随着丰富多彩的体育活动。传统的体育节目如大年初一舞狮、"三月三"歌节抛绣球、抢花炮、跳竹竿舞、板鞋比赛等。如今，壮族各村寨大都建有篮球场，节日期间经常举行篮球比赛。这些活动容易开展，器械简单而富有趣味性，易于普及，故受到广大壮族人民的欢迎。具有民族特色的体育活动，既能强身健体，又能益智怡情，体现了壮族人民对运动养生的重视，也体现了壮族人民热爱生活、乐观向上、团结奋进的精神。

参考文献：

[1] 覃彩銮. 壮族节日文化的重构与创新 [J]. 广西民族研究，2012 (4)：66 - 72.

[2] 潘其旭，覃乃昌. 壮族百科辞典 [M]. 南宁：广西人民出版社，1993.

第八章　壮医药与壮族饮食文化

壮族是我国人口最多的少数民族，壮族的饮食文化受地理环境、气候条件、风俗习惯以及所在的社会环境等因素的影响。壮族地区食材广泛，壮族人民喜食土生土长的绿色食品，创造出了丰富多彩的饮食文化。这些食品不仅用于充饥和维系生命，而且还具有满足味觉、强壮身体、防治疾病的作用。在长期的历史发展过程中，壮族的饮食文化和壮医药紧紧联系在一起，相互融合、相互影响、相互促进。

第一节　壮族饮食文化的特点

壮族是一个典型的稻作民族，其作物栽培非常丰富，同时壮族居住地处亚热带地区，终年湿润多雨，百谷皆宜，粮食品种多种多样，一年四季瓜果飘香。由于得天独厚的自然环境及壮族人民的勤劳智慧，使壮族人的食物十分丰富，并逐步形成悠久的壮族饮食文化。壮族的主食有稻米、玉米、芋头、红薯、木薯、荞麦、黑饭豆、白饭豆和绿豆等。玉米品种齐全，其中糯玉米是壮族培育的优良品种之一，可以用来做粽子和糍粑，和糯米一样可口。壮族的传统肉食有猪肉、鸡肉、鸭肉、鱼肉、鹅肉、羊肉、牛肉、马肉以及山禽野兽等。壮乡的蔬菜种类繁多，有萝卜、豆、瓜、竹笋、蘑菇、木耳、白菜、芥菜、包菜、蕹菜、头菜、芥蓝菜等。壮族人对山货的食用有特别的爱好，以竹笋、银耳、木耳、菌类最为名贵。壮族地区素有"水果之乡"的美名，水果种类繁多，宋代《桂海虞衡志》就记有120多种。壮族人爱吃的水果有甘蔗、金橘、柚子、碟子柑、扁桃、菠萝、波罗蜜、香蕉、荔枝、龙眼、黄皮、橄榄和杧果等。壮族人过去的酒水主要是自家熬酿的米酒、白薯酒和木薯酒，酒精度数都不高，其中米酒是过节及待客的主要酒水。

壮族地区动植物资源十分丰富。在古代，壮族先民就把天上飞的、地上跑的、水中游的、地里长的各种可食动植物做成各类食品。在漫长的历史发展过程中，壮族的饮食习俗形成了自身的显著特点。

一、喜食糯食

壮族是以大米为主食的民族，广西地区是野生稻的故乡，壮族先民是最早栽培水稻的民族之一。最迟在汉代，壮族先民就确立了水稻的主粮地位。稻谷按米质可分为籼稻、粳稻、糯稻三大类。其中，籼稻和粳稻米性不黏，而糯稻米性较黏。与大多数以大米为主食的民族相比较，壮族喜欢食用糯米制成的食品，在壮族的主食结构中糯米所占的比例也是比较大的。壮族主要用糯米制作节日食品，如粽子、糍粑、米糕、五色糯米饭、汤圆、油团等。其中，最具壮族民族特色的当属粽子和五色糯米饭了。

壮族称粽子为"粽粑"，所制的粽粑花样繁多。在广西宁明县，春节时壮族群众往往制作一种大得惊人的粽粑，这种粽粑用芭蕉叶子包成，内放一条剔去骨头的腌猪腿，足有八仙桌那么大。这么大的粽粑是用于除夕祭祖用的。祭祖完毕，同族人共同分食这只大粽粑，以示大家同心同德，和睦美满。在云南省文山壮族苗族自治州，壮族群众喜欢在节日制作"马脚杆粽"。这种粽子是用长 30 厘米、宽 10～15 厘米的大粽叶包成，其形状一头粗大，另一头细长，很像一只带蹄的马脚，所以人们称之为"马脚杆粽"。做马脚杆粽时，要先将糯米淘洗后浸泡半个小时以上，把头年的干粽叶烧成草灰，与滤干的糯米均匀混合，再拌以火腿丝、枣子、猪肉、盐（或糖）等，最后包上粽叶，入锅水煮而成。这种马脚杆粽色泽灰黄，口感滑腻，味道鲜香，既可热食，又可冷食，保质期较长，不仅是当地壮族群众节日的必备之品，也是青年男女赶集、赶歌圩、赶花街互相赠送的常备礼品。

五色糯米饭，又称花色饭、花糯米饭、五彩糯米饭、五色饭等，是壮族"三月三"节庆必备食品。农历三月初三，家家户户做五色糯米饭，说是为了纪念歌仙刘三姐。五色糯米饭系用红蓝草、黄花、枫叶、紫番藤的根茎或花叶捣烂，取汁分别浸泡糯米（留一份米未泡色），然后蒸熟而成，其颜色分别呈红、黄、黑、紫、白五色。人们常将五色糯米饭捏成饭团，不同颜色的饭团陈列在一起，鲜艳夺目。彩色糯米饭的色彩原料不仅起着色的作用，而且也起到调味的作用，不同的彩色糯米饭有不同的香味。糯米饭经着色处理后，不易馊，不易坏，起到了防腐、保鲜的作用。彩色糯米饭除普通食用外，不同颜色的糯米饭还具有不同的作用，如黄色的糯米饭是壮族群众在上坟、接鬼和送鬼时使用的。

除制作节日食品外，人们还用糯米做一些特殊风味的主食，如南瓜饭等。南瓜饭是将一个老南瓜切开顶部作盖，挖掉中间的瓜瓤，将泡洗好的糯米、腊肉等放入瓜中，加适量水拌均匀，盖上瓜盖。将南瓜放于灶上，用文火将瓜皮烧到焦黄，再用炭烬火灰围住南瓜四周，使之熟透，然后将瓜剖开而食，风味独特。

同其他民族一样，壮族人民还用糯米酿酒。刘恂的《岭表录异》记载了唐代时壮族先民酿酒的方法："别淘漉秔米，晒干，旋入药，和米捣熟，即绿粉矣。热水溲而团之，形如餢飳。以指中心，刺作一窍，布放簟席上，以枸杞叶攒罨之。其体候好弱，一如造曲法。既而以藤篾贯之，悬于烟火上。每酝一年用几个饼子，固有恒准矣。南中地暖，春冬七日熟，秋夏五日熟。既熟，贮以瓦瓮，用粪扫火烧之。"明清以来，酿酒在壮族地区十分流行，稍富之家，几乎户户酿酒。除纯度较高的酒外，壮族人还喜欢饮用酒精度数较低的甜酒（又称甜糟）。这种甜酒制作方法较为简单，将酒曲撒在蒸熟的糯米上，放置数日便发酵而成。食用时添加适量水煮开，可连糟一起喝下。甜酒加红糖煮蛋，被壮族人民视为产妇的滋补佳品。

二、喜食生食

壮族喜食生食的传统十分悠久。生食品既有植物，也有动物，甚至是活的动物。唐代时，壮族先民即生食用蜜饲养的活小老鼠，唐代的《朝野佥载》卷二载："岭南獠民好为蜜唧，即鼠胎未瞬，通身赤蠕者，饲之以蜜，钉之筵上，嗫嗫而行，以箸挟取啖之，唧唧作声，故曰蜜唧。"到了近代，壮族生食、半生食的传统得到了继承。民国时期徐松石在《粤江流域人民史》中谈到壮族的饮食时，称壮族"喜欢半生半熟。樊绰蛮书说夷人食物有猪羊猫犬驴骡豹兔鹅鸭等，但食法与中土略异，因为他们不待烹熟，皆半生而食。此种风俗也与今日两粤的人士相类……鱼生和生菜的生食已不待论，就是一般蔬菜和鸡肉、鸭肉、牛肉等，烹者亦以略生为主"。在壮族的生食品种中，最有名气的当属生血和生鱼片。

壮族人民常吃的生血有猪、羊、鸡、鸭等动物的血，认为常吃生血能增血补气。有学者认为，此习俗来源于早期人类对血液的神秘观念，是待客的礼俗之一。在生血中，壮族人民以生羊血为贵，认为它最滋补。清代陆祚蕃在《粤西偶记》中说左江的山羊"生得剖者，心血为上，余血亦佳"。壮族人民食生血的方法：将尚带热气的生猪血、生羊血、生鸡血、生鸭血倒入干净的盘中，不停地搅动，不让其凝结，把加各种作料炒熟的肉和下水趁热倒下去，拌匀使血凝结，即可食用。

生鱼片又叫"鱼生"，是壮族节日待客的佳肴。清光绪的《横州志》记载当时人们制作、食用生鱼片的方法：剖活鱼细切，备辛香、蔬、醋，下箸拌食。现在壮族人食用生鱼片时，一般是将鲜嫩肥美的鲤鱼去鳞、刺，洗净后切成小薄片，拌入芝麻油、食盐、味精、葱、蒜、姜等，另备醋、黄皮酱、酱油等，食用时可根据个人口味，夹生鱼片蘸醋、黄皮酱或酱油吃，鲜嫩可口。会吃的人还加花生、芝麻及芫荽、椿芽一起吃，生脆鲜嫩，凉润爽口。

三、喜食腌食

壮族人民非常喜欢食用各种腌制食品。民国时期刘锡蕃在《岭表纪蛮》第四章记载："腌菜一物，为各种蛮族最普通之食品。所腌兼有园菜及野菜两种，阴历五六七月间，蛮人外出耕作，三餐所食，惟有此品，故除炊饭外，几无举火者。"壮族常用作腌菜的蔬菜有白菜、芥菜、萝卜、豇豆、刀豆、番木瓜、辣椒、姜、笋、薤等。其中，腌笋尤其出名，清代《白山司志》卷九记载："四五月采苦笋，去壳置瓦坛中，以清水浸之，久之味变酸，其气臭甚，过者掩鼻，土人以为香。以小鱼煮之，为食中美品。其笋浸之数年者，治热病如神，土人尤为珍惜。"

壮族不仅腌制各种园生、野生蔬菜，而且也腌制肉类鱼虾。民国时期的《同正县志》记载："西部山麓诸村远隔市廛，每合数村共同宰一猪，将分得肉和糯米粉生贮坛中，阅十余日可食，不须火化，经久更佳，名曰'酸肉'。"民国时期的刘锡蕃在《岭表纪蛮》第四章亦记载："若屠牛豕，即以其骨合菜并腌，俟其腐烂，然后取食。"用鱼腌制的鲊是壮族腌菜的典型代表，壮族制鲊的历史非常悠久，宋代周去非《岭外代答》卷六记载："南人以鱼为鲊，有十年不坏者。其法以及盐面杂渍，盛以之瓮，瓮口周为水池，覆之以碗，封之以水。水耗则续，如是故不透风。鲊数年生白花，似损坏者。凡亲属赠遗，悉用酒、鲊，性以老鲊为至爱。"

四、喜食酸辣食

生活于我国西南地区大山里的少数民族普遍嗜好酸辣食品，在民间往往有"三天不吃酸，走路打孬踵""食不离酸""不辣不成菜""没有辣椒待不了客"之类的民谚。

壮族和西南地区的其他少数民族一样，也非常喜食酸辣之物。如云南省文山壮族苗族自治州的壮族人民特别喜欢酸酸的老扒汤。老扒汤的做法：将煮饭的米汤冷却，入缸，把洗净的青菜、白菜、甘蓝或其他菜叶切成小块，拌盐，放入坛内冷水汤中，封缸贮存一两日后，缸内的米汤和菜叶经发酵变酸，成为酸汤和酸菜；用酸汤和酸菜加肥厚的火熏腊肉块或油炸腊肉块煮汤，就成了老扒汤。也可根据各人喜好和具体备料情况，加豆腐和其他配料做成各种菜汤，作佐餐菜肴。老扒汤鲜酸爽口，可解暑。在插秧时节到农历八月这段天气较热的时间里，老扒汤是壮族人餐桌上经常出现的当家菜。腌制酸菜的酸汤煮沸后冷却，还可作为解暑饮料，清爽提神。

壮族人民喜食酸辣之物，是与他们的生活环境和物产有关的。壮族人民多生活于潮湿多山的地区，多吃酸辣，可以驱寒散湿；同时，壮族人民食用糯米较多，而糯米性黏不易消化，故也需要多食酸辣刺激胃肠，促进消化吸收。

第二节　壮族饮食礼俗

饮食礼俗是人们在饮食生活中所形成的各种礼节，是礼最外在的表现形式和严格规范下所支配的活动之一。汉代经学大师董仲舒的《春秋繁露·天道施》言："好色而无礼则流，饮食而无礼则争，流争则乱。"同其他民族一样，壮族在长期的饮食生活中也形成了一套丰富多彩的饮食礼俗。

一、日常饮食礼俗

同其他少数民族相比较，壮族受汉族传统文化的影响是比较大的，因此敬老爱幼、上下有序、男尊女卑等传统观念在壮族的日常饮食礼俗中有所反映。如进餐时，老人往往受到特别的尊重，给老人盛饭时，要用双手从老人侧背把碗递上；饭后，要给老人递上茶水或清水漱口。壮族认为鸡、鸭的心、肝营养丰富，胸、尾肥嫩，因此人们食用鸡、鸭时，要把心、肝、胸、尾留给老人食用。又如壮族进餐时往往采取男女分桌而食，以免违犯"男女授受不亲"的古训。餐桌席位也有比较严格的规定，家长夫妇坐正位，子女坐旁位，媳妇坐下位。

二、待客饮食礼俗

壮族是一个好客的民族，这在古代文献中多有反映，如明代邝露《赤雅》上卷记载："人至其家，不问识否，辄具牲醴，饮啖，久敬不衰。"清代闵叙《粤述》记载："（客）至，则鸡黍礼待甚殷。"民国的《上林县志》记载："亲友偶乐临存，虽处境不宽，亦须杯酒联欢，以尽主人之谊；倘远客到来，则款洽更为殷挚。"龙州一带的壮族有"空桌留客"的风俗，即家有来客，主人即张罗酒菜，并在厅堂摆好饭桌餐具，表示已约客人吃饭，客人不能拒绝，若客人执意要走，便会扫主人面子。

在许多地方，壮族村寨任何一家来了客人均被视为全寨的客人，往往几家轮流请吃饭，客人要轮流吃一遍，不吃者为失礼。只有各家都尝一点，才算领了情、尽了礼。壮族宴客时，要让年老的客人和贵客与主人一起坐正位。招待客人的餐桌上必须备酒，方显得隆重。酒宴上，人们有喝"交杯酒"的习俗。壮族喝"交杯酒"，其实并不用杯，而用白瓷汤匙，两人从酒碗中各舀一匙，相互交饮，眼睛真诚地望着对方。为了表示对客人的尊敬，每上一道菜，主人都要先给客人夹一筷菜后，其他的人才能下筷。宴席上，壮族人是不会让客人的碗见底的，客人碗里往往被好客的主人夹满了菜，堆得很高。在壮族主人眼里，菜堆得越高表示越尊敬。有的壮乡，甚至用一根筷子穿起几块肉，往客人嘴里塞，名曰"灌肉"。有的初到壮乡的客人，怕吃不完剩下难为情，尽量把碗中的菜吃光，结果越吃主人就越往碗里夹菜，主人见客人吃不完才高兴，觉得尽到了礼；如果客人碗里的饭菜吃光了，便觉得食物不够丰盛，招待不周。

三、人生礼仪食俗

在婚嫁、丧吊、寿诞等人生礼仪活动中，饮食活动往往具有不可替代的重要作用和含义，因此人们格外重视这些人生礼仪活动中的食俗。在各种人生礼仪活动中，婚嫁活动最为隆重，其饮食习俗也始终贯穿于从恋爱定亲到拜堂成亲整个婚嫁过程。在广西靖西、德保、那坡、大新等地，男女恋爱一段时间后，到翌年正月初，女方家庭要办一桌丰盛的筵席款待新上门的女婿，当地称为"考婿宴"。在考婿宴上，女方家长特邀本村一位德高望重、见多识广的前辈考问女婿各方面的知识，有农业方面的，有日常生活方面的，也有宗教历史方面的，等等。这种考问的方式一般是在自然、融洽的进餐过程中进行的。考婿宴上准女婿的表现将直接影响到男女双方是否订婚。

在壮族的订婚礼仪中，有以槟榔做聘礼的风俗，清代《白山司志》记载："婚姻不用庚贴，但槟榔一盒、戒指一对送，谓之吃。"槟榔果呈长椭圆形，橙红色，壮族平时有食槟榔以助消化的习俗。宋代罗大经的《鹤林玉露》和清代的《白山司志》中均记载壮族人民喜食槟榔的原因是为了御瘴。壮族人民以槟榔做订婚聘礼，除因槟榔好吃之外，还因为它与"宾郎"谐音，古人称贵客为"宾"、为"郎"，以槟榔做聘礼，有尊敬女方的意思。

在红水河和柳江沿岸的一些地方，新娘上轿前要坐在堂屋中间，背朝香火，由一个父母、儿女双全的人把夫家送来的一碗饭端在手上，司仪高颂："一碗米饭白莲莲，糖在上面肉在间。女家吃了男家饭，代代儿孙中状元。"周围的人答："好的！有的！"端碗的人轻轻把碗里的一根葱、一只鸡腿、一块红糖拨过一边，给她扒三口饭，她吃三口吐三口（弟妹用裙子接），接着又把一把筷子递给她，她从自己肩上递给后面的小辈，自己却不得朝后看，表示永不后顾。

在婚嫁宴席上，壮族实行男女分席，但宴席一般不排座次，人们可以不论辈分大小坐在同一桌上就餐。壮族婚宴还有入席即算一座的礼俗，即不论年龄大小，哪怕是妇女怀中尚在吃奶的婴儿，也可得到一份菜肴，由家长代为收存，用干净的阔叶片包好带回家。这些礼俗体现了壮族平等相待的观念。但在有些壮乡，婚宴时男宾坐高席，女宾坐竹簟，反映了当时壮族社会对妇女有一定的歧视，如今这种现象已经很少见了。

除婚嫁饮食礼俗外，壮族的其他人生礼仪食俗也很丰富。如广西大新县安平一带的生子"三朝礼"颇为独特，届时外婆家要送 1 担糯米和 20 个鸭蛋。婿家请全寨小孩来绕着房子喊："俏（指婴儿）来啊，耕田去啊，种地去啊！……"喊完分给每个小孩一团糯米饭和一个鸭蛋。在桂西一些地方，60岁以上的老人做寿酒时，其长子"须行反哺之礼，以饭菜喂之"。

四、节日饮食礼俗

壮族的节日饮食礼俗也有一些独特的内容，如春节时人们要吃粽粑，一般不吃青菜，认为春节吃青菜来年田里就会长草，影响庄稼收成。"三月三"是壮族的重要节日，除吃五色糯米饭外，壮族还有吃五色蛋的习俗。五色蛋是把鸡蛋（或鸭蛋、鹅蛋）分别染成五种颜色，每人吃一个有色蛋，小孩每人还要在胸前挂一串五色蛋，作为碰蛋游戏之用。中秋节时，壮族人家也有赏月、吃月饼的习俗。孩子们在这天往往用柚子皮自制成各种奇形怪状的鬼脑壳，化装成高公、矮婆，到村里富裕人家桌上取食月饼。青年男女则结伴到田地里象征性地偷回一些瓜果蔬菜，俗称"偷青"，认为吃了这些偷来的瓜果蔬菜可以明目。

第三节　壮医药与壮族饮食文化的关系

一、壮医三道论与壮族饮食文化

壮医认为，人体内的谷道、水道和气道及其相关的枢纽脏腑均为人体生命活动营养物质化生、贮藏、输布、运行的场所，它们之间分工合作，互相配合，各司其职，滋养全身，从而实现了天、地、人三气同步，保证了各种生理活动的正常运行。谷道是食物消化吸收及精微输布的通道，气道是人体一身之气化生、输布、贮藏的处所，水道则是人体水液化生、贮藏、输布、运行的场所。壮族地区清新的空气、优质的水源及天然的绿色食品，对谷道、气道和水道功能的正常运行发挥了重要作用，从而提高了人体对疾病的抵抗能力，使人体维持健康的常度。壮医认为，五脏聚集精华，滋荣体质；六腑敷布水谷精微，扬清舍浊。五脏六腑的功能主要依靠"三道"来调养，而在壮族民间，尤其重视对谷道的调理。

壮族民间长寿老人众多，这与他们饮食合理有节是密不可分的。壮医非常重视对谷道的调理，与中医学的"脾胃为后天之本"不谋而合。壮族地区饮食有"五低"（低脂肪、低动物蛋白、低盐、低糖、低热量）和"二高"（高维生素、高纤维素）的特点，人们多以粗粮素食为主，长期食用土生土长的绿色食品。如巴马的黄珍珠玉米就具有营养丰富，脂肪、蛋白质含量比较高等特点；烹饪菜肴所用的火麻仁油是目前世界上唯一能溶于水的植物油。此外，他们还有饮食清淡、不挑食、不偏食等良好习惯，食物摄入的热量也比较低。他们合理的饮食搭配和良好的生活习惯对保证谷道的通畅和功能的正常发挥有着重要作用。人们也常以谷道功能是否正常来衡量人体的健康状况。

二、壮医药膳与壮族饮食文化

壮医药膳是在壮医药理论的指导下，由药物、食物和调料三者精制而成，用以防病治病、强身益寿的美味食品，具有浓郁的地方特色和民族特色。

壮医在全面分析患者的症状、病因、体质的基础上，结合环境、季节合理运用药膳进行食疗。食补的原则为春升、夏清淡、秋平、冬滋阴。壮医药膳的烹调特别讲究保持食物和药材的原汁原味，使食物与药材的性味紧密结合，更好地发挥治疗、保健作用。烹调方法有蒸、煮、炖、炒、煲汤等，制作药膳时，还加入一定的调料，增加药膳的色、香、味，增强食欲。

瓜果是常用的原料，用于制作各种民族特色的瓜果药膳，如山楂糕、菠萝盅、石榴汁。此外，壮族人民对米饭的做法也多种多样，竹筒饭、生菜包饭、五色糯米饭享誉海内外。

如今，壮族人民在传统药膳的基础上，又推出了具有民族特色的现代药膳，品种不断增加，如药膳罐头、保健饮料、药膳糖果、药膳点心、药酒等，受到越来越多的海内外来客的欢迎。壮医药膳将为人们的防病治病、延年益寿做出更大的贡献。

三、壮医养生与壮族饮食文化

壮医养生是在壮医理论的指导下，壮族人民在长期医疗活动中形成的独特养生经验总结。药补不如食补，壮医养生尤为重视饮食在强身健体、预防疾病、增进健康、延缓衰老方面的作用。

壮医善用血肉之品补体虚。虚是指由于先天不足或后天失调，或疾病耗损引起人体正气不足，致脏腑功能衰退而出现的各种临床表现。壮医的虚证主要包括老年病、慢性病和急性病邪毒祛除之后的恢复期症状等。壮族认为人为万物之灵，动物药为血肉有情之物，同气相求，故用来补虚最为有效。古往今来，壮族就深谙此道，喜欢用肉食和动物血来强壮和进补身体。壮族的传统肉食有猪肉、鸡肉、鸭肉、鹅肉、羊肉、牛肉、马肉、鱼肉等。羊肉，《中药大辞典》中记载其可以"益气补虚，温中暖下。治虚劳羸瘦，腰膝酸软，产后虚冷，腹疼，寒疝，中虚反胃"。鱼生营养丰富，味鲜香甜可口，壮族民间在每年中秋节，家家户户都做鱼生吃。动物血如猪血、牛血、鸭血、鸡血、羊血、鹅血等，本身就有补养气血的作用。羊血，味甘、苦，性凉，具有解毒、凉血止血、活血化瘀的作用，可治野葛等植物药中毒、肠风下血、吐血、血崩、胞衣不下、跌打损伤等；壮民杀猪时用猪血及碎肉拌上优质糯米，佐以葱、蒜，灌入洗净的猪肠中，用细线扎成一节节，入锅煮熟即成。这种用猪血制成的"龙棒"，又称为"血糯肠"，可做主食，补虚效果不错。又如广西名菜"三七鸡"，经常进食可起到治疗营养不良性贫血，预防瘀阻性痛经的作用。除此之外，还有一些动物有补虚的功效，如乌骨鸡、麻雀、老鼠、蛇等。乌骨鸡味甘、性平，能补益肝肾、补血养阴、退虚热，故可治疗肝肾不足、虚劳、阴血不足诸证，以及阴虚内热、糖尿病、妇女崩中带下虚损诸证；用麻雀配合羊肉做食疗药膳，可以治疗因胞宫寒冷而引起的不孕症；如子宫虚冷无子者，可用山羊肉、麻雀肉、鲜益母草、黑豆，互相配合做饮食治疗；对颈肢节胀痛，历年不愈，每遇气候变化而加剧者，壮医主张多吃各种蛇肉汤；对于肺阴耗伤而干咳者，喜用猪肉或老母鸭、鹧鸪肉煲莲藕吃。壮医不仅对虚证如此，而且对挟瘀之证，有时亦配血肉之品，除用扶正祛瘀之品外，常与山药牛肉粥同服，以增强扶正之功效。

壮医善用各种药酒防病强身。壮族世代居住五岭之南，山岚瘴气盘郁结聚，不易疏泄，阳盛阴凝，蕴湿化热，挟痧带瘴，常易猝发。气候炎热，阴湿多雨，故很多疾病皆与湿邪有关。《本草拾遗》中记载，白酒"通血脉，厚肠胃，润皮肤，散湿气"。壮族人民的祖先精通酿酒之道，自家酿制米酒、糯米甜酒、红薯酒、白薯酒和木薯酒，酒精度数都不太高，适当饮用，均有祛湿除瘴、温通经脉、消除疲劳的效果。其中，米酒是逢年过节接待客人的必备之品，在米酒中配以鸡胆称为鸡胆酒，配以鸡杂称为鸡杂酒，配以猪肝称为猪肝酒。饮鸡杂酒和猪肝酒时要一饮而尽，留在嘴里的鸡杂、猪肝则慢慢咀嚼，既可解酒，又可当菜。红薯酒可以起到预防高脂血、高胆固醇的作用。糯米甜酒可以起到补气养血的作用，在壮族地区有客人到，习惯先敬糯米甜酒，以示欢迎；还有以广西特产水果龙眼为原材料制成的龙眼酒，能起到补血益智、养心安神的作用；用余甘果来酿酒，对防治高血压、高脂血症有一定的效果。蛤蚧酒最能体现壮族特色，蛤蚧味咸、性平，有补肺肾、定喘咳、助肾阳、益精血、下淋漓、通水道的功用。取蛤蚧成品与白酒共同密封泡制，经过加工后做成蛤蚧酒，可以起到补肺定喘、温肾壮阳的作用，对治疗肺肾阳虚之喘咳、慢性支气管炎等有很好的疗效。壮族人民还把蛤蚧酒作为保健治疗并举的药酒来经常饮用。此外，三蛇酒也属于药酒。三蛇酒是用特殊处理的过山龙、扁头风、金环蛇或银环蛇加入一些草药浸泡好酒而成，是一种名贵的药酒。用眼镜蛇的蛇胆兑白酒，可以起到很好的祛风湿、除湿毒的作用。

壮医善用各种饮品解毒防病。壮医毒虚致病理论是壮医学独具特色的病因病机学说，壮医认为毒是引发疾病的主因。由于壮族地区特殊的气候和地理环境，毒不仅指一些有形的毒物（如蛇毒、虫毒、毒草、毒树等），而且也指无形之毒（如热毒、火毒、风毒、湿毒等），还泛指一切致病因素的总称。壮族地区气候炎热，烟瘴易发，在此生活的人们往往有极易上火、易阳胜动火、易感湿热等体质，故能清热消暑、除瘴祛湿的饮品才是壮族地区的特色饮料。壮族人民喜欢用槟榔、山楂叶、米酸水制成饮料。春夏之际，疾病流行，壮族家中往往备有槟榔，用来煮水饮用，可以消除瘴气。壮族民间还常用晒干的山楂叶浸泡于开水中，待冷却后饮用，是止渴解暑的常用饮料。在壮族农村，家家自制米酸水，用来浸泡辣椒、豆角、嫩笋、蒜头等。炎暑时节，饮用些米酸水，不仅可止渴解暑，而且还可防治肠胃疾病；菜肴中加入些米酸水，可使人增加食欲。用余甘果果肉晒干制茶即余甘果茶，除对防治高血压、高脂血症有一定的效果外，还可防治支气管炎、咽喉炎等。壮族传统的夏天清凉饮料是凉粉果汁，这些饮料清凉甜爽，饮用后口渴马上缓解。接骨茶、桂皮茶、甘蔗水等用药简便、精专，可以起到很好的清热祛火的作用。由于壮族地区湿热交蒸，壮族人民易染湿气，有祛湿热作用的木瓜汤、木瓜盅等亦成为深受壮乡人民喜欢的祛湿凉茶；鸡骨草、狗肝菜直接用水煮煎服，能起到解热毒、除湿毒、退黄的作用。玉米含谷胱甘肽，有抗癌的作用。广西巴马长寿之乡的壮族人民除把玉米作为主食外，还经常用玉米煮汤代茶饮。

参考文献：

[1] 冯秋瑜. 壮族饮食文化特点 [J]. 中国民族医药杂志，2009 (11)：77-79.

[2] 刘朴兵. 壮族饮食文化习俗初探 [J]. 南宁职业技术学院学报，2007 (12)：1-4.

[3] 唐振宇，庞宇舟，蓝丽霞，等. 壮医养生法则初探 [J]. 中国中医基础医学杂志，2015 (1)：21-22.

[4] 朱华. 中国壮药志 [M]. 南宁：广西民族出版社，2003.

[5] 叶庆莲. 壮医基础理论 [M]. 南宁：广西民族出版社，2006.

[6] 蓝毓营. 壮医毒虚致病学说初探 [J]. 中华中医药杂志，2010，25 (12)：2147.

第九章　壮医药与壮族人居文化

第一节　壮族人居文化的演变

壮族及其先民的居住条件与特有的自然环境及生产力水平有着密切的关系。壮族居住房舍就地取材，早期因势而居，从岩居穴处，巢居树宿，发展成为干栏建筑。

一、岩居穴处

岩居穴处是早期人类最先开拓的居住形式。岭南山多，洞穴也多，故使岩居穴处有了更多的自然环境条件。《隋书·南蛮传》记载："南蛮，类与华人错居，曰蜓、曰獽、曰俚、曰僚，俱无君长，随山洞而居，古先所谓百越是也。"宋代《太平寰宇记》记载，宜州"山川险峻，人民犷戾……礼仪俗殊，以岩穴居止"。岩居穴处以蔽风雨，是人类最简便的居住形式。

二、巢居树宿

在原始社会时期，壮族先民主要靠采摘果实、狩猎来维持生活。"僚依山林而居，无酋长版籍，蛮之荒无常者也，以射生食物为活，虫豸能蠕动者皆取食"，由于岭南地区潮湿多雨，地势不平，毒蛇猛兽以及其他自然灾害经常威胁人们的生命安全。为了生存，壮族先民在同自然界做斗争的过程中，不断寻求最佳的居住环境。为了避免毒蛇猛兽的袭扰，逐渐形成了择高而居的方式。《韩非子·五蠹》有云："上古之世，人民少而禽兽众，人民不胜禽兽虫蛇，有圣人作，构木为巢，以避群害，而民悦之使天下，号曰'有巢氏'。"晋人张华在《博物志》中明言："南越巢居，北溯穴居，避寒暑也。"《水经·温水注》记载："秦余徙民，染同夷化，日南旧风，变易俱尽。巢居树宿，负郭积山，榛棘蒲薄，腾林拂云。"《林邑记》记载："……朱吾县浦，今之封界。朱吾以南有文俍人，野居无室宅，依树止宿，鱼食生肉，采香为业，与人交市，若上皇之民矣。"《天下郡国利病书》记载，蜀中"今山谷中有僚，但乡俗构屋高树，谓之阁间"。《隋书·地理志》（下）记载，俚人"巢居岩处，尽力农事"。《宋史·良吏》记载："又俚民皆巢居鸟语。"文僚人即僚人，僚人、俚人均是壮族先民的一种别称，有树宿的习俗。

三、干栏建筑

随着生产力水平的提高，壮族先民从树宿逐渐演变成择高而居的形式，发展为居干栏建筑。干栏建筑是壮族地区现存的形态较为原始古朴的一种民居建筑形式。这类建筑主要分布在远离城镇、交通不便的山区村寨中。《旧唐书·西南蛮传·平南僚》记载："人并楼居，登梯而上，号为干栏。"《新唐书·南蛮传·平南僚》记载："山有毒草、沙虱、蝮蛇，人楼居，梯而上，名为干栏。"随着人们开始饲养牲畜，干栏上层住人，下层圈牲畜。宋代范成大在《桂海虞衡志》记载："居民苦茅，为两重棚，谓之麻栏，上以自处，下蓄牛豕。"早期的干栏建筑以竹木为架，上覆茅草或竹。随着社会的进步、经济的发展，干栏建筑的材料从竹木向土瓦、砖石转变。

干栏建筑从其结构来看，又可分为全楼居高脚干栏、半楼居干栏、低脚干栏、地居式干栏、横列式干栏等 5 种类型。从使用的建筑材料来看，又有全木结构、木竹结构、石木或砖或夯土混合结构、砖石或夯土结构等 4 类。

1. 全楼居高脚干栏

这类干栏民居是壮族地区现存的最原始古朴的一种建筑形式，主要分布于广西北部的龙胜各族自治县、三江侗族自治县、融水苗族自治县，中部的忻城县和西部的靖西市、西林县以及东部的贺州市等壮族聚居的山区村寨，其中以龙胜各族自治县的龙脊十三寨最为普遍，保留得最为完整、典型。其房屋多建在山岭的陡坡上，并依次辟坡而建，多为独家而立，或两家连为一体，鳞次栉比，檐柱相对，但整个村寨无一定布局和界定，每一村寨由 20～50 座房屋组成。其建筑的特点是全木结构和高脚楼居，即在高坡上开辟的房基上立木为柱，穿斗架梁，设檩铺椽，合板为墙，屋顶盖小青瓦（也有的用杉树皮或茅草覆盖），呈悬山式或半歇山式。内部辅板为楼，第一层架空，形成高脚木楼，围栏圈养猪牛和堆放杂物；第二层为人居，内以木板分隔成间，设木梯而上；第三层通常为半阁楼式，铺以木板，用以置放粮食和杂物，每层高 2.0～2.4 米。

2. 半楼居干栏

这类干栏建筑通常与全楼居木结构高脚干栏建筑同处在一个村寨里，而且梁架结构亦与前者基本相同，不同的是，此类干栏房屋依陡坡辟地而建，前三进间底部立柱架空，形成高脚干栏楼房，人居住在以铺板为面的第二层楼上，而后两柱则立于突兀而起与第二层楼板面齐平的台面上，与木楼下的地面高差约2米，使居室面形成四分之三为楼板、四分之一为地面的格局，故名"半楼居干栏"。此外，有些地方的半楼居干栏的后部以石块或泥砖为培，形成木石或砖混合结构。

3. 低脚干栏

顾名思义，低脚干栏就是干栏的架空底层降低至1米左右。这类干栏建筑主要分布于广西西部的平果县、龙州县、靖西市、大新县和北部的东兰县、天峨县、融水苗族自治县等地，且多建造在地势较为平缓的山脚下。

4. 地居式干栏

这类干栏建筑以融水苗族自治县的壮族村寨较为常见。其特点是在开辟平整的地面上立柱穿斗架梁，搁檩辅椽盖瓦，以四面拼板为墙，也有的砌土砖为墙，悬山顶，一般三开间、二进间，内部沿立柱用木板相隔成间；一般分上、下两层，下层即地面为居住面，上层为木板楼，用以放置粮食杂物。因地形所限，人们常在屋前的高台下立以木柱，用以支撑外伸的檐檩和屋檐，并且在柱之间连枋设栅，构成走廊；或沿门前地面辅板设栅，构成望楼或走廊。其廊下架空仍保留着传统的干栏建筑的一些遗迹。

四、地居式建筑

地居式建筑又称硬山搁檩，广泛分布于交通方便、与汉族杂居的城镇及其附近的广大农村。其形式和结构多样，且因地区不同而有所差异，但是其基本结构仍是大同小异，均为土墙（或石或砖）木檩小青瓦，悬山顶，并流行三开间主房的院落式，分上、下两层，人居下层（即地面居），上层为半楼或满楼，中间厅堂为明间。有些地方的地居式房屋局部还保留穿斗木构架的遗迹。如忻城县宁江一带的壮族居民，其厢房的隔墙筑至山尖处，近前檐墙部分留空，上方以穿斗木构架支托斜梁，其斜梁延至前檐，檐外以挑托檩，这是将传统的干栏式迴廊内缩的结果。

第二节   壮族住宅的特点

一、壮族住宅布局

壮族住宅的内部布局都严格遵循一个规矩，即以神龛为中心，火塘辅之。神龛在家中是至高无上的，它居于整个房子的中轴线上，显示出祖先崇拜的庄严、家族传统的威力，求得祖宗的灵光普照全屋。在神龛下面设一张八仙桌，桌上设置香案，以供香火。生人不许乱动香案，惹是生非，亵渎祖宗，否则将受斥责或引起主人的不快。八仙桌两侧设两个座位，左侧供一家之主专坐，其他人不许越位，冒犯家长尊严；右侧则是客坐。另一个重要部分——火塘，可置于厅堂的一侧或后部，位置仅次于神龛，因为这里是人们饮食的地方。壮族人民一般都在火塘、灶头附近设置祭坛祭祀灶王爷，以求得福光不熄，五谷丰登。住宅后半部为生活区，约占少半。前半部为举行庆典和社交活动的厅堂，两边是厢房，与厅堂相通的厢房是客房。主人卧室在后半部及与厅堂隔开的厢房。其中，神龛后面一般不让人住，要住也只能是一家之主。壮族住宅布局示意图见图9-1。

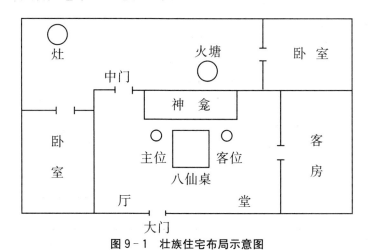

图9-1   壮族住宅布局示意图

干栏房屋的平面布局，特别是全楼居干栏和半楼居干栏的面积较宽大，一般多为六逢五往，一侧有披厦，面阔20米左右，进深10米左右，入口处设在房屋底层一侧，而后沿木梯登上第二层，大门口建有一长约7米、宽约

2.5 米的望楼，旁侧置放有木凳，可供人们外出进屋前挂放雨具和小工具，或稍作休息用。屋内厅堂与大门相对，并向两侧扩展相通，间无隔板，长约 18 米，宽约 8 米，两侧各设有一火塘，其家人通常在右侧火塘炊煮，左侧火塘一般在婚丧和其他喜庆之日宴请宾客时才使用。如此宽敞的厅堂，便于人们举行集会、设宴和其他集体活动，而无须到户外（户外也极少有宽敞的平地）。常用的火塘一侧的壁面上都修设有壁龛，可放置炊器和饮食器具。后侧和左侧均以木板分隔成间，用作卧室或储藏室。其平面布置颇为考究，区域布局亦较严格。

如龙胜一带壮族的住宅从前厅进入堂屋，面对祖宗神位，神位的背面安排卧室。正中卧室住父辈（家公），左边房住母辈（家婆），怕妇女"亵渎"祖宗。如若正中卧室及左边房住的是家公、家婆，则家婆房有小门与家公卧室相连。右边房住儿媳。厅左、右两侧的房间为子女居住，儿子居右侧房间，女儿居左侧房间（以后结婚在外，回家时仍住此间）。这个布局有个明显的特点，就是夫妇异室。龙脊十三寨的房子布局，在右角的梯子旁边有妹仔房，突出于卧室前面，这有利于她们和小伙子交往。龙胜一带壮族的住宅示意图见图 9-2。百色一带的干栏式住宅中间为厅，厅的后半部做厨房，左厢房、右厢房做卧室。左厢房前半部分为父辈居住，左厢房、右厢房的后半部分为儿孙住。如果分家，长子住原屋，表示继位，其他兄弟择地另建。

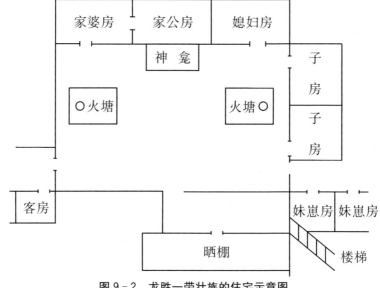

图 9-2 龙胜一带壮族的住宅示意图

天峨县白定乡壮族住宅厅堂的神台和两个火塘也是"品"字形分布，但卧房分布与龙脊的不同，家长房不在神台后面，而是在左后角。神台后面为普通房，儿媳或妹仔都可以住，说明桂西边远山区受男尊女卑的影响是比较小的。

此外，旁侧增建的披厦亦设有望楼和迴廊，可供乘凉用。在一侧的前面还设有以木竹建成的晒台，凡收成的谷物均可放在晒台上晒干，无须在外寻地晾晒。在房屋四周的板墙上，有序地开设窗口，既便于房间通风，又利于采光，保持室内空气通畅，光线明亮。厅堂和火塘处皆为明间，另一侧没有阁楼，并以木板分隔成间，多用作储藏室，也有作为卧室，以备客人多时使用。因此，其民居在生活起居方面可以自给自足，一家人的日常生活，包括晒谷、春米、饮水、炊煮、饮食、宴客、集会等活动，均可在家中进行。

低脚干栏和地居式干栏房屋的面积就相对窄小，也较低矮，远不及全楼居高脚干栏和半楼居高脚干栏那样高、宽敞和实用，一般为三开间，面阔13米左右，进深约10米，结构较简单，建筑造价也较低，出入也比较方便，可基本满足一家人的生活需要。

壮族人民认为，大门是招财进宝之门户，是拒鬼魅于门外的关口，因此大门一般都开在正中央，与祖宗的神龛相对，有借祖宗的神灵护佑大门带来福气之意。但各地的风俗又各有不同，有些地方则认为"开门见山，祖宗不安，人丁不旺"，大门不开在中间，而开在靠左一侧；有些地方则不开后门，意为财不外流，倘若要开后门，也不能和前门同在一条直线上，以免财从前门进，后门出。从如此繁多的习俗可以看出，大门关系一家人的祸福，因此壮族人民在门框上贴上镇邪之符，或悬挂八卦镜、镜子及剪刀之类辟邪之品，拒鬼怪于门外，求得一家的平安。

随着人们生活水平的提高，壮、汉民族的交融，现在很多壮族人都住进现代化的楼房中，干栏建筑也随着时代的变迁而慢慢减少，但是住宅布局等依旧保存着壮族人民一些特有的习俗。

二、壮族土司官署、祠堂

壮族地区的土司制度，等级森严。土司对壮族人民建造住房有各种限制，不准其造高质量的住宅，以显示土司贵族与平民在住房上的等级差别。清代，上映、向都等地的土司规定平民不能用雕龙画凤来做装饰，台阶不能高过土司的房屋。因此，土司的屋宅无论是从规模布置，还是从质量装修来说，远非平民房可比。

明清的土官土司参考了汉族官宦人家的生活方式，构建了具有民族特点的土司衙门建筑群，至今保存较完好的有道光年间修建的忻城土司衙门和乾隆年间修筑的土司祠，它们的特点是在壮民族传统文化的基础上，接受了中原文化的影响，建筑布局模仿汉营造制式按一定的轴向展开，官舍并用，前衙后府；砖木结构，雕梁画栋，油漆彩画，显示了壮、汉两族建筑技术的融合。

忻城土司衙门是我国乃至亚洲现存规模最大、保存最完整的土司建筑之一，被誉为"壮乡故宫"。土司衙门建筑群占地 40000 多平方米，由衙门、宅第、官塘花厅、寺庙、祠堂、陵园等组成。土司衙门始建于明万历十年（1582 年），全部为砖木结构。木构件均采用珍贵木材制作，天面飞檐翘脊，落地门式屏风、彩绘浮雕、镂空花窗、朱漆梁柱、气势轩昂，吸取了明代先进的建筑营造艺术与结构的优点。土司衙门由照壁、前门、头堂、长廊、二堂、三堂、后院组成，在其左右还分布有东辕门与西辕门、东花厅与西花厅、东厢房与西厢房、兵舍、监狱等，祠堂则由照壁、大门、祭堂和后堂组成。整个布局以土司衙门为核心，前门临街，门前为宽廊，廊柱有清代同治年间广西著名书法家郑小谷撰写的阴文楹联："守斯土，莅斯民，十六堡群黎谁非赤子；辟其疆，利其赋，三百里区域尽隶王封。"大门两侧是八字跨街牌坊，称东辕门、西辕门，门楣上横额分别浮雕"庆南要地""粤西边隅"8 个字。衙门东面 20 米是莫氏祭祀祖宗的祠堂，占地 1470 平方米，始建于清乾隆十八年（1753 年），因毁于兵燹，于道光二十七年（1847 年）重建。分前、中、后三进：前进是正门；中进为正厅，两侧分别设有客房，前后镂刻贴金花窗，工艺精巧，装饰豪华；后进安放莫氏历代宗亲牌位。祠堂东侧有风格独特的三清观，西侧为鳞次栉比的官族府第，住着和土司最亲近的弟妹及叔侄等家庭成员。其间配置有士兵练武场和诊疗室等伺服系统。官府西侧建有关帝庙。由于严格的等级制度，两庙附近安排了土司的韦、刘、杨三姓亲戚居住，再往外才是民众的住宅和城墙。土司衙门南边有造型别致的"半月亭"和专供土司修身养性的"龙隐洞"，北有亭榭、石桥和环布奇花异木的土司官塘，西北安置有肃穆的土司家族陵园。所有建筑的整体造型都与土司衙门协调和谐。

第三节　壮族房屋的建造与壮族村落

一、壮族房屋的建造

壮族房屋的建造一般包括选址、择吉、建造、落成庆典等过程。按照壮族习俗，上述每个环节都有相应的祭典活动，以求吉利。房址以宽敞、向阳并有所依托的地方为好。河谷平原的则要避开低洼地带，选择较为隆起的地方，因为南方易涝，地势高则免于水患。尽可能靠近河流、沟渠或水塘，以便于汲水和洗涤。房屋方向一般是坐北朝南或是坐西朝东，这并不十分讲究。

择吉方面，壮家建造新房，一般都避开农忙季节，以便邻里乡亲都可以前来帮忙；同时也避开雨季，这样便于施工，房基坚实，质量保证，建起的房子牢固。择吉还包括开工动土要选择人和、财和、丁旺三吉利的日子。一般备好材料，选好时辰后，即可开工。

壮族工匠制造屋架不放大样，全凭师傅传授的经验，有严格的规格和尺寸比例。大型的干栏一般宽16尺（约5.33米）、长32尺（约1.07米）、高24尺（约8米），小型的干栏长、宽、高分别为24尺（约8米）、12尺（约4米）、16尺（约5.33米）。一般都是三进到五进。木匠根据木材的长短粗细，计划好高度和进深，就可以断木截枝，凿眼削榫。干栏的外山墙为四柱一梁，内山墙为三长柱一短柱一梁，短柱立于横梁之上，顶端驾着脊檩。椽子用一排雕成立鱼形或花瓶形的短柱支撑。每个斜面立短柱5～7根，从下往上排列，呈山形，用小横梁与中柱相连。这四柱一梁和若干小短柱用榫连接在一起，就构成了一面完整的山墙。若干山墙（至少是两面外山墙，一面内山墙）立在预先制好的柱基上，用榫连在一起，就成了一座干栏的骨架。榫和眼要求角度不差，大小合适，不用一颗铁钉，可以随时拆开，运到新地址重新立起后，完好如初，有很高的工艺水平。若是穷家，用大毛竹做梁柱，无法做榫，只好用藤条或竹篾捆绑连接，柱子须埋入地下。房顶一般盖苫茅或鱼鳞瓦。墙面一般以竹皮编织而成，家境好一些的用木板，大户人家则用红砖砌墙。

在制作房架的同时，石匠要做房基。干栏房基比较讲究，前半部为干栏下层，一般高2.5～3.0米；后半部垒成台基，夯上土，是烧火做饭的生活区。柱础用青石刻成，带花纹。富裕之家还要用很多长条石，垒成十多级的台阶，而穷家就只能准备木梯子。

房基准备好了，还要择吉日，才能立柱、安梁、架椽檩。在壮族人的观念里，立柱、安梁、接檩被认为是十分庄重的事情，不得冒犯任何鬼神，尽管它们无影无踪。不仅要请道公卜吉日、择良辰，而且还要供祭、念经、祷告。此外，还有很多禁忌，如上梁时辰不能逢午，据说逢午意味忤逆，将来子孙不孝；也不能鸡斗狗咬，鸡不能上梁，因为这意味着鸡飞狗跳，全家不宁。这一天，全村喜气洋洋，像过年过节一般，各家的劳动力都主动到场相助，抬梁扶柱，递檩架椽。后生爬到架上，用木槌把榫打入榫眼。欢笑声、木槌声、吆喝声交织在一起，在山谷中回响，十分热闹。如果主家手头拮据，同寨各家及亲友还要送些米和肉，热情相助。立好骨架后，单等上梁时辰，时辰一到，大梁披红挂绿，在鞭炮声中徐徐上升，对榫，敲打入榫眼，然后主客同入宴席，举杯相敬。人们散去之后，主家自己再选择"北风杀"日之外的日子盖瓦，编竹墙，修整内部，这得需要几个月到半年左右的时间。

干栏建成，被认为是大吉大利。乔迁之日，亲友云集，主家要大加庆贺一番。此时的头件大事，是庄重地把神龛、牌位、香炉迁到新居，杀猪宰鸡祭祖，并请师公喃摩（诵经念咒）。法事庄重而热烈，充满了对未来的憧憬和期待。之后，亲友和主人喝交杯酒，祝贺主人人丁安泰、六畜兴旺、百事顺利。

最后，是新房落成后的绿化工作。搬进新居后，通常要种植竹木果树于干栏四周，既美化环境，又增加收入。独家独院者，还种植带刺的箬竹，围成防盗篱笆，以保证居家安全。

二、壮族村落

壮族是个稻作农业的民族，村落的形成与农业生产和发展有关。壮族定居点一般都选在河流大转弯或大河与小河交汇处，河面宽阔，水流缓慢，背山靠水。水生生物丰富，利于捕捞，生活有保障；一旦山洪暴涨，退可上山，以保安全。附近要有较开阔的平地，有田可耕，涝不淹，旱能引水灌溉，适宜稻谷生长，能确保过上"饭稻羹鱼"的生活。

壮乡多崇山峻岭，丘陵绵延，河网众多，大小谷地和平峒分布于山岭河谷之间，可供开垦。土地、水源、气候的有利条件利于稻作农耕，壮族的村落就坐落在这些谷地或平峒里。壮族"无河不住，无田不居"和依山傍水择居而住。从秦始皇打开岭南通道以后，中原人士为避战乱迁来岭南，形成壮、汉杂居的格局。汉族一般都相对集中在交通便利的城镇附近，与壮族根据农耕需要在谷口和河溪上游建村落形成鲜明的对比，故有"汉人住街头，壮人住水头"之说。

壮族村落靠山近水，背北向阳，村前面有开阔的农耕用地，后面有挡住北风的高山。这种村落选址、朝向、定位选择逐渐模式化，世代传承，建成了壮乡星罗棋布的村落，有其科学道理。

壮族村落的大小，视附近的可耕作农田面积而定。高山地区山多地少，村落的规模小，分布稀疏；在丘陵和平峒则规模较大，分布也密集。村落的房子由干栏组成，从山脚依缓坡一幢一幢地往上建，直达山腰。干栏方向一般是坐北朝南或者坐西朝东，这并不十分讲究，而是讲究根据山弄峒场的形状，选择一处视野开阔、清流环绕的地方建造。道路依房屋排列自然形成。

壮族很重视村落内的植树造林美化工作。村落四周围有竹林，壮族人喜欢在自己干栏的四周，用荆棘编成篱笆围上一圈，篱笆和干栏之间的环形空地是院子，可以为菜圃和果园，种上青菜、木瓜、木棉、柚子、柑橘、黄皮、龙眼、芭蕉、桃、李，使干栏周围绿地如茵，果木遮天，竹丛掩映，别有一番情趣。

第四节   壮族人居文化与壮医药的关系

壮族先民根据壮族地区的地理环境及气候条件，形成了具有本民族特点的人居文化，特别是为了预防疾病、避免虫兽伤害、利于卫生和保健，发明了干栏建筑。

干栏建筑是壮族人民为了适应南方地区炎热多雨、地面潮湿、瘴气弥漫和毒虫猛兽横行的自然环境而发明建造的一种居住形式，满足了人们的生理和心理需要。干栏建筑有以下特点：一是防避瘴气。壮乡被称为"瘴乡"，诸多史书、地方志都对壮族地区的瘴气论述颇多，瘴气和瘴区成为死亡毒气、死亡之乡的代名词。据说古代凡有被贬官吏、文人、军士都视"瘴乡"为畏途，十去九不归。壮族先民十分注重未病先防，并在长期的生活和实践中总结出一些颇具特色的预防瘴气的方法，干栏建筑就是为预防瘴气而建造的。

二是避免潮湿。壮族居住地地处亚热带，气候特点炎热、潮湿、多雨。《素问·异法方宜论》记载："南方者，天地所长养，阳之所盛处也，其地下，水土弱，雾露之所聚也，其民嗜酸而食附。故其民皆致理而赤色，其病挛痹……"由于气候潮湿多雨，易犯"挛痹"之疾，干栏楼居建筑背坡而筑，人居高层，干燥通风，可以减少风湿病的发生。三是防范虫兽袭击。干栏建筑底层架空，离开地面，可以防范毒蛇猛兽的袭击，减少虫兽引起的伤害。四是卫生保健。干栏建筑"人居其上，牛犬豕居其下"，既可人、畜分离，又使得通风、采光良好，冬暖夏凉，居住起来很舒适。这些特点使其成为经济适用的民居建筑形式，体现了壮族同胞顺应自然、师法自然，与自然环境和谐共存的生态审美观。

参考文献：

[1] 覃彩銮. 壮族传统民居建筑论述 [J]. 广西民族研究，1993（3）：112 - 118.

[2] 陈丽琴. 那坡壮族干栏建筑的生态研究 [C]. 玉溪：中国艺术人类学论坛暨国际学术会议——艺术活态传承与文化共享论文集，2011.

[3] 梁庭望. 壮族风俗志 [M]. 北京：中央民族学院出版社，1987.

[4] 袁少芬. 当代壮族探微 [M]. 南宁：广西人民出版社，1989.

[5] 范阳，丘振声. 壮族古俗初探 [M]. 南宁：广西人民出版社，1994.

[6] 覃尚文，陈国清. 壮族科学技术史 [M]. 南宁：广西科学技术出版社，2003.

第十章 壮医药与壮族舞蹈、体育文化

　　壮医药是壮族人民在历史上创造和沿用的传统医药，具有明显的民族性、传统性和区域性，其形成和发展与壮族舞蹈、体育有着密切的关系。壮族舞蹈、体育文化是壮医药文化的重要组成部分。壮族人民在长期的生产生活实践中形成了丰富多彩、独具特色的传统舞蹈和体育形式。这些在传统民俗活动中呈现出来的舞蹈和体育形式对促进人类的健康有着十分重要的作用，具有畅通气血、宣泄导滞、疏利关节、增强体质、防病保健、延年益寿等作用，成为壮族传统的养生保健方法。

第一节 壮医药与壮族舞蹈文化

一、壮族舞蹈文化

1. 壮族舞蹈文化源流

　　壮族人民喜好舞蹈，能歌能舞，创造了形式多样的舞蹈艺术，且历史悠久。早在先秦时期，古骆越人就创造了精彩纷呈和别具地方民族风格的舞蹈，这在广西左江崖壁画以及铜鼓上就可窥其一斑而知全貌，代表着壮族舞蹈的灿烂历史。在规模宏大、气势雄伟的左江崖壁画上，人物图像众多，而且一律做双手肘上举、双脚叉开，为半蹲姿势，排列整齐，队形多变，有呈横排、纵排的，也有众多的人物围成圆圈，其动作整齐划一。这样的队形分组排列，而每一组画面都有一个形体高大、身佩刀剑、头戴羽毛或高髻的正身人像，其身旁或前面画有一面内带芒星的铜鼓或羊角钮钟图像，这是典型的集体祭祀舞蹈场面的形象反映，是舞蹈过程中对其代表性舞姿的定格式写照。据研究，位于画面中心形体高大、装饰与众不同的正身人物，既是氏族部落的首领和主持祭典的巫师，同时也是集体舞蹈的领舞者，其旁侧的铜鼓或铜钟，是形成节律和伴奏舞蹈的乐器。整个画面展现的是众人在巫师的带领下，随着激昂洪亮的鼓乐节奏狂欢起舞。

壮族原始的舞蹈多为模拟动物形态而创作。据民族学家考究，拟蛙舞是左江崖壁画所展示的舞蹈的主旋律。其舞蹈主要是通过双手的曲肘上举和两脚的叉开弓步，上下对称，构成蛙跃姿势。这种拟蛙舞蹈，隐含着古骆越人对蛙神的崇拜，以祈求功利。

拟鹭舞是壮族古代另一种极富地方特色的舞蹈。在广西贵港市出土的铜鼓身上就饰有拟鹭舞。舞人的装束精致独特，头戴插有鸟羽的华冠，身穿以羽毛为饰的长裙，裙前同幅略过膝，后幅则拖曳于地。舞时身体重心稍偏后，上体微微昂起，双手向左右或前后轻盈摆动，双腿叉开，似做行步状，而头、胸、身保持相应的协调姿势，似鹭鸟之形，是舞蹈过程中一种典型的舞姿瞬间定格式造型的形象写照。表演者以 2～3 人为一个小组，共有 8 个小组。这些相对独立的舞蹈小组同时翩翩起舞，步伐轻盈婉转，动态一致，无疑就是一种多姿多态的大型集体舞蹈。这种拟鹭舞体现了壮族先民对鹭鸟的崇拜，希望能获得鹭鸟的灵性，以弥补自身能力的不足。可见，原始的壮族舞蹈是作为构成人类活动、构成社会生活的必要媒介而存在的，与现代舞蹈更多的是表演性和娱乐性不同。

壮族是我国最早种植水稻的民族之一，壮族地区早期农业的特点是以稻作为本。壮族所居的岭南地区，气候温暖，雨量丰沛，河流密布，水源充足，土地肥沃，非常适宜稻谷的生长。壮族人民对舞蹈艺术有着深厚的感情和深切的感受，他们在长期的生产生活实践中，通过深入地观察和提炼，创作了多种反映生产劳作的舞蹈。如壮族著名的扁担舞、铜鼓舞、舂堂舞、绣球舞、捞虾舞、采茶舞、竹竿舞等，大多模仿劳动动作，主题鲜明，舞步雄捷，诙谐活泼，感情逼真，反映了壮族人民的农耕劳作过程，充分体现了壮族劳动人民勤劳的特性以及倔强和爱憎分明的性格。这些舞蹈大部分经久不衰，至今仍很流行。

2. 常见壮族舞蹈及其分类

壮族自古精通歌舞，壮乡处处皆歌海，"刘三姐"享誉海内外。壮族对舞蹈也有深刻和独到的研究，壮族民间的舞蹈有 300 多种，形式多样，内容丰富，涉及宗教祭典、祈神求福、驱鬼禳灾、劳动生产、歌抒社交、生育婚丧、节日娱乐等社会生活的各个方面。按其性质划分，壮族传统舞蹈大致可分为宗教性舞蹈和娱乐性舞蹈两大类。宗教性舞蹈具有浓厚的宗教气氛和明显的宗教目的，其内容多与祈神驱鬼、禳灾求安有关，娱神性较强，在壮族传统舞蹈中一直占据主导地位，对人们的社会生活及思想观念产生深刻的影响，如道公舞、铜鼓舞等。娱乐性舞蹈包括自娱性舞蹈、表演性舞蹈及壮戏舞蹈，多在节日或喜庆活动期间举行。舞蹈的形式和主题主要有模拟生产劳动舞和拟兽舞两类。如壮族各地流行的捞虾舞、捕鱼舞、撒秧舞、插田舞、收割舞、舂米舞等，属于模拟生产劳动舞；舞狮、舞龙、舞春牛、彩蝶舞、金鸡舞、蚂蚁舞、斑鸠舞等，属于拟兽舞。

（1）舂堂舞

舂堂舞源自壮族的舂米劳动，以舂米为主题，以敲击声伴舞，节拍鲜明，于春节期间即举行表演，庆祝新年的到来，预祝来年粮食丰收。刘恂的《岭表录异》记载："广南有舂堂，以浑木刳为槽，一槽两边约十杵，男女间立，以舂稻粮，敲磕槽弦，皆有偏拍。槽声若鼓，闻于数里，虽思妇之巧弄秋砧，不能比其浏亮也。"舂堂又称"谷榔"，表演者以妇女居多，常多人持木杵围聚于盛有稻谷的大木臼边，以优美的动作挥动木杵撞击木臼，声如木鱼，运杵成音，轮番把稻谷舂成米。

（2）扁担舞

扁担舞又称打扁担，流行于广西马山、都安、东兰、邕宁、南丹等地，每年农历正月初一至元宵节期间表演。表演者以妇女为主，人数不定，但均为偶数，有四人、六人、八人、十人、二十人不等。

扁担舞是从舂堂舞发展而来，源于壮族舂米的劳动生活。扁担舞最初是用一块木板，盖在舂米槽上并用扁担敲打。因此，打扁担在壮语中又叫"谷榔"。因石槽太重，不易搬动，于是慢慢改为用长条凳。现代扁担舞多用板凳、扁担或竹竿为道具，板凳为木制，扁担和竹竿为竹制，表演形式多样，或分立于长凳的两边敲打凳子，或互击扁担。表演者随着扁担敲击板凳和扁担互击发出的音响节奏而舞，边打边唱边舞，时而双人对打，时而四人交叉对打，时而多人连打；有站打、蹲打、弓步打、转身打等，轻重、强弱、快慢错落有致，模拟农事活动中的赶牛下地、耙田、插秧、收割、打谷、舂米、纳布等动作过程。扁担舞不但能增强体质，而且运动步调一致，动作优美，行走灵活，协调自然，节奏强烈，声响清脆，深受壮族人民的喜爱。

（3）铜鼓舞

铜鼓舞是壮族古老的舞蹈形式之一，历史悠久，源于古代民间的祭祀活动，早在壮族地区的左江崖壁画上就有以铜鼓作乐的形象，后用于娱乐和礼仪活动。

铜鼓舞以壮族闻名的民间乐器铜鼓为道具,击鼓伴舞,自娱自乐,流传于广西东兰、都安、马山等地,大都在春节和庆丰收时表演。《唐书·南蛮列传》记载:"击铜鼓,吹大角,歌舞以为乐。"明代汪广洋的《岭南杂咏》有"村团社日喜晴和,铜鼓齐敲唱海歌"的记载。

铜鼓舞表演时,一般由 7 人以上组成舞队,其中 4 人敲铜鼓,1 人打皮鼓,1 人舞竹筛或雨帽,1 人舞竹筒。铜鼓两面或四面成套,两面铜鼓的各由 2 人共敲一鼓,称一公一母;四面铜鼓一组的,4 人每人各敲一鼓,称二公二母。

舞蹈的内容多为农业生产活动过程的再现,如开场、春耕、夏种、秋收、冬藏、迎春等部分,用舞蹈形式表现出来,给人以鼓舞、向往,充满生机。

(4)绣球舞

绣球舞是壮族民间舞蹈,早在宋代就已盛行于壮族民间,主要流行于广西德保、靖西、田东、田阳、龙州、天等、大新、都安、马山等地。

绣球是广西壮族青年男女的爱情信物,每逢春节或"三月三"歌圩,壮族青年男女便会齐聚对唱山歌表达爱情。如壮族少女钟情于某个男青年,便会将布鞋、毛巾等礼品系在自己亲手精心绣制的绣球上,载歌载舞,将绣球抛向意中人。男青年得球后,亦载歌载舞,将礼品回敬女方。绣球舞即源于此,多在歌圩中进行。绣球舞集舞蹈和体育娱乐于一体。抛绣球时,有转球、摇球、抛球、接球 4 个舞蹈动作。

(5)采茶舞

采茶舞主要流行于广西玉林等地,是民间自娱性舞蹈,于春节期间表演。通常由一男二女表演,歌舞结合,男的称茶公,女的称茶娘,道具分别有钱尺、彩扇、手帕、彩带等。主题主要是表现人们的生产劳动过程,有时插入以反映青年男女爱情的故事情节。其动作朴实大方,富有幽默感。茶公常用颤腿、屈膝做矮桩动作,舞步轻快潇洒。手中的钱尺在表演"开荒舞"时可当作锄头,表演炒茶时可做拉风箱状,动作诙谐,富有情趣。茶娘多表现羞涩含蓄、细碎轻盈的舞步,多用"十字步""踏步转",手中彩扇轻挥疾拢,犹如云朵飘舞、柳絮轻扬,舞姿婀娜,仪态万千,充分表现出少女的天真烂漫、活泼可爱。舞时载歌,或配以鼓乐,场面气氛热烈,具有较强的娱乐性。

3. 壮族舞蹈文化的特点

舞蹈艺术是伴随着人类社会生产和生活同步产生的，同样壮族舞蹈也是在壮民族心理素质和文化内涵的基础上，伴随着壮民族的形成发展而成为人们日常生活中不可缺少的文化意识形态。因此，壮族舞蹈风格植根于壮族社会的政治文化、宗教文化和生存环境。

（1）崇拜图腾

壮族舞蹈具有浓烈的原始气息，展现出较为突出的原始风貌。追根溯源，壮族舞蹈是在原始巫术与自然崇拜的氛围中产生和成长的。壮族自古重巫，素以信鬼好巫而著称于世。《九歌》《楚语》等古籍中对壮族先民信奉多神教，崇尚巫术宗教的风俗均有记载。壮族舞蹈与巫师祭祀酬神活动密切相关。远古时候，壮族先民的生产力水平十分低下，对自然界的各种现象，诸如地震、洪水暴发、火山爆发等，甚至日常生活中的日出、日落、刮风、下雨、雷鸣、闪电等无穷变化的大自然奥秘无法解释，特别是对人在夜间做梦和生老病死更是感到神秘莫测。因此，他们便开始无边无际的幻想，笃信万物有灵、灵魂不灭和信奉多神。壮族民间崇拜的神灵多而杂，有自然神、社会神、守护神等，崇拜仪式也随诸神的功能不同而不同。巫师祭祀敬神时总是边跳边唱，乐神消灾祈福。

壮族的很多舞蹈均与壮族的图腾崇拜密切相关。如壮族地区左江崖壁画上描绘的拟蛙舞就是古骆越人对崇拜物蛙神的亲近和娱乐，以祈求功利。而汉代铜鼓上记载的拟鹭舞则体现了壮族先民对候鸟鹭鸟的崇拜，希望能获得鹭鸟的灵性，达到预知气候变化、飞越高山、遨游长空和避凶趋吉的目的。流传于壮族民间的铜鼓舞和蚂𧑛舞的起源与壮族崇拜蚂𧑛、模仿蚂𧑛形态有关，而且铜鼓舞与蚂𧑛舞大多与蚂𧑛歌节祭祀蚂𧑛同时举行。

（2）反映劳作

壮族人民热爱劳作，并把生产生活动作舞蹈化。扁担舞、舂堂舞、捞虾舞、采茶舞等，大多模仿劳动耕作中所使用的工具及动作，伴随着鼓乐欢快的节奏，模拟劳动过程中典型的象征性动作，表达欢度佳节、庆祝丰收和向往幸福生活的心境。扁担舞模仿用扁担在舂米槽上敲打；舂堂舞则以木杵撞击木臼，模拟把稻谷舂成米的劳作过程；采茶舞则以茶山、茶篮等为道具，反映茶乡壮族姑娘双手采茶、拣茶和在茶叶丰收归途中追扑蝴蝶的形象。再如壮族的手巾舞，是以手巾为道具，手巾在壮族生产生活中常用来揩汗、裹头、包东西等，表现了壮族人民丰富的劳作生活。

（3）传情达意

壮族青年在劳作之余，常以歌舞表达自己的情感，其中以绣球舞最为常见。绣球舞以爱情信物绣球为道具，在对唱山歌中找到意中人后，青年男女便将绣球互抛给意中人。绣球舞的原意是在歌圩上男女双方互送礼物，把这些礼物和石块包起来，甩的时候才不容易偏离方向，因而古代壮族称之为"抛帕"，后来则改用爱情信物绣球。竹竿舞也是壮族青年男女在节日里常跳的舞蹈，这种舞蹈须多人配合方能完成，跳舞者的双腿轻巧地在竹竿间穿梭，善于跳竹竿舞的小伙子往往因为机灵敏捷、应变自如而博得姑娘们的青睐。竹竿舞配以音乐伴奏，能促进人们对音乐节奏的理解，协调运动，增强韵律感，成为人们交流思想、抒发情感的有效方式。

舞蹈文化以肢体作为符号，与特定的民族的生产方式和生活方式相适应。综观壮族舞蹈，无一不深深地蕴含着壮民族的历史生态烙印。随着壮族社会经济水平的提高及政治、文化的进步，人们的神权观开始异化，壮族舞蹈逐步向世俗化、生活化发展。如今，舞蹈大多选择在一定的节日场合进行，多以增进友谊、交流生产生活经验、交流感情为目的，这些民族舞蹈的自娱社交活动，大大地丰富了壮乡文化生活。

二、壮族舞蹈文化对壮医药的影响

舞蹈是文化的基本形态之一。壮族人民能歌善舞，创造了丰富多彩的民间舞蹈，可以说，这些舞蹈对壮族的医疗保健和运动医学的发展做出了重大贡献。

1. 壮族舞蹈促进了壮医药的萌芽和发展

在原始时代，壮族地区社会生产力极其低下，巫风盛行，人们信仰鬼神，哪怕是患了疾病，治疗也是以巫术的形式进行。当时，举凡狩猎、祭祀、祈祷、医疗等活动大都是通过舞蹈来进行的，古代壮族的拟蛙舞、拟鹭舞、铜鼓舞等无不留下巫师祭祀的印记。医巫同源、医巫并存的壮族地区文化发展特点，对壮医产生了重大的影响。但由于年代久远，且缺乏文字记载及实物见证，只能根据民俗民风窥其大略。古时壮巫分巫婆和魔公，主家有病痛或灾难，请巫婆和神对话，问明病灾的缘由，再择吉日请魔公行法事，杀畜禽敬祭，劝离仙，禳解厄难，舞刀剑，烧油锅，镇妖赶鬼，这就是巫医活动。

壮族民间传说三界公能驱邪除魔，保境安民，奉为医神，而立庙定期祭祀。在旧社会，壮医对某些疾病确有较好的疗效，但往往以巫医的形式出现，如刘锡蕃的《岭表纪蛮·杂述》记载，"蛮人以草药医治跌打损伤及痈疮毒外科一切杂疾，每有奇效，然亦以迷信出之""予尝见一患痈者，延僮老治疾，其人至，病家以雄鸡、毫银、水、米、诸事陈于堂。术者先取银纳袋中，脱草履于地，取水念咒，喷患处，操刀割之，脓血迸流，而病者毫无痛苦。脓尽，敷以药即愈"。可见，这些巫医往往懂得一医一药，在其施以巫术的同时多兼以药物治疗，而巫医治病均通过舞蹈以巫术的形式进行。这在新中国成立前，特别是在边远山区的壮族民间更是如此。巫术充满了迷信色彩，虽然有碍于医学的发展，但是在医巫同源、医巫并存的古代壮族地区，巫术对于壮医药的萌芽和发展具有积极的作用。

2. 壮族舞蹈促进了壮医医疗保健意识的形成

舞蹈通过肢体动作表达思想情感，增强体质，促进壮族人民的医疗保健和防病意识的形成。壮族先民自远古以来就生息在岭南地区，该地区气候炎热、山多林密、交通不便，生存条件非常恶劣，出于生存的本能，他们不断地寻求有利于自身健康的生存方法。在长期的实践中，他们逐渐体会到舞蹈是一种有益身心健康的活动，能增强体质，使性格变得开朗，身体变得柔软，让体质得到改善。因此，在劳作之余，空闲时间，或节日里，人们便会唱歌跳舞，或模仿狩猎，或模仿劳作，或模仿动物，以交流感情，放松情绪，因而对壮族地区的疾病谱有着重要的影响。壮族人较少患内伤杂病，尤其是情志方面的病更少，这与他们喜好歌舞有密切的关系。

3. 壮族舞蹈促进了壮医治则的形成

壮医对气有深刻的认识，对气极为重视，认为气是构成人体本原的原始物质，人体是由气构成的。气又以动为顺，以畅为治，认为人体内天、地、人三部之气必须保持动态的协调平衡（即稳态）才能达到健康状态。壮族舞蹈均有一定的动作套路，它的动作兼顾到手、头、颈、胸、髋、腿等部位，对舒畅心情、畅通气血很有帮助，因而能起到很好的调气作用，故舞蹈自古就受到壮族人民的青睐，壮乡处处皆歌舞，通过唱歌跳舞调节、激发和通畅人体之气，使之正常运行，与天、地之气保持同步，从而保持身体健康，逐渐形成调气治疗原则。如今，调气原则成了壮医防治疾病的重要原则，为壮族地区人民群众的健康做出了重要的贡献。

第二节　壮医药与壮族体育文化

一、壮族体育文化

1. 壮族体育文化源流

壮族体育与壮族民俗有着十分密切的关系，其深深植根于壮族文化及生活习俗之中，有的体育活动是以民俗的形式进行和发展的，有的体育活动则是依附民俗的某些事象来开展，成为壮族传统民俗的重要组成部分。民俗体育运动在壮族人民的生活中很早就已经出现，反映了壮族人民的生产实践、社会生活、种族繁衍以及宗教信仰，如斗牛就是一项颇具壮族特色的民俗体育运动，反映了壮族人民的农耕生产方式。壮族是一个典型的稻作农耕民族，早在新石器时代，红水河上游流域就出现了稻作农业。壮族自古生活在岭南地区，该地区山地较多，广西俗语道："高山瑶，半山苗，汉人住在平地，壮侗住在山槽。"耕田种地是壮民族的生存之道，人们至今一直保持着以稻作为主的农业生产方式，形成了一个质态相同、内涵丰富的稻作文化（即"那文化圈"），牛便是壮族主要的农业生产工具，因此与牛相关的体育运动项目随之诞生。据《布洛陀经诗》记载，布洛陀造牛后，便教壮族先民用牛耕田、耙地代替人耕，牛耕田、耙地需要力气，为了知道哪一头牛力气大又灵活，布洛陀就教人们用斗牛来评定。《布洛陀经诗》是一部中国少数民族古籍，成书于明代，经诗中的布洛陀被壮族奉为创世神、始祖神和宗教神，是布洛陀创造了天地万物。经考证认为，广西敢壮山是布洛陀文化遗址和壮族始祖及珠江流域原住民族的人文始祖布洛陀的故乡。可见，壮乡斗牛体育活动很早就已产生，并一直沿袭至今。每到农闲时节，在广阔的山坡、田野随处可见斗牛比赛。

壮族人民在长期的生产生活中，造就了勇于探索和热爱劳动的实践精神。壮族人民勤快爱劳动，逢年过节或有喜庆活动，都要开展抛绣球、赛龙舟、拾天灯、打壮拳等传统健身体育活动，通过体育锻炼增强体质，磨砺意志，预防疾病，这些体育活动自然就成了壮族人民的传统养生保健方法。

2. 常见的壮族民俗体育活动

壮族人民在长期的生产生活中，逐渐形成了自己独特的传统体育活动。

这些活动丰富多彩，既是劳动之余的文娱活动，也是壮族人民养生保健、增强体质的手段。常见的壮族民俗体育活动有抛绣球、赛龙舟、拾天灯、打壮拳、抢花炮、对唱山歌、舞狮以及板鞋竞技等，下面介绍一下抛绣球、赛龙舟、拾天灯、打壮拳。

（1）抛绣球

抛绣球是壮族人民喜闻乐见的传统民俗体育项目，在壮族地区广为流行。抛绣球历史悠久，可追溯到 2000 多年前。古代壮族先民常在作战和狩猎过程中甩投青铜铸造的古兵器"飞砣"，现代抛绣球即源于此。

抛绣球如今用来传情达意、娱乐身心、竞技强身。道具绣球多是用手工做成的彩球，以圆形最为常见，也有椭圆形、方形、菱形等。绣球大如拳头，内装棉花籽、谷粟、谷壳等，上、下两端分别系有彩带和红坠。壮族人民在茶余饭后互相抛接以娱乐身心，起到沟通感情的作用。而在每年春节、"三月三"、中秋节等传统佳节，壮族人民都要成群结队举行歌圩，在引吭高歌之中，青年男女互抛绣球，表达情意。

由于颇具民族性、趣味性和简易性，经改编后，抛绣球已成为广西少数民族传统体育运动会的竞赛项目，同时也是全国少数民族传统体育运动会的表演项目。

（2）赛龙舟

赛龙舟是壮族传统民俗体育项目，主要在壮族地区的梧州、南宁等地流行。赛龙舟也是壮族端午节举行的传统习俗活动。关于其起源，有多种说法，可追溯至原始社会末期，有祭曹娥、祭屈原、祭水神或龙神等祭祀活动。赛龙舟先后传入日本、越南、英国等，是 2010 年广州亚运会正式比赛项目。目前，赛龙舟已被列入国家级非物质文化遗产名录。

赛龙舟于每年的端午节举行。龙舟大小不一，一般是狭长、细窄，船头饰龙头，船尾饰龙尾。桡手人数不一，每船数十人不等。比赛规则是在规定距离内同时起航，以到达终点先后决定名次。

（3）拾天灯

拾天灯是壮族独特的传统体育活动，在壮乡广为流传，一般在喜庆节日和丰收时节举行。拾天灯的道具是天灯，壮族习俗认为天灯象征吉祥和长寿。天灯古而有之，古代用天灯告知村民土匪的行踪，后来就逐渐演变成了追拾天灯的民俗娱乐活动。

拾天灯比赛时，常以村寨为单位组队参赛，选手数十人不等，多是各村寨中身强体壮者。道具天灯的制作简单，以竹子为架，外糊一层纸，底部放上小油灯，形如水桶。天灯做好后，将天灯内油灯点燃，随着灯内温度升高，天灯便会升空飘荡，此时各参赛队选手奋力紧追，甚至跋山涉水，直待油灯熄灭天灯下降落地即可拾取，以首先拿到天灯者为胜。

（4）打壮拳

打壮拳是壮族传统体育活动，也是独特的拳种，历史源远流长，可追溯到 2000 年前绘制的广西壮乡的左江崖壁画。据《宁明州志》记载："花山距城五十里，江上峭壁画有赤色人形，皆裸体，或大或小、或持干戈、或骑马。而且沿江两岸崖壁上如此类者多有。"在左江崖壁画典型画面中，人物形象身高体壮，正面形似站桩姿态，双膝微弯成平马步，双肘微屈上举呈莲花掌，是人体站得最稳的功式，重心自然凝聚于气海丹田，是一种典型的功夫动作形象图。壁画中还展现有环首刀、剑、长枪、手镖、山弩以及竹箭等器械。聪明的壮族先民以壁画描述为主题，开发出一套健身活动——打壮拳，刀、剑等则成了打壮拳惯用的武术器械。壮拳的拳术套路有数十种，其动作彪悍，形象朴实，功架清晰，沉实稳健，拳刚、势烈、多短打、擅标掌、少跳跃，打拳时结合使用壮语发音，借声气摧力。现代壮拳又演变出各种不同的流派，使众多群众受益。

3. 壮族民俗体育的特点

壮族民俗体育活动具有丰富的文化内涵，表现出民族性、传统性、地域性、娱乐性、多样性等特点。随着社会的发展与历史的变迁，一些传统体育活动逐渐失去了原来的娱乐实用的目的，演变为表演性和竞技性都很强的体育运动。如抛绣球最先是寓意壮族两性交往文化，象征幸福的爱情生活；如今的抛绣球，则更多的用于表演和娱乐。又如赛龙舟，原本是端午节祭曹娥、祭屈原、祭水神或龙神等祭祀活动；如今的端午赛龙舟体育活动，则众舟搏击江面，江岸人山人海，锣鼓呐喊不绝于耳，具有显著的体育竞技性。

二、壮族体育文化对壮医药的影响

体育，壮语叫"哑咛"，即经常活动的意思。壮族人民勤快爱劳动，男女老少都喜爱体育。逢年过节或有喜庆的活动，壮族人民都要开展抛绣球、赛龙舟、拾天灯等传统健身活动。壮族体育文化对壮医药的影响是多方面的。

1. 壮族体育促进了壮医理论的形成

壮族体育文化蕴含着丰富的壮医学思想，并促进了壮医理论的形成。早在先秦时期，壮族聚居地广西崇左一带的左江崖壁画，就有典型的功夫动作形象图，著名壮医专家覃保霖认为，左江流域在一个回归年中，由芒种经夏至回到小暑前后，都有特定时刻，太阳正临当地子午线天顶，使天、地、人同在一宏观引线上，此时练功符合天体力学的宏观理论，练功效果最佳。覃氏将其命名为"壮医乾坤掌子午功"，深受后人的追捧。广西著名的体育项目打壮拳即源于此。

壮医乾坤掌子午功强调自然界天、地、人三同步，促进了壮医的人与自然界天地的"三气同步"学术理论。壮医三气同步理论是壮医的核心理论，是壮医独特的天人自然观，源于壮族先民对天地起源及宇宙的朴素认识，用以阐释自然界天、地、人三部之气与人体内天、地、人三部之气的内涵、相互关系及其运动变化规律，是壮医用以解释人体生理病理现象以及指导防治疾病的一种说理工具。"三气同步"理论认为，自然界的天、地、人三气是同步运行的，而人体又分为上部天、下部地和中部人，三部之气也是同步运行的。在生理上，只有人体的天、地、人三部与自然界（天、地）同步运行，制约化生，生生不息，人体才能达到健康境界，否则，百病丛生。

2. 体育活动丰富了壮医药养生保健的内涵

壮医药在预防疾病方面，积累了丰富的经验和知识。体育活动一直是壮医重要的养生保健方法，壮族先民喜好传统体育项目，很早就意识到通过体育锻炼既能疏通道路、调和气血、平衡阴阳、调心安神，还能增强体质，预防疾病。板鞋竞技、抛绣球、赛龙舟、拾天灯等传统健身活动都是壮乡人民喜闻乐见的体育项目，"体育强身"一直是壮医预防疾病的有力武器。通过体育锻炼，人体的肌肉筋骨得到了锻炼，可以宣泄导滞、疏利关节、磨砺意志，有效促进新陈代谢，促进气血流畅，增强体质，使身体不易受致病因素的侵害和干扰，使人与自然环境、社会环境和谐一体，从而达到强身健体、防病治病、益寿延年的目的。因而体育锻炼成为壮医防治疾病的有效方法，大大丰富了壮医药养生保健的内涵。

参考文献：

[1] 张声震. 壮族通史 [M]. 北京：民族出版社，1997.

[2] 黄汉儒，黄冬玲. 发掘整理中的壮医 [M]. 南宁：广西民族出版社，1994.

[3] 李坤荣. 壮族铜鼓舞起源 [J]. 民族艺术，1988 (1)：194-199.

[4] 覃彩銮. 壮族舞蹈文化研究 [J]. 民族艺术，1997 (3)：123-136.

[5] 宋宁. 壮医三气同步自然观的内涵及其应用 [J]. 中医杂志，2013，54 (14)：
1183-1185.

[6] 庞宇舟，宋宁. 壮医"治未病"初探 [J]. 中国民族医药杂志，2008，14 (7)：
5-6.

[7] 李美康，宋宁. 壮医治未病思想探析 [J]. 中国中医基础医学杂志，2014，
20 (8)：1034-1035.

[8] 覃乃昌，郑超雄，覃德清，等. 红水河文化考察与研究 [J]. 广西民族研
究，2000 (2)：77-79.

[9] 宋宁. 从花山壁画看壮医治未病医学思想 [J]. 辽宁中医药大学学报，
2008，10 (10)：49-51.

第十一章   其他医药文化对壮医药的影响及反思

第一节   其他医药文化对壮医药形成和发展的影响

壮医药 2000 多年的发展历史是一个不断总结本民族自身防病治病经验，同时不断吸收其他外来民族的医药文化，从而不断发展和完善的过程。

一、中医药对壮医药的影响

对壮医药形成和发展影响最大的莫过于中医药，一方面因为迁入广西的汉族人口最多，另一方面是中医药理论形成的年代较早，相对于壮医药而言，中医药具有先进性，而壮族对于先进文化的吸收和趋同也符合社会发展规律。中医药对壮医药的影响主要有以下三个方面。

1. 阴阳调和说

阴阳调和是中医的核心理论之一，包含了阴阳一体、阴阳对立、阴阳互根、阴阳消长和阴阳转化五个方面。中医认为，世间万物相生相克，人体只有阴阳平衡，方能保持健康。壮医援入了阴阳说，却没有像中医那样高度概括并运用于整个基础理论和诊疗体系，而是简单理解为生病过程中阴盛阳衰和阳盛阴衰两种转化情况，没有与五行相生相克联系在一起。一般来说，正盛毒重者或疾病的初期，多表现为阳证；正虚毒轻者或疾病的后期，多表现为阴证。

2. 君臣佐使说

中药方中各味药君臣佐使，各司其职，这是以成员在社会秩序中的地位高低、职责来对应药物的主次和作用的。壮医药方类似于中药方的君臣佐使说不同的是，"君臣佐使"关系变成了"波乜"关系。由于壮族地区自古远离中原行政中心，社会秩序较简单，社会结构以各"都老"下的家庭为主，"都老"对各家各户无行政权力，只是以个人威信和凝聚力来感召村民，因此家

389

庭结构在壮族地区中占非常重要的地位，而家庭主要成员的关系"波乜"也相应地被引入了壮医药的组方关系。

3. 经络腧穴说

中医认为人体存在着十二经脉和奇经八脉，这些经络具有沟通上下表里、联系脏腑器官与通行气血的功能，腧穴是人体脏腑经络之气血输注、会聚于体表的部位。当身体发生病变时，可以在经脉循行部位上取穴，通过针灸推拿等方法，刺激穴位，调整经络气血运行，从而使身体恢复正常。与此相应的是，壮医认为人体内存在着"龙路"（即血液运输系统）、"火路"（即神经系统）两条封闭道路，这两条道路在人体体表网结，而结点即穴位。壮医通过外治法刺激穴位，可以使两路去除瘀滞，运行顺畅，从而达到防病治病的作用。与中医经络相比，壮医的两路更能体现壮族人民朴素直观的思维方式。壮医的外治法吸收了中医的取穴经验，把一些中医的穴位纳入了取穴范围。如壮医在用药线点灸法治疗泄泻症时，一般取壮医特有的脐周穴，但是如果对伴有胸闷呕吐者，则加灸中医特有的内关穴或足三里穴。

二、道教医学对壮医药的影响

道教是中国土生土长的宗教，历代道家们对修道成仙与延年益寿的执着探索，使得道教在医学领域取得了许多成就，对中国传统医学产生了深远的影响。道教对壮族文化的影响远非佛教和其他宗教对壮族文化的影响所能及的。道教医学对壮医药的影响主要有两个方面。

1. "天人合一"思想

"人法地，地法天，天法道，道法自然"是道家的核心理论，道教医学认为人是一个小乾坤，是天地自然的一部分，人应顺应天地自然的关系和规律，使之达到天人合一的境界才能延年祛病。与此相应的是，壮医认为人禀天地之气而生，人体也是个小天地，其生老病死受天地之气涵养和制约，如人体之气能与天地之气同步，则可以保持健康状态，反之则发生疾病。由此可见，壮医病因病机理论的精神实质在于尊重自然、适应自然和把握自然，与道家医学的哲学思想是一脉相承的，是道家道法自然在医学领域的具体应用和发挥。

2. 信仰治疗

传统医学往往包含着强烈的哲学和宗教色彩，疾病的信仰治疗，可以理解为利用患者的宗教信仰来治疗生理或心理疾病。道教笃信神仙，相信通过符咒、祈禳能够为人除病去灾。道教符咒、祈禳在壮族地区的盛行有极为深厚的文化背景。壮族先民的信仰以万物有灵和多神崇拜为基础，相信无论是自然灾害还是人的病痛都与灵魂有关，因此巫医并行、神药两解在相当长的一段历史时期内成为壮族人民的主要治疗方式。进入宋代以后，面对巫医的极端盛行，宋王朝实行了倡医禁巫的政策，多次颁布了禁巫的法令，为医学的发展扫除了障碍。壮医学也在这一时期逐渐从巫医中独立出来，走上了理性发展的道路。宋太平兴国初年，范旻知邕州兼水陆转运使，一方面下令禁巫，另一方面拿出自己的薪俸买药给患者治病，愈者千计。他还把验方刻石置于厅壁，使当地人认识到医药的重要性并逐渐信医信药。在宋王朝的极力推行下，受汉文化影响较大的广西北部、东部地区病不求医，但祀鬼神的风气逐渐得到革除，而广西的西部地区到新中国成立前巫医一直占有重要地位。

三、佛教医学对壮医药的影响

佛教医学是以古印度有关疾病、医疗、药方之学为基础，以佛教理论为指导的医药学体系。古代壮族人民通过海上丝绸之路广泛地与海外国家进行交流。据考证，广西的佛教是在汉代末年经由海上传入合浦，再由合浦沿交广通道在广西内地传播的。佛教传入广西后，在壮族原始宗教的影响下迅速世俗化、实用化。据《广西通志·宗教志》统计，唐代时期广西共建有佛教寺院45座，宋代时期广西共建有佛教寺院131座。伴随着佛教文化在广西的传播，佛教医学也渗透到壮医药体系中。壮医对佛教医学的吸收是有限的，佛教医学对壮医的影响仅限于诊疗手段，而非核心理论，这一点与道教医学不同。佛教医学对壮医药的影响主要有两个方面。

1. 瘀滞致病说与外治疗法

佛教医学通过饮食、练习、草药、按摩和冥想等来保持三大生命能量的平衡，从而保持人体健康状态。推拿按摩在佛教医学里占有非常重要的地位，它认为人体经络中流动的能量如果出现堵塞和障碍，就会出现健康问题，指压按摩相应部位可以帮助调整经络中的能量，使其正常地流动，并清除流动渠道的瘀滞，起到治病保健的双重作用。壮医认为，当人体龙路、火路出现瘀滞筋结时，气血运行受阻，导致身体对应部位出现病证。壮医经筋医术就是通过手指触摸，查找导致两路运行受阻的筋结病灶，然后通过按摩、针刺、

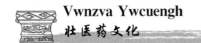

火罐等消除筋结病灶，达到通痹、理筋整复、祛病止痛的效果。

2. 芳香驱邪说与香药治疗法

佛教医学非常重视香药的治疗作用，认为"香"是弟子与佛陀之间的媒介。焚香熏嗅，以香药涂抹、洗浴，以香料入药，均具有消灾祛病之功效。秦汉时期，海外的奇香异药经海上丝绸之路源源不断传入中国。五代时期李珣根据自己的亲历亲见著有《海药本草》一书，该书收录了来自东南亚、西亚的香药很多，如丁香、乳香、茅香、迷迭香、降真香、甘松香、安息香、蜜香等。海外香药的大量输入，丰富了中医药宝库。北宋的《太平惠民和剂局方》载有医方 788 个，其中卷一《治诸风》载医方 89 个，海外香药占 20%。壮族地区盛产各种芳香植物药，民间认为香药可驱邪避秽，广泛采摘用于防病保健，具有大众化和非专业化的特点。壮族香药外用时，主要用于佩挂和熏洗。香药佩挂是针对不同的病证在身上佩戴不同的香药。壮族一些地区直至 20 世纪 70 年代初期，香药佩挂仍是人们防病保健的重要手段，特别是年幼体弱者更为常见，所用香药均为本土野生采摘。香药熏洗广泛用于各种皮肤不适，特别是在每年春夏之交瘴气盛行的时节，家家户户采艾叶、柚子叶、侧兰、石菖蒲等芳香开窍、化湿行气之物置于房门屋檐下，并用之煎水洗浴。壮族地区一般外出遇有污秽或认为不吉之事，也要用柚子叶等芳香之物煎水洗浴或洗手以辟秽。除香药佩挂和香药熏洗外，壮族在日常饮食中广泛使用各种芳香植物如八角茴香、肉桂、芫荽、辣蓼、蒌、紫苏、小茴香、薄荷、香茅等以行气健脾，去腥气。壮家人喜爱的鱼生宴必配新鲜芳香植物，光是各种芳香配料就有七八种。壮族还喜用各种姜，如山姜、蓝姜、黄姜、砂姜（山奈）等。

第二节　其他医药对壮医药影响的客观条件

壮医药 2000 多年的发展是一个变迁的过程，内部变迁是由于壮族地区经济社会发展和人们对自然界、人体自身认识的提高，从而促进了壮医药的发展；外部引发的变迁是由于外来文化的吸收和融合，改变了壮医药的发展轨迹。由于缺乏文字记载，今天我们从错综复杂，你中有我，我中有你的各传统医药体系中很难准确判断当年它们相互影响的具体年代、内容和形式，但是可以肯定，壮族地区便捷的交通条件、大规模的人口迁徙和文化往来对壮族文化发展形态的影响是巨大的，而文化形态的改变，势必会引起卫生习俗、诊疗方法和手段的改变。

一、便利的交通

古代陆地交通由于山川阻碍，河流成为连接东西南北的交通要道。壮族地区水路纵横交错，四通八达，自古以来就是南北民族迁徙和货物来往的主要通道。公元前214年，为了解决出征岭南的补给问题，秦始皇派人开凿灵渠。灵渠的建成是广西历史发展的一个里程碑，对壮族地区的经济社会发展产生了深远的影响。灵渠通航后，中原船只经湘江、灵渠，进入红水河、南盘江、柳江、南流江、西江等，西抵云贵高原，南下北部湾出海口，东达广州，成为中原地区和西南地区出海的重要通道。汉代时期，广西的合浦、贵港、梧州已发展成为重要的商业贸易港口城市，尤其是合浦成为海上丝绸之路的起点站。从合浦发船，可自南海沿北部湾西行，经印度东岸到达斯里兰卡，形成一条穿过马六甲海峡而贯通两大洋的航线。唐宋时期，连接宜州、田东、南宁、钦州几个地方，经钦州出海的水路成为我国与海外其他国家往来的便利通道，钦州因此成为国内外商贸的重要港口。《岭外代答》记载："凡交趾生生之具，悉仰于钦，舟楫往来不绝。"便捷的交通，为壮族地区经济发展、文化繁荣提供了良好的条件。

二、民族的迁徙和交流

从距今50000年的旧石器时代起，壮族祖先就生活在祖国南疆。1965年，桂林市甑皮岩发现18具人类骨骼化石，在14个人头骨中，有6个在顶骨处有人工凿穿的孔。这种现象与山东大汶口文化遗址出土的5000年前穿孔人头骨相似，与古代西方医学的开颅术是否有关联？是不是由于史前人类迁徙和交流产生的行为？这些问题由于缺乏资料，难以考证，但是从《尚书》《诗经》《逸周书》《墨子》等史籍考查，都有岭南或广西与内地交往的记载。从秦汉时期起，中原地区因戍兵、躲避战乱以及经济重心的南移，迁入广西的人持续不断。《史记》记载，公元前214年，秦始皇置桂林郡、南海郡、象郡，"以谪徙民五十万人戍五岭，与越杂处"，为了使士兵们安心驻守，又"使人上书，求女无夫家者三万人，以为士卒衣补。秦皇帝可其万五千人"。1273年，蒙古南侵，当地居民为躲避战乱大举南迁入广东、广西、福建等地。除此之外，朝廷命官、贬官、商人以及流放到广西的有罪之人增多，据《汉书》《资治通鉴》等记载，从西汉阳朔元年（公元前 24 年）至新莽（公元 23 年）几十年间，因罪迁徙到合浦郡的达 11 人之多。除中原人民的南迁外，壮族、侗族、苗族、瑶族、傣族、仫佬族等民族之间不断迁徙分合，形成了各民族交错聚居的状态。

大量的人员迁徙和交流，带来了文化上的交融碰撞。中原文化以其先进性和较强的渗透性，很快就被壮族人民接受和吸收。根据壮族地区考古发现，广西在秦汉时期出土的文物中，有许多与中原文化共同的特征，如凤是楚文化中最常见、最具特色的装饰形象，合浦望牛岭西汉墓出土的 1 对铜凤灯，是汉文化渗透到广西的实物证据。改土归流后，许多流官在壮族地区建校办学，吸收壮族子弟学习儒家文化、四书五经，使儒家忠、信、仁、义、礼、智等行为规范在壮乡渐成风气，涌现了一批具有较高文化修养的学者，如明代进士韦昭、韦广、张煊、李文凤等均为宜山（今宜州）人。然而，中原文化在广西地区的发展是不平衡的，主要集中在广西地区的东北部、中部、东南部，而西部地区受中原文化影响不大。

除了中原文化，佛教文化也对壮族文化产生了一定的影响。考古发现，广西合浦、贺州、贵港、梧州、桂林、昭平等地的西汉墓出土了较多的琉璃、玛瑙、琥珀、水晶等物，尤以广西环北部湾沿岸的合浦汉墓发现最多，这些物品也是佛经上记载的佛教"七宝"，推测来自印度及其周边地区。因此，可以推测西汉时期佛教已经从海路传入了广西地区，在唐代达到了兴盛，此后缓慢发展。佛教的传入，对壮族先民的宗教信仰产生了一定的影响，如相信万物有灵、为死者超度等。然而，佛教对壮族文化的影响是有一定限度的，壮族只是从实用的角度对佛教文化进行了选择性的吸收和改造。

第三节 其他医药文化对壮医药影响的反思

一、其他医药文化对壮医药的负面影响

文化的形成本身就是一个不断吸收、改造、融合外来文化的过程，壮医药在发展中大量吸收、改造、融合了其他民族医药的成果。诚然，受生产力水平和认识水平的影响，历史上有一些错误、唯心的观点对壮医药的发展造

成了负面的影响，如道教医学的符咒、祈禳与壮族的原始宗教结合后产生了广泛的影响力，在很长一段历史内阻碍了壮医药前行的脚步。但是从壮医药的整个发展轨迹来看，外来医学文化与壮医药文化的结合，还是极大地丰富和发展了壮医药本身。

二、其他医药文化对壮医药的冲击

壮医药文化在发展的过程中由于文化的不自信，容易在吸收外来文化过程中迷失自我，从而逐渐湮没自身的优势和特色。在大量中原汉人南迁后，壮族的一部分人接触了先进的中原文化，深感敬仰，一方面积极学习传播中原文化，另一方面受中原汉文化中心论的影响，对自身民族文化习俗嗤之以鼻。在壮族聚居的广西南部地区上思、宁明、扶绥一带，20世纪50～60年代还有许多群众会用针挑、针刺、捏痧等方法治疗一些常见病，但是在先进的西医面前自惭形秽，认为自己的行为是迷信的、不科学的，不再积极为群众治病。壮族历史上缺乏统一的文字，各地语言差异很大，医药的传播和发展存在很大的困难，因此民间的一些医方医术在其他医药文化的强势渗入下逐渐失传，许多医方医术除零星记载于其他民族的记载之外，已无从考查。当然有一些治疗方法和手段不能适应社会的发展，已不能为群众服务的例外，如古代壮医用陶针和箭猪毛作为针刺用具，现在已被先进的器具所代替；壮医喜用野生血肉之品如山瑞、蛇、穿山甲等入药，现在已不符合国家保护野生动物的政策要求。因此，正确认识壮医药的发展历史以及在整个医学体系中的地位，辩证地看待壮医药与其他民族医药文化的关系，应该是每一位壮医药人应有的思想认识。

参考文献：

[1] 廖国一. 佛教在广西的发展及其与少数民族文化的关系 [J]. 佛学研究，2002（1）：228－239.

[2] 范宏贵，顾有识. 壮族历史与文化 [M]. 南宁：广西民族出版社，1997.

[3] 朱名遂，谢春明. 广西通志·宗教志 [M]. 南宁：广西人民出版社，1995.

[4] 冯立军. 古代中国与东南亚中医药交流 [J]. 南洋问题研究，2002（3）：8－19.

第十二章　壮医药文化的传承和发展

　　壮医药是壮族人民在漫长的生产生活实践中形成和发展起来的独特民族医药，是我国传统医药的重要组成部分。当前，传统医药文化在经济全球化的浪潮下面临着前所未有的挑战，西方医学凭借着科技上的优势，近百年来在全世界范围内迅速应用，有2000多年沉淀的壮医药在这场文化洗礼中如何把握机遇和挑战，争取得到更大的发展，为人类的健康做出自己的贡献，是必须认真思考的问题。

第一节　壮医药文化传承和发展面临的主要问题

　　新中国成立后特别是改革开放以来，在党和国家的关怀下，壮医药有了长足的发展，建立了自己专门的科学研究、临床、教学机构，壮医药已成为广西医疗卫生体系的重要组成部分，壮医药服务的可及性得到提高。壮医药文化在民间也得到了进一步的宣传和推广，如"三月三"武鸣歌节、农历五月初五靖西端午药市等。但是，壮医药在传承和发展中也面临着一些亟待解决的问题。

一、不能正确认识壮医药文化在历史发展中的地位

　　壮医药发展在历史上曾达到较高水平，并对中医药的发展产生过一定的影响和促进作用。如《黄帝内经·素问·异法方宜论》记载有"故九针者，亦从南方来"，广西武鸣马头乡出土的2枚西周时期的青铜针灸针也印证了这个历史记载。壮族先民在治疗暑热、各种痧瘴毒病等方面积累了较丰富的经验，形成了一整套疗效显著、地方特色浓厚的诊疗方法。如在汉代，壮族先民就知道吃薏苡仁、嚼槟榔可防治痧瘴。从晋代起就出现了岭南俚人使用毒药和解毒药的文献记载，中原地区对壮族的解毒药尤为推崇，史上记载的如陈家白药、玳瑁血、曼陀罗花等。在壮族地区的医疗实践入载汉史典籍的同时，壮族地区的药材也源源不断地输送到中原地区，如田七、肉桂、罗汉果、

蛤蚧、莪术、广豆根、八角茴香、龙眼肉等在中医药中占有非常重要的地位。一方面，壮族地区的医疗实践丰富了中原地区的医药文化；另一方面，传入壮族地区的中医药与壮医药文化相融合，逐渐形成了独树一帜的"八桂中医学术流派"，丰富和发展了中医药文化。壮族地区植被丰富，四季花开不败，国医大师班秀文善用花类如素馨花、凌霄花、玫瑰花、佛手花等治疗疾病，疗效显著；广西针灸流派受壮医针刺的影响，在取穴、进针、留针等方面颇具特色；广西韦氏中医骨伤整脊流派，融入了民间壮医治疗骨折筋伤的经验和手法，在脊柱损伤退行性疾病方面具有较大的学术影响力。然而，遗憾的是，壮医药文化的璀璨光芒曾一度湮没在历史的尘埃中。从秦始皇统一岭南起，壮族地区就纳入了祖国统一发展的格局，由于经济文化发展滞后，加之语言文字障碍，许多汉族官员对壮族地区的医疗行为和生活习俗难以理解，往往视之为"蛮夷"加以否定。一些历史记载为了迎合人们的猎奇心理，对壮族地区的人情风俗进行了夸张、带有偏见的描述。封建社会历代统治者对壮族人民的文化和教育实行压制和禁锢，赵翼《檐曝杂记》记载："土民虽读书，不准应试。恐其出士而脱籍也。"1932 年，桂系军阀在三江设立"改良风俗委员会"，规定当地族人一律改穿汉服，不得相约唱山歌及约期坐夜等。受此影响，壮族地区文化教育落后，壮族人很少了解本民族的历史文化，历史虚无主义思想严重，一些医疗卫生习俗往往与愚昧、落后等联系在一起，壮医药文化只能在民间曲折艰难地发展。诚然，在壮医药文化发展过程中，受到生产力水平和认知水平的局限，曾不可避免地带有民间宗教信仰和唯心主义的色彩，"巫医并行，神药两解"在较长一段时期内盛行，但是我们要看到其中精神和信仰治疗的积极效果，同时认识到巫医并行是人类社会发展到一定阶段的产物，是人类对自然界认识不足、敬畏自然的共同心理历程。

新中国成立后，党和国家为少数民族传统文化的发展扫清了障碍，壮医药也得到了一个广阔的发展平台。我们应该全面系统地认识和了解壮医药，辩证地看待壮医药发展中的问题，既要看到它积极和成就的一面，也要看到它消极和局限性的一面，大胆实践，去伪存真，扬优弃劣，使壮医药文化更适应社会的发展和满足人民的需要。

二、民间积累的大量宝贵壮医药经验面临失传

壮族人口众多，分布地域广泛，历史上延续了 1000 多年的"分而治之"

土司制度，使壮族地区分割成一块块或大或小的土司领地，壮族各部落形成了各自为政、互不影响的文化生长格局。壮族地区地形地貌复杂，医疗卫生习俗也各有不同，如桂西北地区山高林密，四季分明，在驱寒祛湿方面积累了以各种药酒和油茶为代表的养生文化；桂东南地区炎热多湿，在降火祛湿方面积累了以凉茶、煲汤和刮痧为代表的养生文化。可以说，壮族民间蕴藏着十分丰富的医药文化宝藏，这些宝藏是壮族人民几千年临床实践经验的积累，由于20世纪90年代以前没有形成系统的理论，未被典籍所录载，目前挖掘整理这些医药宝藏面临着一些不容忽视的问题。首先是语言障碍，"百越"的族源加上1000多年的土司制度使广西成为中国方言种类较多的省区，同为壮族，不同县、乡之间语言无法交流沟通的情况屡见不鲜。许多民间医师只能用方言说出药名或病名，没有相同语言背景的研究人员很难准确地翻译。其次是由于壮族民间医师用的多是家传方子，不愿公开示人，而当前大量年轻人离开乡土，远离了自己的民族文化。随着民间医师这个群体的年岁渐老，大量流传在民间的没有进入医药典籍的孤方、验方、奇方将有可能永远消失，这将是一个历史的遗憾。

三、壮医药文化自身存在的一些问题有待进一步解决

文字是文化得以稳定持续传承的载体，一旦离开了文字，许多传承会发生偏离或断裂。新中国成立以前，壮族历史上没有统一规范的文字，壮医药文化靠口耳相传几千年，这其中难免发生偏离，许多偏方、技法今天我们只能从汉史典籍中窥其一斑，而更多的已湮灭在历史的长河中。今天，我们从民间挖掘、整理的壮医药文化，一方面是真伪难辨，因为许多诊疗方法和药方都还有待进一步研究验证；另一方面是已整理出来的壮医药，毕竟经验的积累还是占较大的比重，其基础理论与临床诊疗之间的作用机理仍是笼统、模糊的，不能以严格的逻辑来推理疾病的内在辩证发展规律。即使是技法丰富、适应证很广的壮医药线点灸、壮医针刺等疗法，仍然表现为一种直接实用的状态。无论是何种医学模式，要生存发展，首先要能够把积累的经验上升为理论，使之具有普遍的指导意义；其次是在理论的指导下采用一定的诊疗方法有效地防病治病。因此，进一步挖掘整理、完善壮医理论体系，使其更有效地指导临床实践，是相当长一段时间内的主要任务。

第二节　壮医药文化传承和发展应遵循的原则

一、尊重壮医药文化变迁的规律

每一种文化都是在历史的塑模下与现实结合的产物。壮医药文化的内涵结构，我们可以用图 12-1 来表示，最外围的是壮医药物质文化，主要包括诊疗和药物采制器皿等；处于中间的是壮医药组织制度文化，主要包括诊疗方法、用药规则以及一些医药卫生习俗；核心是壮医药理论体系。一个成熟的医药文化体系，应是在其核心理论的指导下，以该时代物质条件为基础，以符合时代伦理规范为方法手段的。其核心理论历经数代人的医疗经验积累，具有历史的意义。壮医药文化是一个开放的持续变迁的过程，随着时代的发展，人们对生命科学的认识不断深入，社会伦理观念不断变化以及物质条件的丰富繁荣，壮医药的药用器皿、诊疗行为以及相关的卫生习俗、核心理论等也随之不断变化。一般来说，处于外围的物质层面最易与外界发生反应并且随着外界改变而变化，处在核心位置的理论体系较难发生变化，中间层面的壮医药组织制度文化随着物质层面、时代伦理观念的改变而发生变化。

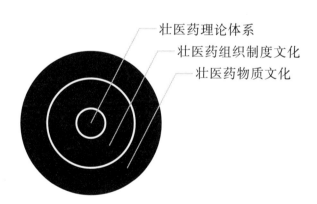

壮医药理论体系
壮医药组织制度文化
壮医药物质文化

图 12-1　壮医药文化的内涵结构图

因此，在壮医药文化传承和发展的过程中，我们要遵从文化发展的规律，在物质文化层面上，尽可能地利用现代社会的成果作为自我完善及发展的手段和条件。中间层面的诊疗方法、用药规则、药物采制方法以及一些医药卫生习俗，则要研究筛选，去伪存真，扬长避短；最核心的理论体系是壮医药的精华和特色所在，对壮医药而言具有普遍意义，是壮医药文化可持续发展的基础，要谨慎辩证，不能轻易动摇。

二、把握壮医药文化发展的方向

在现代科学技术的浪潮下，西方医学以强劲的势头席卷了整个世界，给传统医学发展带来了比历史上任何一次都更强大的冲击。一些观点对民族医药的存在和发展提出了质疑，包括中医药在内的许多民族医学经受了考验。在壮医药的传承和发展问题上，要注意把握方向，防止两种倾向：一是唯心主义思想。古代人们受生产力和认识水平的影响，不能客观地揭示病因病机，把疾病原因归结为超自然的东西，一旦生病就请巫师祭鬼神或驱邪治疗。古代的一些民族医学在历史上曾有过较高的成就，但是因为停留在经验水平层面，没有对病证的机理进行客观地挖掘和分析，依靠主观推断或归于超自然力量，从而走入唯心主义的歧途，最终被其他医学所代替。这种唯心主义思想在很长一段时间内阻碍了壮医药发展。把巫师祭鬼神或驱邪治疗归于唯心思想，今天已有普遍的认识，但是对于另一种形式的唯心主义往往容易忽略，那就是不能正确认识决定和影响疾病的因素，把一些过程或某一方面加以夸大，使之绝对化，造成理论和临床实践的分离。二是虚无主义。表现为否定民族文化传统和历史遗产，甚至认为壮医药文化是虚构的概念，根本否认壮医药文化 2000 多年的历史和存在，或者以壮医药某一阶段、某一方面的缺陷来否定它的全部，这实质上是西方医学至上主义的一种表现。因此，在壮医药的整理过程中，我们要以保持壮医药的精华和特色为前提，以尊重历史、尊重现实的态度，以严谨的思维，用多学科融合的手段，吸收现代科学技术成果，构建适合壮医药特点的研究方法体系，对壮医药基础理论进行现代诠释，厘清需要重新认识或加以摒弃的部分，构建一个符合时代要求的壮医药文化体系，坚决反对以现代化的名义把壮医药肢解成碎片后粘贴到西方医学体系上。

第三节　壮医药文化传承和发展的方法与途径

一、繁荣壮族传统优秀文化

壮族传统文化是几千年来壮族人民辛勤劳动和努力创造的结果，内容丰富，成就显著。壮族传统文化的优秀代表稻作文化、铜鼓文化、干栏文化、医药文化等，对人类的进步和文明的传播曾产生过巨大的作用。壮医药文化根植于壮族传统文化，是壮族人民日常生活的重要组成部分。随着21世纪我国现代化进程的不断加快，壮族人民的生活方式也在悄然发生着变化，壮族传统文化在人们的生活中存在着弱化的倾向，壮医药文化生存的空间受到挤压。优秀壮族传统文化繁荣发展，不仅是民族团结、民族认同的问题，而且也是壮医药文化生存和发展的问题。繁荣发展壮族传统优秀文化，与现代化不是相对立的，现代化是当前人类社会发展的一个共同经历，是发展中国家为了共享人类社会已获得的科学技术成果而经历的一次大的文化变迁而已，其目的是利用现代科学技术提高人们的生活质量，因此现代化是人类社会发展的途径而不是目的。人类生存的环境千差万别，不同的文化类型与不同的环境相适应，保留文化的多元性如同保留地球上物种的多样性一样，对人类而言是十分有必要的。因此，对于壮族人民优秀的精神文化内核，如勤俭和睦、善良宽容、崇尚自然、团结互助、热爱生活的理念，以及体现这些文化内核的习俗、制度、节庆应加以宣传推广，重新构成当代壮族人民的理想追求和社会规范。重视对少数民族文化遗产载体的保护，特别是对于蕴含丰富养生保健内涵的壮族文化特质，如喝油茶、佩戴香囊、端午节洗药浴逛药市等应加以宣传，对刮痧、拔罐等养生保健方法大力推广，使其成为壮族人民保健养生的重要手段。对一些潜在经济价值较大的壮医药文化项目，可通过发展文化产业，将文化优势转化为产业优势。

二、挖掘整理壮医药文化

壮医药文化是否能够较好地传承发展，关键在于它是否能有效地指导人们的医疗实践，为人们的防病治病提供能够推而广之、行之有效的解决方案。因此，在临床实践中进一步证明其疗效，并提高壮医药在医疗卫生体系中的服务能力是壮医药传承和发展的关键。壮医药是我国第一个缺乏文字记载，通过整理形成比较完善的民族医学体系，目前对壮医药的研究尚处于完善和充实阶段。许多诊疗技法、偏方验方有待于我们进一步运用现代科学手段对其进行定性、定量研究，使壮医理论更系统化，临床诊疗更客观化，壮药的生产和使用更加标准化，从而扫除壮医药与现代医疗体系相接轨的障碍，提高壮医药的服务能力。比如，壮医里面最有特色的痧证治疗法。壮族民间有"万病从痧起"之说，民间壮医对痧证的分类十分复杂，达上百种之多。壮医痧证主要从民间口碑中整理，由于言语不通及各家之见，存在着对其概念认识不统一，病证分类不规范，病名概念和内涵模糊，病证特征不明确等问题，阻碍了壮医药的传承和发展。对于临床上常见的热痧、寒痧、蚂蟥痧、红毛痧、标蛇痧等，应对病名的概念和内涵、临床表现和特征、病因病机、辨治规律等进行规范化研究，同时建立痧证临床信息采集资料库，在此基础上不断完善痧证的诊断方法、治则治法，从而建立壮医常见痧证诊断标准，拟定常见痧证规范化诊疗方案。当然，壮医药的规范化研究也不是绝对化的，对于尚未能进入规范化研究或目前尚不能证明其疗效的民间诊疗技能和偏方验方，我们也要谨慎对待，毕竟壮医药文化是经历世代经验积累，一点一滴传下来的，而我们运用现代技术对它进行规范化研究才刚刚起步，更何况医学远比科学技术复杂，现阶段我们应该用科学技术手段来解释、完善壮医药文化，而不是用科学技术手段来约束、肢解壮医药文化。随着未来科学技术的发展以及人们对生命科学的认识不断深入，对壮医药文化可能会有新的研究方法、新的发现和新的认识。

三、发展壮医药文化教育

发展壮医药文化教育应该从以下三个方面开展工作：

1. 提高壮医药文化教育的层次

由于壮族在历史上没有统一的文字，壮医药一直在民间口耳相传，直至20世纪80年代以后，广西中医药大学将壮医药科研成果纳入中医学专业课程体系，从学术讲座、辅修课等教育形式起步，经过30多年的不断总结和提升，现已开展了壮医学本科和硕士研究生层次教育。但当前的教育层次仍然不能满足壮医药事业发展的需要，只有使壮医药教育达到博士生层次，才能更有利于进一步提升壮医药理论研究、临床应用推广、药物研究开发水平，从而使植根于民间的壮医药理论更具完整性、系统性和科学性。

2. 扩大壮医药教育的范围

壮医药教育应不仅局限于院校教育，而且还应包括民间壮医师队伍的建设和医疗卫生机构中的壮医药文化建设。壮医药民间医师是壮医药文化的重要载体，也是壮医药文化繁荣发展的基因。壮医药教育应把民间医师教育纳入壮医药人才队伍管理，不断提高他们的业务水平和业务能力，鼓励民间壮医师以带徒授业等方式，将壮医药文化代代相传。对于成熟的壮医药诊疗技术，应当作为适宜技术在各级医疗机构积极推广。

3. 创新壮医药教育的形式

壮医药教育来源于民间，已经整理进入教材、进入课堂的壮医药文化知识毕竟有限，目前高等学校集中化的培养方式也有一定局限性。因此，壮医药教育更应该侧重于实践教学和田野调查。在师资队伍的建设上，对于确有专长的民间医师应聘请为学校兼职教师，为他们配备高学历徒弟，开展名老壮医药专家学术思想及临床经验的传承研究，加强个人行医经验的师承。同时，高校应招收一定比例的通晓壮族语言或有壮族文化背景的学生，培养本土化人才，有利于民间壮医药的挖掘整理。

参考文献：

[1] 覃主元. 对壮族传统文化的几点反思 [J]，经济与社会发展，2013 (12)：144 - 146.

[2] 付广华. 论新桂系政权的民族同化政策 [J]，桂海论丛，2008，24 (5)：74 - 78.

[3] 庞宇舟，王春玲. 壮医药文化概述 [J]. 中国中医基础医学杂志，2009，15 (10)：800 - 802.